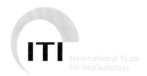

第十卷

国际口腔种植学会（ITI）口腔种植临床指南

——美学区种植治疗：单颗牙种植的最新治疗方法与材料

ITI Treatment Guide
Implant Therapy in the Esthetic Zone:
Current Treatment Modalities and Materials for Single-tooth Replacements

丛书主编　（瑞士）丹尼尔·布瑟（D. Buser）

（澳）斯蒂芬·陈（S. Chen）

（荷）丹尼尔·维斯梅耶（D. Wismeijer）

主　　编　（瑞士）维万尼·卡普易斯（V. Chappuis）

（美）威廉·马丁（W. Martin）

主　　译　宿玉成

译　　者　王　璐　戈　怡　皮雪敏　刘　倩

张　玺　蒋瑞芳

北方联合出版传媒（集团）股份有限公司

辽宁科学技术出版社

沈　阳

图文编辑

刘　菲　刘　娜　康　鹤　肖　艳　王静雅　纪凤薇　刘玉卿　张　浩　曹　勇

This is translation edition of Implant Therapy in the Esthetic Zone, Current Treatment Modalities and Materials for Single-tooth Replacements

ITI Treatment Guide Series, Volume 10

by Buser, Daniel / Chen, Stephen / Wismeijer, Daniel and Chappuis, Vivanne / Martin, William

© 2018 Quintessenz Verlags-GmbH

©2021，辽宁科学技术出版社。

著作权合同登记号：06-2018第252号。

图书在版编目（CIP）数据

美学区种植治疗：单颗牙种植的最新治疗方法与材料 / （瑞士）维万尼·卡普易斯（V. Chappuis），（美）威廉·马丁（W. Martin）主编；宿玉成主译. —沈阳：辽宁科学技术出版社，2021.3

ISBN 978-7-5591-1907-0

Ⅰ.①美… Ⅱ.①维…②威…③宿 Ⅲ.①种植牙 口腔外科学②种植牙—口腔科材料 Ⅳ.①R782.12②R783.1

中国版本图书馆CIP数据核字（2020）第233219号

出版发行：辽宁科学技术出版社
　　　　　（地址：沈阳市和平区十一纬路25号　邮编：110003）
印　刷　者：上海利丰雅高印刷有限公司
经　销　者：各地新华书店
幅面尺寸：210mm×280mm
印　　张：28
插　　页：4
字　　数：600千字
出版时间：2021年3月第1版
印刷时间：2021年3月第1次印刷
策划编辑：陈　刚
责任编辑：殷　欣　苏　阳
封面设计：袁　舒
版式设计：袁　舒
责任校对：李　霞

书　　号：ISBN 978-7-5591-1907-0
定　　价：398.00元

投稿热线：024-23280336
邮购热线：024-23280336
E-mail:cyclonechen@126.com
http://www.lnkj.com.cn

国际口腔种植学会（ITI）口腔种植临床指南
第十卷

ITI Treatment Guide

丛书主编：

（瑞士）丹尼尔·布瑟 （D. Buser）

（澳）斯蒂芬·陈（S. Chen）

（荷）丹尼尔·维斯梅耶（D. Wismeijer）

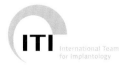

ITI International Team for Implantology

主编：
（瑞士）维万尼·卡普易斯（V. Chappuis）
（美）威廉·马丁（W. Martin）

主译：
宿玉成

译者：
王　璐　戈　怡　皮雪敏　刘　倩
张　玺　蒋瑞芳

第十卷

美学区种植治疗：
单颗牙种植的最新治疗方法与材料

Quintessence Publishing Co, Ltd

Beijing, Berlin, Barcelona, Chicago, Istanbul,
London, Milan, Moscow, New Delhi, Paris, Prague,
São Paulo, Seoul, Singapore, Tokyo, Warsaw

本书说明

本书所提供的资料仅仅是用于教学目的，为特殊和疑难病例推荐的序列临床治疗指南。本书所提出的观点是基于国际口腔种植学会（ITI）共识研讨会（ITI Consensus Conferences）的一致性意见。严格说来，这些建议与国际口腔种植学会（ITI）的理念相同，也代表了作者的观点。国际口腔种植学会（ITI）以及作者、编者和出版商并没有说明或保证书中内容的完美性或准确性，对使用本书中信息所引起的损害（包括直接、间接和特殊的损害，意外性损害，经济损失等）所产生的后果，不负有任何责任。本书的资料并不能取代医生对患者的个体评价，因此，将其用于治疗患者时，后果由医生本人负责。

本书中叙述到产品、方法和技术时，使用和参考到的特殊产品、方法、技术和材料，并不代表我们推荐和认可其价值、特点或厂商的观点。

版权所有，尤其是本书所发表的资料，未经出版商事先书面授权，不得翻印本书的全部或部分内容。本书发表资料中所包含的信息，还受到知识产权的保护。在未经相关知识产权所有者事先书面授权时，不得使用这些信息。

本书中提到的某些生产商和产品的名字可能是注册的商标或所有者的名称，即便是未进行特别注释。因此，在本书出现未带专利标记的名称，也不能理解为出版商认为不受专利权保护。

本书使用了FDI世界牙科联盟（FDI World Dental Federation）的牙位编码系统。

国际口腔种植学会（ITI）的愿景：

"⋯⋯通过研究、交流和教育，全面普及和提高口腔种植学及其相关组织再生的知识，造福于患者。"

译者序

无疑，牙种植已经成为牙缺失的理想修复方法。

大体上，口腔种植的发展经历了3个历史阶段：第一阶段是以实验结果为基础的种植发展阶段，其主要成就为骨结合理论的诞生和种植材料学的突破，开启了现代口腔种植的新时代；第二阶段是以扩大适应证为动力的种植发展阶段，其主要成就为引导骨再生技术的确立和种植系统设计的完善；第三阶段是以临床证据为依据的种植发展阶段，或称之为以循证医学研究为特点的种植发展阶段，其主要成就为种植理念的形成和临床原则的逐步确定。显然，这是口腔种植由初级向高级逐步发展的一个过程。在这一进程中，根据临床医师的建议，不断进行种植体及上部结构的研发和改进，在积累了几十年的临床经验后，开始依据治疗效果回顾并审视各种治疗方案和治疗技术。

为此，国际口腔种植学会（ITI）教育委员会基于共识研讨会（ITI Consensus Conference），对牙种植的各个临床方面形成了共识性论述，并且开始出版"国际口腔种植学会（ITI）口腔种植临床指南"系列丛书。本书为该系列丛书的第十卷，其主要成就包括：

- 在第一卷的基础上，回顾ERA表，并提出更新后的版本。
- 阐述第五次国际口腔种植学会（ITI）共识研讨会的声明和建议。
- 讲述获得理想美学效果的术前风险评估和治疗计划。
- 涵盖生物材料的选择，获得理想美学效果的外科考量、修复考量以及美学并发症等。

本书是目前美学区种植治疗的指导性文献和经典著作。

尽管本书英文版目前已经由多种文字翻译出版。国际口腔种植学会（ITI）和国际精萃出版集团要求包括中文在内的各种文字翻译版本必须和原英文版本完全一致。换句话说，本书除了将英文翻译成中文外，版式、纸张、页码、图片以及中文的排版位置等与原书完全一致。这也体现了目前本书在学术界与出版界中的重要位置。

由于本书出现了许多新的名词、定义和概念，因此在翻译过程中，译者与种植领域许多专家数次对本书进行讨论，专家们给予了许多建议，在此深表谢意。同时，也感谢我的同事们花费了大量的时间校正译稿中的不妥和错误。

尽管译者努力坚持"信、达、雅"的翻译原则，尽量忠实于原文、原意，但由于翻译水平有限，难免出现不妥和错误之处，请同道批评指正。

至此，我们已经将"国际口腔种植学会（ITI）口腔种植临床指南"系列丛书的第一卷（《美学区种植治疗：单颗牙缺失的种植修复》，2007年出版）、第二卷（《牙种植学的负荷方案：牙列缺损的负荷方案》，2008年出版）、第三卷（《拔牙位点种植：各种治疗方案》，2008年出版）、第四卷（《牙种植学的负荷方案：牙列缺失的负荷方案》，2010年出版）、第五卷（《上颌窦底提升的临床程序》，2011年出版）、第六卷（《美学区连续多颗牙缺失间隙的种植修复》，2012年出版）、第七卷（《口腔种植的牙槽嵴骨增量程序：分阶段方案》，2014年出版）、第八卷（《口腔种植生物学和硬件并发症》，2015年出版）、第九卷（《老年患者口腔种植治疗》，2018年出版）、第十卷（《美学区种植治疗：单颗牙种植的最新治疗方法与材料》，2021年出版）以及《牙种植学的SAC分类》（2009年出版）的中文译本全部奉献于读者。感谢读者与我们共同分享"国际口腔种植学会（ITI）口腔种植临床指南"系列丛书的精华，服务和惠顾于牙列缺损和缺失的患者。

"国际口腔种植学会（ITI）口腔种植临床指南"系列丛书是牙种植学领域的巨著和丰碑。它将持续不断地向读者推出牙种植学各个领域的经典著作。

最后，也感谢国际口腔种植学会（ITI）、国际精萃出版集团和辽宁科学技术出版社对译者的信任，感谢辽宁科学技术出版社在本系列丛书中译本出版过程中的合作与贡献。

前　言

在"国际口腔种植学会（ITI）口腔种植临床指南"系列丛书的第一卷中，介绍了美学区单颗牙缺失修复，该卷已经出版了10年。10年后的今天，越来越多的临床医生常规为患者提供种植治疗，该领域已经取得了诸多进展。

随着种植体设计、外科技术与材料、基台设计以及修复材料的进步与发展，再加上患者评估等因素，使当下成了重温美学区单颗牙缺失修复的合适时机。从初诊到随访以及维护，本卷聚焦于当今牙种植学所提供的治疗方法与材料。

本卷的开始介绍了第五次国际口腔种植学会（ITI）共识研讨会的共识性论述和临床推荐。接下来，描述了用于评估、治疗计划制订以及实施的详细方案，以满足需要通过牙种植以修复美学区单颗牙缺失的患者的美学需求。

本卷的核心是14个复杂临床病例展示，逐步描述了这些病例获得长期稳定美学效果的治疗程序。目的是，在决策制订过程以及并发症预防中为临床医生提供支持。

D. Buser　　　S. Chen　　　D. Wismeijer

致　谢

　　感谢国际口腔种植学会（ITI）总部Kati Benthaus博士，她为本卷治疗指南提供了宝贵的帮助。感谢Juliane Richter女士（Quintessence Publishing）为排版和协调出版流程做出的贡献；感谢Per N. Döhler先生（Triacom Dental）帮助校订；感谢Ute Drewes女士的精美插图。我们也感谢ITI的合作方Straumann公司的一贯支持。

丛书主编、主编和译者

丛书主编：

Daniel Buser
  DDS, Dr med dent, Professor
  Chair, Department of Oral Surgery and Stomatology
  School of Dental Medicine
  University of Bern
  Freiburgstrasse 7
  3010 Bern
  Switzerland
  E-mail: daniel.buser@zmk.unibe.ch

Stephen Chen
  MDSc, PhD, FRACDS
  Clinical Associate Professor
  School of Dental Science
  University of Melbourne
  720 Swanston Street
  Melbourne, VIC 3010
  Australia
  E-mail: schen@periomelbourne.com.au

Daniel Wismeijer
  DMD, Professor
  Head of the Department of Oral Implantology and
  Prosthetic Dentistry
  Section of Implantology and Prosthetic Dentistry
  Academic Center for Dentistry Amsterdam (ACTA)
  Free University
  Gustav Mahlerlaan 3004
  1081 LA Amsterdam
  Netherlands
  E-mail: d.wismeijer@acta.nl

主编：

Vivanne Chappuis
  DDS, Dr med dent, PD, Assistant Professor
  Department of Oral Surgery and Stomatology
  School of Dental Medicine
  University of Bern
  Freiburgstrasse 7
  3010 Bern
  Switzerland
  E-mail: vivianne.chappuis@zmk.unibe.ch

William Martin
  DMD, MS, Clinical Professor
  The University of Florida
  Center for Implant Dentistry
  1395 Center Drive, Room D7-6
  Gainesville, FL 32610-3003
  United States of America
  E-mail: wmartin@dental.ufl.edu

主译：

宿玉成　医学博士，教授
  中国医学科学院北京协和医院口腔种植中心主任、
  首席专家
  中华人民共和国北京市西城区大木仓胡同41号，
  100032
  E-mail: yuchengsu@163.com

译者：

王　璐　戈　怡　皮雪敏　刘　倩　张　玺　蒋瑞芳

其他参编作者

Urs Belser
  DMD, Dr med dent
  Professor emeritus, University of Geneva
  Guest Professor, University of Bern
  Freiburgstrasse 7
  3010 Bern
  Switzerland
  E-mail: urs.belser@unige.ch

Dieter Bosshardt
  PhD, Associate Professor
  University of Bern
  Head, Robert K. Schenk Laboratory of Oral Histology
  School of Dental Medicine
  Freiburgstrasse 7
  3010 Bern
  Switzerland
  E-mail: dieter.bosshardt@zmk.unibe.ch

Allen Russell Burgoyne
  BSc, DDS, MSD, Cert Prostho
  966 King Street West
  Suite 101
  Kitchener, ON N2G 1G4
  Canada
  E-mail: dr.burgoyne@sympatico.ca

Daniel Buser
  DDS, Dr med dent, Professor
  Chair, Department of Oral Surgery and Stomatology
  School of Dental Medicine
  University of Bern
  Freiburgstrasse 7
  3010 Bern
  Switzerland
  E-mail: daniel.buser@zmk.unibe.ch

Paolo Casentini
  DDS, Dr med dent
  Via Anco Marzio 2
  20123 Milano
  Italy
  E-mail: paolocasentini@fastwebnet.it

Stephen Chen
  MDSc, PhD, FRACDS
  Clinical Associate Professor
  School of Dental Science
  University of Melbourne
  720 Swanston Street
  Melbourne, VIC 3010
  Australia
  E-mail: schen@periomelbourne.com.au

Wagner Duarte
  DDS, PhD
  University of Brasilia
  SCN Quadra 2 Bloco D Sala 516/517
  Edificio Liberty Mall, Asa Norte
  Brasília, DF
  70712-903
  Brazil
  E-mail: duartew@yahoo.com

Michael Gahlert
  Dr med dent
  High Tech Research Center
  University Hospital Basel
  Spitalstrasse 21
  4031 Basel
  Switzerland
  E-mail: mgahlert@uhbs.ch, m.gahlert@knihagahlert.de

Jason Gillespie
  DDS, PA
  4118 McCullough Ave
  San Antonio, TX 78212-1905
  United States of America
  E-mail: jrgillespiedds@sbcglobal.net

Adam Hamilton
  BDSc, FRACDS, DCD
  Harvard School of Dental Medicine
  Restorative Dentistry and Biomaterials Sciences
  Division of Regenerative and Implant Sciences
  188 Longwood Avenue
  Boston, MA 02115-5819
  United States of America
  E-mail: adam_hamilton@hsdm.harvard.edu

Alessandro Januario
  DDS, MS, PhD
  Aria Institute
  Centro Médico Lúcio Costa
  SGAS 610 Lote 74 Bloco II Sala 307
  Brasília, DF
  70200-700
  Brazil
  E-mail: januarioal@gmail.com

Scott Keith
  DDS, MS
  1111 Civic Drive
  Suite 320
  Walnut Creek, CA 94596-3894
  United States of America
  E-mail: skeithdds@hotmail.com

Chatchai Kunavisarut
  DDS, MS, Assistant Professor
  Mahidol University
  School of Dentistry
  Advanced General Dentistry Department
  6 Yothee Road
  Bangkok 10400
  Thailand
  E-mail: drjub@hotmail.com

Eduardo R. Lorenzana
  DDS, MS
  3519 Paesano's Parkway
  Suite 103
  San Antonio, TX 78231-1266
  United States of America
  E-mail: drlorenzana@yahoo.com

Dean Morton
  BDS, MS, Professor
  Professor and Chair, Department of Prosthodontics
  Assistant Dean for Strategic Partnerships and
  Innovation
  Director, Center for Implant, Esthetic and
  Innovative Dentistry
  Indiana University School of Dentistry —
  Prosthodontics
  1121 W Michigan Street, DS-S316
  Indianapolis, IN 46202-5186
  E-mail: deamorto@iu.edu

Paulo Eduardo Pittas do Canto
  DDS
  Prosthodontics
  Contento – Odontologica Especializada
  Rua Marcelo Gama, 1148
  Porto Alegre, RS
  90540-041
  Brazil
  E-mail: pittasdocanto@gmail.com

Waldemar D. Polido
  DDS, MS, PhD
  Clinical Professor and Program Director,
  Predoctoral Oral and Maxillofacial Surgery
  Co-Director, Center for Implant, Esthetic and
  Innovative Dentistry, Indiana University
  School of Dentistry
  1050 Wishard Boulevard, Room 2200
  Indianapolis, IN 46202-2872
  United States of America
  E-mail: cirurgia.implantes@polido.com.br

Simon Storgård Jensen
  DDS
  Department of Oral and Maxillofacial Surgery
  Copenhagen University Hospital
  Blegdamsvej 9
  2100 København Ø
  Denmark
  E-mail: simon.storgaard@jensen.mail.dk

Daniel S. Thoma
  PD, Dr med dent, Head of Academic Unit
  Clinic of Fixed and Removable Prosthodontics and
  Dental Material Science
  Center for Dental Medicine, University of Zürich
  Plattenstrasse 11
  8032 Zürich
  Switzerland
  E-mail: daniel.thoma@zzm.uzh.ch

目 录

1 导　言

W. Martin, V. Chappuis

在牙种植治疗获得成功的历史推动下，种植牙在当今的临床实践中被大规模应用，为患者提供针对各种类型牙缺失的解决方案。在多种临床情况下，都可以使用种植体来固位修复体，其中涵盖前牙修复、后牙修复，甚至全牙列缺失的修复，临床医生和患者均从中受益。一些学者报道了>90%的长期存留率，这使牙种植体被认为是缺失牙修复首选方案的观点更加广为接受（Adell等，1990；Lindquist等，1996；Wennström等，2005；Buser等，2012；Chappuis等，2013a）。值得注意的是，种植体的存留不一定与成功的美学修复相关，因为成功的定义随着时间在不断变迁。对于美学敏感区，成功的标准必须包括衡量种植体周的黏膜、修复体以及修复体与周围牙列的关系等（Belser等，2004；Smith和Zarb，1989）。

让美学区牙齿失败或缺失的患者获得自然逼真的效果，对于临床医生来说有着特殊的临床挑战。所有的美学修复都必须是可预期的，这就要求短期和长期实现可重复且稳定的效果。实现这一目标的能力取决于临床医生和技师的配合（经验）、生物学（解剖因素、宿主反应）、外科（程序、材料、技术）、种植体（直径、成分、表面特性、设计）以及修复（技术、材料）等因素。

国际口腔种植学会（ITI）已经认识到美学需求患者的治疗挑战，并且聚焦于此，在过去的16年间，出版了大量著作（《牙种植学的SAC分类》、"国际口腔种植学会（ITI）口腔种植临床指南"

系列丛书），同时也出版了从第一次到第五次的ITI共识研讨会纪要。《牙种植学的SAC分类》提供了针对牙种植治疗患者修复和外科难度的分级信息，同时也提供了美学风险评估（ERA）表用以评估达到美学效果的风险，其中，ERA基于的是与个体治疗状态相关的临床因素。数卷"国际口腔种植学会（ITI）口腔种植临床指南"系列丛书对治疗方案上美学效果的影响进行了阐述，从第一卷《美学区种植治疗：单颗牙缺失的种植修复》开始，后续包括有第二卷至第八卷。共识性会议纪要（第一次至第五次）包含了共识性论述和临床推荐，聚焦高美学需求患者的治疗，通过治疗指南专注于患者评估和治疗、种植体植入时机、负荷方案以及修复材料相关并发症等。

在2007年，出版了"国际口腔种植学会（ITI）口腔种植临床指南"系列丛书的第一卷，聚焦美学区单颗牙缺失的种植修复。自此，在患者评估、种植体设计、外科技术和材料、基台设计以及修复材料等方面有了诸多进展，因而，需要对此热门话题重新进行审视。

本卷开始于最新的第五次ITI共识研讨会的共识性论述和临床推荐，随之介绍了单颗牙缺失且有美学需求患者进行牙种植和修复体修复时的详细评估方案与治疗计划。回顾了ERA表，并提出了更新后的版本，此版本与当前的评估程序以及与数字化技术相结合的技术一致。

在美学区实施种植治疗需要仔细注意外科程序和材料使用，为以修复为导向在理想的三维位置植入种植体而恢复缺失的组织支持。将介绍种植材料、骨移植物、骨代用品、生物制剂以及膜，并概述其各自的适应证和技术。并介绍美学区常遇到的多种不同外科情况，并提供治疗建议。

美学区的修复治疗需要先进的临床技术和材料知识，这有助于获得可预期的远期美学效果。本卷将通过阐述使用临时修复体、医技交流、基台设计、修复材料选择和修复体的戴入等，来强调拟种植位点在种植体植入之前和植入之后的临床管理。

"国际口腔种植学会（ITI）口腔种植临床指南"系列丛书的独特之处在于纳入了由世界各地临床医生贡献的临床病例报告，这些病例沿用了ITI关于治疗本身和治疗计划的循证理念。本卷将展示数个临床病例，是关于单颗牙缺失需要种植修复患者的治疗，着重介绍不同的治疗方法，涵盖外科和修复。此外，还将回顾与种植体美学并发症相关的病因以及病例处理方式，重点介绍对效果不佳病例进行再治疗的外科和修复选择。

我们本卷治疗指南的目标是提供全面、循证的方法，以辅助从业人员获得对美学效果有需求患者的成功治疗，包括从初诊咨询到后期随访。

2 第五次国际口腔种植学会（ITI）共识研讨会的声明和建议

V. Chappuis, W. Martin

2.1 牙种植学现代外科和放射学技术

《国际口腔颌面外科种植学杂志》2014年第29卷（增刊）：牙种植学现代外科和放射学技术（Michael M. Bornstein等，2014）

导言

成功的种植体修复需要根据修复体考量因素和经过验证的治疗方法，对外科手术进行准确的术前规划。在过去的10年中，广泛应用锥束计算机断层扫描（CBCT）的横断面成像，使临床医生能够在牙种植体植入之前和之后从三维角度诊断与评估颌骨，从而替代了作为标准方法的计算机断层扫描（CT）。此外，计算机引导的种植手术常规使用来自CBCT扫描的横断面成像数据。考虑到科学和临床实践的快速变化，Bornstein等（2014a）和Tahmaseb等（2014）在这个小组中进行了两次系统性评述，其焦点集中在这些主题的相关问题。

可有两种手术干预措施来治疗狭窄的缺牙区牙槽嵴。已经建议使用窄直径种植体来避免牙槽嵴增量，因而降低患者发病率。尽管如此，迄今为止还没有系统性评述文献数据报道。水平向骨增量程序广泛用于增加随后种植体植入的可用骨量。然而，关于这种方法在前上颌的功效和长期效果的知识仍然有限。因此，Klein等（2014）以及Kuchler和von Arx（2014）编写的系统性评述评估了这两种截然不同的治疗方法的现有数据。

种植学中的锥束计算机断层扫描（CBCT）

共识性声明

关于牙种植治疗中的CBCT成像和相应的使用指南，使用的具体适应证和禁忌证以及相关的辐射剂量风险，可以做出以下声明：

- 目前关于CBCT在牙种植学中使用的临床指南，是基于共识或基于非标准化方法学方法的建议。

- 在牙种植学中已公布的使用CBCT的指征，从术前分析到术后评估（包括并发症）而各异。然而，迄今为止与常规二维方法相比，CBCT成像获得的临床显著的益处导致治疗计划的改变、种植体成功率与存留率的改善和并发症的减少等方面尚未见报道。

- 与传统CT相比，CBCT成像表现出显著更低的辐射风险，但高于二维射线成像。不同的CBCT装置可提供各种辐射剂量。通过使用适当的曝光参数并将实际感兴趣区域（ROI）的视野（FOV）减小，可以实现大幅度的剂量减少。

临床指南

- 为牙种植执行或解读CBCT扫描的临床医生应考虑当前的放射学指南。

- 在牙种植治疗计划中进行CBCT成像的决定应根据患者个人需求并在进行彻底的临床检查之后。

- 当需要横断面成像时，CBCT优于CT。
- CBCT成像适用于临床检查和常规射线照相成像的补充信息被认为是必要时。在特定情况下（如当预计有多种治疗需求或怀疑颌骨或上颌窦病变时），CBCT可能是一种合适的主要成像方式。
- 建议在CBCT成像中使用放射线模板，以最大限度地获得外科和修复信息。
- 只要可能，CBCT检查的FOV应限制在ROI范围内。
- 应始终使用患者特异性和设备特异性的剂量降低措施。
- 为改善图像数据传输，临床医生应要求提供完全符合DICOM数据导出的放射线照相设备和第三方牙种植软件应用程序。

为获得国际口腔种植学会（ITI）共识性论文的全文pdf拷贝（免费），请查看ITI在线学会之ITI共识性数据库。登录academy.iti.org查看其他在线学会提供的信息（可能收费）。

计算机引导的种植外科

共识性声明
- 使用计算机引导手术植入种植体的随访时间至少为12个月，平均存活率为97.3%（n=1941），与常规手术植入种植体相当。
- 与2008年相比，有更多的数据支持计算机引导种植手术的准确性。对准确性的meta分析显示，入口点（n=1530）的平均误差为0.9mm，种植体根部的平均误差为1.3mm（n=1465），平均角度偏差为3.5°（n=1854），所有测量数值的变化范围较宽。
- 黏膜支持、牙支持和迷你种植体支持的导板显示种植体植入位置的准确性优于骨支持式的导板。
- 在导板下预备种植窝之后，导板下种植体植入的准确性优于自由手植入植入体。

临床指南
- 引导外科手术应视为辅助，而不是用来替代适当的诊断和治疗计划。
- 引导手术应始终以修复为导向。其中包括由蜡型生成的放射线模板，或使用适当的软件应用程序创建数字化蜡型。
- 从高质量CBCT影像和数字化计划的组合中收集的信息应包括重要结构的位置、所需种植体的位置和尺寸、骨增量治疗的需求以及计划好的修复体。
- 由于报告的平均偏差，当计划的种植体位置与重要结构和相邻种植体相关时，所有方向额外的2mm应被纳入考量。在临界病例中，术中根尖放射线片应作为安全措施。
- 引导手术可以采用不翻瓣或翻瓣的方法。
- 只应使用黏膜和/或牙，或种植体支持的外科导板。
- 为了提高准确性，应尽可能以完全引导的方式植入种植体（与单独引导种植窝预备相比）。
- 引导手术可以用于不同的负荷方案，包括牙列缺损和牙列缺失。
- 引导手术的指征包括：辅助实施治疗计划、遇到复杂的解剖时进行微创手术，以及改善患者对治疗需求的理解和治疗选择。

为获得国际口腔种植学会（ITI）共识性论文的全文pdf拷贝（免费），请查看ITI在线学会之ITI共识性数据库。登录academy.iti.org查看其他在线学会提供的信息（可能收费）。

窄直径种植体

共识性声明

- 直径为1.8～2.9mm的一体式钛迷你种植体，用于下颌牙列缺失的覆盖义齿（4颗种植体）和单颗前牙缺失（上颌侧切牙，下颌切牙）的治疗，平均随访时间为3.9年（1～6年），显示平均存留率为94.3%（91%～100%）。
- 直径为3.0～3.25mm的分体式钛种植体，仅用于单颗牙缺失的治疗（上颌侧切牙，下颌切牙），平均随访2.8年（1～5年）的平均存留率为98.5%（94%～100%）。
- 直径为3.3～3.5mm的分体式钛种植体，对于所有适应证，包括后牙区域，平均随访时间为4.1年（1～11年）的平均存留率为96.9%（89%～100%）。
- 所有窄（减少的）直径种植体（NDI）的成功率的证据不足。临床参数和治疗方案通常没有被充分描述，也没有可用的对照比较研究，导致偏倚风险高。

临床指南

- NDI可能适用于近远中距离减少或牙槽嵴宽度减少，需要遵循一般的定位原则。
- NDI有许多适应证。然而，长期负荷的生物机械问题的风险（如折断）以及临床医生知识受限应被纳入考量。

- 就窄直径种植体而言，种植体直径的最大问题是与穿龈轮廓和牙槽嵴轮廓的相关性。
- NDI应具有10mm或更长的长度。
- 临床指征可能包括：
  1. 前牙区单颗牙缺失：分为*1类、2类和3类（1类和2类仅为切牙）。一体式种植体通常具有特定的修复缺点。
  2. 无牙颌的覆盖义齿修复：2类和3类，1类仅适用于下颌骨（4颗种植体）。
  3. 单颗后牙缺失，多单位固定修复体（FDP）和无牙颌FDP：仅3类；个性化知情同意书应包括更多机械并发症与技工工艺并发症的可能性。也应该讨论替代治疗方案。

---

*1类：一体式，<3.0mm（迷你种植体）
　2类：分体式，3.00～3.25mm
　3类：分体式，3.30～3.50mm

为获得国际口腔种植学会（ITI）共识性论文的全文pdf拷贝（免费），请查看ITI在线学会之ITI共识性数据库。登录academy.iti.org查看其他在线学会提供的信息（可能收费）。

前上颌水平向骨增量

共识性声明
- 前上颌水平向骨增量是一种可靠的治疗选择，可以正确植入种植体。
- 分阶段程序中的平均水平向骨增量（在种植体植入时测量）范围为2.2～5mm。纳入的研究没有提供关于水平向牙槽嵴增量的长期稳定性的信息。
- 没有足够的数据表明某种方法或材料优于其他。
- 水平向骨增量后植入的骨内种植体存留率和成功率，与具有足够宽度的原生骨中植入的种植体的报告没有差异。

临床指南
- 在牙槽嵴宽度不足的部位，水平向骨增量可以使适当的种植体植入。理想情况下，种植体唇侧应该达到2mm的骨厚度。
- 前上颌水平向骨增量手术的主要目的是使种植体植入位置理想化，以改善功能和美观效果。增量的骨的位置和形态会影响软组织轮廓，软组织轮廓应该遵循邻牙的轮廓。
- 临床医生在前上颌进行水平向骨增量可以选择多种治疗方案，包括用于同期种植的颗粒状骨移植材料和分阶段种植的块状骨移植，后者可以使用或不使用可吸收和不可吸收性膜。

- 可能需要软组织增量作为改善美学效果的辅助程序。
- 水平向骨增量同期种植体植入适用于存在足够的软组织条件、种植体植入正确的位置并获得初始稳定性时。
- 如果缺损形态不利于同期种植时获得成功的再生，则应采用分阶段种植方案。
- 在大量的缺损无法获得种植体的初始稳定性和适当的三维种植体位置时，推荐使用分阶段方案。
- 一般而言，骨增量材料的选择应确保增加的骨量的长期稳定性，并应基于文献中的可靠记录。

为获得国际口腔种植学会（ITI）共识性论文的全文pdf拷贝（免费），请查看ITI在线学会之ITI共识性数据库。登录academy.iti.org查看其他在线学会提供的信息（可能收费）。

2.2　牙种植学中的修复材料和技术

《国际口腔颌面外科种植学杂志》2014年第29卷（增刊）：牙种植学中的修复材料和技术（Daniel Wismeijer等，2014）

导言

在过去的10年中，计算机辅助设计（CAD）和计算机辅助制造（CAM）越来越多地用于牙种植。随着开发者不断改进这些新技术，已经开始挑战传统的种植体支持式修复体的制造技术。与传统的制作技术相比，结果有所改善是使用CAD/CAM的前提。Kapos和Evans（2014）的系统性评述聚焦于与常规方法加工的修复体相比，CAD/CAM加工的修复体的表现。

由于进行口腔种植的多数患者年龄在40～50岁，不管是医生还是患者，为确保其修复寿命，对种植体和修复体的长期存留率都有所期望。"长期"被定义为需至少5年的随访。因此，提到存留率和生物学并发症、技工工艺并发症、美学并发症都需基于平均至少5年的观察期。然而，在向患者建议不同的治疗方案时，种植体的存留率并非唯一基本考虑因素。还需要考虑修复体和种植体／基台的预后。关于材料（金属和陶瓷）以及形状（预成的和个性化的，二者都有多种内部设计），有不同种类的基台可用。目前，金属基台被作为金标准，虽然高强度氧化锆基台的使用日益广泛而且也足可以在临床应用中替代金属基台。Zembic等（2014）的系统性评述回顾了用于单颗种植体冠的金属和陶瓷基台的存留率，平均观察期至少3年，因为暂无充分的5年数据。另外，还对金属和陶瓷基台负面的生物学、技工工艺和美学问题的出现予

以了评价。

种植修复中一个重要的决策是选择最终修复体与种植体的螺钉固位基台之间的连接类型。修复体连接可以是螺钉固位的，也可以是粘接固位的。对于螺钉固位的修复体，基台或中间结构可以是与修复体分开的（分体式），或者是作为加工过程的一部分结合起来的（一体式）。总体而言，两种固位方式都有其优势和局限性。与选择相关的临床和工艺问题包括干制作、精度、结构的被动性、固位、咬合、美学、便利性、易拆卸、并发症和费用。Wittneben等（2014）的回顾性研究聚焦观察粘接固位和螺钉固位的种植体支持式修复体中的生物学、工艺问题及并发症发生率。

用于种植体基台、牙冠和上部结构的CAD/CAM技术

共识性声明

关于种植体基台、牙冠和上部结构的CAD/CAM技术，可做如下陈述：

- CAD/CAM技术已成功地应用于牙种植。
- 使用CAD/CAM和传统技术制作的种植体支持式修复体的临床表现在短期内类似〔平均：牙冠，1年（1～1.1年）；基台，3.5年（1～5年）；上部结构，4年（1～10年）〕。
- 用于种植体支持式修复体加工的CAD/CAM软件和硬件的可变因素造成了对照困难。
- 在CAD/CAM种植体支持式修复体研究中，结果测量和材料选择的可变因素造成了对照困难。

- 个性化定制的CAD/CAM基台的短期〔平均3.5年（1～5年）〕的存留率与传统加工或常备基台相比类似。
- 个性化定制的CAD/CAM上部结构的短期〔平均4年（1～10年）〕的存留率与传统加工的上部结构相比类似。

临床指南

- CAD/CAM技术的使用应导致可接受的临床结果。
- 修复医生和技师的持续训练是在牙种植修复体中CAD/CAM技术成功使用的关键。
- CAD/CAM设备、技术和材料有着持续的工业控制发展。牙医和技师应意识到产品的硬件和软件，还有支持，都会随着世代进步而改变。
- 因为要为治疗结果负责，建议牙医发挥积极作用，与技师一起，仔细控制CAD/CAM技术的流程和材料选择。
- 建议牙医通过一个虚拟的最终修复体（虚拟诊断蜡型）来核准，以控制基台／上部结构的设计。
- 应认识到数字化修复体可以从存储的数据集中重新制作。针对这种可能性，建议存储／保护数字化数据集，同时数字技术工作平台维持程序设计兼容性／透明性。

单颗种植体支持式固定修复体的存留率和并发症发生率

共识性声明

- 基于美学、技术或生物结果的临床表现，瓷和金属基台并无差异。
- 基于美学、技术或生物结果〔平均5年（3～10年）〕的临床表现，外连接或内连接的金属基台并无差异。
- 技工工艺并发症文献报道的发生率高于美学或生物学并发症〔平均5年（3～10年）〕。

临床指南

- 由于用于牙种植学的氧化锆有很多不同类型并具有不同的微观结构和性能，应从声誉好的／有资质的厂商处获取。
- 对于前牙区和前磨牙区的修复体，氧化锆基台可能是适合的。然而，除非有厂商建议，否则医生或技师不应在烧结后对其研磨或调改。
- 陶瓷基台不能在所有指征下取代金属基台。初步发现反映了陶瓷设计和加工问题中的固有敏感性，如应力集中、薄壁、烧结和残余加工缺陷。
- 全瓷基台的设计不应依据金属基台的设计，以避免应力集中或发生不利应力。
- 建议陶瓷基台在磨牙区的临床应用需谨慎，因为在这些位点的应用还未被充分叙述。
- 粘接的钛－氧化锆种植基台的性能尚未确认。由于不充分的数据，建议这类基台的临床应用需谨慎。

 为获得国际口腔种植学会（ITI）共识性论文的全文pdf拷贝（免费），请查看ITI在线学会之ITI共识性数据库。登录academy.iti.org查看其他在线学会提供的信息（可能收费）。

 为获得国际口腔种植学会（ITI）共识性论文的全文pdf拷贝（免费），请查看ITI在线学会之ITI共识性数据库。登录academy.iti.org查看其他在线学会提供的信息（可能收费）。

螺钉固位和粘接固位的种植体支持式固定修复体的临床表现

共识性声明

- 粘接固位和螺钉固位的种植体支持式固定修复体均可获得高存留率。通过选择修复体固位类型既无法避免失败，也无法避免并发症。
- 粘接固位的全瓷修复体，相较粘接金属陶瓷修复体有更高的失败率。然而，螺钉固位修复体在二者之间并未发现差异。
- 根据文献回顾，使用的粘接剂类型对粘接修复体失败率没有影响。
- 粘接固位和螺钉固位的修复体均有技工工艺并发症产生（估计每年的问题发生率高达10%）。在汇总的数据中，粘接固位修复体表现出更高的技工工艺并发症发生率。
- 螺钉固位修复体相比粘接固位修复体有更高的崩瓷发生率。
- 粘接固位和螺钉固位的修复体均可发现生物学并发症（估计每年的问题发生率高达7%）。粘接固位修复体表现出更高的瘘管形成和化脓发生率。

临床指南

基于本次回顾的数据，无论粘接固位还是螺钉固位都无法给出普遍性建议。然而，对于可选择修复固位类型的临床情况，可以给出以下建议。

粘接固位的建议：

- 用于短跨度修复体，边缘位于或高于组织边缘者，以简化加工过程。
- 用于螺钉通道偏离𬌗面或种植体错位时使用，以提高美学效果。
- 咬合面完整时。
- 降低初始治疗费用。
- 更进一步的建议是医生应当知道，种植体支持冠的粘接固位程序并不简单且应非常谨慎处之。

螺钉固位的建议：

- 颌间空间极小的情况。
- 为避免粘接边缘以及因此产生的粘接剂残留的可能性（如果修复体边缘位于黏膜下，这点可能特别重要，因为已经证实很难从黏膜下>1.5mm的边缘处完全去除残留粘接剂）。
- 当可反复拆卸很重要时。
- 在美学区，便于过渡带轮廓（穿龈轮廓）塑形和成形。
- 为了方便螺钉固位，建议种植体植入在以修复为导向的位置。

2.3 牙种植学中最理想的美学效果

《国际口腔颌面外科种植学杂志》2014年第29卷（增刊）：牙种植学中最理想的美学效果（D. Morton等，2014）

导言

在前上颌，为了获得可以接受的美学效果，种植体支持式修复体需要复制牙列软硬组织。形成了3篇系统评述强调理想美学效果这一主题。

牙齿拔除后，临床医生植入种植体时，有多个时间点可供选择。为了处理残留的骨缺损和加强美学效果，拔牙后种植体植入通常伴随着骨增量程序。因此，Chen和Buser（2014）所写的第1篇系统评述，分析了种植体植入时机和骨增量程序对美学效果的影响。

然而，会出现种植治疗相关的并发症。在美学区，种植体周软组织出现退缩和缺损，而这些并发症通常会导致不利的美学效果。因此，Levine等（2014）所写的第2篇文章回顾了相关文献，即在美学区种植体植入和修复完成后，黏膜缺损的治疗程序。为了获得可以接受的美学效果，出现了大量的修复程序，旨在优化种植体支持式修复体的美学效果。然而，目前还没有系统评价这些程序，以确认它们的美学效果。因此，Martin等（2014）所写的第3篇系统评述，评估了各种修复程序对美学效果的影响。

从这3篇系统评述中可以观察到，有关美学效果的现有数据主要是病例系列研究，随机对照研究（RCT）和队列研究相对较少，并且只有少数文献被认为具有低偏倚风险。尽管如此，对于在美学效果相关的技术和材料所形成的目前的临床趋势，病例系列研究提供了宝贵的信息。事实上，通过精心设计的前瞻性病例系列研究，连续记录被试者，具有明确的排除和纳入标准，确实能够提供重要的信息以验证临床程序和材料。

本研究团队意识到RCT并不总是可行或符合伦理，因为在调查研究中可以知道有些临床条件会增加不利美学效果的风险。在美学区种植治疗是一种具有挑战性的程序，根据SAC分类归类为复杂（A）或高度复杂（C）（Dawson等，2009）。大部分患者存在多种美学风险因素，而且通常具有很高的期望值。如果出现了美学并发症，通常很难处理或者无法处理。因此，预防美学并发症应成为主要目标。所以，推荐采用保守的治疗程序来促使成功的效果，即具有很高的可预期性和低并发症风险。

前上颌即刻和早期种植的美学效果

共识性声明

纳入的研究报道为两侧有天然牙的拔牙位点单颗牙缺失种植。对于拔牙后种植，大部分病例可以获得美学效果，这取决于种植体周黏膜的客观指标和位置变化。然而，不利的美学效果仍会发生。

关于即刻种植（1型）后软组织的位置，存在相当的变数。即刻种植后1~3年间，9%~41%（中位数，26%）位点会出现1mm或更多的唇侧龈缘中点的黏膜退缩。

与即刻种植后唇侧中部黏膜退缩有关的因素如下：（1）薄弱的唇侧骨板；（2）缺乏完整的唇侧骨板；（3）种植体唇向错位；（4）薄龈表型。基于2篇小样本回顾性研究，可以频繁观察到，即刻种植后唇侧骨壁缺失与增加软组织退缩相关。

基于一小部分研究（1篇ＲＣＴ和1篇病例系列研究）证实，早期种植（2型或3型）不会发生1mm或更多的唇侧正中黏膜退缩。2篇早期种植（2型）的研究，同期用引导骨再生（GBR）行骨增量（轮廓扩增）证实，在CBCT上有很高的概率（>90%）可以观察到唇侧骨壁。

临床指南

就拔牙位点种植而言，无论时机如何，均可获得美学效果。然而，不同的种植体植入时机会面临特定的治疗挑战和美学效果可预期性。

对于即刻种植，实施此治疗方法时需要高水平的临床能力和经验。为了获得满意的治疗效果，需谨慎选择病例。应满足以下临床条件：

- 牙槽窝骨壁完整。
- 唇侧骨壁厚度至少1mm。
- 厚龈表型。
- 位点没有急性感染。
- 牙槽窝根方和腭侧有可用骨壁，以提供初始稳定性。

对于即刻种植，术前三维放射线检查可以确定上述的骨解剖条件，帮助进行治疗设计。

对于即刻种植的可预期美学效果，翻瓣或不翻瓣都需要满足以下治疗要求：

- 种植体平台的正确三维位置［根据国际口腔种植学会（ITI）之前的建议］。
- 如果种植体位于拔牙窝内，则在种植体平台和颊侧骨壁内表面之间应至少存在2mm间隙。需要采用外科技术来弥补拔牙后的骨吸收，如低替代率的骨填充材料。

如果不能满足这些条件，则不推荐即刻种植。

很少存在上述的即刻种植先决条件。因此，在大多数情况下选择早期种植（2型）。但是，如果预料到无法获得初始稳定性，则应延长拔牙后的愈合期。若由于患者或位点的原因导致需要延期植入种植体，则可以考虑牙槽嵴保存/增量程序。

为了优化早期种植（2型和3型）的美学效果，种植体平台必须位于以修复为导向的正确三维位置。种植体植入联合GBR，使用低替代率骨填充材料过度增量牙槽嵴颊侧骨壁。然后用屏障膜覆盖增量材料，以便生物材料潜入式愈合。

为获得国际口腔种植学会（ITI）共识性论文的全文pdf拷贝（免费），请查看ITI在线学会之ITI共识性数据库。登录academy.iti.org查看其他在线学会提供的信息（可能收费）。

美学区黏膜缺损的软组织增量程序

共识性声明

纳入的研究主要包括病例报道和小样本且短期的病例系列研究。这些研究并不总能确定单颗种植体周围唇侧软组织退缩的病因和时间。

牙周软组织外科程序被用于治疗唇侧软组织退缩。关于在美学区如何治疗唇侧软组织缺损，目前还没有共识性结论。在一些文章中，种植修复体会被取下或者面临更换（牙冠、基台和/或种植体），以便促进治疗。

软组织增量程序实施后，获得的软组织改善是有限的（包括增加软组织厚度、角化龈宽度和唇侧龈缘水平）。

软组织增量程序实施后，软组织缺损完全恢复的可能性变化范围为0~75%（3篇研究，32位患者）。

临床指南

在美学区处理软组织缺损时，应采用团队合作和美学风险评估，以改善美学效果的可预期性和降低风险。

当在单颗种植体周围发现软组织退缩时，临床医生需要基于以下方面诊断出病因，包括种植体三维位置、修复体、现存的软硬组织支持以及人为（自身造成的）损伤，如刷牙和牙线创伤。

纠正单颗种植体周围颊侧软组织退缩的手术程序是复杂的。需要系统评估和制订治疗方案。评估包括以下方面：

- 患者的期望值。
- 健康状况。
- 吸烟习惯。
- 微笑时缺损的可见性。
- 缺损位点剩余的角化黏膜宽度。
- 修复体轮廓。
- 种植位点的感染状态。
- 患者相关性因素。
- 种植体三维位置。
- 与种植体相近的邻牙。
- 放射线上邻面的骨丧失。
- 种植位点软组织瘢痕。

如果上述的因素是有利的，则硬组织和/或软组织增量程序可能有效。应让患者意识到结果具有很高的不确定性。如果上述的因素是不利的，则硬组织和/或软组织增量程序效果欠佳。手术程序可能需要联合修复体改变（更换和/或改型基台/冠）。种植体取出也是一种选择。若种植体需要取出，首选骨丧失最少的技术以及专业的种植体取出工具，其次是环钻。

为获得国际口腔种植学会（ITI）共识性论文的全文pdf拷贝（免费），请查看ITI在线学会之ITI共识性数据库。登录academy.iti.org查看其他在线学会提供的信息（可能收费）。

牙种植学中修复程序对美学效果的影响

共识性声明

现有的文献无法证实以下方法可以改善美学效果：

- 使用外科模板（外科导板）。
- 使用种植体固位的临时修复体。
- 种植体固位临时修复体的使用时机。
- 修复体的固位方式（粘接固位或螺钉固位）。

在牙种植学中，有限的证据（1篇研究）报道了全瓷基台/修复体联合应用可以改善美学效果（颜色匹配）。

水平位移或平台转移（更小的基台直径）的存在可以改善美学效果（平均0.3mm，唇侧龈缘中点）。

临床指南

鉴于之前国际口腔种植学会（ITI）文献中所报道的"安全带"，推荐使用外科导板，传递以修复为导向的理想的种植体三维位置。

推荐在美学区使用种植体固位的临时修复体。临时修复体加强了治疗团队所有成员与患者之间的交流。它们应该在解剖和功能上是正确的，修复体根方的穿龈轮廓要遵从所设计的黏膜边缘（最凸处），要考虑到最大的组织体积。多种理由（可拆下、软组织形态、组织成熟、易于调改）认为螺钉固位临时修复体是有利的。

不推荐即刻负荷或即刻修复作为常规程序，因为会增加风险且美学效果不确定。与之前出版的国际口腔种植学会（ITI）文献一致，推荐美学区种植体的早期负荷。

在高美学风险位点，对于单颗牙缺失种植，种植体/基台水平位移（平台转移）设计是有利的。此外，为了顾及位点的邻面及唇侧，必须避免使用过大的种植体平台和修复组件。

临床医生要采用患者及位点个性化的方法选择基台和修复体材料。如果所选择的材料是高质量并被充分证实可用的，此时基台和/或修复体的设计则更为关键，有如下原因：

- 可控的穿龈轮廓。
- 材料性质和强度。
- 最终的轴向。
- 可拆卸。

对于薄龈表型的患者，穿过软组织的牙色基台和/或最终修复体可以提供美学优势。如果种植体的角度容许，则螺钉固位修复体具有临床优势。

为获得国际口腔种植学会（ITI）共识性论文的全文pdf拷贝（免费），请查看ITI在线学会之ITI共识性数据库。登录academy.iti.org查看其他在线学会提供的信息（可能收费）。

2.4　种植体负荷程序

《国际口腔颌面外科种植学杂志》2014年
第29卷（增刊）：牙种植学中最理想的美学效果
（G.O.Gallucci等，2014）

导言

这一报道总结了在第五次国际口腔种植学会
（ITI）共识大会上得到每一个参与者一致同意的
有关种植体负荷程序的结论和临床建议。

第4组组员包括了来自13个不同国家的不同口
腔医学领域的专家。在开会之前，常规、早期和即
刻种植体负荷程序的科学依据由4篇系统性评述得
到评估。评述将临床情况进行了详细分类：种植单
冠，牙列缺损的连续多颗牙缺失间隙，无牙颌固定
修复体及无牙颌覆盖义齿修复。主要效果是种植体
存留率。此外，种植体数量、修复体设计、边缘骨
吸收、种植体周软组织稳定性、修复体失败、治疗
变更、美学，以及患者满意度都考虑在第二类效果
中。

以前共识性大会（Cochran等，2004；Weber
等，2009）指出，传统和早期种植体负荷都是充
分成立的程序，并应作为常规。特殊的是，一些临
床研究（Cochran等，2011；Bornstein等，2010；
Morton等，2010）在和传统愈合时间进行比较时
证明了早期负荷程序的高预期性，显示关于种植体
存留率没有区别。由此，第五次国际口腔种植学会
（ITI）共识性大会上的系统性评述的设计目的是
评价是否即刻负荷可以显示与早期及常规负荷具有
同样的临床效果。

在大会上，种植体负荷程序组的学者们向参会
者提交了4篇系统性评述的方法、结果和结论。这
些文章为全面而系统地讨论提供了翔实的、毫无偏
见的依据，形成了种植体负荷程序的共识性论述、
临床建议和未来研究方向。然后将组内决议提交给
大会，收集其他意见并形成最终报告。

术语的定义

负荷程序的定义由Weber等（2009）提出，用
于校准系统性评述，得到小组认可并未进行修正：

- 牙种植体的常规负荷是指种植体植入之后超过
  2个月进行负荷。
- 牙种植体的早期负荷是指种植体植入之后1周
  到2个月之间进行负荷。
- 牙种植体的即刻负荷是指种植体植入之后1周
  内进行负荷。

部分牙列缺损患者的单颗种植体的负荷程序

共识性声明

1. 通常，在种植体存留率和边缘骨高度稳定性方
   面，有相当多的证据支持单颗种植修复体采用
   即刻和常规负荷。
2. 最小的植入扭矩范围在20～45N·cm，最低的
   种植体稳定系数（ISQ）在60～65，而需要同
   期骨增量者通常进入纳入／排除标准。

3. 比较即刻和常规负荷方式在龈乳头高度和唇侧龈缘高度的稳定性方面的文献有限。

4. 只有少数研究衡量比较即刻和常规负荷下的美学与患者满意度，数据不足以得出结论。

临床指南

单个种植修复体进行即刻和早期负荷的建议，仅限定于以实现下述情况作为先决条件：

1. 种植体初始稳定性〔植入扭矩≥20～45N·cm，和／或种植体稳定系数（ISQ）≥60～65〕。

2. 没有系统性或局部禁忌证（如副功能，大量骨缺损，上颌窦底提升）。

3. 临床益处大于风险。

4. 在前牙区和前磨牙区，单个种植修复体的即刻和早期负荷在种植体存留率与边缘骨稳定性方面是可以预期的。但是，关于软组织方面的资料还不足以得出以下结论，即在美学区将单个修复体的即刻负荷或早期负荷作为常规治疗手段。这些位点的即刻负荷应该予以谨慎操作，并由有经验的医生进行。

5. 在下颌磨牙区，单个种植修复体的即刻和早期负荷是可预期的治疗程序，可以在有明确临床益处的情况下常规推荐。

6. 上颌磨牙区的单个种植修复体的即刻和早期负荷资料很少，这些负荷程序不作为常规推荐。这些位点应选择常规负荷。

连续多颗牙缺失的牙列缺损患者的负荷程序

共识性声明

1. 基于有限的科学证据和并不严格的选择标准，在已经愈合的连续多颗后牙位点牙列缺损的种植患者，进行即刻种植体负荷，与早期或常规负荷的种植体存留率相似。

2. 支持上颌或下颌前部连续多颗牙缺失的种植体即刻负荷的证据不充分。

3. 植入扭矩、ISQ值、种植体长度、是否需要骨增量程序、种植体植入时机。

4. 吸烟习惯以及存在的副功能习惯都是选择负荷程序的常规考虑标准。

临床指南

1. 在不存在修正因素的情况下，对连续多颗后牙缺失的牙列缺损患者，带有微粗糙表面的实心−螺纹状种植体，4～8周的早期负荷是一种可预期的治疗方案。

2. 对已愈合的连续多颗后牙位点，种植体的即刻负荷似乎可以预期，但是，这些病例的种植体即刻负荷的临床益处有限。

3. 对连续多颗前牙缺失的牙列缺损患者，种植体即刻负荷应该谨慎，并由有经验的医生来实施，因为现有证据不足以支持这种治疗。

4. 当有意进行种植体即刻负荷，下面的条件应该予以考虑：种植体初始稳定性、是否需要大量的骨增量、种植体设计和尺寸、咬合因素、患者习惯、系统性疾病和医生经验等。

为获得国际口腔种植学会（ITI）共识性论文的全文pdf拷贝（免费），请查看ITI在线学会之ITI共识性数据库。登录academy.iti.org查看其他在线学会提供的信息（可能收费）。

为获得国际口腔种植学会（ITI）共识性论文的全文pdf拷贝（免费），请查看ITI在线学会之ITI共识性数据库。登录academy.iti.org查看其他在线学会提供的信息（可能收费）。

无牙颌固定修复体的负荷程序

共识性声明

1. 现有文献提供了很强的证据，证实微粗糙表面种植体的一体式固定临时修复体即刻负荷，无论是上颌还是下颌均与早期及常规负荷同样可以预期。

2. 纳入标准，比如植入扭矩≥30N·cm、ISQ值≥60、种植体最小长度≥10mm，均已经过大多数的研究。

3. 用于支持固定修复体的种植体数量在下颌从2颗至10颗不等，在上颌从4颗至12颗不等。

临床指南

1. 按照国际口腔种植学会（ITI）的SAC标准，无牙颌种植体支持式固定修复体的治疗程序是高度复杂的。因此，仔细筛选病例和制订治疗计划，以及丰富的知识、技能和医生（们）的临床经验都是关键。一体式固定临时修复体的即刻、早期或常规负荷都证实了具有较高种植体和修复体的存留率，并可以推荐应用于上颌和下颌。

2. 以患者为中心的即刻负荷的益处包括固定修复体即刻恢复功能，减少术后戴用可摘临时修复体引发的不适，以及缩短了总体治疗时间。

3. 不论何种负荷程序，全牙弓固定修复体所需种植体的数量、尺寸和分布应该基于种植修复计划、牙弓形态和骨量。

4. 不论何种负荷程序，初始种植体稳定性对于获得可预期骨结合均很重要。建议开始无牙颌即刻负荷之前，必须确认每一颗种植体的初始稳定性。

5. 需要同期进行诸如骨增量或上颌窦底提升程序，均都被认为是即刻负荷的相对禁忌证。

无牙颌种植体支持式覆盖义齿的负荷程序

共识性声明

1. 目前的临床研究支持使用螺纹状、微粗糙表面且最细直径是3mm的种植体支持式覆盖义齿在即刻、早期或传统负荷程序时具有高存留率。支持上颌种植体支持覆盖义齿即刻负荷的证据有限。

2. Schimmel等（2014）综述的本组即刻负荷的描述性资料中所罗列的纳入标准如下：植入扭矩≥30N·cm，ISQ值≥60，下颌为2颗或更多种植体，或上颌为4颗或更多种植体。

3. 与种植体独立支持相比，种植体夹板式相连和附着体系统的类型，对1年存留率无影响。

临床指南

1. 设计选择负荷程序应考虑种植体–修复体的参数，以及功能、心理、费用和患者偏好。

2. 种植体支持／固位式覆盖义齿进行无牙颌早期负荷代表了一种令人满意的治疗方式，不存在修正因素时，能够被推荐为常规治疗方法。

3. 种植体支持／固位式覆盖义齿的即刻负荷程序似乎有可预期性。现有研究随意选择的植入扭矩为30N·cm或更大，和／或ISQ值为60或更高。上颌种植体即刻负荷的依据更不能令人信服。但是，还没有可靠的治疗前预测方法能够确凿地确认医生可以进行即刻负荷程序。

4. 考虑到缺乏研究，单颗种植体的即刻负荷方式可能不属于进行支持／固位式覆盖义齿的指征。

为获得国际口腔种植学会（ITI）共识性论文的全文pdf拷贝（免费），请查看ITI在线学会之ITI共识性数据库。登录academy.iti.org查看其他在线学会提供的信息（可能收费）。

为获得国际口腔种植学会（ITI）共识性论文的全文pdf拷贝（免费），请查看ITI在线学会之ITI共识性数据库。登录academy.iti.org查看其他在线学会提供的信息（可能收费）。

2.5 种植治疗的生物学并发症和技工工艺并发症的预防与处理

《国际口腔颌面外科种植学杂志》2014年第29卷（增刊）：牙种植学中最理想的美学效果（L.J.A. Heitz-Mayfield等，2014）

导言
已有大量文献证实，种植治疗具有很高的成功率。但是，患者和医生都应预料到在诊疗过程中会发生并发症。该篇文献的主要目的是阐述种植治疗的技工工艺并发症和生物学并发症的预防与处理，为临床实践和未来研究提供参考。在种植治疗的并发症领域选择了3个主题，阐述了种植体周围疾病的预防和治疗以及技工工艺并发症的预防。

撰写了3篇系统性评述，并形成了第5小组的讨论基础。根据系统性评述的研究结果形成了小组的共识声明和建议，将其提交全体会议并做必要的修改。

抗感染预防措施对种植体生物学并发症和种植体脱落的效果

共识性声明
Salvi和Zitzmann评述目的为系统性评价抗感染治疗对预防种植体生物学并发症和种植体脱落的效果，平均观察期为戴入修复体至少10年。在纳入的15项研究中，只有一项对照研究评价了支持性牙周治疗（SPT）的依从性对生物学并发症和技工工艺并发症的影响。由于缺乏随机对照研究的结果，关于对SPT依从性良好和缺乏依从性的观察性研究被认为是具有价值的，可用于评价SPT对种植体寿命和生物学并发症发生率的影响。

- 总体上，该系统性评述的结果显示对SPT依从性良好的牙列缺损或牙列缺失患者，种植体可获得较高的长期存留率和成功率。
- 与没有牙周炎病史的患者相比，坚持SPT的牙周炎患者其种植体的长期存留率和成功率较低。
- 该系统性评述发现，已患有种植体周黏膜炎的患者若对SPT依从性差，则发生种植体周炎的概率升高。

临床指南

种植体植入前的预防措施
- 牙周袋的存在是种植体周炎和种植体脱落的风险因素。因此，在种植治疗之前需要完成活动性牙周炎的治疗，清除探诊出血位点的牙周袋。
- 对牙周探诊深度≥5mm且伴有探诊出血，全口菌斑指数>20%并伴有相关风险因素的患者，建议在种植治疗前进行牙周再治疗和再评估。
- 诊断为侵袭性牙周炎的患者，要缩短SPT治疗间隔。
- 在制订种植治疗计划过程中，需考虑以下可能引起生物学并发症的因素：种植位点角化黏膜和骨量不足、种植体的邻近结构、种植体的三维位置和修复体的设计与清洁能力。根据患者的个人情况可选择替代性的修复方案。

种植体植入后的预防措施

- 所有口腔健康工作者，包括本科生，都需要进行训练，有能力辨别种植体周围病变的临床表现，并维持或重建种植体周围健康。
- 在戴入最终种植修复体后，需要记录临床和放射线的基准测量。
- 在SPT过程中，需要再次了解患者的全身和口腔病史，对种植修复体进行临床检查，并对医源性因素进行评估（如粘接剂残留、修复体未就位、种植体邻面清洁通道不充分），以获得正确诊断的基础。
- 对种植体周组织的定期诊断性监测包括：菌斑评估、探诊深度（PD）、轻探诊出血（约0.25N的力量）和/或溢脓。
- 要通过固定参考点定期检查PD值的变化，并与之前的检查结果对比。
- 当临床表现存在异常时，需进行相应的放射线检查，并将骨水平的变化与之前的检查结果对比。
- 当临床表现未见炎症征象才可诊断为种植体周健康。常规推荐每年复查一次种植体情况，若存在系统性和/或局部问题，则需增加复查频率。对于种植体周组织健康的患者，建议包括加强个人的口腔卫生自我维护的专业清洁，作为预防措施。
- 种植体周黏膜炎的诊断要基于软组织的炎症征象（如红、肿和溢脓）和轻探诊出血。若种植体周黏膜炎诊断明确，除了加强个人的口腔卫

生自我维护，还需使用机械清创，伴或不伴抗菌剂治疗（如氯己定）。种植体周黏膜炎不必全身使用抗生素。对种植体周黏膜炎的治疗可视为对种植体周炎的预防。

- 种植体周炎的诊断是基于种植体黏膜炎合并进行性的牙槽骨吸收。一旦确诊种植体周炎，需早期进行治疗，预防疾病进一步发展。

种植体周炎的治疗

共识性声明

Heitz-Mayfield和Mombelli（2014）评述关注的问题是：对于患者被诊断为种植体周炎、已经发生骨结合的种植体，旨在于消除这种疾病治疗的成功程度如何。

截至目前，没有治疗种植体周炎的标准方法。已经提出了治疗种植体周炎的多种临床方案，包括机械清创、抗菌剂、局部和全身使用抗生素以及手术和再生治疗。由于缺乏随机对照研究（RCT），该评述尽可能多纳入相关研究，包括对照和观察性研究，同时考虑到所纳入研究的优势和局限性。

治疗种植体周炎的理想目标是治愈疾病，例如，探诊无溢脓和出血，没有进一步的骨吸收并且重建和保持种植体周组织的健康。具体表现在种植体周围探诊深度（PD）<5mm，探诊无出血和溢脓，并且没有进一步的骨吸收。如果达到以上标准，可以用非手术治疗方法进行维护，并且治疗效果可视为成功。但是遗憾的是，在文献中通常较少提及这些数据，因此提出了一个折中的种植成功标准，如种植体存留且PD<5mm，不伴有进行性骨吸收。虽然文献中没有关于单独5mm的探诊深度是否意味着健康或疾病的说法，但是该数值被该评述所采纳。

该评述纳入了43篇文章中的33个研究，包括至少纳入5位患者的病例系列研究和对照研究，但没有比较手术治疗和非手术治疗的研究。根据文献的结果，可以得出以下结论：

1. 种植体周炎的定义仍然不明确，不同的研究标准不一。

2. 对于手术治疗和非手术治疗，有多种治疗方案：

   a. 非手术治疗包括：用手动器械和电动器械进行清创、喷砂、激光处理、局部和系统性抗菌治疗。

   b. 手术治疗包括：翻黏骨膜瓣，清除肉芽组织直达种植体和骨缺损表面，伴有或不伴有表面调改的种植体表面去污染（多种技术）。一些研究还对各种治疗方法或不同的再生程序进行了评估。大部分研究都采取了全身抗生素治疗。

3. 以下几方面是大部分种植体周炎治疗的共同特点：

   a. 治疗前需要建立良好的口腔卫生环境。

   b. 非手术/手术方式进行抗感染治疗，包括清理种植体表面。

   c. 支持性维护治疗。

4. 目前仅有的证据不足以支持某种特定治疗方式用于种植体周炎。虽然并非所有患者都能达到成功治愈的综合标准，但大多数患者获得了临床指标的改善。许多研究结果显示短期效果良好；但是，也有研究显示尽管采取了治疗，但是炎症无法治愈，病情进一步发展或复发以及种植体脱落。

5. 对研究结果的解读有一定的复杂性，因为存在不确定的偏倚风险，实验设计非均质性且实验结果难以推广到临床实践中。因为研究排除了吸烟患者、糖尿病控制不佳的患者以及其他一些可能影响临床结果的情况。

6. 研究中未涉及患者的自我评估和治疗方案的经济学分析。

7. 种植体周炎的治疗可能引起软组织退缩，这是手术治疗后最常见的问题。术后并发症还包括膜暴露和感染。

临床指南

1. 种植体周炎是由种植体黏膜下菌斑生物膜所引起的感染，因此，首要治疗目标是消除炎症，可以通过破坏菌斑生物膜、去除牙结石和/或修复体边缘的悬突和采用措施防止复发的方式实现。

2. 明确是否存在医源性因素或其他可能导致感染的因素，例如修复体不就位或轮廓过突无法清洁，种植体位置不佳或存在诸如印模材料或多余的水门汀粘接剂等异物。非医源性因素包括可以有阻力地通过牙线。

3. 种植体周炎的治疗通常建议采用如下顺序。

   a. 治疗前阶段包括：

      i. 彻底的评估和诊断。

      ii. 降低种植体周炎的风险因素；尤其是不良的口腔卫生、妨碍菌斑控制的修复体、吸烟、牙周炎以及容易导致种植体周炎的系统性疾病。

      iii. 如果需要的话，先取下修复体或进行调改/更换。

   b 采用非手术方法进行清创，最大化清除菌斑生物膜，伴或不伴抗菌剂的使用。

   c. 早期再评估种植体周围健康状况；通常在1～2个月内。

   d. 若种植体周炎未治愈，可采用手术方法，包括：

      i. 翻全厚黏骨膜瓣，清除肉芽组织以便清洁种植体表面。

      ii. 种植体和修复部件表面的彻底去污染。建议使用以下几种方法：局部使用化学药物，用生理盐水或抗菌剂浸润的纱布，手动器械，喷砂，Er:YAG激光，光动力治疗和种植体表面修整。但目前没有证据显示某种治疗方式优于其他。

      iii. 手术方法包括再生性和切除性手术

      • 再生性手术方法包括使用骨代用品/自体骨移植/生物活性材料，应用或不应用可吸收屏障膜，填充种植体周骨内骨缺损。再生性手术通常要求骨缺损形态是骨内型，潜入式愈合会降低膜暴露的风险。治疗后是否能重新建立骨结合，目前还没有人体的研究结果。

　　• 切除性手术包括骨弓轮廓修整和根向
　　　复位瓣。

　iv. 术后的抗感染治疗包括在愈合期间使用
　　　氯己定含漱直至恢复机械性口腔卫生维
　　　护。对于手术治疗是否需要同时使用抗
　　　生素缺乏证据，但由于种植体周炎的侵
　　　袭性强，仍推荐手术期间或术后全身使
　　　用抗生素。在此期间需要专业的术后指
　　　导和菌斑控制。

　e. 需进行定期的临床监测，必要时辅以相应的
　　 放射线检查。支持性维护治疗包括加强有效
　　 的口腔卫生维护和专业性生物膜清理。间隔
　　 时间由口腔健康和风险状况决定，通常倾向
　　 于3～6个月。

4. 对于大部分较深的缺损，需进行手术治疗才能
　 接触到种植体螺纹和表面。

5. 需告知患者：
　a. 种植体周黏膜退缩在种植体周炎的治疗后很
　　 常见，尤其是手术治疗后。
　b. 若疾病进一步发展或复发，需再次治疗或取
　　 出种植体。

6. 临床医生需将取出种植体作为治疗选择之一，
　 影响该选择的因素包括种植体周炎的严重程
　 度、种植体的位置、种植体周组织状态以及对
　 于治疗效果的预判。

7. 若对种植体周炎治疗无效，应考虑向专科医生
　 转诊。

8. 在支持性牙周治疗（SPT）期间建议定期进行
　 种植体周围健康状态的评估，以便早期发现问
　 题。

9. 对牙科医疗团队的专业训练应包括种植体周炎
　 的诊断和处理。

为获得国际口腔种植学会
（ITI）共识性论文的全文pdf
拷贝（免费），请查看ITI在线
学会之ITI共识性数据库。登录
academy.iti.org查看其他在线学
会提供的信息（可能收费）。

过去几十年间种植体支持式修复体的存留率

共识性声明

Pjetursson等（2014）所著的系统性评述对比
了2000年之前、之后文献中种植体支持式修复体的
存留率和并发症的发生率。文献发表时间与种植体
支持式固定修复体之间存在关联，与2000年之前的
文献相比，最近的临床研究发现种植体的存留率较
高，机械并发症和技工工艺并发症的整体发生率较
低。但是，所报道的技工工艺并发症的发生率仍然
很高。螺钉固位的修复体存留率的变化最大，早先
的文献报道其存留率为77.6%，最近的文献报道其
存留率提升至96.8%。

临床指南

种植体的断裂风险

1. 种植体断裂是罕见的并发症。为避免种植体发
　 生断裂，推荐临床医生使用设计合理并且已被
　 证实具有低断裂率的种植体。同样的，在种植
　 体材料方面，临床医生应该使用那些由充分证
　 实的材料所制作的种植体。

2. 以下情况可认为种植体的断裂风险极低：
　a. 种植体的分布、数目和直径合理。
　b. 以修复为导向植入种植体。
　c. 种植修复体就位良好。

修复螺钉的折断和/或松动风险

　　在规定的公差范围内的原厂修复螺钉的折断可
能受以下3个因素影响：操作不当、就位不良和咬
合力。

1. 操作不当：为降低修复螺钉的折断风险，推荐
　 临床医生遵守厂商的使用说明。

2. 就位不良：未充分就位的修复体基底可能是修
　 复螺钉折断或松动的诱因。建议临床医生首先
　 检查螺钉头和基座接触面之间的准确性，从而
　 降低螺钉松动和折断的风险。

3. 咬合力：通常在伴随其他诱因的情况下，例如就位不良、操作不当，咬合力会引起螺钉折断或松动。

基台断裂和/或松动的风险

1. 建议临床医生仔细分析螺钉松动的不同原因，因为文献并未区分基台螺钉和修复体螺钉松动，也没有得出哪种螺钉更容易松动的结论。

2. 金属基台断裂是罕见的并发症。但是对于瓷基台需要格外小心。建议在选择、设计和使用基台时，要遵守陶瓷特定的材料要求。

基底和/或饰面材料的折断风险

1. 目前，基底断裂罕见。材料的选择、正确的设计和制作方法都是减少支架/内冠折断的因素。

2. 为了减少饰面材料崩裂的风险，需要基底为饰瓷或树脂提供足够的支持力以避免饰面材料过厚。

3. 选择基底材料和确定基底设计时，建议在基底制作之前充分以修复体的最终轮廓。

4. 在定期复查时要进行仔细的咬合检查。建议临床医生对修复体进行任何需要的调整，包括对磨损的瓷表面进行仔细抛光，减少饰面材料崩裂的风险。

质量保证

建议临床医生、技师和厂商采用种植体和修复部件的追踪系统。临床医生需要明白并非所有种植系统都有同等水平的文献证明，因此需要明确所使用的种植部件来源。

为获得国际口腔种植学会（ITI）共识性论文的全文pdf拷贝（免费），请查看ITI在线学会之ITI共识性数据库。登录academy.iti.org查看其他在线学会提供的信息（可能收费）。

在此未呈现文献综述，因为与本卷治疗指南相关的文献在接下来的章节中会详细展开。

3 获得理想美学效果的术前风险评估和治疗计划

W. Martin, V. Chappuis, D. Morton, D. Buser

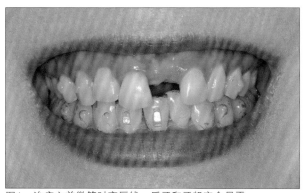

图1 治疗之前微笑时高唇线，后牙和牙龈完全暴露

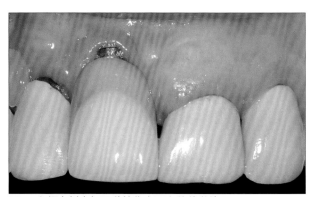

图2 上颌右侧中切牙种植位点不良的美学效果

客观上美学区可以被定义为大笑时可以看见的所有牙槽嵴区域，而主观上可以定义为对患者而言的所有对美学重要的牙槽嵴区域（图1）（Belser等，2004）。对于个体来说，微笑是独一无二的，治疗必须是维持他们的自然外观。美学区的牙种植治疗是一个富有挑战的过程，患者的美学需求叠加预先存在的解剖学缺陷可能是获得理想美学效果的阻碍。美学区缺失牙的重建需要是一个可预期的过程，这意味着短期和长期效果的可重复性与稳定性（Elian等，2007a）。牙种植治疗美学和功能的失败效果可能导致灾难性的情况，从而需要额外的外科和修复程序来纠正（图2）（Buser等，2004；Levine等，2014）。

因此临床医生了解他们患者的期望是很重要的，并且应进行详细的初诊检查，重视一切可能挑战理想美学效果的潜在阻碍。进行重建修复的临床医生必须对组织生物学有完整的理解，具备关于具体临床情况的所有治疗手段的知识，因为牙种植并非总是首选方案。

为正确地诊断临床状态并提供可行的治疗选项，临床医生应该能够虚拟硬组织和软组织的理想效果（Magne和Belser，2002）。然后，将这种虚拟用甄别在种植修复中需要注意到的临床缺损。通过模拟蜡型或者数字化模拟的形式来确定治疗的最终效果，可以捕获计划的修复体及支持组织的最终外形（图3a～c）。这种治疗效果作为蓝图可能用于美学效果所必需的治疗计划和程序。理解理想的美学种植修复标准对这一过程会有所帮助。第四次国际口腔种植学会（ITI）共识研讨会（Belser等，2004）强调了美学固定种植修复的标准：

- 美学种植体支持式修复体被定义为与患者口周面部组织的协调统一。
- 美学种植体周组织的健康、高度、体积、颜色和外形必须与健康的周围牙列协调一致。
- 修复体应该模仿缺失牙的天然外形，包括颜色、形态、质地、大小和视觉性能。

在治疗前阶段应用这些参数，可能帮助临床医生确定与预想的治疗效果相关的整体治疗风险。本章将会强调与美学区单颗牙缺失种植治疗患者的诊断和治疗计划相关的关键因素。

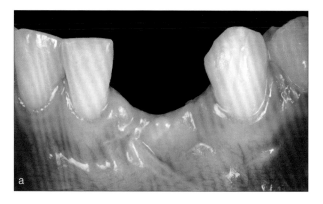

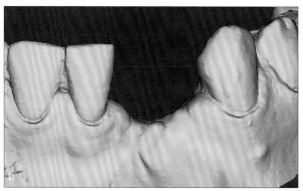

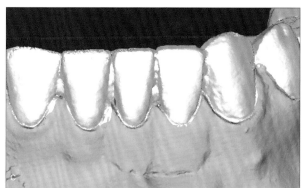

图3a～c　硬组织和软组织区域的数字化模拟

3.1   患者的选择

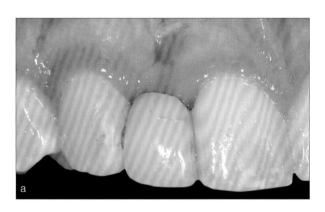

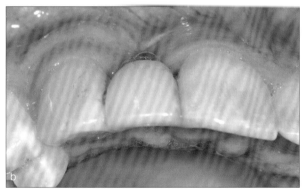

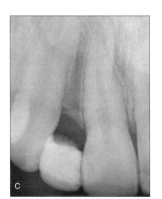

就诊患者希望我们能够解决并满足他们的主诉和需求，而合理的诊断、告知并且提供治疗建议和/或可行的供选方案是我们临床医生的责任。虽然牙种植是牙缺失可行的长期治疗选项，但并非所有的患者都是理想的种植对象（Giannopoulou等，2003；Esposito等，2009a；Grütter和Belser，2009）。必要时，我们要确保提供所有的治疗选项。在美学重要区域，患者临床条件极大的变数可能影响我们获得理想效果的能力（图4~图6）。在这些临床条件展现出极大的临床挑战的同时，正如Buser等（2004）报道的，评估可能对外科手术成功产生负面影响的患者全身健康风险因素，也尤为重要（表1）。

图4a~c   先天牙缺失，存在牙根间间隙受限且支持牙种植体的硬组织不足

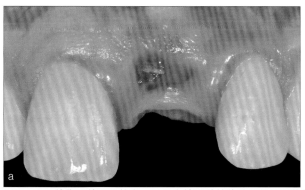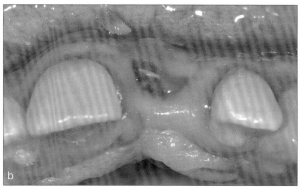

图5a，b　外伤后单颗牙状态，显示支持牙种植体的硬组织和软组织不足

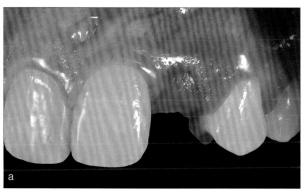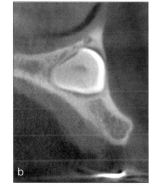

图6a，b　埋伏尖牙妨碍上颌左侧侧切牙种植体植入

表1　拟种植治疗患者的一般风险因素（Buser等，2004）

风险因素	注意的问题
全身状态	• 影响骨愈合的严重疾病 • 免疫性疾病 • 服用的类固醇药物 • 不能控制的糖尿病 • 放疗后的骨 • 其他
牙周	• 进行性牙周疾病 • 顽固性牙周炎病史 • 遗传倾向
口腔卫生/依从性	• 通过牙龈指数测定自我维护状况 • 个性、智力方面
咬合	• 磨牙症

© 2009 国际口腔种植学会（ITI）

使用系统的方法评估患者，将会减少忽视治疗中潜在陷阱的可能。已开发多种评估工具，通过甄别每个临床因素来获得整体治疗的风险，帮助评估过程（牙种植学的SAC分类，Dawson和Chen，2009）。一旦整体的治疗风险被确立，临床医生必须决定其知识和技能是否能启动治疗或者需要转诊。这些评估工具的介绍将贯穿于本书。

3.1.1 单颗牙缺失修复的SAC分类

所有的临床治疗在外科和修复阶段都需要正确的诊断、治疗计划和实施。2009年，为支持这个过程，国际口腔种植学会（ITI）基于2007年的共识研讨会发表了名为《牙种植学的SAC分类》的著作，聚焦于外科和修复治疗难度的分类。基于临床医生的经验和治疗难度，SAC分类被临床医生、教学机构和牙科学组织应用于患者的诊断和治疗计划。国际口腔种植学会（ITI）在线学院强调了这一分类系统，并作为免费的虚拟工具来帮助检查整体治疗风险，并且作为提供临床医生在线教育的基础。［更多国际口腔种植学会（ITI）在线学院的信息可以登录www.academy.iti.org］

SAC分类的目标是针对患者，使用简单（低难度和低风险，S）、复杂（中等难度和中等风险，A）以及高度复杂（高难度和高风险，C）的评价体系，来定义治疗难度的程度。大多数临床情况均符合SAC分类的标准，并且都被视为规范性考量。

SAC分类的独特之处还在于它也假设并非所有临床情况都相同，患者经常出现可能正面或负面影响整体标准分类的修正因素。

例如，一位有美学需求的患者要求进行单颗中切牙的种植修复，通常为复杂性外科和修复分类。但是，如果患者存在外科修正因素（例如垂直向骨缺损）或者存在修复修正因素（例如计划即刻修复），整体治疗风险将会提升至高度复杂类。重要的临床修正因素是美学风险评估（ERA），首次发表于"国际口腔种植学会（ITI）口腔种植临床指南"系列丛书的第一卷（2006）。ERA表甄别了许多可能显著影响潜在美学效果的全身、解剖和临床因素。在患者评估时，高风险因素（外科和修复）极大地影响了整个SAC分类。更新的ERA表将在第3.2章节中进行介绍。

成功地应用SAC分类是建立在临床医生知识、技术和经验以及他们客观地解释患者临床信息能力的基础上。本卷临床指南并非再一次发表SAC分类系统，但我们鼓励读者在全书中进一步探讨该主题。

更多关于SAC分类的深层信息，请查看ITI在线学院由Anthony S. Dawson医生提供的学习单元"SAC分类"（需付费）。登录academy.iti.org查看其他在线学会提供的信息。

3.2 美学风险评估

美学风险评估（ERA）表用于帮助临床医生进行美学区的诊断和制订治疗计划，甄别出可能影响美学的临床情况。ERA使用简单，包括了治疗风险的一系列关键临床因素。这就是国际口腔种植学会（ITI）采用ERA，并将其纳入SAC分类教科书中，作为确定治疗难度的工具之一的原因。在治疗的初始阶段，ERA作为临床医生与患者的检查表和直观的模拟量表，以确定获得美学效果的治疗风险。

2006年以来，牙种植学进一步发展，从种植体和基台设计、外科以及修复材料等方面的进步，再到数字化诊断工具［如锥束计算机断层扫描（CBCT）］和数字化设计软件的引入，这就需要对现有的ERA表进行更新。做出的慎重努力不是为了改写ERA表，而是基于自2006年来获得的知识将它提高到一个更新的形式。表2介绍了用于临床美学风险评估的更新ERA表。

表2　美学风险评估（ERA）表

美学风险因素	风险水平		
	低	中	高
全身状态	健康，不影响愈合		影响愈合
吸烟习惯	不吸烟	少量吸烟（<10支/天）	大量吸烟（>10支/天）
大笑时牙龈暴露	低位	中位	高位
缺牙间隙的宽度	单颗牙（≥7mm）[1] 单颗牙（≥6mm）[2]	单颗牙（<7mm）[1] 单颗牙（<6mm）[2]	两颗牙或两颗牙以上
牙冠形态	长方形	卵圆形	三角形
邻牙修复状态	无修复体		有修复体
牙龈表型	低弧线形，厚龈	中弧线形，中厚龈	高弧线形，薄龈
种植位点感染	无	慢性	急性
软组织解剖	软组织完整	炎症	软组织缺损
邻牙骨水平	距邻面接触点≤5mm	距邻面接触点5.5~6.5mm	距邻面接触点≥7mm
唇侧骨壁表型[*]	厚壁表型，厚度≥1mm		薄壁表型，厚度<1mm
牙槽嵴顶骨解剖	无骨缺损	水平向骨缺损	垂直向骨缺损
患者的美学期望	现实的期望	中等美学期望	不现实的期望

[*]如果可以获得牙齿存在时的三维影像，此项可用
[1]标准直径种植体，常规连接
[2]窄直径种植体，窄连接

3.2.1 全身状态

拟行牙种植的患者需要进行健康风险评估来决定他们是否足够健康来接受常规外科程序（Ata-Ali等，2014；Zadik等，2012；Michaeli等，2009；Moy等，2005；Buser等，2004；Morris等，2000）。评估包括既往史、现病史和过敏史。ERA假设患者足够健康能够接受牙种植治疗，但基于如何影响获得美学效果的能力来对患者的整体健康进行风险评级。例如，在需要进行软组织或者硬组织增量时，患者使用皮质激素类药物（口腔吸入）可能导致效果欠佳，可能影响美学效果。影响创口愈合不良的患者具有高美学风险。

3.2.2 吸烟习惯

患者的吸烟习惯可能对植骨程序、种植体骨结合和种植体周组织的长期健康有不良影响（Buser等，2004）。最近的文献系统性评述报道了与不吸烟者相比，吸烟人群种植体周炎的风险（比数比3.6~4.6）和放射线检查的边缘骨丧失（比数比2.2~10）增高（Heitz-Mayfield和Huynh-Ba，2009）。

美学区植入种植体也经常伴有硬组织和软组织增量程序。吸烟可能影响创口愈合，导致植骨不成功的风险更高。高温以及烟草的毒性成分如尼古丁、一氧化碳和氢氰酸等，被认为是愈合不良的风险因素，并且可能影响外科程序的成功并导致相关的并发症（Levin和Schwartz-Arad，2005）。引导骨再生（GBR）的两项研究中，吸烟与高并发症率以及不良的治疗效果相关（Lindfors等，2010；Schwartz-Arad等，2005）。应在种植治疗开始之前就对吸烟患者进行宣教或者直接中断治疗程序。大量吸烟者（>10支/天）美学风险高。

> **临床建议：** 吸烟不是种植体植入的禁忌证。然而，患者应被告知吸烟者的存留率和成功率更低。大量吸烟者应被告知他们种植体失败和边缘骨丧失的风险更高。应该告知吸烟患者进行上颌窦底骨增量程序时种植体失败的风险增高［第四次国际口腔种植学会（ITI）共识研讨会］。

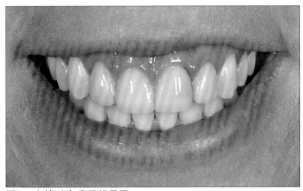

图7　大笑时高度牙龈暴露

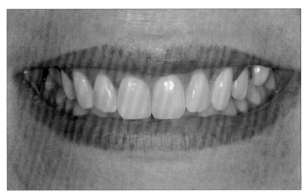

图8　大笑时中度牙龈暴露

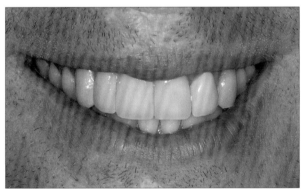

图9　修复体长的接触区导致低位笑线效果不佳

3.2.3　大笑时牙龈暴露

微笑通常被认为是美学区重建的终极目标。微笑分析的基本组成包括中线位置、存在或缺失龈颊沟、上颌切缘与下唇线的位置关系以及微笑时展现的临床牙冠长度（Kokich等，1999；Jensen等，1999；Hochman等，2012）。唇线位置与患者咀嚼、发音或微笑时可见到的牙支持组织的程度相关。Tjan等（1984）定义了正常微笑的3种一般类型：低位、中位和高位，这是基于上唇唇红边缘与暴露的临床牙冠长度和牙龈的相对位置。高位笑线的特征是患者大笑时将会完整暴露上颌的牙冠以及大部分的支持软组织（图7）。此类患者的美学风险显著增加，主要是由于牙龈组织暴露和需要维持与邻牙的膜龈对称。需要精湛的外科和修复技术形成健康、对称和良好外形的软组织，任何失败都显而易见——尤其当修复连续多颗牙缺失的病例（Buser等，2004；Mitrani等，2005；Mankoo，2008）。

暴露的牙龈组织和牙间乳头通常是治疗风险的关键决定性因素，因为当它们缺损的时候最难修复（Vailati和Belser，2011）。中度牙龈暴露的患者，通常暴露大部分的前牙、龈乳头以及少量的牙周支持组织（图8）。中度牙龈暴露患者的美学风险增高，与影响牙和修复体外形因素的关联更大。尤其要注意修复体的轮廓，以及大小、形状、色泽、质地、光学特性及其与邻牙的比例。通过形成切外展隙和龈外展隙以及牙与周围组织突度成功获得修复体的组织轮廓（Spear和Kokich，2007）。

据报道，发音和微笑时暴露的牙间乳头对于美学特性的评估最为重要，因为低位笑线患者牙间乳头也频繁可见（87%）（Hochman等，2012）。低位笑线的患者牙间乳头缺失，接触区通常增加，可能导致微笑魅力下降（图9）。治疗之前的评估要特别考量唇线位置、所导致的牙、龈乳头的暴露及其对美学风险的潜在影响。如果存在无法被外科纠正的软组织缺损，应当在种植体植入之前计划用义龈来替代牙龈组织。Vailati和Belser（2011）将粉红色力量概念（Pink Power Concept, PPC）描述为一种新方法：在治疗美学区连续多颗牙缺失时，将人工牙龈用作一种结构性种植修复策略进行根本上的再评估。该方法重点在于拔牙之前就制订严谨的治疗计划，包含理想的种植体选择（设计和尺寸）和位置。患者宣教是PPC中的一个关键组成部分。人工牙龈具有美学瑕疵，如果在治疗开始之前没有要略，接受程度可能会大大受限。

3.2.4 缺牙间隙的宽度

当评估缺失牙的修复间隙时，为达到长期的耐久性，应当尤为关注计划替代缺失牙所用的材料和所需的空间。这就要涉及修复的量。就无组织缺损的单颗前牙缺失位点而言，因为邻牙提供了组织支持，可以获得包括美学在内的可预期的治疗结果（Belser等，2004；Buser等，2004；Belser等，2009；den Hartog等，2013；Furze等，2012）。如果龈乳头有来自邻牙邻面牙槽嵴的支持，并且牙槽嵴至上方修复体接触点的距离很短，美学风险则显著降低（Kan等，2003a；Kan和Rungcharassaeng，

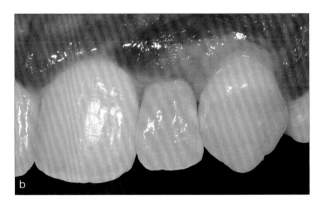

图10　种植体和修复体空间充足的单颗牙位点

2003b；Degidi等，2008a；Lops等，2008）。如果牙间和牙根尖空间充足（常规连接/直径的种植体≥7mm；窄连接/直径的种植体≥6mm），种植体周组织将获得足够的支持，创造修复体自然外形的基台和修复材料也将有充足修复空间（图10）。

牙周状况，或提供给种植体植入和修复的空间不足，美学效果将受到影响。随着牙间和牙根间间隙减少，种植体和修复体部件的选择受限，获得理想修复体外形轮廓的修复空间使美学风险增加（图11a，b）。

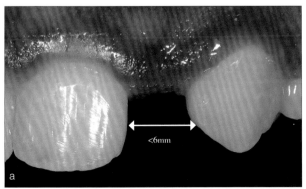

图11a，b　修复空间受限的单颗牙位点，导致修复体外形不佳

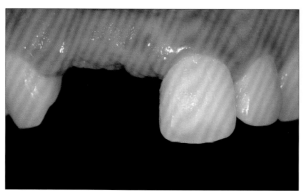

图12 连续多颗牙缺失间隙显示支持种植修复体的软组织和硬组织不足

就保存邻间支持组织而言，所报道的种植体体部和邻牙牙根的理想距离有所不同（介于1.5mm和>3mm之间）。但可以明确，距离减少，组织丧失的风险增加（Buser等，2004；Lops等，2008）。在不影响修复材料（即瓷基台与钛基台）选择的前提下，应努力扩大这一距离。

当缺牙间隙增加包含连续多颗牙缺失时，由于种植体间软组织和硬组织支持不可预期性，以及维持对称的黏膜轮廓的难度增加，美学风险也随之增加（Mitrani等，2005；Mankoo，2008）（图12）。相邻种植体的植入不仅需要以修复为导向，也需要以生物学为导向，通过保存种植体植入之后的软组织和硬组织，以努力形成最佳的龈沟解剖。

如果连续多颗牙缺失间隙被相邻的种植体修复，种植体的外形可能导致种植体之间的冠方牙槽嵴减少，限制了对软组织的支持（Buser等，2004；Tarnow等，2003）。出于这一原因，为使种植体之间组织支持最大化，以修复为导向的种植体植入至关重要。即使是微小的错误都可能会造成危害，并导致组织缺损，建立修复体理想穿龈轮廓的空间受限（Priest，2007）。

应用骨水平种植体时，建议最小的种植体之间距离为2mm，以保存骨嵴和维持软组织（Elian等，2007a；Elian等，2014；Koutouzis等，2015）。2007年，Priest为相邻种植体（直径4mm）提出了3 × 3 × 3 PIE理念，建议如下：

- 种植休位于未来修复体龈缘顶点根方3mm处。
- 种植体中心位于未来唇侧龈缘的腭向至少3mm。
- 种植体之间间隔3mm，种植体中线从未来修复体切缘腭侧穿出。

这些参数在外科中的任何更改都会显著影响美学效果。对此类患者的种植体治疗计划应当考虑相邻种植体所增加的风险以及对外科精确度的需求。与美学区的所有情况相同，正确选择种植体极其重要，使用过大直径的种植体可能导致骨磨除增加，从而导致颊侧和邻面的组织丧失（Buser等，2004）。当存在充足的软组织和硬组织，建议所选择的种植体能使周围的骨支持最大化，并为耐用和美学基台提供理想的修复空间。在这些情况下，如果不当地选择过细直径的种植体，可能导致这些情况的美学效果不佳。换言之，植入过浅导致限制理想穿龈轮廓的盖嵴式修复体（译者注：原文如此）。

相邻缺失牙的牙位可能会影响美学效果，如连续缺失位于中线的一侧，则增加了维持协调的组织轮廓和修复体对称性的难度。两颗中切牙缺失为美学效果提供了机会，因为在鼻腭部具有潜力的"多余"组织位以及愈合之后所需的牙龈结构的对称性。当修复一组相邻牙包括侧切牙时，需要创造在解剖学正确的牙龈顶点位置，挑战增加。进而，如果需要获得龈乳头的支持，穿出种植体周黏膜的相邻修复体的穿龈轮廓至关重要，由此增加了正确选择种植体（大小和形状）的依赖性。因此应考虑在这类间隙中尽量避免植入相邻种植体。

为获得稳定的效果，当中切牙或尖牙伴有相邻侧切牙缺失时，侧切牙位点可以考虑悬臂修复。这使外科医生可以在邻间组织支持最大化的位置植入种植体，而在侧切牙的位点形成卵圆形的桥体。连续多颗牙缺失包括侧切牙的患者，植入相邻种植体时存在最大的美学风险（图13a~c）。

当与额外的风险因素诸如高唇线或薄龈表型并存时，在前上颌连续多颗牙缺失位点相邻种植体植入通常代表了最大的美学风险。此类患者，通常必须在种植体植入之前或者同时进行位点增量。但这种临床程序的效果各异，水平向骨增量通常比垂直向骨增量获得的效果更佳。

3.2.5 牙冠形态

美学牙科学的临床效果的关键之一在于修复体的对称性，包括形状、外形以及质地（Gallucci等，2007）。如果种植修复体与相邻牙齿不协调，会极大限度地影响外观和最终美学效果。当种植修复体位于中线时，这种情况愈发严重（图14）。修复体的形状、外形和质地是白色美学评分（WES）指数中的关键组分，可能影响患者对理想效果的认知（Belser，2009；Jones和Martin，2014）。

美学效果受最终黏膜轮廓对称性的强烈影响，方形牙冠（通常为厚龈表型）通常可以减小风险（Stellini等，2013）。尽管这种条件下的种植体支持式修复体很少与长的完整的龈乳头相关联，仍需注意与患者的自然状态和谐一致（图15a，b）。长方形和三角形牙齿形状与更高的风险水平相关，更倾向与穿龈解剖和组织支持相关联（Takei，1980；Gobbato等，2013）。牙周健康状况良好的前提下，三角形牙通常对应薄的、高弧线形的软组织结构（Stellini等，2013；Peixoto等，2015）（图16）。三角形牙冠与局部牙周缺损以及邻面龈乳头丧失相关，显然具有高美学风险。此类患者的种植修复体将通常需要具有宽接触区长方形形态，可能影响最终效果。面对这种情况，调改邻牙轮廓以匹配种植修复体可能是维持对称和避免"黑三角"的一个选项。在单颗牙缺失的种植研究中，如果牙齿是三角形，Gobatto等（2015）报道为获得美学效

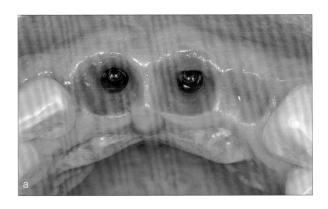

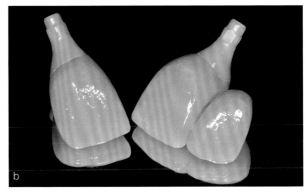

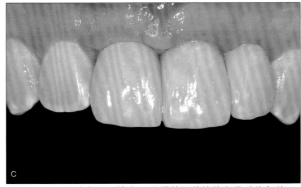

图13a~c 连续多颗牙缺失，强调单颗种植体和悬臂修复体

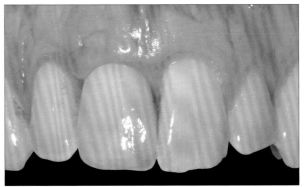

图14 右侧中切牙位点种植修复体，外形与邻牙协调

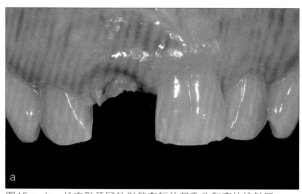

图15a，b　长方形牙冠外形伴有短的龈乳头和宽的接触区

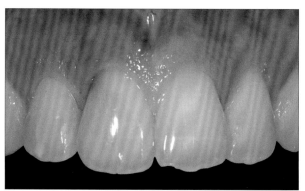

图16　三角形牙冠伴有高弧线形的组织外轮廓

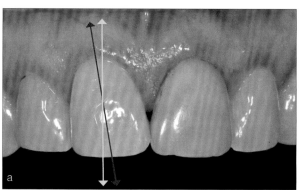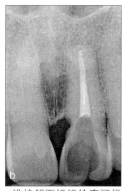

图17a，b　三角形牙的牙轴倾斜增加，拔除上颌左侧中切牙之后，维持邻面组织轮廓可能受限

果，他们在65%的情况下选择修复邻牙。

三角形邻牙牙体倾斜使邻面接触点向冠方移动。应当考虑正畸，避免大量龈乳头缺失，因为调改牙齿轮廓的选项可能受限（图17a，b）。

3.2.6 邻牙修复状态

缺牙间隙和计划手术区域的邻牙修复状态可能影响美学修复效果，应当在制订治疗计划时予以重视。如果邻牙是天然牙状态（未被修复），美学风险则大不相同，它们的特性（厚度、半透明度、光学特性）将在技师精确地模仿邻牙时起到重要作用。当邻牙唇侧面薄且半透明度高时，精确的光学匹配将会极具挑战（图18a，b）。当与其他美学因素（如高笑线）并存时，将提高整体的美学风险。

如果邻牙有修复体（冠或贴面），其边缘进入龈沟，若计划在此区域手术，则提高了美学风险（Richter和Ueno，1973；Lindhe等，1987；Felton等，1991；Sanavi等，1998）。邻牙修复体的龈下边缘通常与种植体植入之后牙龈退缩相关，美学并发症通常伴有修复体边缘暴露或者牙龈形态改变。拟种植位点的牙齿患有牙周疾病时，则提高该风险因素，即使未进行翻瓣，拔牙后仍可以观察到牙龈退缩（图19）。对于这些患者，一丝不苟的治疗计划是极其重要的，邻牙修复体的更换可能作为治疗计划中的一部分，或者根据临床指征更改手术计划。

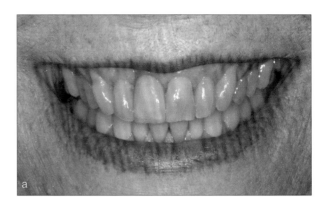

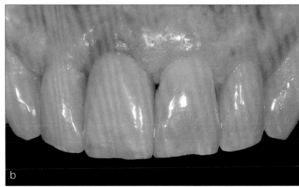

图18a，b　上颌右侧中切牙位点用氧化锆基台饰面修复，唇侧面厚度减小

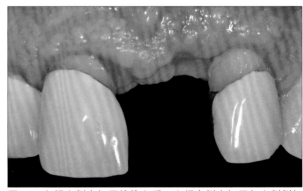

图19　上颌左侧中切牙拔除之后，上颌右侧中切牙与左侧侧切牙牙位冠边缘暴露

3.2.7 牙龈表型

表型是对个体特征的描述，并可理解为基因型的表达。种植位点牙龈表型的特征（厚或薄）可以影响治疗方案（外科和修复）以及获得可接受的美学效果的能力。有报道一些临床测量方法来确定牙龈表型，从照片、目测、直接测量（拔牙后）以及放射线评估（CBCT），到探测（手动或超声）以及探针直视等（Chappuis等，2015；Frost等，2015；Stellini等，2013；Müller等，2000；Kan等2010；Egar等，1996）。

Kan等（2010）报道，与视觉评估相比，探针直视（probe visibility）（$P=0.01117$）和拔牙后直接测量（$P=0.0001$）在确定厚龈或薄龈表型上具有统计学意义。然而Frost等（2015）尝试用探针直视确定厚龈或薄龈表型的阈值以及与唇腭向骨板厚度的关联性，但并未成功。但是他们可以得出结论，更薄的牙龈厚度具有更薄的唇侧骨板的趋势。

有许多关于牙齿形状与牙龈表型直接相关的报道，方形牙冠多为厚龈表型，三角形牙冠则更多为薄龈表型（Peixoto等，2015；Stellini等，2013；Müller等，2000；Olsson和Lindhe，1991）。拍摄CBCT时配戴开口器可以获得关于牙龈表型和唇侧骨板厚度更明确的测量，使受检牙周围的软组织和硬组织清晰可见（Januário等，2008）（图20a，b）。

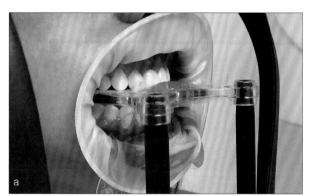
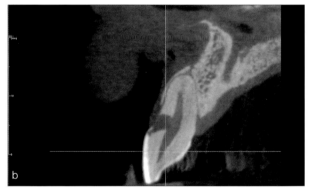

图20a，b CBCT拍摄时戴开口器使唇与唇部牙龈分开，软组织和硬组织厚度清晰可见

厚龈表型。前上颌单颗牙缺失的种植修复，厚龈表型呈低美学风险。此类患者的牙龈组织通常以显著厚而宽的角化组织为特征，外科手术之后不易发生退缩（Chen和Buser，2014；Chen等，2009b；Kan等，2003a；Kois，2001）（图21）。

厚龈表型牙龈组织的厚度能有效地掩饰种植体和龈下任何金属构件的颜色，减少膜龈变色的风险，显然利于种植体周软组织美学的长期稳定（Chen和Buser，2014）。对于美学区连续多颗牙缺失的患者，厚龈表型有利也有弊。厚龈可维持其位置和形态的可预期性，并且可以抵抗退缩。然而，其组织特性在连续多颗牙缺牙间隙时减少了龈乳头成形的可能性（图22）。

中厚龈表型。迄今为止，可查阅到的文献并没有定义中厚龈表型。基于笔者的经验，有显著的患者群体显示出一部分厚龈表型的某些特征，即通常存在厚的附着龈组织以及薄龈型的某些特征：即长、薄或钝的龈乳头。这些特征通常见于方形-三角形牙。这些病例中，外科效果复杂从而导致更具挑战性的修复程序，并且美学效果的长期可预期性有所下降，因此美学风险增加。

薄龈表型。薄龈表型特征是高弧线形龈缘，通常可以获得完美的单颗牙种植治疗效果。成功的维持软组织外形依靠唇侧骨支持和邻牙的牙周支持（Cardaropoli等，2004；Kan等，2003a；Kois，2001；Weisgold，1977）。邻牙结缔组织与上皮的健康，对建立和维持龈乳头至关重要。这些组织对刺激的反应具有退缩倾向，不容忽视，这是令人满意的美学效果的重大风险（图23）。

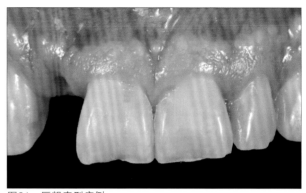

图21　厚龈表型病例

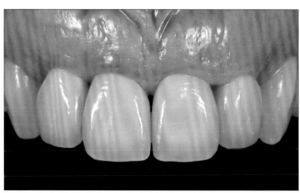

图22　厚龈表型患者，上颌右侧侧切牙至左侧侧切牙种植修复12年之后的随访

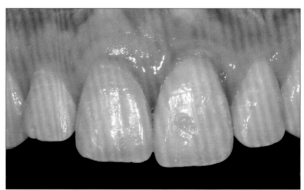

图23　上颌左侧中切牙唇侧龈缘退缩，继发于内吸收之后的唇侧骨吸收

菲薄且脆弱的软组织性质有助于形成和维护牙间乳头的天然形态和可预期性,但是即刻种植的病例黏膜存在退缩的可能,使相关的美学风险增加(Chen和Buser,2014;Chen等,2009b)。一项1型种植的研究中,使用不翻瓣外科技术和即刻临时修复,薄龈表型位点比厚龈表型位点1年之后明显退缩更多[分别为(0.75±0.59)mm和(0.25+0.33)mm](Brown和Payne,2011)。在一项关于使用传统外科方法和负荷方案的1型种植的回顾性研究中,相较于厚龈表型位点(18个位点中有6个),薄龈表型位点唇侧黏膜中点退缩1mm及或更多的概率更高(24个位点中有11个)(Evans和Chen,2008)。发生退缩的位点,11个薄龈表型位点中的6个发生了超过2mm的严重退缩。

与这些结果相反,Kan等(2009b)报道当不翻瓣种植外科程序中包括结缔组织移植并且进行即刻修复时,厚龈表型和薄龈表型位点没有差异。有报道早期种植(2型)同期引导骨再生,行轮廓扩增(Buser等,2011),具有龈缘维持的可预期性(3年)。而长期可预期性需要特别注意细微之处:种植体位置、充分的骨支持,以及修复体穿龈轮廓、工艺技工室调整和外形等(Chu和Tarnow,2013)。

连续多颗牙缺失的薄龈表型患者,通常需要在种植体植入之前或同时通过外科程序改变组织特性。种植体位于与缺失牙相邻的患者,黏膜退缩和变色(来自种植体和修复部件)的风险进一步增加,修复体轮廓变得更加苛刻。此类患者的修复和外科计划要求种植体植入更靠腭侧(位于唇颊舌向安全带内),使种植体表面获得最大的硬组织和软组覆盖(Buser等,2004)。

3.2.8 种植位点感染

计划种植位点及附近感染的临床检查是美学风险术前评估的一个重要部分。在拟种植位点及周围的局部感染,如牙周病、牙髓病变、创伤后病变(根折、根吸收、粘连)或异物(汞合金残留、感染的残根),都可能直接减少硬组织和软组织的质与量(Martin等,2006)。感染应当被解决,因为它可能引起美学重要组织的额外丧失,尤其是邻牙的牙槽嵴高度或软组织挛缩导致牙龈退缩。在计划阶段,感染的性质(急性或慢性)可能影响到它对于硬组织和软组织的效果。在局部感染环境下,高美学风险与化脓和肿胀的急性感染有关。慢性感染,尤其是种植位点的牙齿患有慢性根尖周病变,在种植体植入之前未进行治疗,则存在中度美学并发症风险(Lindeboom等,2006;Waasdorp等,2010;Montoya-Salazar等,2014;Villa和Rangert,2007)(图24a,b)。据报道,仔细清洁、拔牙窝搔刮/清创并用0.12%氯己定冲洗,是感染位点成功植入种植体的重要方面(Chrcanovic等,2015)。

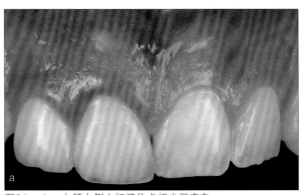
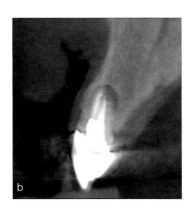

图24a,b 上颌右侧中切牙位点根尖周病变

甄别患者是否存在较高的牙周病易感性，或者存在重度或难治性牙周病风险也至关重要。文献显示有越来越多的证据表明这些患者更易于出现生物学并发症（种植体周炎或种植体失败），合并吸烟者更甚（Heitz-Mayfield和Mombelli，2014a；Heitz-Mayfield等，2014b；Heitz-Mayfield和Huynh-Ba，2009）。因此，牙周病必须在种植治疗开始之前解决，并且被视为影响美学的风险。

> **临床建议：**牙周炎治疗病史不是种植体植入的禁忌证。然而，有牙周炎治疗史的患者应该被告知种植体失败和种植体周炎的风险增加。牙周炎病史患者应该接受个性化的牙周维护和定期的种植体周组织情况监测（第四次国际口腔种植学会共识研讨会）。

3.2.9　软组织解剖

牙周或者缺牙间隙软组织缺陷可以增加美学风险。需要在确定美学风险之前进行软组织或硬组织缺损诊断。评估软组织应当有微笑参数，包括龈缘位置和对称性、龈乳头、唇侧角化黏膜外形。如果龈缘对称并且软组下方支持存在缺损，那么缺损可视为有利型，因为可能通过硬组织来改善。在这些情况中，如果相邻组织健康，通过对骨和周围软组织进行最小创伤的拔牙（需要的话），并且缺损只

局限于水平向，则位点改善可以预期，并且可以期待美学效果（Hämmerle和Jung，2003；Hermann和Buser，1996）。

在Chappuis等（2015）近期所做的CBCT研究中，报道了一项新的软组织研究，观察单颗牙拔牙位点。学者们观察到薄壁表型位点在8周的愈合期内软组织发生了7倍的自然增厚，结果获得了厚的唇侧黏膜。如此厚的黏膜为早期种植（2型）的理念提供优势，潜在地减少了使用结缔组织进行软组织移植的需求。

如果种植体植入之前存在软组缺损，尤其是角化黏膜不足，应当意识到美学风险增加（图25）。文献报道有许多技术来增加软组织［结缔组织移植（CTG）；带蒂血管化移植（VPG）；游离龈移植（FGG）；正畸牵引］，需要治疗的阶段和美学效果各有不同（Akcalı等，2015；Kaitsas等，2015）。需要注意的是，这些移植程序都要在良好的骨支持前提下，并且不能作为骨增量的替代方案。

软组织移植的时机对于美学风险和长期美学效果的影响巨大。如果种植体植入之后存在软组织缺损，改善效果的尝试可能导致短期内有效，但是在移植愈合和组织成熟后会有退缩的风险（Levine等，2014）。

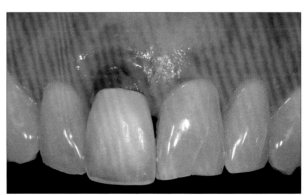

图25　拟种植的上颌右侧中切牙位点唇侧龈缘退缩

3.2.10 邻牙骨水平

单颗牙缺失修复需要仔细评估种植位点的软组织和硬组织，以及邻牙的牙周健康状态。种植体邻间组织（龈乳头）的维持依据邻面牙槽嵴高度及其与修复体接触点的外形关系（Choquet等，2001；Kan等，2003a；Degidi等，2008b；Schropp和Isidor，2015）（图26a，b）。当局部感染导致邻牙垂直向骨丧失，危及美学效果的风险显著增加。在轮廓修复体与邻牙之间出现间隙（"黑三角"）的概率增加，并且可以发现邻牙根面有更多的牙槽嵴丧失。此外在先前发生过感染的牙根表面进行牙槽嵴再生不可预期，而且目前尚无可用的治疗选项。

牙种植体设计及其与邻牙之间的距离可以影响邻面牙槽嵴的维持。有报道种植体与邻牙牙根距离不能少于1.4mm以维持邻面牙槽嵴高度（Tarnow等，2000）。相反，Vela等（2012）报道平台转移种植体可以距离邻牙更近（1mm）且能维持邻面牙槽嵴。应当谨慎解释这一发现，因为在单颗牙缺失位点应避免使用过大直径的种植体，如果修复基台和材料允许，种植体直径的选择应侧重于骨量最大化。

3.2.11 唇侧骨壁表型

需要拔牙和接受种植治疗的患者通常需要考虑即刻种植体植入。实施即刻种植之前必须考量许多临床因素：是否存在局部感染及其类型、邻牙健康状态、获得初始稳定性的能力、软组织和硬组织表型。当唇侧骨壁薄（≤1mm）或缺损的情况下进行即刻种植，可能会导致唇侧龈缘中点退缩所形成的美学障碍（Levine等，2014；Chappuis等，2013b；Chen和Buser，2014）。因此，即刻种植术前计划应当包括局部CBCT以显示唇侧骨壁是否存在及其厚度（Vera等，2012）（图27a，b）。开口器有助于显示唇侧骨板和确定表型（Januário等，2008）。

美学区拔牙后唇侧骨壁的维度变化对于治疗效果有着深远的影响。在CBCT的3D分析中，Chappuis等（2013b）识别出唇侧骨壁厚度≤1mm是骨吸收相关的决定性因素。另外，他们报道与厚壁表型相比（平均骨吸收1.1mm），薄壁表型（<1mm）存在远期的垂直向骨吸收（平均骨吸收7.5mm）（图28a，b）。Januário等（2011）评估了250例患者前上颌通过CBCT研究唇侧骨壁的厚度，报道几乎在所有牙位≤1mm，接近50%的牙位≤0.5mm。Braut等（2011）进行的一项125例患者的CBCT研究显示，不足5%的中切牙位点为厚壁表型（>1mm），而在第一前磨牙位点厚壁表型的发生率较高，为27.5%。

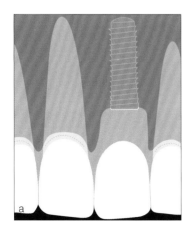
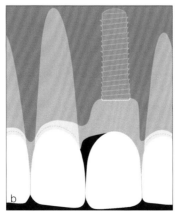

图26a，b 理想的邻牙骨支持（a）和骨丧失（b），后者可能导致龈乳头支持减少

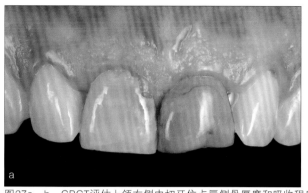
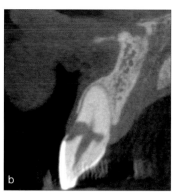

图27a，b　CBCT评估上颌右侧中切牙位点唇侧骨厚度和吸收程度

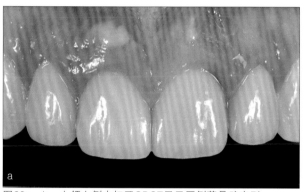
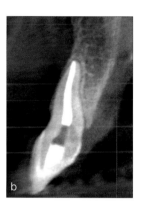

图28a，b　上颌左侧中切牙CBCT显示唇侧薄骨壁表型

　　虽然已经报道了前牙拔除后种植体植入的成功美学效果，但是当唇侧骨壁为1mm或更少时，认为即刻种植会增加美学风险（Chen和Buser，2014）。此类情况，一旦牙槽窝软组织愈合完成，可以进行常规或同期植骨的早期种植（2型和3型），因为该方案在维持黏膜轮廓方面更具可预期性（Chen和Buser，2014；Chen等，2009a）。

3.2.12 牙槽嵴顶骨解剖

水平向和垂直向骨量缺损均会增加美学风险，骨增量程序可能对于完全修复牙槽嵴轮廓的能力有所不同。萎缩、牙周病或外伤后不利的局部条件，可能造成骨量不足或不利的垂直向、水平向或矢状面颌位关系，基于功能与美学考量，种植体可能难以植入（Chiapasco等，2009）（图29a，b）。

许多骨再生程序均可进行成功的水平向牙槽嵴增量，并且没有特定的方法在技术和材料方面更具优势（Kuchler和von Arx，2014）。前上颌水平向牙槽嵴增量的主要目的是改善种植体位置来提高功能和美学效果。

增量之后骨的位置和形态将影响软组织轮廓，这一轮廓应当依照邻牙（Chen等，2014）。关于前上颌骨的稳定性和美学效果鲜有文献，有些混杂变量与该区域的治疗相关（Buser等，2009；Chiapasco等，2009；Kuchler和von Arx，2014）。如果水平向骨增量是成功的，植入增量骨内的种植体的存留率和成功率与植入宽度充足的原生骨内无差异（Kuchler和von Arx，2014）。最近Chappuis等（2017）报道的10年研究结果，植入增量骨内的种植体10年之后的成功率为98.1%。骨增量程序为通过块状自体骨移植、表面去蛋白牛骨矿物质颗粒和非交联胶原膜。具有这类缺损的患者可以视为中度美学风险。

缺牙间隙垂直向骨缺损会放大美学风险，这是由于骨增量程序在技术和可预期性方面都更加困难。垂直向骨缺损通常伴有水平向骨缺损。在这种情况，术前诊断缺损的程度和位置对于选择最合适的治疗程序而言十分重要。这些缺损的种类常见于

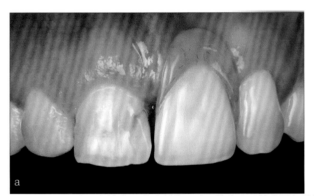
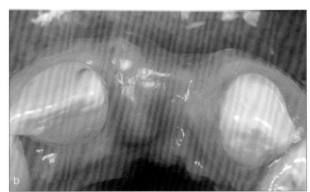

图29a，b 上颌左侧中切牙位点外伤导致牙缺失之后的水平向骨缺损

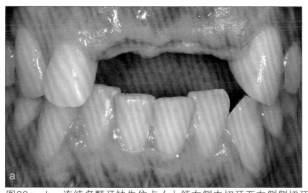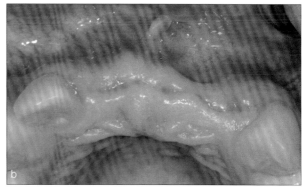

图30a，b 连续多颗牙缺失位点（上颌右侧中切牙至左侧侧切牙）显示水平向和垂直向骨缺损

连续多颗牙缺失，邻面牙槽嵴支撑丧失，导致牙槽嵴和支持软组织吸收（图30a，b）。诊断蜡型可显示依据理想牙外形的组织缺损，对这种艰难临床决策会有帮助（图31）。

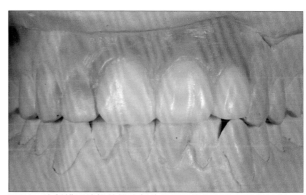

图31 诊断蜡型捕捉的拟修复体周围的软组织和硬组织缺损

存在垂直向骨缺损的患者通常具有最高的美学风险。一种治疗选择是垂直向牙槽嵴增量，最具有文献支持的是颗粒状自体骨移植联合应用屏障膜和异种骨移植材料（Simion等，2007；Urban等，2014；Urban等，2015；Rochietta等，2016）。然而，这些技术会有很高的并发症发生率（Simion等，2004）。其他的治疗选择是利用GBR技术进行水平向牙槽嵴增量，用粉红色瓷的修复方法来弥补垂直向骨缺损。这种方法的先决条件是大笑时修复体的粉红色边缘隐藏在唇线上方。利用这种人工组织使牙龈轮廓更加协调，在粉红色力量概念（PPC）中有所强调（Vailati和Belser，2011）。重要的是，牙周病患牙邻近的垂直向缺损位点在牙周病本身控制之前是无法改善的。如果拟种植位点累及牙周病患牙，拔牙可以是另一种治疗选择（Salama等，1996）。

仅少数情况需要严格进行垂直向骨增量。其中之一就是如果大笑时唇线太高无法进行PPC程序。选择年轻、健康的患者，并且由临床经验丰富的医生进行这些极其复杂的外科手术将会帮助获得可接受的效果。

第五次国际口腔种植学会共识研讨会关于患者的共识性结论：

• 为正确植入种植体，前上颌水平向骨增量是可行的治疗选择。

• 分阶段程序平均获得的水平向骨增量范围在2.2～5mm（种植体植入时测量）。纳入的研究没有提供水平向牙槽嵴增量长期稳定性的信息。

• 没有足够的数据支持某种方法或材料能优于其他。

• 植入水平向骨增量之后，位点的种植体存留率和成功率与植入宽度充足的天然骨内的种植体无差异。

3.2.13 患者的美学期望

完成美学风险评估（ERA）之后，直观的低度、中度、高度的美学风险将为临床医生和患者指出获得理想的种植体支持式修复体的整体治疗风险。美学风险因素可以确定治疗是否能符合患者的预期。高的或者不现实的患者预期伴有高美学风险，应当避免治疗，或者告知患者可能的治疗缺陷，并尝试将他们的期望变得更加现实。高美学风险的患者通常不能理解治疗的局限性，并且通常不愿意接受欠佳的美学效果（如长接触区、外展隙关闭、粉红色瓷）（图32a，b）。

为了种植成功，高美学风险的患者应该被告知与治疗相关的挑战。应当在牙种植治疗的计划阶段，适当考量修复的替代方案。从医学角度来说，

患者适合进行外科种植程序，但美学期望较高时，总是要进行详细的检查，不仅针对缺牙间隙，也要针对支持性硬组织和软组织。在测算可预期的美学效果时，邻牙、牙周支持、现有的硬组织和软组织均为重要因素。这些因素，共同构成了美学风险评估。

向高美学风险的患者提供建议时，在治疗之前就应告知患者，治疗结果受限是其本身的一个风险。但是在治疗之前没有告知患者治疗的局限性，可能导致欠佳的美学效果解读为治疗的并发症，由此许多患者将无法接受。会诊时使用ERA表是临床获得一贯的美学种植效果的有用工具，但是更重要的是，将牙医们从处理意外的美学并发症和不满的患者中解救出来。

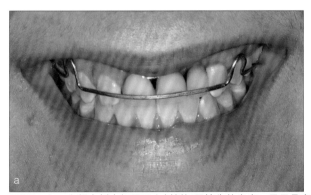 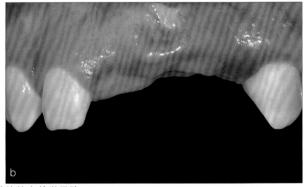

图32a，b 上颌右侧中切牙至左侧侧切牙缺失的患者，显示具有整体的高美学风险

 更多关于美学风险评估的深层信息，请查看ITI在线学院由William Martin医生提供的学习单元"美学风险评估"（需付费）。登录academy.iti.org查看其他在线学会提供的信息。

 更多关于美学风险因素的深层信息，请查看ITI在线学院由William Martin医生提供的学习单元"美学：风险因素概述"（需付费）。登录academy.iti.org查看其他在线学会提供的信息。

3.3　治疗计划

美学区单颗牙和连续多颗牙缺失的修复是一种苛刻的治疗过程，需要治疗团队注意细节，同时对治疗风险和可能的结果有整体的理解。由于最终修复体将引导治疗计划和治疗过程（与房屋蓝图相类似），每次会诊都要铭记以终为始。最终修复体的维度将会突显必需的牙间间隙和颌间间隙，以及软组织和硬组织的轮廓。当确认有充分的修复间隙和组织支持，修复体将会引导种植体植入的三维位置：唇舌向（种植体位置与角度）、垂直向和近远中向的位置（Buser等，2004）（种植体位置将在第5.6章节中详细描述）。

种植体设计的选择将会影响这些位置，为获得可接受的美学效果要将修复体的体量最大化。正确的种植体三维植入的关键点是种植体的肩台和体部位置，以及它们与修复体和解剖结构之间的关系，使修复材料有足够的间隙让技师可以创造理想的穿龈轮廓和修复体轮廓（图33a，b）。

一旦种植体植入，种植体肩台和黏膜边缘之间的种植体周软组织就被定义为过渡带（Martin等，2006）（图34）。在多数情况下，在形成一个理想状态植入的种植体肩台通道时，前上颌种植体周围过渡带的解剖形态存在挑战。肩台通常位于唇侧黏膜中点下3mm，在邻面则位于黏膜下≥5mm。

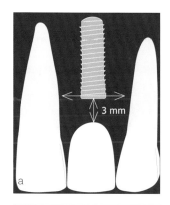

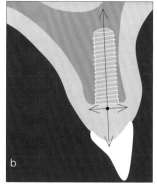

图33a，b　为获得充足的修复空间的骨水平种植体的三维位置

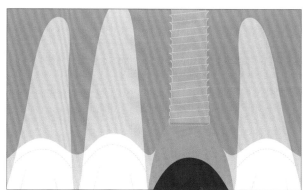

图34　过渡带。从种植体肩台至黏膜边缘的种植体周软组织区域

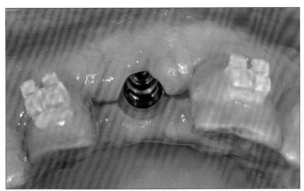

图35 取下愈合帽之后未成形的过渡带

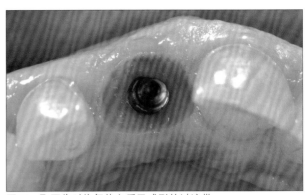

图36 取下临时修复体之后已成形的过渡带

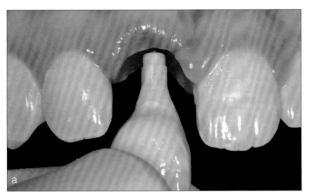

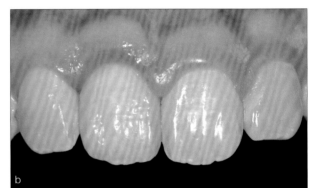

图37a，b 螺钉固位一体式氧化锆基台，并用长石瓷饰面，戴牙时和3年之后随访

通常，过渡带的愈合受到种植体植入之后愈合帽的影响，并不代表修复体的理想穿龈轮廓（图35）。对未成形的过渡带制取印模，将难以确定精确的穿龈轮廓、基台轮廓、龈缘位置以及最终种修复体的接触点。穿龈轮廓可以被个性化愈合帽或者临时修复体成形，建立种植体肩台到邻牙接触点理想的外形轮廓。在第五次国际口腔种植学会（ITI）共识研讨会纪要中，一个临床建议是在所有的美学相关区域制作最终修复体之前，使用种植体支持式临时修复体来成形过渡带（Morton等，2014）（图36）。

当设计粘接固位修复体时，关键在于将基台粘接线提升至戴牙时更容易去除粘接剂的位置。粘接线越深（>1mm），去除粘接剂时其残留越大，这可能导致种植体周黏膜炎，如果未处理最终可导致种植体周炎（Linkevičius等，2011；Linkevičius等，2013；Wadhwani等，2012b；Wilson，2009）。

螺钉固位修复体不使用粘接剂，并且修复体可拆卸。这种固位方式并不影响美学效果，因为用于螺钉固位的美学材料已经成为现代牙种植学的最新进展（Sailer等，2009a）（图37a，b）。

更多关于结构化病例评估和治疗计划的深层信息，请查看ITI在线学院由Hans-Peter Weber医生提供的学习单元"结构化评估和治疗计划"（需付费）。登录academy.iti.org查看其他在线学会提供的信息。

3.3.1　解剖学考量

在口腔前牙区，其固有的解剖学结构同时合并患者的高预期时，存在美学挑战。该部位通常因为各种原因发生组织缺损，如解剖性或病理性（Buser等，2004）（表3）。这些组织缺损通常需要骨增量，如在种植体植入之前进行引导骨再生重建缺损位点，或种植体植入同期进行轮廓扩增（Buser等，2013b）。理解所有维度的牙槽嵴解剖，包括软组织和骨，以及其对种植长期预后所起的作用，是理想治疗方案的决定性因素。

一旦牙齿被拔除，牙槽嵴所经历的改建过程可以导致牙槽嵴宽度减少（3.87mm）和牙槽嵴高度减少（1.53mm）（Van der Weijden等，2009）。骨吸收程度也依据唇侧骨壁厚度，有报道薄壁表型（≤1mm）唇侧中央垂直向骨高度丧失62.3%或7.5mm（中央），而厚壁表型仅丧失1.1mm

（Chappuis等，2013b）。然而在前8周的愈合期内吸收主要发生于唇侧中央区域，邻间区域仅有少量的变化。这一拔牙后的改建过程不仅改变了骨，也改变了所支持的软组织结构。Chappuis等（2015）报道了美学区位点拔牙后软组织的改变。在8周时，薄壁表型（≤1mm）7倍的软组织增厚，而厚壁表型（>1mm）软组织厚度维持不变。一个关键的结论是在薄壁表型，注意到自发的软组织增厚导致垂直向的软组织损失仅为1.6mm，隐藏了7.5mm垂直向骨吸收。结果是软组织增厚掩盖了其下方的骨缺损，但为临床医生提供更佳血管化的厚瓣的优势，并且在标准位点几乎不需要结缔组织移植（Chappuis等，2015）。

在单颗牙病例，某些组织支持来自邻牙。但是，拟种植位点首先要评估唇舌向维度，确定是否有充足的牙槽嵴宽度以及是否存在唇侧骨萎缩。该维度可以通过骨探测或CBCT影像来评估。

表3　前上颌与组织缺损相关的临床情况（Buser等，2004）

条件	备注
解剖：	
窄的牙槽嵴和/或牙槽突唇侧倒凹	先天缺牙
病因：	
牙创伤	伴有唇侧骨板骨折裂的牙脱位
创伤后的状态	伴有根嵌入的根固连，牙根吸收，根折
急性或慢性炎症	牙周病，根尖周病，牙髓牙周联合病变
失用性骨萎缩	长期牙缺失

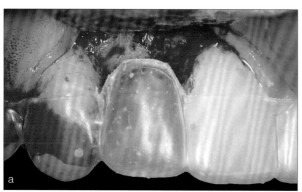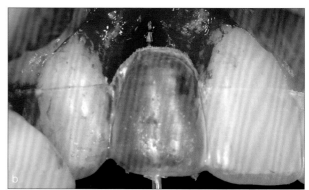

图38a，b 上颌右侧侧切牙位点弧线形骨修整程序植入窄连接种植体（3.3mm），用真空压膜指示未来修复体龈缘根方3mm弧线形

近远中维度通过诊断蜡型或邻牙和对侧同名牙来确定。这个维度的缺损应该在治疗期间通过正畸、去釉或修复体调整来纠正（Kan等，2009b）。最重要的评估仍然是冠根向维度，其缺损可能有许多因素导致：邻牙的牙周病、萎缩、外伤、感染或先天畸形（Buser等，2004）。此维度缺损的处理很困难，需要小心尝试重建垂直向高度的临床程序，并且存在高度解剖风险。

存在硬组织垂直向过量的临床状态（先天缺牙）。为此，外科治疗需要包括弧线形骨修整程序，以防止牙种植体植入过浅（图38a，b）。显示未来修复体龈缘的外科导板，可以明确将种植体植入在正确的黏膜下位置是所需的弧线形骨修整程度。最后，确定鼻腭管、鼻底和邻牙牙根位置对于种植体的选择来说是必要的。这项评估可以使用平片检查（根尖放射线片）或当需要时进行断层扫描（CBCT）。

3.3.2 美学区CBCT的指征

美学区，成功的牙种植体植入和修复依据正确的术前计划，并通过之后的外科和修复程序来验证治疗方案。为得出诊断，基于患者的临床表现和临床医生的专业判断，用特殊的影像手段来辅助性计划（Harris等，2002；Harris等，2012）。Bornstein等（2014a）提出术前种植计划的影像学方法应当能够提供如下5种信息：

- 剩余牙槽嵴的形态特征。剩余牙槽嵴（RAR）的形态学包括骨量和骨密度的考量。垂直向骨高度、水平向宽度和缺牙区长度决定种植体植入的可用骨量。
- 剩余牙槽嵴的轴向。应当评估牙槽嵴-基骨复合体的轴向和剩余形态，以确定RAR偏离，后者会影响与修复计划相关的种植体排列。
- 限制种植体植入的剩余牙槽嵴局部解剖或病理边界。许多颌骨的内部解剖特征（如鼻腭管、鼻底、颏神经、下颌下腺窝、下颌管）会影响和限制种植体植入或相邻组织涵盖的风险。解剖畸形和局部病理（如残余的牙根尖、上颌窦疾病或相邻的炎症过程）可能阻止或限制种植体植入。

更多关于牙种植学的解剖考量的深层信息，请查看ITI在线学院由Vivianne Chappuis医生提供的学习单元"种植手术相关的解剖"（需付费）。登录academy.iti.org查看其他在线学会提供的信息。

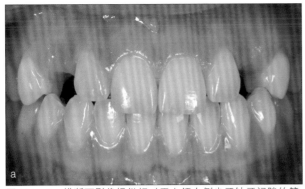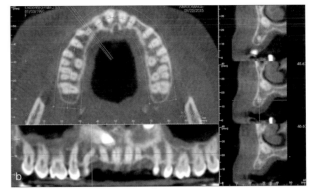

图39a，b　横断面影像提供相对于上颌右侧尖牙缺牙间隙的第一前磨牙牙根和埋伏的尖牙的详细信息

30余年来，满足这些目标的信息从临床检查中获得，最常见的有二维影像，例如曲面体层片、根尖放射线片、侧位头颅测量放射线片，在临床诊疗中提供治疗的可预期和高成功率（Bornstein等，2014a）。过去15年中，牙种植学中引进和广泛应用横断面CBCT使临床医生在三维方向诊断和评估颌骨，提供临床检查、研究模型和传统影像无法提供的更精确和更多的信息（图39a，b）。

现如今并没有为美学区种植计划的三维影像（CBCT）明确定义适应证或禁忌证。大多数国内和国际上发表的指南没有从严格的系统性评述中提供循证支持的操作描述。多数信息来源于队列研究或病例对照研究的临床试验，通常作为共识性建议，这种建议是从有限的方法学得出的，仅仅对文献进行部分检索或分析，或者甚至包含普遍的或病例非特异性的陈述（Bornstein等，2014a）。Harris等（2012）在EAO共识研讨会的总结中提到了一项特殊的注意事项，他们表示横断面成像不适用于诸如"如果种植位点的临床评估表明有充足的骨宽度，传统放射线片检查显示相关的解剖学边界和足够的骨高度与空间"的情况。这种说法强调临床医生需要在为特定的临床选择成像方法之前进行全面的临床检查。

第五次国际口腔种植学会发布了牙种植治疗中CBCT相关的治疗指南（Bornstein等，2014b）：

- 执行或解读CBCT扫描的牙种植临床医生应当考虑当前的放射学指南。
- 在牙种植的治疗计划中执行CBCT成像的决定是基于患者的临床检查之后。
- 当显示横断面成像时，CBCT优于CT。
- 当临床检查和常规放射线成像的信息被认为是必要时，可以进行CBCT成像。CBCT在特定情况下可能是一种适宜的主要成像方式（即预计有多种治疗需求或怀疑有颌骨或上颌窦病变时）。
- 建议在CBCT成像中使用放射线导板，以最大限度地获得外科和修复体信息。
- CBCT检查的视野（FOV）尽可能限制在感兴趣区域（ROI）。
- 应始终使用针对患者和设备减少剂量的方法。
- 为改善图像数据传输，临床医生应当要求提供完全符合DICOM数据导出的放射线设备和第三方牙种植软件应用程序。

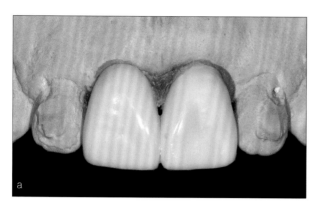
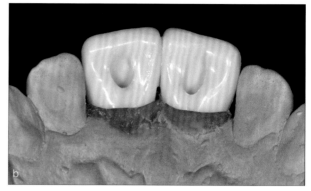
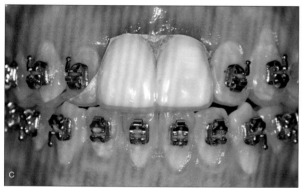
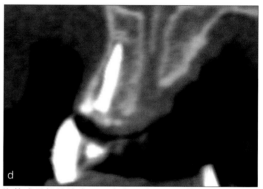

图40a~d 射线阻射牙（Ivoclar Vivadent, Amherst, NY, USA）修整成理想的轮廓，牙中央开孔，之后放入可以在拍摄CBCT时戴用的薄的真空压膜中。设计时，显示牙中央孔洞的截面可以确保计划的合适的横断面

当规划牙种植体和使用CBCT影像时，通过使用放射导板或扫描后数字化蜡型，将射线阻射牙放置在计划的种植位点，突出显示理想的轮廓，为以修复为导向的种植设计和位点评估创造重要的参考点（图40a~d）。

更多关于牙种植学中使用CBCT的深层信息，请查看ITI在线学院由Michael M. Bornstein医生提供的学习单元"牙种植学中CBCT的适应证和建议"（需付费）。登录academy.iti.org查看其他在线学会提供的信息。

3.3.3 数字化或传统计划

在过去的数年中，数字化技术已经在牙种植学的所有领域变得司空见惯，包括放射成像、数字化计划、导板制作、种植体植入、印模和基台/修复体制造。将患者的关键数据加入数字化领域使治疗团队成员之间可以进行精确的计划。这种数字化信息可以增强外科医生、修复医生和技师之间的协同合作，所有成员可以从不同的位置实现可视化和操纵治疗计划。这个过程可以改善计划植入位点的术前诊断（一般解剖结构），并允许在实施手术之前虚拟化。

另外，通过加强对临时和最终重建设计的控制，数字化技术可以提高外科导板的精确性，以及最终修复体的质量，并有可能用工业控制的制造工艺进行制造（Tahmaseb等，2014；Hämmerle等，2015）。

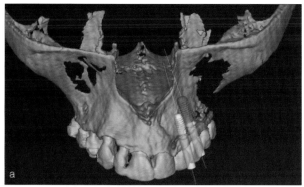 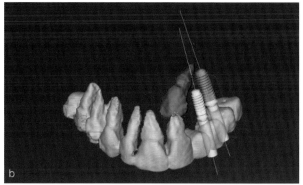

图41a，b　修复上颌右侧侧切牙至第一前磨牙缺失牙的种植数字化计划治疗方案，避免损伤埋伏的尖牙

种植体设计的传统方法始于彻底的临床检查、诊断模型、数字化照片和放射线评估（平片和CBCT）。对种植体的治疗计划是通过诊断蜡型来确定，突出了硬组织和软组织缺损以及与修复体之间的关系。这种蜡型是计划治疗的模型代表，以此为基础来制订治疗计划，引导将种植体植入理想的三维位置的外科程序。基于表面轮廓，并对孤立于放射线片上的关键解剖结构进行解读，在石膏模型上制造导板。由于所有关于种植体位置的决定都是通过钻进入模型中决定的，因此这一过程中若存在不能提供详细说明的特殊解剖情况时，应当意识到这一过程的局限性。

而数字化计划的引入创造了一种软件环境，可以将患者的影像（CBCT）数据与临床数据（表面扫描）合并，以对种植位点和局部解剖结构进行三维评估。这些信息使我们可以根据计划的修复体进行术前种植体的设计，包括型号、尺寸、位置和轴向（Vercruyssen等，2015）。软组织和硬组织中的缺损、解剖结构受限、局部病变可以被清晰地显现，并在手术前进行计划（图41a，b）。数字化计划完成后，可以通过制作立体光固化成型导板来简化治疗过程，帮助种植体的精确植入。

数字化计划优于传统计划的一个主要优势是更好的患者沟通。在治疗之前显示计划的治疗过程的能力是向患者展示治疗方案的有力工具，并且是达到理想美学效果所需的程序。

 更多关于数字化计划的深层信息，请查看ITI在线学院由German Gallucci医生提供的学习单元"数字化工作流程如何嵌入患者治疗"（需付费）。登录academy.iti.org查看其他在线学会提供的信息。

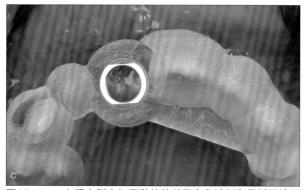

图42a~c 上颌右侧中切牙种植体的数字化计划和导板设计以及立体光固化成型导板

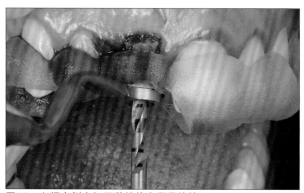

图43 上颌右侧中切牙种植体全程导航植入

3.3.4 种植体植入的外科导板

在美学区植入牙种植体需要根据修复计划进行精确的三维定位，因为任何尺寸的偏差都可能导致不良的美学效果（Buser等，2004）。引导种植体植入的外科导板可以帮助最大限度地减少对周围组织、牙和最终修复体的修复体积的损伤。

牙种植中引入CBCT作为三维成像工具，致使其被纳入计划软件，使将理想的种植体位置的虚拟设计与重要的解剖结构和计划的修复体关联变为可能（Tahmaseb等，2014）。之后数字化计划可用于制作外科导板，将设计的种植体位置从计算机转移到患者，使用导板引导种植窝预备和最终定位，并且不会损伤周围的解剖结构（Widmann等，2010）。

外科导板基于它的使用方法，可分为两组：静态或动态（Jung等，2009）。静态系统是指在预先沟通的位点在手术区域使用外科导板或种植体向导。静态导板（static guides）可以通过使用石膏模型和放射线平片，或通过使用CBCT成像虚拟设计和立体光固化成型过程来制作（Higginbottom等，1996；Ersoy等，2008；Di Giacomo等，2005）（图42a~c）。动态系统使用在计算机监视器上的可视化图像工具将计划的种植体位置传达给术区，而不是使用刚性的口内导板。动态系统包括手术导航和计算机辅助导航技术，并允许外科医生使用术前计划和CT或CBCT扫描中提供的解剖信息实时修改外科程序与种植体的位置（Tahmaseb等，2014）。

在Jung等（2009）的系统性评述中，静态系统往往比动态方法更精确。然而，这个结果应被谨慎解释，因为大多数关于导航（navigation）的发表是临床研究，而大多数关于静态方案的研究是临床前研究（模型和标本等），可能其中的测量更精确。后者更高的准确性可能归功于更好的手术入路、更好的种植窝预备的轴向的视觉控制、标本不会移动以及临床前模型中不存在唾液或血液等（Tahmaseb等，2014）。一般而言，考虑到可用数据的差异，没有一种方法可以被认为优于另一种方法。然而，当使用全程引导的方法时，应当认为导板手术的准确性应该优于自由手种植方式。

通过虚拟规划获得的外科导板适用于在解剖学条件受限以及不需要翻瓣手术的情况下进行（图43）。这将确保最大的努力适用于种植窝的预备，并且种植体植入在允许理想的骨支持并且避免长期美学损害的安全区。

第五次国际口腔种植学会共识研讨会定义了使用导板植入种植体的治疗指南：

- 引导外科应视为辅助，而非替代适当的诊断和治疗计划。
- 引导外科应始终以修复为导向。这包括用蜡型，或者用适当的软件应用程序创建数字化蜡型来生成放射线导板。
- 结合高质量CBCT图像和数字化计划收集的信息应包括重要结构的位置、预期的种植体位置和尺寸、骨增量的需求以及预期的修复体。
- 由于报告的平均偏差，计划的种植体位置周围与重要结构和相邻种植体的任何方向均应考虑预留2mm。在临界病例中，术中根尖放射片应作为安全措施。

- 引导外科可以采用不翻瓣或翻瓣的方法。
- 应使用单纯黏膜支持式和/或牙，或种植体支持的外科导板。
- 为了提高准确性，应尽可能以完全引导的方式植入种植体（相对于只引导种植窝预备而言）。
- 引导外科可以用于牙列缺损或牙列缺失患者的不同负荷方案。
- 引导外科的适应证包括：当解剖条件复杂时辅助完成治疗计划，微创手术，并提高患者对治疗需求和治疗方案的理解。

更多关于导航手术的深层信息，请查看ITI在线学会由Ali Tahmaseb医生提供的学习单元"导航手术的精确性"（需付费）。登录academy.iti.org查看其他在线学会提供的信息。

4　种植程序的生物材料选择

V. Chappuis, S. S. Jensen, D. D. Bosshardt, D. Buser

4.1　瓷与钛种植材料

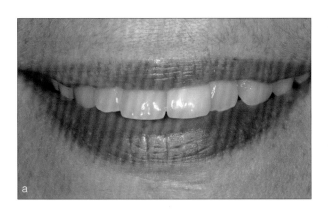

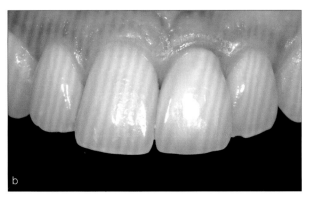

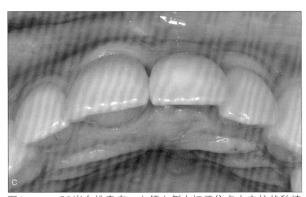

图1a～c　50岁女性患者，上颌左侧中切牙位点中空柱状种植体（Institut Straumann AG, Basel, Switzerland）21年之后随访。种植体显示健康的周围状况，无生物学并发症或技工工艺并发症征象。牙冠边缘可见轻微灰色阴影

4.1.1　工业纯钛种植体

骨结合钛（Ti）种植体的引入（Brånemark等，1969；Schroeder等，1976）开启了重建牙医学主要的思考模式的转移。在20世纪70年代到80年代，这种新的治疗技术开始阶段，两种种植体表面决定了市场——机械光滑表面，以及更粗糙和多微孔的钛浆喷涂表面（TPS）。对于这两种种植体表面，都有长达20年随访之后的关于满意度调查和存留率的报道（Adell等，1981；Buser等，1997；Lekholm等，1999；Jemt和Johansson，2006；Jacobs等，2010；Chappuis等，2013）。依据随访持续时间，多数研究中存留率范围在90%～95%之间（图1a～h）。

在最近20年中，对主要由工业纯钛组成（cpTi）的种植体表面形貌，进行了彻底的研究，并获得了显著的改善（Buser等，1998；Gotfredsen等，2000）。迄今，不同技术制造的cpTi种植体微粗糙表面，例如喷砂和/或酸蚀表面左右着市场，并因为它们的耐腐蚀性和生物相容性被认为是牙种植体的金标准。它们通过不同技术制造，例如喷砂、酸蚀或者二者联合（Wennerberg等，2009）。

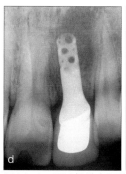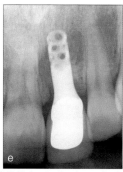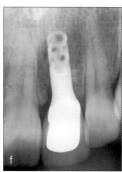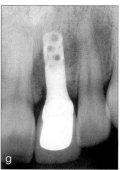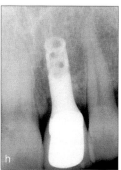

图1d~h　TPS粗糙表面种植体在1年（d）、3年（e）、5年（f）、8年（g）和20年（h）随访时显示的稳固的种植体周骨高度。第1和20年之后的检查中仅仅观察到有很少量的骨吸收（0.02mm）

原始的喷砂酸蚀工业纯钛表面（SLA）被亲水性化学改良（SLActive）之后，骨-种植体接触（BIC）显著提高（Buser等，2004；Ferguson等，2006）。这些研究显示出最初愈合期间增加的BIC和更高的移除扭矩，并获得更短的愈合时间（Bornstein等，2009a）（图2a~h）。

工业纯钛制作的牙种植体在有利条件下健康的牙列缺损患者中，10年成功率为97%，20年成功率为90%（Buser等，2012；Chappuis等，2013）。

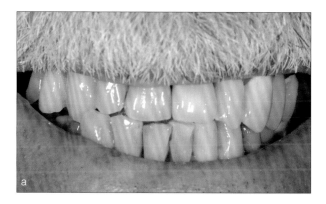

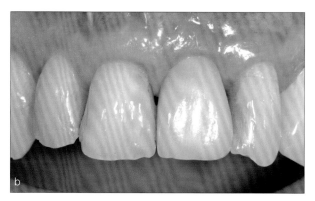

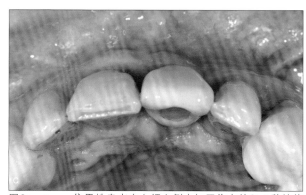

图2a~c　一位男性患者在上颌左侧中切牙位点的SLA种植体（Institut Straumann AG）11年之后的随访。种植体显示出健康的周围状况，没有生物学并发症和技工工艺并发症的征象。牙冠龈缘可见轻微灰色阴影

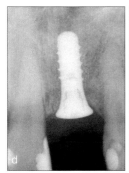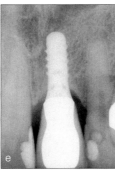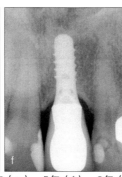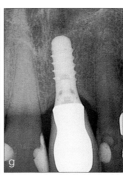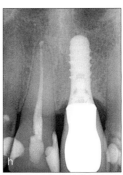

图2d～h　SLA种植体表面种植体在1年（d）、3年（e）、5年（f）、8年（g）和20年（h）随访时显示的稳固的种植体周骨高度。第1年和20年之后的检查中仅仅观察到有很少量的骨吸收（0.02mm）

　　然而尽管有这些优秀的效果，技工工艺并发症、生物学并发症和美学并发症确实仍会发生。在最近的系统性评述中，种植体支持式单冠修复体平均随访时间为5年，5年之后技工工艺并发症发生率为16.4%，生物学并发症发生率为7.1%，美学并发症发生率为7.1%（Jung等，2012）。其中的并发症之一是窄直径种植体的疲劳折断，通常在种植体行使功能数年之后（Zinsli等，2004）。因此，各项研究开始聚焦于改良种植体材料的机械特性以克服这些缺点（图3a～f）。

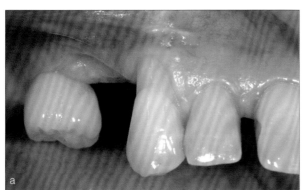

图3a　63岁男性患者，位于上颌右侧第一前磨牙、第二前磨牙以及第一磨牙位点的多颗种植体，在种植体植入仅仅5个月之后发生折断

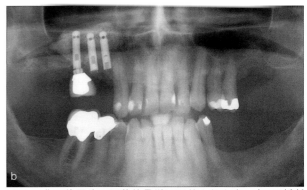

图3b　曲面体层片。显著的骨增量后的上颌窦底，有2颗折断的种植体

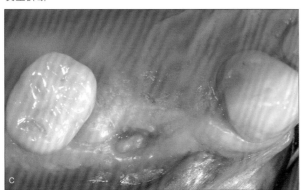

图3c　第一磨牙牙冠松动、第二磨牙位点瘘管，口内观

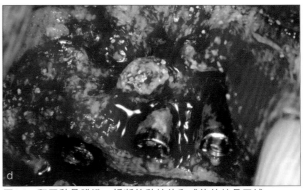

图3d　翻开黏骨膜瓣。折断的种植体和感染的植骨区域

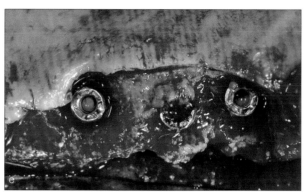

图3e 折断的基台–种植体界面，殆面观

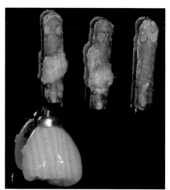

图3f 种植体最终被取出

4.1.2 钛合金种植体

新的钛合金种植体被开发出来以改良种植体的机械性能——不仅仅是减小种植体折断的风险，而且也扩大了骨量受限位点的窄直径种植体（NDI）的适应证（Engfors等，2004；Müller等，2015；Sohrabi等，2012；Ioannidis等，2015）（表1）。

表1 理想机械性能的新种植体材料与4级工业纯钛（cpTi 4级）的比较

	4级工业纯钛 （冷加工）	六铝四钒钛 （Ti–6Al–4V）	Straumann钛锆	氧化锆[1] （3Y–TZP）
成分（wt.%）	N≤0.05 C≤0.08 H≤0.015 Fe≤0.5 O≤0.4 Ti=余量	N≤0.05 C≤0.08 H≤0.012 Fe≤0.25 O≤0.13 Al 5.5～6.5 V 3.5～4.5 Ti=余量	13% Zr 其余为Ti 纯度低于4级工业纯钛	$ZrO_2 + HfO_2 + Y_2O_3 \geq 99.0$ $Y_2O_3 \geq 4.5 \sim 5.4$ $HfO_2 \leq 5.0$ $Al_2O_3 \leq 0.3$ 其他氧化物 < 0.5
弹性（GPa）	102	114	98	200～220
强度（MPa）	860[2]（≥550[3]）	1000[2]（≥860[3]）	990[2]	1500[4]（≥800[5]）

[1] 数据仅用于种植材料

[2] 抗拉强度标准值

[3] 外科种植体每ASTM标准的抗张强度最小值

[4] 4点弯曲强度标准值

[5] 每ISQ 13356最小值

为增加强度，钛可与其他元素成为合金，如铝（Al）、钒（V）或者锆（Zr）。尽管同样的表面改良（喷砂酸蚀）可以被应用于工业纯钛（SLActive）和某些钛合金种植体，也可能这些新的种植体材料最终会有不同的表面特性（如粗糙度、亲水性和湿润）。钛合金种植体的物理化学表面特性可能引起不同的组织反应（Saulacic等，2012）。以下介绍的两种钛合金主要用于牙科和医疗领域。

- **钛合金**，包括六铝四钒钛（Ti-6Al-4V），与工业纯钛相比，由于其优异的材料和物理特性被主要用于整形外科（Williams，2001）。Ti-6Al-4V有完美的生物相容性（Velasco-Ortega，2010），它的抗腐蚀性和生物相容性也优于工业纯钛（Ikarashi等，2005）。牙科应用中报道了相矛盾的结果。然而直径3.75mm、不同长度、不同应用指征的种植体，5年随访表现出98%的高存留率和成功率（De Leonardis等，1999），试验性研究显示移除扭矩值显著减少和/或有利的骨反应较低（Han等，1998；Johansson等，1998；Stenport等，2008；Saulacic，2012）。铝离子渗漏被认为是对这些结果的可能解释（Johansson等，1998）。

- **钛锆合金（TiZr）**，最近研发的，由13%～15%的锆组成钛合金，并显示出更好的张应力和疲劳强度（Kobayashi等，1995；Ho等，2008）。在临床前研究中，钛锆合金种植体与工业纯钛种植体在骨结合方面表现类似（Thoma等，2011；Gottlow等，2012；Jimbo等，2015）。许多临床试验观察了牙列缺损患者中应用窄直径钛锆合金种植体3年内短期的临床表现（Al-Nawas，2012；Chiapasco等，2012；Benic等，2013；Ioannidis，2015）。然而，工业纯钛常规直径种植体，临床问题仍然是钛锆窄直径种植体是否能替代常规直径的工业纯钛种植体，后者被视为前牙区和前磨牙区单颗牙替代的金标准。我们需要更多的关于存留率和成功率的长期研究，分析生物力学和其他潜在并发症的风险（Ioannidis等，2015）。

4.1.3 全瓷种植体

近年来，出现了有关生物力学性质的新范例（Williams，2008）。设计策略不仅着眼于提高强度和韧性，也系统性地瞄向特定的细胞反应目标（Franz等，2011）。

最近，氧化钇稳定氧化锆作为新型种植体材料进入市场。与钛种植体类似，开发出一体式和分体式氧化锆种植体（Kohal等，2004；Gahlert等，2007；Oliva等，2010；Depprich等，2008；Cionca等，2015；Payer等，2015）。

氧化锆（ZrO_2）制作的瓷种植体似乎是医疗应用中更热门的生物材料（Hisbergues等，2009）。氧化锆种植体被认为是钛种植体新的潜在的替代品（Andreiotelli等，2009）。然而，目前氧化锆种植体临床存留率和成功率不及钛种植体（Andreiotelli等，2009；Siddiqi等，2015；Depprich等，2014；Cionca等，2015）。氧化锆潜在的弱点是低温降解，通常称之为"老化"（Chevalier等，2006；Lughi和Sergo，2010）。

氧化铝的添加减少了四方晶体到单晶阶段的转化率，因此提高了ZrO$_2$的机械性能（Chevalier等，2006）。加入铝之后的钛，这些种植体组织学切片发现表面有更多的多核干细胞（MNGC）和更少的骨形成，增加了对生物相容性的考量（Saulacic

等，2014；Albrektsson等，2014）。迫切需要良好设计的长期研究，才能对瓷种植体的存留率和成功率进行有意义的评估，并且考虑是否将其作为钛种植体的替代进行有意义的评估（Depprich等，2014）（图4a～e；表1）。

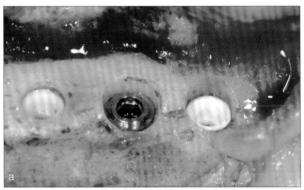 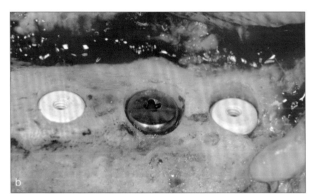

图4a，b 一项关于前上颌迷你猪的实验研究（Chappuis等，2016b）。植入2颗瓷种植体——包含5%氧化钇的氧化钇稳定的氧化锆（TZP，左侧种植体）和包含4%氧化钇和20%氧化铝的氧化铝粗糙化的氧化锆（ATZ，右侧种植体），并且与一颗亲水表面工业纯钛种植体（cpTi，中间）比较（a）。安放覆盖螺钉，初期关闭创口，无干扰愈合（b）

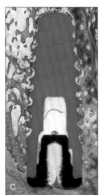 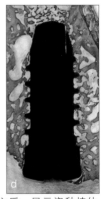 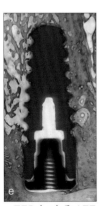

图4c～e 愈合4周之后，显示瓷种植体——TZP（c）和ATZ（e）与4级工业纯钛（d）相类似的骨结合结果

更多关于牙种植体发展的深层信息，请查看ITI在线学院由David L. Cochran医生提供的学习单元"牙种植体的发展和国际口腔种植学会"（需付费）。登录academy.iti.org查看其他在线学会提供的信息。

更多关于牙种植体结合的深层信息，请查看ITI在线学院由David L. Cochran医生提供的学习单元"牙种植体的组织结合"（需付费）。登录academy.iti.org查看其他在线学会提供的信息。

4.2　自体骨和骨代用品

自体骨移植仍然是骨缺损重建的金标准，但是其可行性受限，取骨可能伴有并发症。最近的生物技术进步提供了更多种类的骨移植材料和简化治疗的可能性（Hallman和Thor，2008）。

理想的骨代用品是具有生物相容性、生物可吸收性、骨引导性、骨诱导性、与骨结构类似、操作简单并且成本效益高（Kolk等，2012）。尽管尚未发现具备所有这些特性的理想的骨代用品，但

关键的属性是促进新骨形成并随后被新骨逐渐替代（Hjørting-Hansen，2002）。骨代用品临床成功至关重要的是其本身大于300μm的大孔相互连接，与相邻组织和细胞相互作用，有助于细胞浸润、骨生长和血管化（Karageorgiou等，2005）。不同的材料成分和表面特性将会导致骨生成性、骨诱导性、骨引导性、生物降解能力和操作方面不同的特性（表2）。

表2　不同来源的植骨材料及其骨生成潜能、骨引导潜能和生物降解能力

	骨生成潜能/骨诱导潜能	骨引导潜能	生物降解能力
自体骨 （同一个体获取的骨）	+++	++	++/+
同种异体骨 （同种但不同个体获取的骨） • 新鲜冷冻骨 • 冻干骨 • 脱矿冻干骨 • 去蛋白骨	–	++	++
异种骨 （生物源性但从另一物种获取的骨） • 动物源性骨基质 • 钙化珊瑚 • 钙化海藻	–	++	++
异质骨 （人工合成材料） • 磷酸钙 • 聚合物类 • 生物活性玻璃	–	++	++/+

+++，高潜能/生物降解能力；++，中度潜能/生物降解能力；+，低潜能/生物降解能力

为获得成功的骨再生，使用自体骨和骨代用品来达到不同的目的：（1）桥接小的或大的骨缺损，加强和支持骨愈合；（2）引导骨再生（GBR）中支持和稳定屏障膜，减少膜塌陷的风险；（3）防止骨吸收的风险。

最重要的，自体骨和骨代用品必须安全和具有生物相容性，并且不会向宿主传播病原。依据临床情况，它们可以是颗粒状或块状的。为进一步进行生物学特性的分类，骨移植材料可以分为4种：自体骨（相同个体）、同种异体骨（相同物种）、异种骨（其他物种）以及异质骨（人工合成）（图5a～d；表2）。

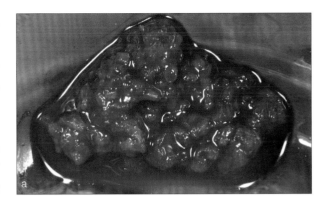

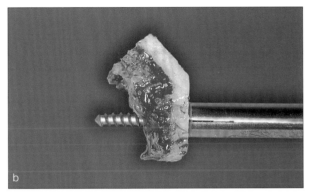

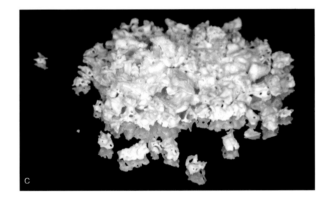

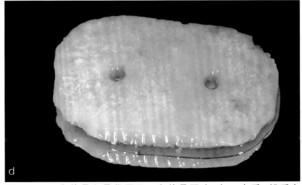

图5a～d　自体骨和骨代用品：自体骨屑（a），皮质–松质自体骨块（b），去蛋白牛骨矿物质（DBBM）（c），同种异体骨块（d）

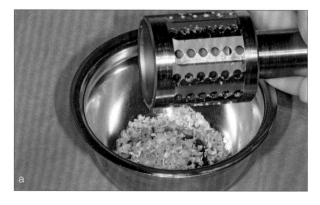

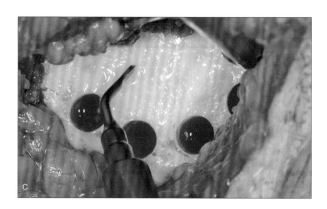

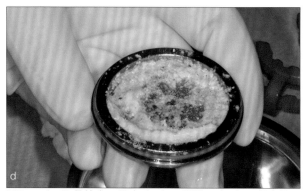

图6a~d 取骨技术：骨磨（a）、刮骨刀（b）、超声骨刀（c）和骨收集器（d）

4.2.1 自体骨

自体骨移植仍然是金标准，自体骨是唯一具有骨生成性和骨诱导性的移植材料，因此它是大多数临床医生的首选。自体骨主要由碳酸羟基磷灰石（LeGeros，2008）组成的无机支架及包含细胞和细胞外基质蛋白的有机组分组成。细胞包括骨祖细胞、骨细胞、成骨细胞、破骨细胞、骨衬里细胞和内皮细胞。

自体皮质骨或皮质-松质骨移植物的细胞主要由骨细胞组成，占90%以上（Lanyon，1993）。最近的研究表明，控制和调节骨形成的是骨细胞，而不是骨表面存在的成骨细胞（Bonewald，2011）。骨细胞似乎通过分泌与趋化、分化和凋亡机制有关的信号因子在骨改建中发挥重要作用，可能通过控制成骨细胞、破骨细胞和骨衬里细胞的细胞活性与骨表面相交联（Bonewald，2011）。

细胞外基质蛋白主要包括 I 型胶原蛋白，但重要的还有非胶原的骨桥蛋白、骨涎蛋白、骨钙蛋白、纤连蛋白和骨形态发生蛋白组，这些蛋白诱导新骨形成，使移植的骨与宿主骨结合（Urist，1965；Urist等，1967；Burchardt，1983；Goldberg和Stevenson，1993；Colnot，2009；Tsuji等，2006；Gorski，2011；Chappuis等，2012）。这些非胶原蛋白在移植后的骨改建期间逐渐释放。自体骨移植的特点取决于患者的一般情况、移植物的胚胎起源、取骨技术以及移植物的处理和移植过程。此外，自体骨可以为颗粒状骨屑，也可以为骨块的形式用于更大的缺损。自体骨的主要限制是可获得性和增加的发病率，尤其是当需要更大量的植骨材料时。

颗粒状自体骨。如今，常规方法是通过刮骨刀或骨凿从术区周围局部采集自体骨屑。这种方法可降低发病率，节省时间并降低成本。

与通过连接吸引器的超声骨刀或骨过滤器收集的骨颗粒相比，通过刮骨刀或骨磨收获的骨屑显示出活细胞的数量明显更多（Springer等，2004；Miron等，2011）（图6a～d）。此外，使用刮骨刀或骨磨发现生长因子（如骨形态发生蛋白-2和血管内皮生长因子）的表达显著较高（Miron等，2013）。据推测，收获过程中的振动和持续冲洗可能是公认的细胞活力降低的原因（Miron等，2011）。尽管可以通过骨过滤器收获活性骨细胞和成骨细胞，但生长因子的浓度显著降低（Chiriac等，2005；Miron等，2011）。此外，一些研究显示这样收集的骨有细菌污染的风险（Young等，2001；Manzano-Moreno等，2015）。

如果使用小的自体骨颗粒，在骨缺损的暴露面积比较大时，它们将呈现出有利的表面覆盖率，增加了生长因子的表达，与较大的骨颗粒相比也加快了吸收的速率（Pallesen等，2002）。这些从自体骨屑释放到周围环境中的生长因子的旁分泌功能称为骨调理介质（BCM）（Caballé-Serrano等，2014）。蛋白质组学分析显示BCM含有超过150种不同的生长因子，这可能有助于移植物整合的整个过程（Caballé-Serrano等，2014）。

目前尚不清楚这些自体骨屑在植入骨缺损后随着时间的推移如何改变其信号传递参数，但它们可以通过在缺损位点释放多种生长因子和细胞因子来促进新骨形成，从而影响局部环境（图6a～d）。

块状自体骨。由于外伤、疾病或拔牙后牙槽嵴改变而引起的美学位点的较大牙槽骨缺损的重建仍然是牙种植学的挑战。重建大面积水平向骨缺损的有效治疗方案是使用来自下颌支或正中联合的自体皮质-松质骨块（Buser等，1996；von Arx和Buser，2006；Chiapasco等，2006；Nyström等，2009；Cordaro等，2011；Khoury和Hanser，2015）。与颗粒状自体骨相比，块状自体骨机械性能更加稳定，从而显著更好地保留增加的体积（Rocchietta等，2016）。

块状自体骨移植存在一些缺陷：（1）与获取块状骨相关的额外发病率；（2）缺乏长期研究；（3）原始骨增量体积的显著吸收（18%～60%）（Widmark等，1997；Ozaki和Buchman，1998；Antoun等，2001；Cordaro等，2002；Araújo等，2002；Donos等，2002；Maiorana等，2005；Sbordone等，2009；Cordaro等，2011；Dasmah等，2012）。

为防止吸收现象出现，已经提出了通过非交联胶原膜和无机牛骨矿物质（ABBM）保护自体骨的措施（Proussaefs和Lozada，2003；Maiorana等，2005；von Arx和Buser，2006；Cordaro等，2013）。最近一项为期10年的研究表明，块状自体骨移植之后的位点植入种植体并使用GBR技术显示有利的结果，成功率为98.1%，移植物再吸收率仅为7%（Chappuis等，2017）。块状自体骨的应用在"国际口腔种植学会（ITI）口腔种植临床指南"系列丛书的第七卷中（Cordaro和Terheyden，2014）有详细描述（图7a～y）。

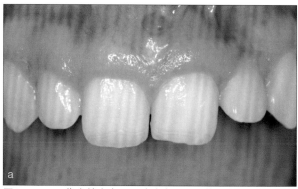
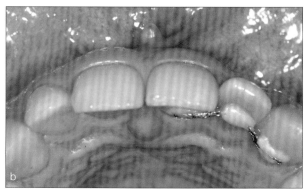

图7a，b　一位女性患者，正畸治疗之后显著的牙根吸收。她属于薄龈表型低弧线形龈缘。尽管与邻牙夹板固定，上颌左侧侧切牙仍表现出进行性松动

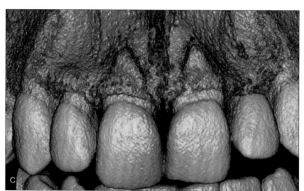
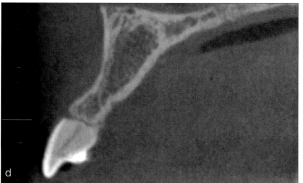

图7c，d　CBCT显示上颌左侧侧切牙牙根完全吸收，牙槽嵴宽度2.2mm，伴有显著的牙根尖区倒凹，无法进行同期种植体植入

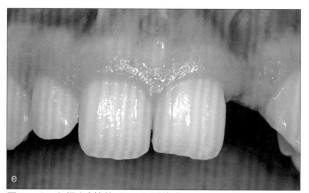
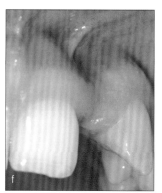

图7e，f　上颌左侧侧切牙不翻瓣拔除6周之后，软组织完全愈合，显示牙槽嵴尤其在根尖区明显凹陷

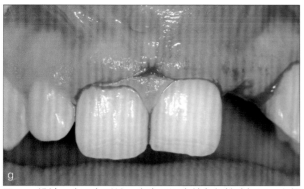

图7g 设计一个三角形瓣，在尖牙远中轴角行松弛切口，上颌右侧中切牙至上颌左侧中切牙位点行龈乳头基部切口获得充足的外科术区

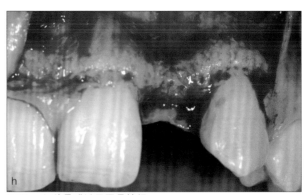

图7h 翻黏骨膜瓣暴露骨缺损

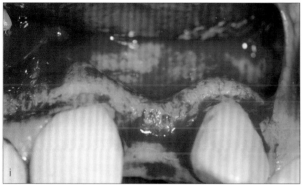

图7i 牙槽嵴宽度不足，显著的根尖区骨缺损，无法进行正确的三维维度上以修复为导向的种植体植入

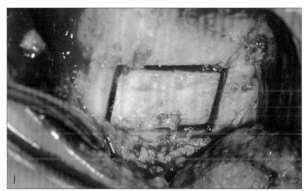

图7j 自颏部取块状自体骨

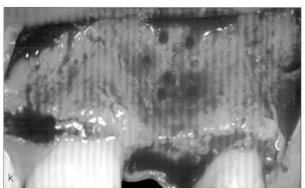

图7k 受区位点皮质骨用直径1mm的细直径球钻备孔

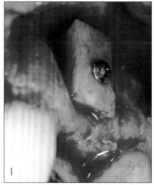

图7l 块状骨通过拉力螺钉（Medartis, Basel, Switzerland）固定

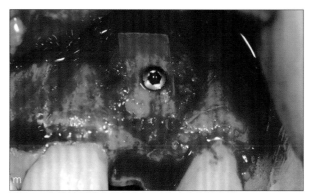

图7m　自体骨屑填充骨块和受区位点之间的空隙

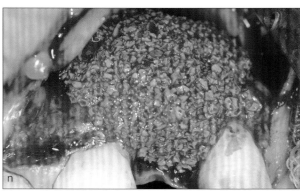

图7n　为使骨增量位点吸收最少，块状自体骨被一层低骨替代率的生物材料保护（Bio-Oss，Geistlich Pharma，Wolhusen，Switzerland）

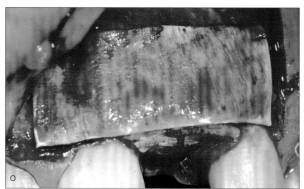

图7o　覆盖双层非交联胶原膜以提供长期的临时屏障

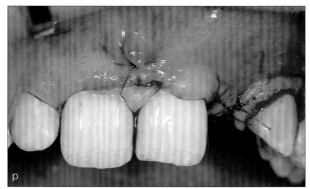

图7p　骨膜松弛之后，初期创口关闭保护植骨位点

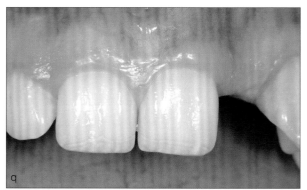

图7q　无干扰愈合6个月之后获得了充足的骨和软组织量，计划再次手术

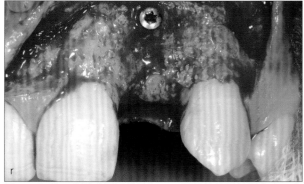

图7r　与第一次手术行同样的切口，翻黏骨膜瓣暴露位点。多数牙槽嵴区域仅发生了极小的骨吸收，而骨增量位点只发生了极少的骨量变化

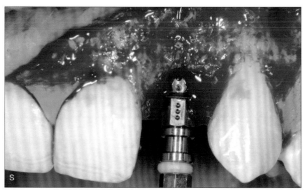
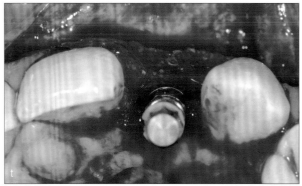

图7s，t　使用以修复为导向的植入程序植入1颗种植体（骨水平，窄十字锁合，3.3mm×10mm；Straumann）。种植体肩台位于缝线根方3mm，切缘腭侧1mm（t）

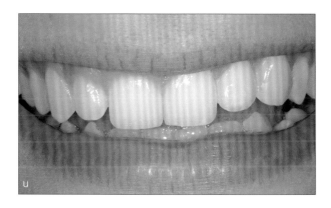
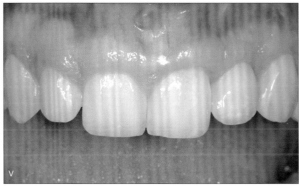

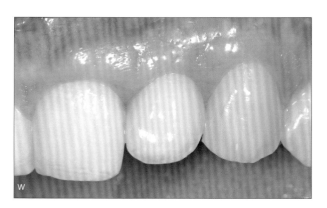
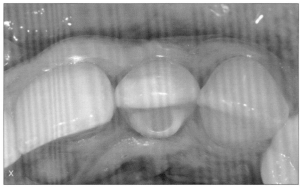

图7u～y　3年随访时良好的美学效果，美观的修复体和稳定的唇侧轮廓，骨高度和厚度充足。放射线片显示稳定的种植体周骨高度

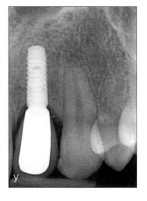

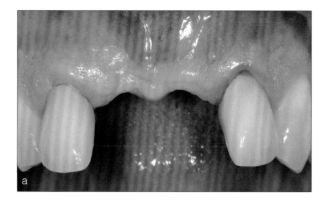

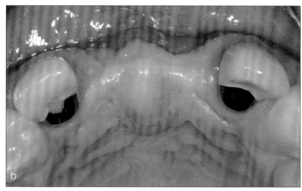

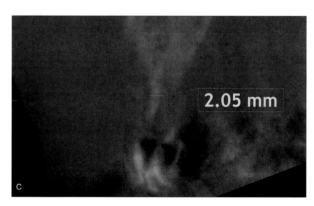

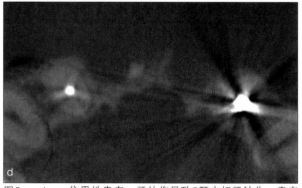

图8a~d 一位男性患者，牙外伤导致2颗中切牙缺失。患者为薄龈表型低弧线形龈缘。CBCT显示牙槽嵴宽度不足，仅为2mm，包括扩大的切牙孔

4.2.2 同种异体骨

同种异体骨克服了获取自体骨的局限性，如可获性问题和发病率，但它们还有其他局限性，如宿主差异性和/或成本高（Gruskin等，2012）。

关于同种异体材料的使用与疾病传播风险之间的关联始终存在争议（Palmer等，1999；Traore等，2013）。消除同种异体材料的这一主要顾虑需要组织处理、灭菌和蛋白质失活。因此，暴露于−70℃以下的温度的冷冻同种异体骨，将引发比冻干的同种异体骨更强的免疫反应（Ehrler和Vaccaro 2000；Shegarfi和Reikeras，2009）。在冻干的同种异体骨（FDBA）中，骨被冷冻、脱脂和脱水。最后，在脱矿冻干的同种异体骨（DFDBA）中，用盐酸去除无机结构骨矿物质以暴露沉积在骨基质中的骨诱导性分子（Holtzclaw等，2008）。然而，由于去除了骨矿物质，DFDBA导致机械阻力丧失，因此在必须要考虑机械稳定性的情况下不适合使用。

总之，同种异体移植物处理越强烈，免疫反应越弱。然而，骨诱导和骨引导的特性将下降（Kolk等，2012）。

同种异体骨有许多不同的形状：包括皮质-松质骨或皮质骨，松质骨屑或脱矿骨基质。同种异体骨既可以来源于尸体骨源，又可以来自关节成形术的活体供体。尽管同种异体骨缺乏活的细胞材料，但生长因子如BMP存在于细胞外基质中（Reddi，2000）。Urist有一个关键的发现，即当植入肌肉时，脱矿的冻干兔骨段引导新骨形成（Urist，1965）。因此，脱矿同种异体移植材料可以被认为具有骨诱导性。然而，BMP的浓度低于自体骨。关于该浓度是否具有任何临床意义一直存在争议（Boyan等，2006；Chappuis等，2012）。

颗粒状同种异体骨。某些研究报道了成功使用冻干骨和脱矿冻干骨进行骨增量并同期种植体植入（Fugazzotto，1997；Park等，2008）。在美国，同种异体骨被广泛使用；在欧洲，法规限制了人体骨骼的采集，这限制了颗粒状同种异体骨在临床的

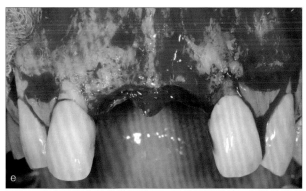

图8e 在尖牙远中轴角做松弛切口行梯形瓣设计，龈乳头基部切口获得充分的手术位点入路

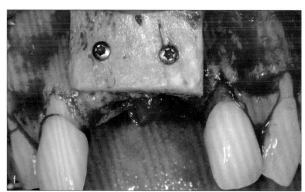

图8f 小球钻进行皮质骨穿孔之后将块状同种异体骨植入手术位点，用拉力螺钉系统固定（Medartis）

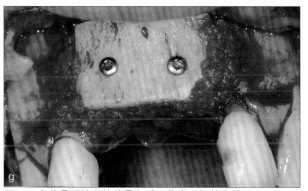

图8g 自体骨屑填充块状骨和受区位点之间的空隙

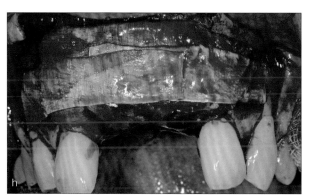

图8h 为了减少骨增量位点的骨吸收，骨块被一层低替代率的生物材料保护，之后覆盖双层非交联胶原膜（Bio-Oss/Bio-Gide；Geistlich Pharma）

普及。

块状同种异体骨。脱矿块状同种异体骨联合使用可吸收膜，可能是分阶段种植体植入程序的可行治疗方案（Keith等，2006；Nissan等，2011）。然而，最近的数据表明，在植入同种异体骨的种植体周围，后期有部分或全部移植骨块丧失的发生率较高（Chiapasco等，2015a；Chiapasco等，2015b）。

最近，一项对块状新鲜冷冻同种异体骨与块状自体骨进行的比较表明，骨块结构显著影响骨的结合和改建。似乎，块状同种异体皮质骨活性骨量最少，而块状自体皮质-松质骨随着时间的推移骨吸收最多。与块状自体骨相比，移植之后6~8个月，只有一小部分同种异体骨是由活性骨组成的（Spin-Neto等，2015）。

一项系统性评述得出的结论是，对于块状同种异体骨的临床研究中包括相对较少的干预措施，而且种植体没有长期的随访。因此，块状同种异体骨不能提供足够的证据来确定移植骨块结合、牙槽嵴增量和长期牙种植体存留的治疗效果（Waasdorp和Reynolds，2010）（图8a~u）。

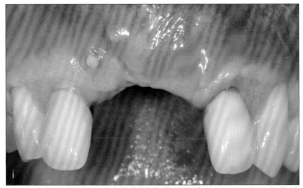 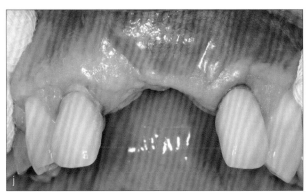

图8i　4个月之后，可以观察到非常小的缺损以及同种异体骨块部分丧失

图8j　6个月之后，位点愈合并显示充足的骨和软组织量

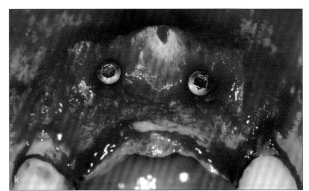 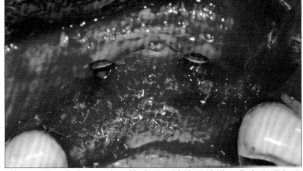

图8k，l　选择与第一次手术相同的切口，翻黏骨膜瓣来暴露位点。然而，增量位点显示在牙槽嵴顶区域的原始增量位点出现部分吸收（k），牙槽嵴顶的宽度有明显改善（l）

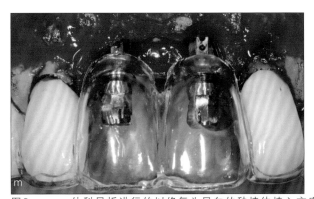 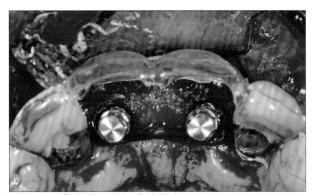

图8m，n　外科导板进行的以修复为导向的种植体植入方案，植入2颗骨水平窄直径种植体（BL，4.1mm×10mm；Straumann）。种植体肩台植入缝线下方3mm，切缘腭侧1mm，种植体之间间隔3mm

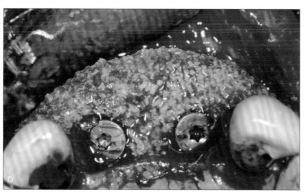 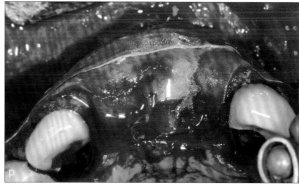

图8o，p 再次植骨，第一层为自体骨屑，第二层为去蛋白牛骨矿物质（DBBM），然后为非交联胶原膜（Bio-Oss/Bio-Gide，Geistlich Pharma）

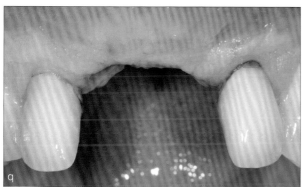 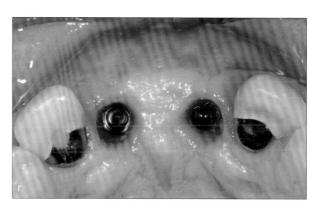

图8q，r 愈合12周之后，连接基台

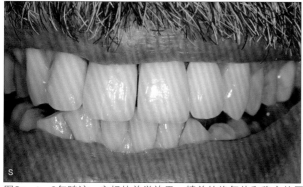 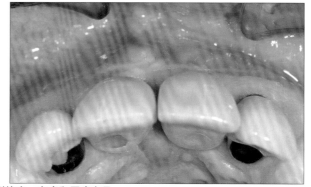

图8s，t 2年随访。良好的美学效果，精美的修复体和稳定的唇侧轮廓，高度和厚度充足

图8u 放射线片。稳定的种植体周骨高度

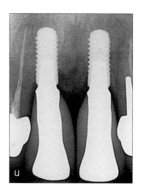

4.2.3 异种骨

颗粒状异种骨。 在市面上可以买到源自动物、珊瑚或海藻等多种异种骨。在口腔外科和牙种植学领域中文献支持最多的骨代用品是去蛋白牛骨矿物质（DBBM）（Jensen和Terheyden，2009）。关于异种骨，特别是源自天然骨的异种骨，已经进行了大量的研究。可以通过加热或化学作用去除有机组分，以确保该材料为惰性并且仍然具有生物相容性。然而，去蛋白可能会影响生物材料的成骨行为。两种相同来源的牛异种骨分别通过化学和高温方法去蛋白，当植入兔胫骨时显示出非常不同的骨引导能力（Jensen等，1996）。异种骨的吸收不如自体骨或同种异体骨明显（Buser等，1998；Jensen和Terheyden，2009）。DBBM是否真正生物可吸收仍然存在争议（Berglundh和Lindhe，1997；Busenlechner等，2012）。即使在移植后可观察到破骨细胞样细胞（Piattelli等，1999；Jensen等，2014；Jensen等，2015），但在日常实践中，一旦骨结合成功完成，某些异种骨可被认为接近不可吸收。

块状异种骨。 块状异种骨被用于水平向牙槽嵴增量。临床前数据比较块状自体骨和块状异种骨产生的牙槽宽度相似。但在组织学上，块状异种骨主要嵌入结缔组织中，仅在块状异种骨的基部存在有限的新骨长入（Araújo等，2002；Schwarz等，2008）。在块状异种骨愈合之后的第二阶段手术中，植入块状异种骨中的种植体并不能促进骨结合，尽管植入的种植体与位点原来本身骨发生骨结合而获得稳定性（De Santis等，2012）。

4.2.4 异质骨

异质骨代用品代表了由不同材料制成的大量化学多样性生物材料，最常见的是磷酸钙（磷酸三钙、羟基磷灰石、磷酸钙水泥）、生物活性玻璃或聚合物。异质材料具有高生物相容性并且支持骨形成，并且有不同的吸收率（Jensen等，2007）。尽管如此，它们对骨的诱导特性仍然不如自体骨（Jensen等，2007）。

羟基磷灰石（HA）是天然骨骼的主要无机成分，并且在天然磷酸钙中溶解度最低，因此它通常可以抵抗生理性吸收。另一方面，β-磷酸三钙（β-TCP）也表现出骨引导性能，但吸收太快（Jensen等，2006；Jensen等，2007）。在具有临床挑战性的骨缺损形态中，例如侧方牙槽嵴增量，β-TCP的吸收速率太快，因此空间维持能力仅限于新骨形成来稳定增量的体积（von Arx等，2001）。

在双相磷酸钙则组合了HA和β-TCP。受益于HA的稳定空间维持特性和β-TCP的可降解特性（LeGeros等，2003）。一项随机对照试验发现，合并种植体周围裂开式骨缺损垂直向骨缺损的骨再生，双相磷酸钙与DBBM类似（Van Assche等，2013）。尽管结果令人兴奋，但需要进一步的长期临床研究以证明其与DBBM相当。

更多关于生物材料的深层信息，请查看ITI在线学院由Simon S. Jensen医生提供的学习单元"骨增量的生物材料"（需付费）。登录academy.iti.org查看其他在线学会提供的信息。

4.3 生物制剂

4.3.1 生长因子

为了减少获取大量的自体骨，已有研究在甄别潜在的生长因子。生长因子能够调节细胞增殖、细胞活性、趋化性和/或细胞分化，并且已经在牙科应用的动物实验中进行测试（Schliephake，2002；Bosshardt，2008；Jung等，2008a）。

在创口愈合期间，分子学和细胞学机制的复杂序列是极其精致的，而且难以模仿，这仍然是组织工程策略中的挑战。虽然体外研究越来越多地揭示单个生长因子的作用，但是当把它们放到一个生物环境中，其复杂的正向和负向反馈循环往往是不可预期的。此外，生长因子的再生潜力还取决于用作递送系统和细胞向内生长的支架的载体材料（Chen等，2010）。

鉴定最有效的单个生长因子（BMP，TGF-β）或生长因子组合（BMP/VEGF，BMP-2/BMP-7）及其在不同缺陷中的释放概况可能改善在体内的骨诱导性能（Sigurdsson等，1996）。尽管对材料优化和生长因子组合需要进一步研究，但通过生物材料载体的生物活性因子的控制性释放，对于理想的骨修复显示出有巨大的潜力（Schwarz等，2008；Sigurdsson等，1996）。在组织再生过程中

起关键作用的重组形态发生素和生长因子的鉴定与生产，已经引起了极大的热情并进行了许多的临床试验，但许多的试验结果令人失望（Vo等，2012）。最近的进展突出了材料学和工程学在再生医学中生长因子传递的重要性（Lee等，2011）。

4.3.2 釉基质衍生物

釉基质衍生物（EMD）是由具有金属内切蛋白酶和丝氨酸蛋白酶活性的釉原蛋白与其他釉质蛋白质组成，似乎通过模拟牙周膜发育过程中发生的特定机制来促进牙周再生（Giannobile和Somerman，2003；Mao等，2006）。虽然尚不清楚EMD在这些复杂的上皮/间充质相互作用中的确切作用，但有一些人体对照临床试验已经证明EMD可以促进牙周再生（Pontoriero等，1999；Tonetti等，2002；Sculean等，1999）。有证据表明EMD有助于创口愈合和牙周再生（Bosshardt，2008）。EMD可能导致支持性骨缺损比非支持性骨缺损更多的骨形成（Rathe等，2009）。在骨上型缺损，EMD的影响似乎有限（Graziani等，2014）。一些研究表明EMD通过诱导新骨形成促进骨内种植体周骨小梁的初始生长，但这需要进一步的研究来证实（Rathe等，2009）。

4.3.3　自体血小板浓缩物

已知血小板含有许多参与骨愈合的生长因子（Khan等，2000）。按照患者全血中的生理比例很容易且经济地获得这些自体生长因子（Marx等，1998；Roffi等，2013），有几种技术已被应用。尽管许多科学家和临床医生在骨科和口腔外科手术中使用了血小板浓缩物，但它们对骨再生的影响仍然存在争议——一些学者观察到了有利的作用，而其他人则认为它们的使用是无关紧要的（Jensen等，2005；Intini，2009）。

最近的一项系统性评述显示，我们的理解尚处于初步阶段，许多方面还有待澄清，例如血小板浓缩的最佳方案和应用方法（Roffi等，2013）。自体血小板浓缩物也被用于拔牙窝愈合和牙槽嵴保存。血浆浓缩物可能加速拔牙窝的愈合和软组织上皮形成，并减少术后疼痛和不适。然而，到目前为止还没有证据证实血浆浓缩物可以改善硬组织的再生（Moraschini和Barboza，2015）。

4.4 屏障膜

20世纪80年代后期发展出了使用屏障膜的引导骨再生（GBR）原理，用于临床前研究治疗种植体周骨缺损和骨增量（Dahlin等，1990；Schenk等，1994）。已经使用不同类型的膜来防止非成骨性结缔组织细胞向再生中的骨缺损内生长。在过去的27年中，各种屏障膜已被开发用于GBR。

选择合适的屏障膜的标准包括生物相容性、细胞隔离、组织整合、空间维持能力、适当的临床可操作性以及对并发症的敏感性（Bornstein等，2009c）。膜可以分为可吸收/生物可吸收和不可吸收生物惰性膜（表3）。

表3 屏障膜分类

	优点	缺点
不可吸收膜 • 聚四氟乙烯膜（PTFE） • 膨体聚四氟乙烯膜（ePTFE） • 钛加强膨体聚四氟乙烯膜（ePTFE）	+ 长时间的屏障作用	− 需要二次手术取出膜 − 技术敏感性 − 膜暴露和感染 − 需要机械固定
生物可吸收膜 • 天然聚合物（胶原） • 人工合成聚合物（聚乙醇酸，聚乳酸，聚乙二醇等）	+ 无须二次手术 + 发病率减少 + 外科程序简单	− 可能引起不利的组织反应 − 屏障功能持续时间不可控 − 需要机械支撑避免膜塌陷

4.4.1 不可吸收膜

不可吸收的生物惰性膜持续保持其屏障功能，直到它们被取出。膨体聚四氟乙烯（ePTFE）膜GBR程序在临床方面有充分的文献证实（Dahlin等，1990；Buser等，1990；Jovanovic等；1992；Simion等，1994b；Buser等，1996）。ePTFE是一种具有多孔结构的合成聚合物，不会引起免疫反应，并能抵抗宿主细胞和微生物的酶促降解。在ePTFE膜中加入钛支架可增加其维持空间的能力，并可使膜独立成形（Simion等，1998）。在空间维持和新骨形成水平之间观察到了良好的相关性（Polimeni等，2005）。与传统的膨体聚四氟乙烯相比，钛加强的高密度聚四氟乙烯薄膜显示出优越的再生能力，这是由于改善后的机械支撑对抗了覆盖软组织的压力（Jovanovi等，1995；Carbonell等，2014）。

ePTFE膜的主要缺点是在膜过早暴露时软组织并发症的易感性，显示并发症率高于可吸收性膜（Augthun等，Chiapasco和Zaniboni，2009）（图9a，b）。另一个缺点是需要在第二次手术中取出膜，这会增加发病率。

为避免这些缺点，开发了致密PTFE（dPTFE）膜。同ePTFE膜一样，是生物惰性的、细胞隔离的，并且可以钛加强。与ePTFE膜不同，它们在愈合期间暴露时不易感染，并且易于取出。然而，到目前为止，临床科学文献非常有限（Carbonell等，2014）。

4.4.2 可吸收膜

可吸收膜的开发，避免了取出膜的第二次手术，这可以降低发病率。尽管如此，可吸收膜有一些缺点。首先，屏障功能的持续时间可能会有相当大的差异（Gielkens等，2008）。其次，降解过程可能会干扰创口愈合过程。最后，屏障功能的持续时间是一个关键问题，因为这些膜应该保持至少4~6周，以使组织再生成功（Piattelli等，1996；Milella等，2001）。由于膜塌陷和早期脱落的风险，可吸收的膜应该由低替代率的骨填充物支撑，以避免早期塌陷并维持增加的骨量（Hürzeler等，1997）。因此，可降解膜避免了取出手术并显示出更好的生物相容性。但是仍然存在挑战，例如，如果膜在手术过程中以及随后的愈合期迅速降解并且产生不利的机械性能，会受到外部组织侵袭（Fujihara等，2005；Bottino等，2012）。

胶原膜。胶原蛋白是细胞外基质的主要成分。大多数市售的胶原膜是由Ⅰ型胶原或Ⅰ型和Ⅲ型的组合，源自牛腱、牛真皮、小牛皮或猪真皮（Bunyaratavej和Wang，2001）。由于胶原蛋白膜具有优异的细胞亲和性和生物相容性，因此在GBR程序中胶原膜是合成聚合物的有效代用品（Hürzeler等，1998）。胶原膜的优势被描述为止血、快速血管化、牙周和牙龈成纤维细胞的趋化性、低免疫原性和易于手术操作（Schlegel等，1997）。

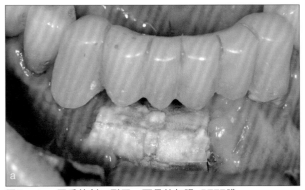
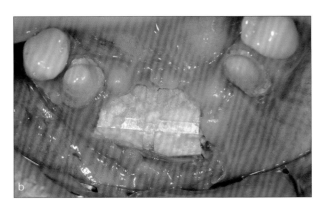

图9a，b 严重的创口裂开，可见钛加强ePTFE膜

虽然胶原膜似乎对组织更友好，但据报道它们具有不良的机械性能和可变的降解特征（Hürzeler等，1998；Strietzel等，2006；Rothamel等，2012）。通过交联胶原纤维，屏障功能可以延长，但交联过程仍然与组织整合较差、血管化延迟和炎症细胞侵入增加相关（Rothamel等，2005；Bornstein等，2009b）。

高分子聚合物膜。合成的可吸收膜是聚酯纤维，例如聚乙醇酸交酯（PGA）、聚交酯（PLA）、碳酸三甲酯（TMC）或它们的共聚物，据报道是有效的（Simion等，1997）。然而，这些膜可能存在与其降解产物相关的缺点（von Arx等，2005）。

聚乳酸/聚乙醇酸共聚（PLGA）膜在临床前和临床研究中显示出具有前景的结果（Miguel等2009；Zwahlen等，2009）。市售的聚酯基膜显示出高的初始拉伸强度，但在培养4周之后丧失结构和机械性能（Milella等，2001）。最近的一项研究比较了改良的PLGA膜与ePTFE对照，尚未发现有利某种膜的统计学证据。两组均观察到膜暴露的软组织并发症，以及波动性的再生骨量（Schneider等，2014）。需要更多的临床研究来提高这些膜的有效性。

聚（乙二醇）-（PEG-）基水凝胶可以作为以理想的细胞向内生长和稳定生物活性蛋白的原位形成基质（Lutolf等，2003）。PEG水凝胶以其生物相容性而闻名，并且目前用于多种医疗产品（Boogaarts等，2005；Wallace等，2001）。使用聚乙二醇进行原位聚合来进一步简化的临床处理的尝试，已经显示出会触发周围组织的异物反应（Wechsler等，2008）。至于机械性能，水凝胶本身只可能提供有限的稳定性。颗粒状骨代用品和水凝胶联合用于增强机械强度，实现了有效和局部骨再生（Jung等，2007a；Thoma等，2012；Thoma等，2015）。然而，与生物体接触的合成材料的形成和应用，仍然对当今的生物医学材料研究是一项重大挑战（Lutolf和Hubbell，2005）。

4.4.3 功能性分级结构屏障膜的新进展

基于聚四氟乙烯膜（如需要进行第二次手术）和可吸收膜（如膜塌陷和早期降解的风险）的主要缺点促进了对屏障膜材料替代的研究（Bottino等，2012）。

纳米材料技术的进步已经引起人们对电纺丝等方法的兴趣增加，电纺丝被认为是用于制造纳米纤维支架或膜的有效技术（Huang等，2003）。这些电纺纳米纤维材料更接近地模拟细胞外基质蛋白，并已被用作药物释放的控制释放储库和用作组织工程的人造基质（Goldberg等，2007）。顺序排列的纺丝已用于制造具有不同分层结构的管状支架以增加机械性能并允许定制降解（Thomas等，2009；McClure等，2010）。

几个研究小组已经研究了使用具有功能性分级结构屏障膜，在愈合期间保持足够的机械性能、可预测的降解速率和生物活性的可能性（Bottino等，2012；Giannobile和Somerman，2003；Liao等，2005；Chen等，2011；Erisken等，2008）。这些膜将由在骨-膜界面上的磷酸钙基纳米粒子或生长因子刺激骨形成，而在软组织-膜界面释放的抗菌药物将抑制细菌的定植（Bottino等，2012）。

更多关于骨移植的深层信息，请查看ITI在线学院由Andreas Stavropoulos医生提供的学习单元"骨移植的生物学原则"（需付费）。登录academy.iti.org查看其他在线学会提供的信息。

更多关于引导骨再生的深层信息，请查看ITI在线学院由Nikolaos Donos医生提供的学习单元"引导骨再生——成功的因素"（需付费）。登录academy.iti.org查看其他在线学会提供的信息。

更多关于GBR应用的深层信息，请查看ITI在线学院由Daniel Buser医生提供的学习单元"如何在种植患者中应用GBR"（需付费）。登录academy.iti.org查看其他在线学会提供的信息。

更多关于骨再生材料的深层信息，请查看ITI在线学院由Nikos Mardas医生提供的学习单元"骨再生材料的改进"（需付费）。登录academy.iti.org查看其他在线学会提供的信息。

更多关于轮廓扩增的深层信息，请查看ITI在线学院由Simon S. Jensen医生提供的学习单元"水平向或轮廓骨增量的现有方法"（需付费）。登录academy.iti.org查看其他在线学会提供的信息。

5 获得理想美学效果的外科考量

V. Chappuis, S. Chen, D. Buser

随着牙科进入新时代，研究集中在更好地理解牙槽骨愈合、骨结合和组织再生的生物学过程（Berglundh和Giannobile，2013）。这些方面对进一步促进可预期的和成功的种植体治疗方案的发展至关重要，其最终目标是提供高质量的治疗效果（Berglundh和Giannobile，2013）。牙种植日益增加的美学需求仍然是临床实践中的一项挑战，并且对前上颌成功的种植体支持式修复体来说变得至关重要（Belser等，2009）。

严格评估系统性、口腔、美学和解剖的风险因素是选择最合适的治疗方法的关键，该方法可提供成功的结果、具有高可预测性和低并发症风险（Chen和Buser，2009）。

对于临床医生而言，重要的是要了解所有这些治疗方案具有的相关优点和缺点。本章的目的是根据现有文献的证据，解释这些选择之间的差异，以支持临床医生的决策过程。

5.1 美学区拔牙后牙槽嵴尺寸变化

为了获得美学上的成功，天然牙列的自然的软组织和硬组织结构的再生是首要关注的问题。在目前的牙科研究中，拔牙后的愈合过程及其相关的尺寸变化——硬组织和软组织变化已成为一个重要的研究课题（Araújo等，2015a）。

前上颌的美学效果的一个关键先决条件是牙槽嵴有足够的三维骨量，包括足够厚度和高度的完整唇侧骨壁，并有正确的以修复为导向的种植体植入位置（Buser等，2004a；Grunder等，2005）。唇侧骨的解剖缺损对美学有负面影响，并且是并发症和失败的关键因素（Chen和Buser，2009）。临床医生需要了解这些发生于前上颌拔牙和种植之后的生理性尺寸变化。基于这些知识，临床医生将能够选择最合适的方案和最合适的生物材料。

5.1.1 不翻瓣微创拔牙

尽管拔牙被认为是一种简单直接的手术，但应谨慎行事，并了解牙槽嵴尺寸的改变将随之而来（Araújo等，2015b）。牙拔除是创伤性操作，因为它们会破坏血管结构并对软组织和相关的牙周韧带造成损害（Cardaropoli等，2003）。

因此，应尽可能应用包含不翻瓣方法的最小创伤的微创拔牙。与全厚瓣相比，不翻瓣拔牙已被证明可以减少早期愈合阶段（拔牙之后4~8周）的骨丧失量（Fickl等，2008）。然而，翻瓣或不翻瓣治疗愈合6个之月后没有观察到骨丧失的差异（Araújo和Lindhe，2009a）。因此，选择早期种植方案时应始终考虑不翻瓣拔牙（Buser等，2008b）。

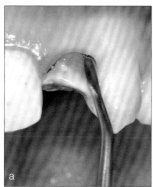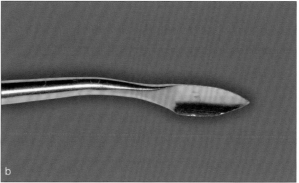

图1a，b　用牙周刀轻柔切割牙周纤维韧带小心使牙根松动

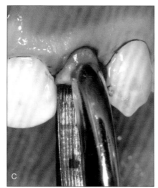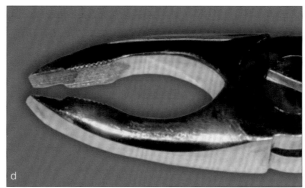

图1c，d　金刚喙拔牙钳在拔除残根时帮助放置脆弱的牙龈受伤

　　拔牙本身应该在对薄的唇侧骨壁不施力的情况下进行。一些新的手术器械可用于帮助微创拔牙，如牙周刀（图1a～d；V. Chappuis医生）、超声骨刀（图2a～h；V. Chappuis医生）和垂直拔牙装置（图3a～g；V. Chappuis医生）。

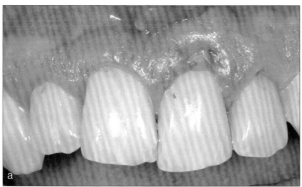
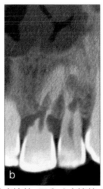
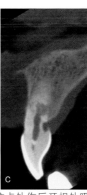
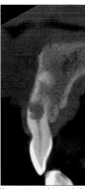

图2a~c 这位患者，锥束计算机断层扫描（CBCT）确认了上颌右侧侧切牙和左侧侧切牙位点外伤后牙根外吸收。2颗牙都无法保留需要拔除。由于牙根粘连，并且在骨内折断，用超声骨刀进行创伤最小的拔除

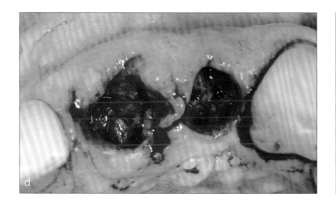
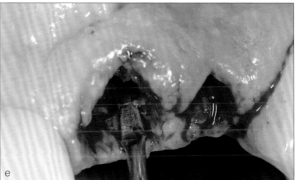

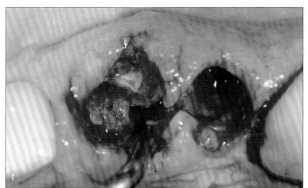
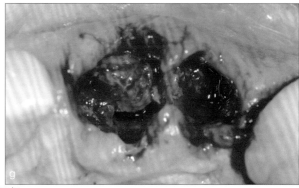

图2d~g 用超声骨刀切割牙周韧带纤维来减轻创伤，不翻瓣拔除牙根

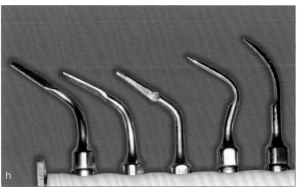

图2h 不同的超声骨刀器械可以用于微创拔牙

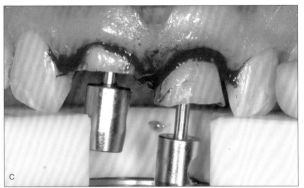

图3a   移除牙冠之后预备卡槽

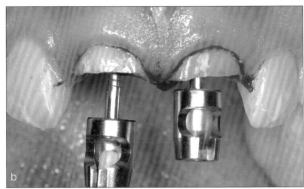

图3b   用螺钉刀旋入螺钉插入适配器

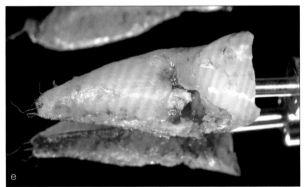

图3c   应用Benex装置将拉力绳钩在螺钉适配器上

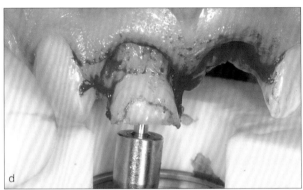

图3d   使用轴向定位为Benex装置提供强力支持，2个牙根垂直向拔除对唇侧骨壁作用力最小

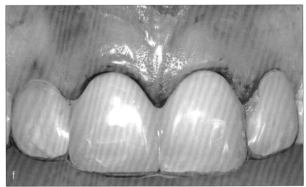

图3e   拔下的牙根显示颈部区域明显吸收

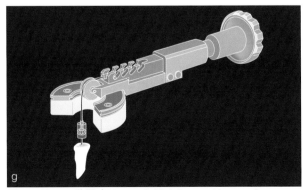

图3f   戴入真空压膜式临时义齿

图3g   Benex装置（Hager & Meisinger, Neuss, Germany; Helmut Zepf Medizintechnik, Tuttlingen, Germany）

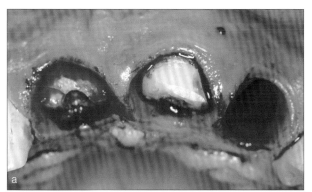

图4a　去除进入骨内折断的牙冠之后的情况

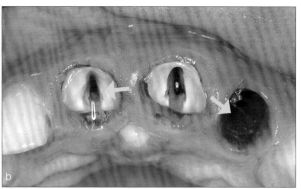

图4b　沿长轴方向分离牙根的情况。用这种方法，由于多数力量直接作用于近中和远中的组织，作用于菲薄的唇侧骨板的力量被减少

如果不应用此技术，建议牙根沿着长轴进行颊舌向分离将作用于唇侧骨壁的力降至最低，然后分别取出牙根碎片（图4a，b；V. Chappuis医生）。

更多关于微创拔牙技术的深层信息，请查看ITI在线学院由Eduardo R. Lorenzana医生提供的学习单元"微创拔牙技术"（需付费）。登录academy.iti.org查看其他在线学会提供的信息。

更多关于拔牙后愈合的深层信息，请查看ITI在线学院由Stephen Chen医生提供的学习单元"拔牙后的愈合——种植治疗和牙槽嵴维护的应用"（需付费）。登录academy.iti.org查看其他在线学会提供的信息。

更多关于拔牙后牙槽嵴改变的深层信息，请查看ITI在线学院由Stephen Chen医生提供的学习单元"拔牙后的牙槽嵴改变，美学的风险"（需付费）。登录academy.iti.org查看其他在线学会提供的信息。

5.1.2　拔牙后硬组织的尺寸变化

动物研究的尺寸变化。在比格犬的下颌前磨牙位点检查拔牙后的尺寸和结构变化（Cardaropoli等，2003；Araújo和Lindhe，2005）。这些代谢的变化始于是通过排列于拔牙窝束状骨的吸收。这与牙周韧带的血液供应中断有关，随后发现明显的破骨细胞活动（Cardaropoli等，2003；Araújo和Lindhe，2005）。

由于束状骨是一种依赖于牙的结构，它在拔牙后被逐渐吸收，导致犬下颌前磨牙位点的唇侧骨垂直向丧失2.2mm（Araújo和Lindhe，2005）。相反，在舌面方面观察到很少的骨吸收。这种现象归因于更薄的唇侧骨壁。

在一项犬的实验研究中观察到当唇侧骨壁厚度为2mm时，可以完全维持唇侧骨壁（Qahash等，2008）。然而，拔牙后的尺寸变化似乎与另外几个因素有关，包括拔牙时的创伤、剩余骨壁缺乏功能性刺激、牙周韧带缺乏和基因信息等（Araújo等，2015b）。

临床研究中的尺寸改变。 在患者中，90%的临床情况中唇侧骨壁厚度小于1mm，并且在大约50%的病例甚至小于0.5mm（Huynh-Ba等，2010；Braut等，2011；Januário等，2011；Vera等，2012）。这些薄骨壁表型，唇侧骨壁厚度为1mm或更小，在愈合8周之后表现出进行性骨吸收，平均垂直向骨丧失为7.5mm或之前骨高度的62%（Chappuis等，2013b）。相比之下，厚度超过1mm的厚骨壁型患者的平均垂直向骨丧失仅为1.1mm或之前骨壁高度的9%。

在具有健康邻牙的单颗拔牙位点，这些变化主要发生在拔牙窝的中央区域，而不翻瓣拔牙的邻面区域几乎保持不变。在拔牙窝愈合8周之后，这种邻面区域的骨丧失最小，在唇侧骨壁吸收位点形成了二壁型骨缺损形态，或者在具有完整的厚的唇侧骨壁的位点甚至是三壁型骨缺损。这种二壁型甚至三壁型骨缺损形态被认为与单颗牙种植位点可预期的再生结果相关（Buser等，2009）。这些二壁型或三壁型骨缺损具有较高的再生能力，这归因于暴露的骨髓面积与待再生的缺损体积之间的比率（Schenk等，1994）（图5a～h）。

5.1.3　拔牙后软组织的尺寸变化

虽然唇侧软组织外观在实现上颌前牙的美学成功中起着关键作用（Belser等，1998），但是在拔牙位点软组织的尺寸变化的影响在临床研究中很少受到关注（Sculean等，2014）。

创伤愈合是一个复杂的过程，需要一个空间和暂时调节的表达（temporarily regulated expression）以及许多不同类型的组织和细胞之间的协调相互作用（Gurtner等，2008）。结果，拔牙窝愈合不仅导致下方骨的尺寸改变，而且也同样使被覆的软组织尺寸改变。被覆的唇侧软组织的尺寸变化及其对拔牙后骨改建的作用鲜为人知并且知之甚少（Chappuis等，2016a）。

大多数患者的前上颌唇侧软组织很薄，范围为0.5～1mm（Müller等，2000；Fu等，2010）。已经提出了游离龈和上皮下结缔组织来增加角化带和软组织体积（Thoma等，2014b）。较厚的软组织不仅具有容量较高的细胞外基质和胶原蛋白，而且还具有更丰富的血管分布，这增强了毒素的清除并有利于免疫反应（Hwang和Wang，2006；Nauta等，2011）。因此，较厚的软组织不仅在牙周手术中（Hwang和Wang，2006），而且在种植手术中（Evans和Chen，2008；Vervaeke等，2014）对创口愈合、黏骨膜瓣的处理和修复性创伤均表现出有利的反应。

在前上颌厚和薄的骨壁表型中的软组织厚度类似（Chappuis等，2016a）。值得一提的是，在拔牙后8周愈合期薄骨壁表型显示软组织厚度增加至7倍，而厚骨壁表型的软组织尺寸保持不变（Chappuis等，2016a）。

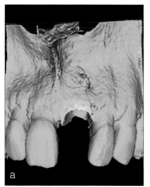 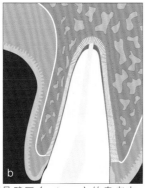 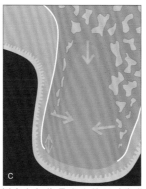 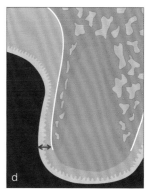

图5a～d　厚骨壁表型：在唇侧骨壁厚（>1mm）的患者中，唇侧中心部位骨发生的尺寸变化最小（a，黄色显示最小的骨丧失）。观察到最小1.1mm的垂直向骨丧失（b，c）。拔牙后8周的愈合期内唇侧软组织厚度保持不变（d，红色箭头）。（图5a转载自Chappuis等，2013b，已获《Sage》杂志许可；©国际＆美国牙科学研究协会）

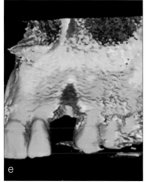 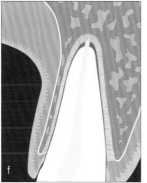 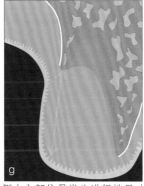 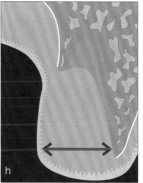

图5e～h　薄骨壁表型：对于唇侧骨壁薄（≤1mm）的患者，唇侧中心部位骨发生进行性尺寸改变，而邻面区域几乎保持不变（e，红色显示骨丧失明显）。观察到7.5mm的显著垂直向骨丧失（f，g）。这与唇侧软组织厚度的变化相反。唇侧软组织显示自发增厚，在拔牙后8周愈合期平均值增加4.8mm（h，红色箭头）。（图5e转载自Chappuis等，2013b，已获《Sage》杂志的许可；©国际＆美国牙科研究协会）

可以假设，唇侧快速吸收的薄骨壁有利于较高增生率的唇侧软组织向内生长。这些软组织细胞占据拔牙窝缺损中大部分的可用空间，有利于薄骨壁表型中的自发性软组织增厚。这与厚骨壁表型相反，后者牙槽骨提供了自包含的骨缺损，这又有利于来自牙槽窝骨壁和周围骨髓间隙的细胞向内生长。在唇侧骨吸收最少的部位，软组织向内生长仅发生在牙槽窝顶部。

其他研究也显示了拔牙后软组织增厚的趋势。一项研究描述了单纯拔牙位点或用骨代用品和胶原膜处理后的拔牙位点（Iasella等，2003）。经过4个月和6个月的愈合之后，学者报告单纯拔牙位点的软组织厚度（0.4mm）显著增加，而用屏障膜处理保护植骨材料的位点显著减少（-0.1mm）（Iasella等，2003）。

最近关于牙槽嵴保存的报告显示，与单纯拔牙相比，植骨位点的骨丧失较少（Jung等，2013）。然而，没有观察到明显的软组织轮廓变化，这意味着非植骨位点的软组织更厚（Schneider等，2014）（图5a～h；V. Chappuis医生）。

5.2 拔牙后位点保存的适应证

由于拔牙后尺寸改变是一个不可逆转和不可避免的过程，因此尝试通过即刻种植（Araújo等，2005）、即刻拔牙窝植骨（Araújo等，2015a）或唇侧骨板骨增量（Favero等，2013）来保存唇侧骨壁。尽管这些尝试未能阻止尺寸变化这一不可避免的生物学过程，特别是在保持牙槽骨体积方面，利用不同生物材料和使用屏障膜进行拔牙窝植骨可降低尺寸变化的程度（Avila-Ortiz等，2014）。

牙槽嵴保存适用于无法进行即刻或早期种植的病例。适应证可以分为患者特异性或位点特异性。牙槽嵴保存的患者特异性适应证，即患者年龄过小不能植入种植体，或因全身或经济原因需要推迟种植体植入的患者。位点特异性适应证与拔牙部位广泛的骨缺损有关。这种大的缺损需要部分骨愈合，使种植体植入在正确的三维位置以获得足够的初始稳定性。与种植体软组织缺损相关的位点可能需要软组织移植，以在种植体植入之前改善角化龈或软组织体积（图6）。

5.2.1 通过保留牙根进行牙槽嵴保存

防止牙槽嵴吸收的最早尝试是通过保留牙根来完成，主要目的是最大限度地提高可摘义齿的稳定性（Osburn，1974）。临床研究已经验证了这样的假设，即将之前的冠截短至骨水平，可以减少牙槽嵴的改变并有助于维持现有的骨量（Filippi等，2001；Andersson等，2003）（图7a～h；V. Chappuis医生）。

其他学者甚至建议在种植体植入的同时保留唇侧根片，目的是保持唇侧骨结构（Hürzeler等，2010）。然而，由于与患牙相关的骨折、腐蚀或策略等原因，种植体植入的同时保留牙根几乎不可能。如果受损的牙根与种植体密切接触，可能会对相应的种植体造成严重损伤（Langer等，2015）。

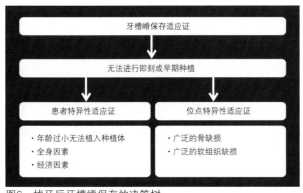

图6 拔牙后牙槽嵴保存的决策树

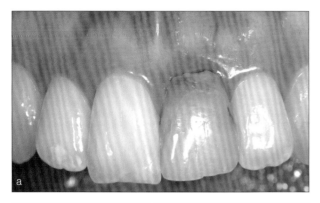

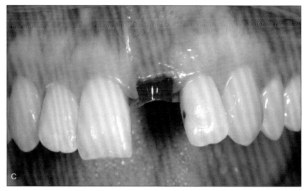

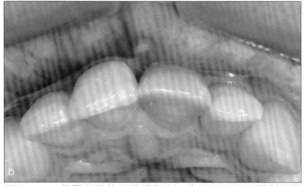

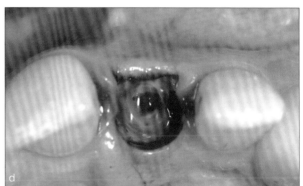

图7a，b　保留牙根的牙槽嵴保存：临床显示牙冠唇侧呈粉色，存在炎症相关的牙根吸收。患者正在旅行无法及时治疗，故选择保留牙根的牙槽嵴保存技术

图7c，d　截冠至低于骨的水平，留下的软组织二期愈合

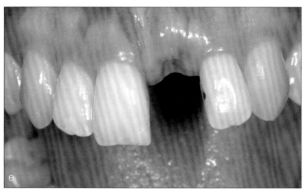

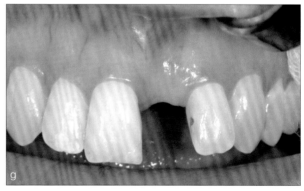

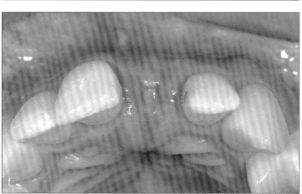

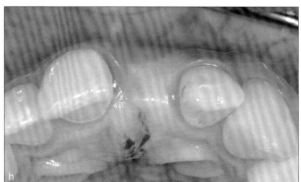

图7e，f　2周之后无干扰创口愈合

图7g，h　截冠1年之后：牙槽嵴被良好保存

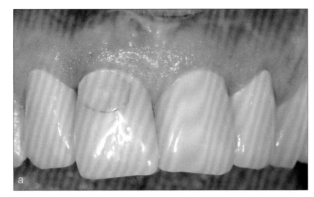

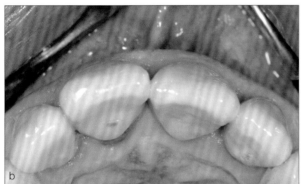

图8a，b　患者上颌右侧中切牙和上颌左侧中切牙位点反复感染

5.2.2　通过拔牙窝植骨进行牙槽嵴保存

近年来，由于其概念上的吸引力和技术的简单性（Christensen，1996），拔牙窝植骨已经普及。多种生物材料已被应用于许多研究中，包括自体骨、骨代用品（同种异体骨、异种骨和异质骨）、自血衍生产品和生物活性剂等（Darby，2009）。

在2012年骨科学共识研讨会上，大多数研究和系统性评述没有显示出各种生物材料与治疗方法之间的任何显著性差异。虽然初期创口关闭被认为是一个重要因素，但文献并未对不同技术进行有意义的比较（Hämmerle等，2012）。

最近的一项系统性评述显示，创口关闭、膜的使用以及异质骨或同种异体骨的应用与优异的效果相关，特别是对唇侧和舌侧中点高度的保存（Avila-Ortiz等，2014）（图8a～r；V. Chappuis医生）。

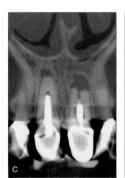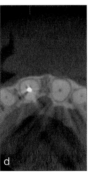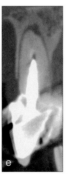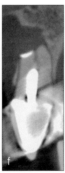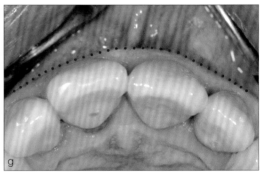

图8c～g　上颌右侧中切牙和上颌左侧中切牙拔牙之前上颌牙槽嵴前部以及牙槽嵴轮廓的CBCT扫描（冠状面、水平面和矢状面），显示根尖周病变伴有牙髓治疗不充分和牙冠密合度差

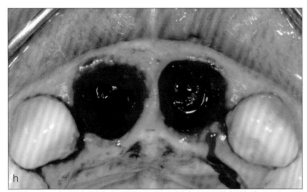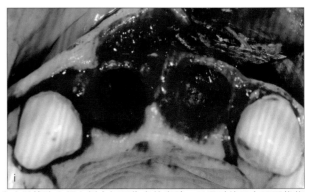

图8h，i　上颌右侧中切牙和上颌左侧中切牙微创拔除之后，翻一个小瓣摘除上颌左侧中切牙位点的囊肿，只通过拔牙窝不可能将其摘除

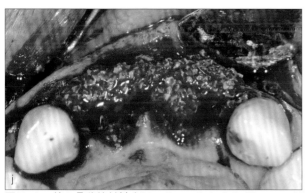
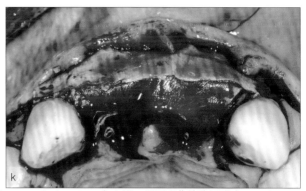

图8j，k　植入骨移植材料（Bio-Oss；Geistlich Pharma，Wolhusen，Switzerland）之后，用可吸收性胶原膜（Bio-Gide；Geistlich Pharma）覆盖

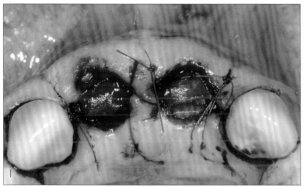
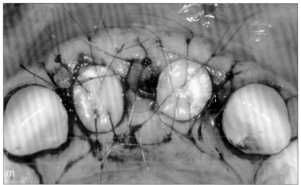

图8l，m　为了促进无张力伤口关闭但避免骨膜减张切口，用取自腭部的角化游离龈封闭拔牙后的软组织缺损，通过增加角化黏膜带在未来种植体周围建立功能和生物学稳定性

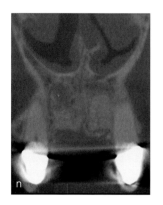
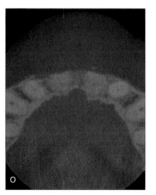
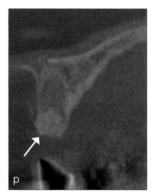
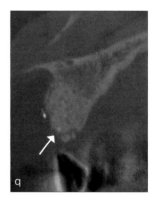

图8n～r　拔牙窝植骨6个月之后，前上颌和牙槽嵴轮廓的CBCT扫描（n～q；冠状面、水平面和矢状面）。根向获得了充足的骨量，但由于束状骨的吸收，大部分增量的体积在牙槽骨的嵴顶区域丧失。尽管进行了拔牙窝植骨，通过拔牙之前的牙槽嵴轮廓（r，蓝色虚线）与拔牙窝植骨后6个月的轮廓的叠加（绿色虚线），仍然可以直观地看到显著的尺寸改变

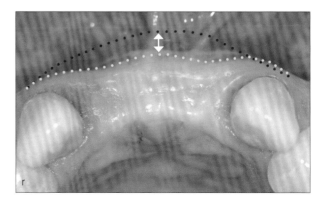

更多关于拔牙位点保存的深层信息，请查看ITI在线学院由Simon S. Jensen医生提供的学习单元"拔牙位点保存——何时以及如何循证"（需付费）。登录academy.iti.org查看其他在线学会提供的信息。

更多关于拔牙后牙槽嵴维护的深层信息，请查看ITI在线学院由Stephen Chen医生提供的学习单元"拔牙后牙槽嵴维护"（需付费）。登录academy.iti.org查看其他在线学会提供的信息。

5.3 软组织移植的适应证

在美学区，重建协调的软组织外形对成功的治疗效果非常重要。已经提出使用软组织移植增加角化黏膜或软组织体积，在牙和种植体周围建立功能和生物稳定性（Cairo等，2008；Thoma等，2009）。尽管对这些干预措施目前尚存在一些争议，但是一些参数还是提示了改善种植体周软组织是很有必要的（Thoma等，2009；Wennström和Derks，2012）。

5.3.1 增加角化黏膜带

20世纪90年代，有临床证据认为种植体周围角化黏膜（KM）的缺乏对种植体周软组织健康的维持并不起决定性作用（Wennström等，1994）。同时，可能与增加的骨吸收无关（Chung等，2006）。然而，近期的临床研究提示，更宽的角化黏膜可以更好地保护软组织和硬组织（Bouri等，2008），并且更有利于种植体的长期维护（Kim等，2009b）。此外，角化黏膜的缺乏会导致口腔卫生不佳以及更广泛的软组织退缩（Schrott等，2009；Lin等，2013a）。通过这些观察结果，临床上建议角化黏膜宽度为2mm（Adibrad等，2009）。

游离龈移植被认为是改善种植体周软组织缺损的可靠技术手段，也是增加角化黏膜宽度的最常用方法。最常见的游离龈移植的供区为角化的腭部，但是其色泽常常无法与邻近的软组织自然融合，可能导致美学效果受损。增加角化黏膜的成形程序包括根向复位瓣或前庭成形术（Palacci和Nowzari，2008），可以在种植手术前进行，也可以与二期手术同期，或在最终修复后进行。

最近的系统性评述提示，可以成功地应用各种各样的方法和材料。所有技术的应用都是基于根向复位瓣或前庭成形术与自体软组织移植（结缔组织移植）、游离龈移植或软组织代用品（脱细胞真皮基质，胶原基质）联合使用。在长达48个月的观察期中，这些技术增加了角化黏膜（Thoma等，2009）。然而，这篇回顾性文献也显示，所有移植材料的应用都会发生一些收缩，导致角化黏膜的宽度在几个月内的收缩超过50%（图9a～h；V. Chappuis医生）。

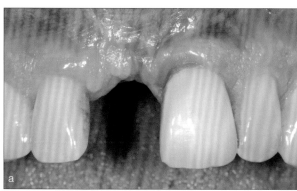
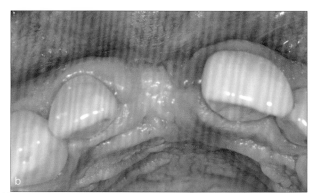

图9a，b　计划种植的上颌右侧中切牙位点无角化黏膜，且因以前的手术有瘢痕组织形成。目标是自腭部取游离龈移植加宽角化带，同时减少瘢痕组织，唇侧观和殆面观

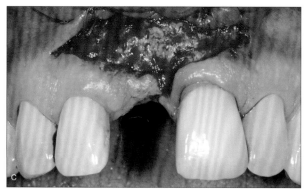
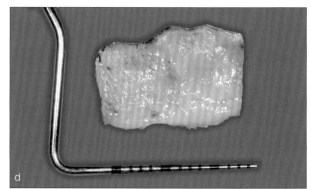

图9c　过行前庭成形术预备受区

图9d　自腭部获取的一块游离龈

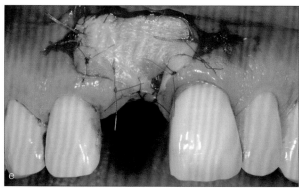
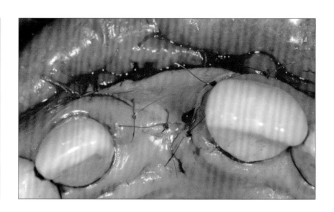

图9e，f　间断缝合固定移植组织，唇侧观和殆面观

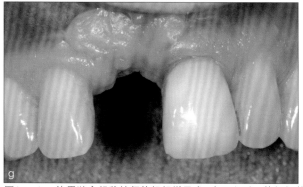
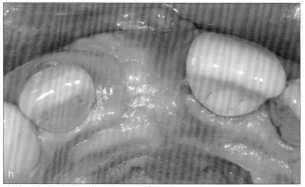

图9g，h　使用游离龈移植行软组织增量术3个月之后。软组织状况改善，角化黏膜显著增加，在计划种植位点周围有收缩

5.3.2 增加软组织量

如果是与种植治疗联合，推荐在种植体植入的同时或愈合期，行软组织增量，以增加软组织的厚度（Schneider等，2011）。

结缔组织移植或带蒂结缔组织移植已被用于治疗牙龈退缩或用于改善牙槽嵴轮廓。有一些手术技巧，可用以改善软组织的整合，以及潜在的降低患者对游离龈移植物的不适感。为了避免发病率，目前有软组织代用品如脱细胞真皮移植物（脱细胞真皮基质）或异种移植材料（胶原基质），已证实可以作为腭部供区组织的潜在替代品（Yan等，2006；Sanz等，2009）。

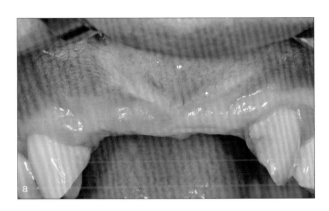

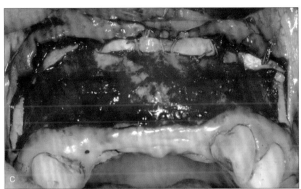

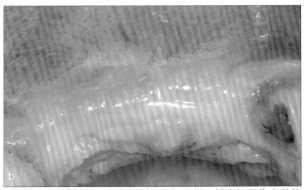

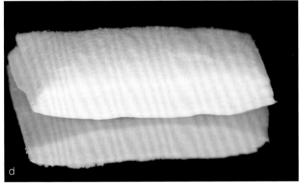

图10a，b　计划于上颌右侧侧切牙与上颌左侧中切牙位点种植之后，只有术区很窄的角化龈

图10c，d　按照Urban等的建议，将前庭沟成形术与取自腭部的一条牙龈和异种的胶原基质联合使用（2015b）

有4项研究报道了关于自体组织和软组织代用品（如脱细胞真皮基质和胶原基质）用于软组织增量时的二维变化（Batista等，2001；Speroni等，2010；Wiesner等，2010；Simion等，2012）。对于软组织增量，即便可以预期到会有一些软组织的收缩，自体组织移植仍被认为是可令种植位点获得软组织厚度增加的治疗选择（Thoma等，

2014a）。目前关于种植体周更厚的软组织是否可以令种植体获得更好的长期成功和存留率仍然缺乏科学证据（Thoma等，2009）（图10a~h；V. Chappuis医生；软组织塑形和临时修复，由Fiona Forrer医生提供，Department of Reconstructive Dentistry and Gerodontology, University of Bern, Switzerland）。

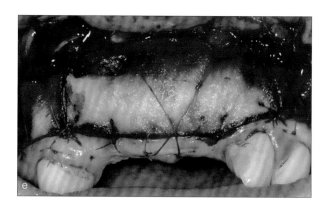

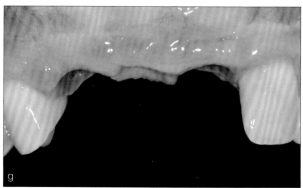

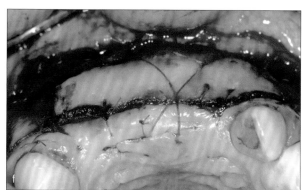

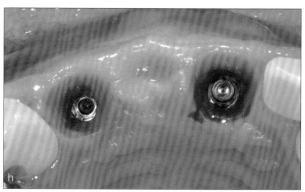

图10e, f 将异种胶原基质（Mucograft, Geistlich, Switzerland）缝合于种植位点

图10g, h 显示在软组织塑形阶段，种植位点角化和软组织量的改善

5.4 瓣的设计和缝合技术

5.4.1 不翻瓣术式

不翻瓣种植手术的观念一直是提倡减少患者的术后不适感（Komiyama等，2008）。不翻瓣种植手术的定义是在有充足角化黏膜和骨量的种植位点，不翻开黏骨膜瓣行种植窝预备和种植体植入。

不翻瓣手术有很多优势，比如改善患者的舒适度、减小创伤、减少出血、轻肿胀、不需要缝合、缩短手术时间和愈合周期（Becker等，2005）。但是尽管有这么多潜在的优势，不翻瓣手术因很难评估牙槽骨弓轮廓和倾斜度而被视为"盲做"的手术。此外，关于种植位点和种植体的倾斜度，外科医生如果不用任何导航系统，只能靠患者的解剖特征作为引导（Sclar，2007）。

考虑到不翻瓣手术增加了种植体植入位置不理想的风险，以及修复不可避免的拔牙后牙槽嵴吸收的骨增量程序能力的下降，不翻瓣术式被认为适合于厚唇侧骨壁表型的理想解剖条件的位点（Morton，2014）。在这类位点，建议使用三维的CBCT分析和计算机引导的外科程序，以优化种植体的三维位置（Morton等，2014）（图11a~j；V. Chappuis医生；修复由D. Cornioley医生完成，Bern，Switzerland）。

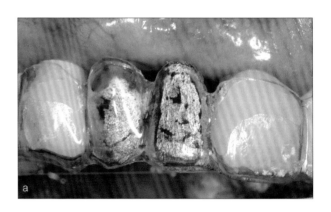

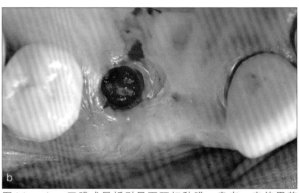

图11a，b　压膜式导板引导下环切黏膜。患者一直使用苯丙香豆素（Marcumar；MEDA Pharma, Bad Homburg, Germany）抗凝剂。手术当日，测量INR值（International Normalized Ratio，国际标准化比值）为2.5。使用不翻瓣种植行微创手术

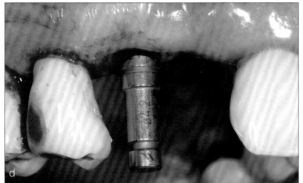

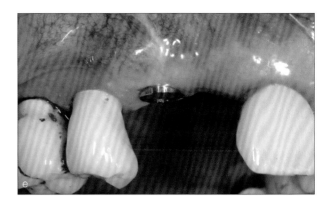

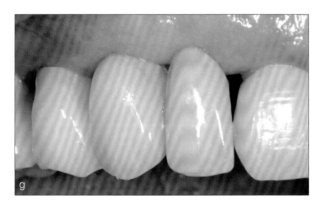

图11c, d 预备种植窝

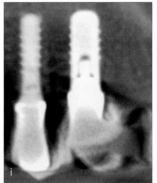

图11e, f 安放3mm高的愈合帽

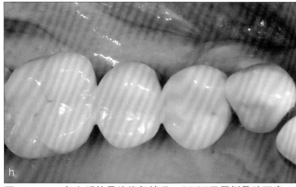

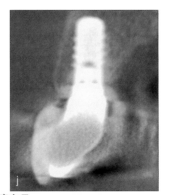

图11g~j 4年之后的最终修复情况，CBCT示唇侧骨壁厚度、高度充足

5.4.2　翻黏骨膜瓣术式

软组织的处理是再生性程序的关键方面。为了获得没有任何张力或压力的创缘，并严密接触，在GBR程序中需要满意的初期创口关闭。

然而，可能发生软组织裂开，并导致感染和膜的过早降解，影响到再生骨量（Simion等，1994a；Zitzmann等，1999；Nemcovsky和Artzi，2002；Machtei，2001）。瓣设计的基本外科原则是能够推进。另外，切口、翻瓣、操作都应该提前考虑，瓣的血供和创口关闭（Greenstein等，2009）。精密的器械和缝线将保障创口的愈合（Cortellini和Tonetti，2001；Burkhardt等，2008）（图12a～c；V. Chappuis医生）。

为了避免软组织并发症，推荐以下外科程序：

瓣的设计

在美学区，最好只在美学区外侧做一个垂直切口——位于尖牙甚至第一前磨牙的远中（Grunder，2015）。与有两个垂直松弛切口的梯形瓣相比，在远中做一个松弛切口的角形瓣既可以提供充足的入路，也可以增加血供（Kleinheinz等，2005）。在单颗牙病例中，多数情况下角形瓣足已，而在多颗牙缺失的较大的缺牙区或者需使用块状骨移植和GBR的牙槽嵴增量时，往往需要两个垂直松弛切口来确保瓣的无张力关闭。

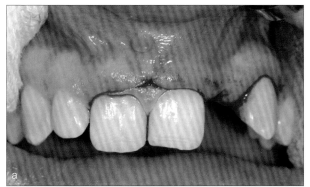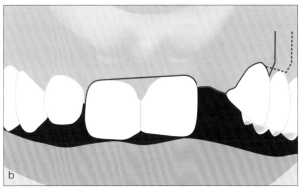

图12a，b　保留龈乳头切口与沟内切口联合（尖牙或前磨牙远中行一垂直切口），确保良好的血运和创口关闭

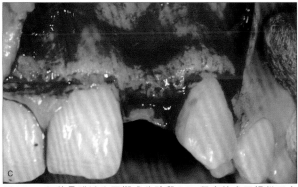

图12c　翻黏骨膜瓣为同期或分阶段GBR程序的术区提供了良好的视野

切口的设计

对于切口，建议使用锋利的圆刀片一次性切开组织。在多数位点，缺牙位点嵴顶正中或略偏腭侧的切口，与沟内切口或保留龈乳头切口一起，可为手术提供良好的入路（Velvart等，2004；von Arx和Salvi，2008）。切口需要越过骨缺损区边缘至少一个牙位。垂直切口位丁远端牙位的远中轴角处。垂直切口的起始部分垂直于龈缘，然后逐渐转向与牙长轴相平行。一个全厚黏骨膜瓣通常可以为种植位点提供充足的手术入路和视野。

创口关闭

对于创口关闭，骨膜的松弛切口不可或缺，使瓣有弹性，并无张力关闭（Park等，2012）。这有一个短期的缺点，就是松弛切口会使上唇有2～5天的术后肿胀。使用间断缝合关闭创口，如果有必要的话，可以结合使用垂直或水平褥式缝合来拉拢结缔组织以更贴合创口边缘。使用何种缝合技术取决于移植的量和瓣的活动度。临时可摘义齿需充足调整缩短，防止与软组织表面发生直接的接触。在GBR病例中，推荐术后2～3天做第一次随访，检查术后肿胀、血肿形成的情况以及软组织的状态。建议10～14天之后拆线。

更多关于瓣的设计的深层信息，请查看ITI在线学院由Merete Aaboe医生提供的学习单元"瓣的设计"（需付费）。登录academy.iti.org查看其他在线学会提供的信息。

5.5 种植体选择

在过去20年间，为了将牙槽嵴顶骨的变化降至最低，产生了新的种植体设计和表面处理技术（Wenneberg和Albrektsson，2009；Strietzel等，2014；Gittens等，2014）。这些新的元素被整合到骨水平（BL）种植体的设计中，目的是相比软组织水平（STL）种植体能在种植体肩台水平保存更多骨量（图13）。而针对窄直径种植体（NDI）也开发了更坚固的钛合金材料，来降低种植体折断的风险。合适的种植体型号（直径和长度）则取决于临床的一些参数，例如植入位点的牙槽嵴顶宽度、骨高度，以及计划的修复方案（Buser等，2000）。在美学区，首要的考量是重建协调的软组织轮廓和牙冠形态（Belser等，2009）。此外，种植外科医生不应牺牲种植体的长度或直径，除非从解剖或修复的角度不需要（图13a～c）。

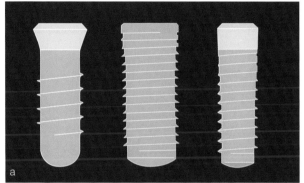

图13a 软组织水平种植体（左和右）和骨水平种植体（中）（Institut Straumann AG，Basel，Switzerland）

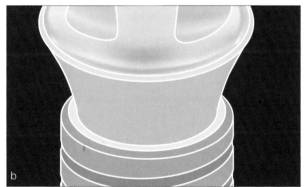

图13b 平台转移界面与微粗糙表面的领口设计

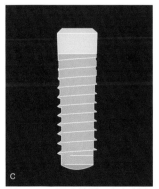

图13c 匹配连接界面与机械加工的光滑领口设计

5.5.1　前上颌软组织水平（STL）或骨水平（BL）种植体的选择标准

这些新进展所带来的第一个概念是将微粗糙种植体表面形态提高到肩台水平（Le Guéhennec等，2007；Wenneberg和Albrektsson，2009；Svanborg等，2010）。有证据证实，种植体颈部的表面特征会影响牙槽嵴顶的软组织和硬组织保存（Schwarz等，2007）。尽管颈部的光滑设计会将菌斑积聚降到最低（Teughels等，2006），但是与颈部是微粗糙表面的种植体相比，有几项后牙区的临床研究表明，光滑颈部种植体会产生更多的边缘骨改建（Shin等，2006；Bratu等，2009；Nickenig等，2009）。最近，一项包括前牙位点的研究显示，即使是将骨移植材料和屏障膜覆盖到种植体的封闭螺钉表面，在光滑颈部设计的唇侧再生程序的结果仍不够理想（Fu等，2014）。但den Hartog等的发现则相反，在美学区经过18个月，使用光滑颈部和粗糙颈部在邻近位点并未观察到显著性差异（den Hartog等，2011）。导致这种相互矛盾的证据的原因目前尚不清楚。

第二个概念是平台转移的原理，一个巧合的机会发现宽直径种植体与标准基台对接使牙槽嵴顶的骨高度得以更好地长期保存（Lazzara和Porter，2006）。针对降低种植体-基台界面的微间隙造成的微渗漏，也做了很多努力。关于平台转移的概念，种植体-基台界面的水平向偏移不只是降低了炎性细胞的渗入（Broggini等，2006），而且还降低了在边缘骨水平最大的生物力学应力的受力区域（Maeda等，2007）。一项近期的meta分析也确认了种植体-基台≥0.4mm的偏移量更有利于骨反应（Atieh等，2010）。迄今为止，平台转移的效果仍然不确定，特别是在长期数据方面，同时也存在种植体周骨丧失的多种因素（Abrahamsson和Berglundh，2009；Atieh等，2010；Annibali等，2012a；Cumbo等，2013；Striezel等，2014；Romanos和Javed，2014）。

在邻牙为完好天然牙的单颗牙位点，使用STL还是BL设计均可获得理想的美学效果（Jung等，2012；Buser等，2013a；Buser等，2013b；Morton等，2014）。然而，在单颗牙位点，BL的设计在种植体肩台唇侧似乎可以保存更多的骨量（Chappuis等，2015）。在某些情况下，BL的设计使唇侧骨壁得以重建，在冠向达到种植体-基台连接处，支持唇侧正中的软组织。因此，BL种植体设计受到美学区的单颗牙种植的青睐（图13d）。

但对连续多颗牙缺失位点，证据仍然有限。然而，在美学区有垂直向缺损的位点，STL种植体仍是很好的选择。在这些位点，微粗糙的种植体表面位于牙槽嵴顶以下，而STL种植体的肩台可位于冠方1.8mm甚至2.8mm，弥补垂直向骨量不足。

A：软组织水平（STL）种植体　　　　**B：骨水平（BL）种植体**

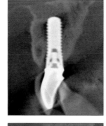
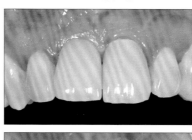
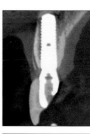
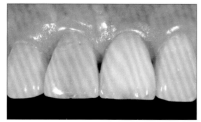
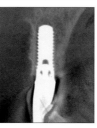
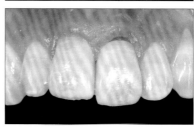
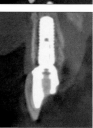
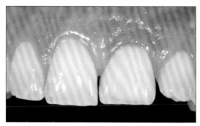
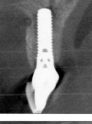
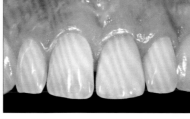
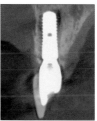
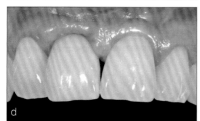
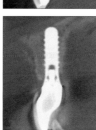
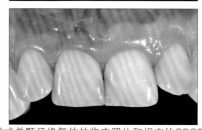
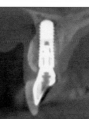

图13d　临床和放射线片病例：轮廓扩增5～9年之后的种植体支持式单颗牙修复体的临床照片和相应的CBCT。（转载自Chappuis 等2016a，已获John Wiley & Sons公司许可；©2015 John Wiley & Sons A/S）

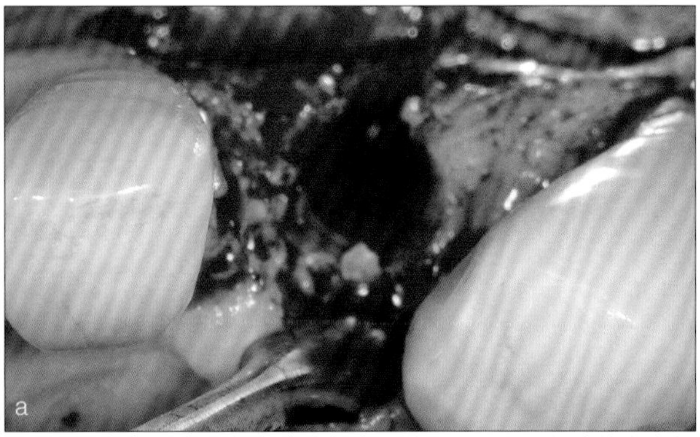

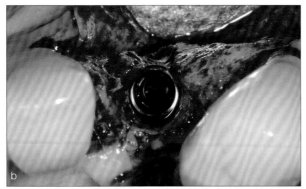

图14a　患者68岁，全身病史复杂，使用TiZr合金制成的窄直径种植体（NDI）修复上颌左侧尖牙。翻瓣后可见，牙槽嵴的唇舌向宽度减低。将种植窝洞预备至2.8mm，可见唇侧骨壁裂开

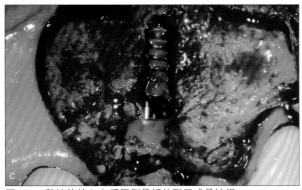

图14b　植入一颗直径3.3mm的种植体（NC，骨水平，Roxolid，SLActive表面，3.3mm×10mm，Straumann）。种植体完全位于骨内。唇侧骨缺损为二壁型，有利于同期骨增量。如果选择较大直径的种植体，会有唇侧骨缺损完全没有骨壁的风险

图14c　种植体植入之后唇侧骨板的裂开式骨缺损

5.5.2　前上颌的种植体直径

种植体直径是否合适取决于牙槽嵴的宽度和所要修复的牙的大小。建议腭侧骨壁保留至少1～2mm的厚度，这使得使用窄直径种植体（NDI）同期GBR至少需要5.5～6mm的牙槽嵴顶宽度（Buser等，2000）。

近年来，NDI被推荐用于以下适应证（Klein等，2014）：直径3.3～3.5mm的NDI用于全部适应证已经获得了文献的充分证实，包括承担负荷的后牙区。而更细直径的种植体，直径3.0～3.25mm的NDI，不承担负荷区域的单颗牙修复已经获得了文献的充分证实。对于医生而言，重要的是要知道这些NDI何时应在前上颌使用。在美学区，协调的软组织外观和自然的解剖形态的恢复是一种选项。然而，骨增量，尤其是分阶段方案，损伤较大。与此同时，相关的发病率应控制到最低，才能通过令人满意的美学效果，使患者更容易接受种植治疗。因此NDI种植体，在牙槽嵴萎缩的临界病例上，减少了分阶段植骨程序的需要，使同期GBR成为可能。

然而，NDI仍然存在某些风险。首先，NDI的骨结合面积更小。因此，NDI的长度至少需要达到10mm（Sohrabi等，2012），同时结合高质量的表面处理，以补偿较小的骨−种植体接触区（Oates等，2007）。其次，直径的减小使种植体容易变形，可能意味着有一定的机械并发症和技工工艺并发症的风险，例如折断率增加0.67%（Zinsli等，2004；Karl等，2014）。为了降低NDI折断的风险，建议使用增强的钛，例如钛锆（TiZr）合金（Chiapasco等，2012）。最后，种植体与邻牙间更宽的水平向间隙可能导致穿龈轮廓不佳以及不利于口腔卫生维护。

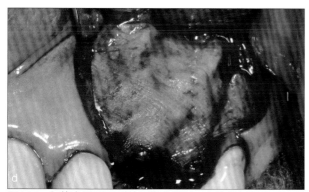

图14d　行符合GBR原则的同期骨增量。自体骨屑直接表面覆盖可吸收性胶原膜置于种植体表面，用DBBM移植物增加牙槽嵴唇侧的骨弓轮廓

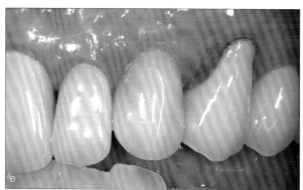

图14e　上颌左侧尖牙的种植体支持式最终修复体，唇侧观。NDI令该患者避免了分阶段骨增量

在美学区，有3种不同的临床状况可考虑使用NDI（图14a～e；承蒙Stephen Chen医生，Melbourne，Australia，提供该病例）：

1. 间隙窄的单颗牙缺，如侧切牙，是BL NDI最常使用的位点。
2. 种植位点的牙槽嵴宽度处于5～6mm的临界值，这种情况下，NDI允许行同期GBR，避免了分阶段牙槽嵴增量。
3. 有较宽鼻腭管的中切牙位点，使临床医生不得不将标准直径（直径4.1mm）种植体置于更偏唇侧的位置以维持完整的腭侧骨壁。

在这些情况下，应使用NDI，以避免使用标准径种植体时肩台的唇向错位。当正确的三维方向上以修复为导向的种植体位置不可能实现时，不应使用NDI。这类病例需要骨增量。尽管相比纯钛，钛合金的机械性能得以提高，但在临界病例使用NDI仍然需要谨慎，并遵循ITI共识研讨会的建议（Klein等，2014）。

不同于NDI，在前上颌不宜使用宽平台的种植体。其直径增大，唇向错位的风险很高（第8.1.2章节）。在美学区，使用宽直径种植体常导致种植体周唇侧黏膜的退缩，从而造成美学并发症甚至失败（Chen和Buser，2009）。

更多关于窄直径种植体的深层信息，请查看ITI在线学院由Stephen Chen医生提供的学习单元"窄直径种植体所带来的挑战"（需付费）。登录academy.iti.org查看其他在线学会提供的信息。

更多关于窄直径种植体的深层信息，请查看ITI在线学院由Bilal Al-Nawas医生提供的学习单元"使用最大直径的原则是否仍然有效？"（需付费）。登录academy.iti.org查看其他在线学会提供的信息。

5.5.3　前上颌的种植体长度

种植体长度是否合适取决于种植位点的垂直向骨高度。在标准位点，适宜的种植体长度为10mm或12mm。更长的种植体（14mm）可能更适用于特殊情况，例如在侧切牙位点，广泛的根尖周病变影响NDI的初始稳定性时。

最近的一项系统性回顾对<10mm的种植体做了分析（Annibali等，2012b）。虽然以往认为短种植体由于更大的冠-种植体比例和更小的骨结合面积，被认为可靠性差，但是该篇回顾报道了平均随访（3.2±1.7）年之后总存留率为99.1%的成功结果，以及较低的并发症发生率。

据报道，短种植体（6～8mm）用于单冠及短跨度的固定或可摘局部义齿有积极的效果，存留率在98.1%～99.7%，但是仍然建议要在"严格的临床原则"下使用（Fugazzotto，2008；Anitua和Orive，2010）。但是，对于长度仅6mm的种植体，上颌的存留率（94.7%）低于下颌的存留率（98.6%）。在失败的种植体中，76%为早期种植体失败（Srinivasan等，2014）。因此，不推荐将6mm长的种植体用于前上颌的单颗牙种植位点，而8mm长的4.1mm标准直径种植体在特定情况下似乎是可用的。

5.6　正确的种植体三维位置

种植治疗获得美学成功的一个关键因素就是以修复为导向的正确的种植体三维位置，在自然位置上替代天然牙并塑造出自然的穿龈轮廓（Garber和Belser，1995；Buser等，2004a；Grunder等，2005）。需要注意的是，邻牙的釉牙骨质界可能会由于种植位置和存在任何的牙龈退缩而发生相对性的改变（Belser，1980）。

第三次ITI共识研讨会发表了关于"安全带"和"危险带"的概念，以帮助在美学区位点获得正确的种植体三维位置（Buser等，2004a）（图15a～k）。

在复杂的病例，诊断蜡型可以辅助制作外科导板来取得正确的种植体三维位置。这个模板需提供两项重要的参数：（1）未来种植修复体的边缘，以标识预期的唇侧正中的龈缘；（2）切缘的位置。

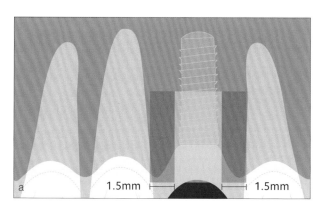
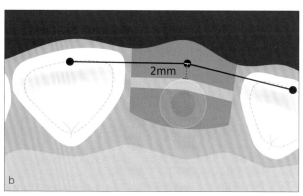
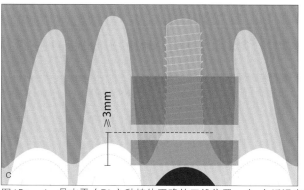
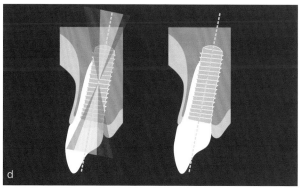

图15a～d　骨水平（BL）种植体正确的三维位置。（a）近远中向；（b）唇舌向；（c）冠根向；（d）正确的种植体角度

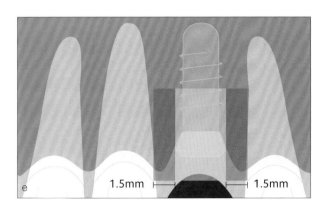
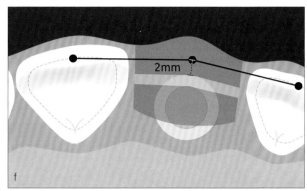

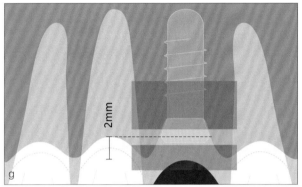
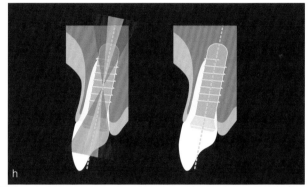

图15e~h 软组织水平（STL）种植体正确的三维位置。（e）近远中向；（f）唇舌向；（g）冠根向；（h）正确的种植体角度

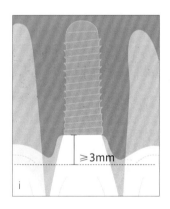
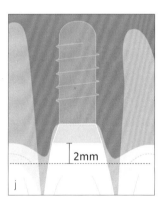
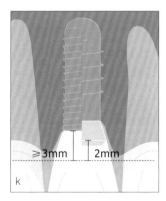

图15i~k 骨水平种植体和软组织水平种植体的冠根向位置不同

5.6.1 近远中向维度

根据要修复的缺失牙的近远中向宽度选择正确的种植体至关重要。重要的考量是种植体周的水平向生物学宽度（Tarnow等，2000），种植体距离邻牙过近将导致骨吸收和龈乳头高度降低。无论何种种植体设计，种植体颈部与邻牙的牙周附着之间需保证至少1~1.5mm的距离（Krennmair等，2003；Buser等，2004a；Grunder等，2005；图15a和e）。

5.6.2 唇舌向维度

种植体肩台的唇舌向位置应位于未来种植修复体的外形高点的腭侧1.5~2mm（Buser等，2004a；图15b和f）。种植体严重偏向唇侧会导致软组织的退缩和种植体的暴露，可能的原因是使用宽平台种植体（Chen和Buser，2009）。宽直径种植体需谨慎应用，因为种植体过于偏唇侧导致的风险，会促进唇侧软组织退缩。

颈部直径4.1mm的骨水平种植体与颈部直径4.8mm的软组织水平种植体相比较表明，软组织水平种植体的唇舌向定位更加重要，其将显著影响唇侧牙槽嵴维度（Chappuis等，2016a）。向腭侧偏离则会影响未来修复体理想的穿龈轮廓。

5.6.3 冠根向维度

关于理想的冠根向位置，软组织水平种植体和骨水平种植体略有不同。对于软组织水平种植体，种植体肩台应位于种植修复体未来龈缘下方约2mm处，而骨水平种植体，则为约3mm处（Buser等，2004a；Buser等，2013b；图15c、g、i、j、k）。如果种植体植入过深、偏向根方，会发生更明显的垂直向骨吸收，随之而来是软组织丧失。在试验性研究中已经观察到这一机制（Hermann等，1997；Piattelli等，2003）。

冠根向位置还取决于间隙的尺寸（缺牙区的宽度）。如果一个较大的中切牙（缺牙间隙：9~11mm）使用标准种植体（直径4.1mm），冠根向位置需要调整，将种植体肩台置于略深的位置（未来冠边缘下方3~4mm）。而对一个较小的侧切牙（缺牙间隙：5.5mm）使用窄直径种植体（直径3.3mm），种植体肩台应置于略浅的冠根向位置（未来冠边缘下方2~3mm，以获得良好的穿龈轮廓）。

5.6.4 种植体角度

正确设计的种植体角度可以有助于优化穿龈轮廓，并简化修复体。种植体角度过于唇向倾斜会导致唇侧硬组织和软组织的丧失。正确的种植体轴向应大致位于未来切缘的腭侧1mm，允许种植修复体可以在舌隆突区行穿殆面的螺钉固位（图15d，h）。在美学区，显然需要修复体的螺钉固位，这可提供各种临床优势，将在第6章中进行讨论。

5.7 手术方案：同期GBR vs 分阶段GBR

经过长期观察引导骨再生（GBR），已经是一种提供可预期治疗结果的治疗标准（Aghaloo和Moy，2007）。联合应用屏障膜、自体骨以及低替代率的骨填充物，可以提供长期稳定的再生骨量（Buser等，2013b）。通过GBR行牙槽嵴增量既可以与种植体植入同期进行，也可先于种植体植入分阶段进行。无论同期GBR还是分阶段GBR，都已获得了文献的充分证实，被认为效果可预期（Jung等，2013a；Chen和Buser，2014；Kuchler和von Arx，2014；Sanz-Sánchez等，2015；Chappuis等，2017）。

判断同期或采用分阶段方法取决于3个决策准则（Buser等，1993；Kan等，2007）：

1. 种植体植入可获得初始稳定性。
2. 种植体可以植入在以修复体为导向的正确三维位置。
3. 局部骨缺损是对同期方案有利的骨缺损形态（图16a～c）。

5.7.1 同期GBR

同期GBR有着非常显著的优势，因为骨增量和种植体植入可以在一次手术中完成。相比分阶段GBR，其降低发病率、节省时间和费用。

当局部骨缺损形态是有利型，推荐使用同期GBR，但应满足以下两个解剖条件：第一，在计划种植位点，需有足够的牙槽嵴顶骨宽度，伴随骨愈合期间在种植体周围有骨的固定。在第二次ITI共识研讨会上，将最低牙槽嵴宽度定义为种植体直径+2mm（Buser等，2000）。第二，需要是有利型骨缺损，可为移植位点提供足够的稳定性。根据经验，局限的二壁型骨缺损使暴露的种植体表面位于"骨信封"内，这是获得一个高度可预期的成功再生结果所必需的。因此，计划种植位点邻近区域的牙槽嵴顶骨宽度至关重要，需要在种植术前预先评估（图16a～f和图17）。

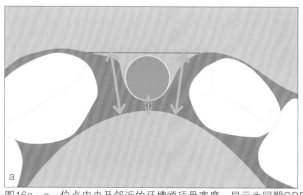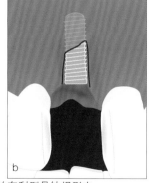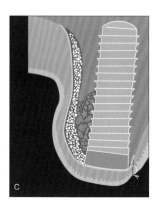

图16a～c　位点中央及邻近的牙槽嵴顶骨宽度，显示为同期GBR的有利型骨缺损形态

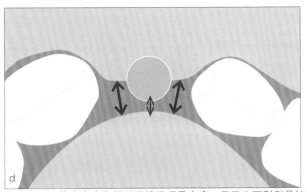
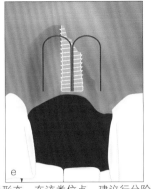
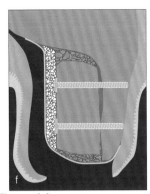

图16d~f　位点中央和邻近牙槽嵴顶骨宽度，显示为不利型骨缺损形态。在该类位点，建议行分阶段GBR手术

在骨量有限的种植位点，为了帮助临床医生做决定，建议使用锥束CT（CBCT）。在过去的15年，CBCT在数字三维放射诊断有了显著的进展，相比常规CT，CBCT可以提供更佳的图像以及对患者明显更低的辐射暴露（Bornstein等，2014a）。

5.7.2　分阶段GBR

分阶段GBR的适应证是当种植位点水平向骨缺损严重，呈现一壁型骨缺损形态使计划的种植体位置位于"骨信封"之外（Jovanovic等，1992；Buser等，1993；Garber和Belser，1995；Chiapasco等，2006；Sanz-Sánchez等，2015）。在此类位点，如果选择同期GBR，难以进行种植窝预备和获得正确的种植体三维位置，而且还会降低成功再生结果的可能。因此，在水平向骨缺损严重的位点，建议采用分阶段GBR方法（图16a~f）。

对较大的水平向骨缺损的重建，证据充分的分阶段手术设计是使用从口内供区（如上颌升支或正中联合）取骨行块状自体骨移植，该术式常称为外置法植骨（Widmark等，1997；Antoun等，2001；Cordaro等，2002；Maiorana等，2005；Cordaro等，2011）。该技术提供了成功的结果，但是在骨吸收方面表现出很大的差异，在上述临床研究中，骨吸收在22%~60%之间。20世纪90年代，使用了屏障膜和低替代率的骨填充物保护自体骨块、对抗

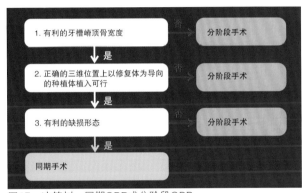

图17　决策树：同期GBR或分阶段GBR

骨吸收。一些临床研究显示，骨增量的体积获得了更好的维持，吸收率减低到仅6%~12%（Antoun等，2001；Maiorana等，2005；von Arx和Buser，2006；Cordaro等，2011；Chappuis等，2017）。在"国际口腔种植学会（ITI）口腔种植临床指南"系列丛书的第七卷中进行详尽讨论了用分阶段方法行牙槽嵴增量（Cordaro和Terheyden，2014；图16d~f和图17）。

5.8 手术方案：即刻种植 vs 早期种植 vs 延期种植

过去的20年间，拔牙后即刻种植颇有进展。临床前和临床研究表明，种植体植入的时机对预后起着重要作用（Chen和Buser，2009）。根据第三次、第四次、第五次ITI共识研讨会的结果，医生有4种不同的治疗选项（Hämmerle等，2004；Chen等，2009；Morton等，2014）。

20世纪80年代，延期种植曾是标准治疗方式，位点愈合至少6个月才进行种植体植入（Schroeder等，1991）。为了缩短治疗时间，在20世纪70年代第一次提出了即刻种植的概念（Schulte等，1978），并在20世纪80年代后期被再次提出，并联合应用GBR再次被提出（Lazzara，1989）。在20世纪90年代中期，有几位学者提出来早期种植或即刻延期程序的建议（Ashman，1990；Gelb，1993；Grunder等，1999；Attard和Zarb，2005）。

第三次ITI共识研讨会梳理了各种不同的治疗选择，并为医生定义了4种治疗方案（Hämmerle等，2004）（表1）。

表1 治疗方案

类型	描述
1型	即刻种植
2型	软组织愈合的早期种植（4～6周）
3型	部分骨愈合的早期种植（12～16周）
4型	位点愈合的延期种植（6个月以上）

5.8.1 即刻种植（1型）

在拔牙时即刻种植是复杂的外科程序（Morton，2014）。经常有建议即刻种植体植入，不论是否行即刻修复，以增加美学效果（Kan等，2003）。然而，为了将种植窝预备至正确的三维位置，要求手术技巧和努力。对临床医生而言，难点在于以修复为导向的正确的种植体三维位置（第6.6章节）和更偏向于唇侧的拔牙窝之间的差别。

临床研究显示，即刻种植的种植体周黏膜退缩通常是由于种植体偏向唇侧导致的（Evans和Chen，2008）。另外，由于缺乏软组织完整性可能需行软组织移植，这会增加复杂性、发病率和费用。建议采用根形设计的种植体，减少种植体表面和拔牙窝骨壁之间的间隙，旨在支持唇侧骨板以减少骨丧失。

近期动物实验评估了不同的种植体设计对唇侧骨壁吸收的影响。结果表明，种植体的设计在即刻种植方案中，对限制唇侧骨壁吸收并没有作用（Vignoletti等，2009；Alharbi等，2015）。

相比之下，宽直径的根形种植体占据了拔牙窝的大部分空间，导致了更明显的牙槽骨吸收（Caneva等，2010）。近期的两项临床研究，在种植体植入时和术后1年采用了连续的CBCT检查，确认了即刻种植病例中明显的唇侧正中垂直向骨丧失（Roe等，2012；Vera等，2012）。最近的系统性评述显示，很难获得可预期的结果，而且如果没有采用严格的纳入标准，那这些技术会增加明显的黏膜退缩的风险（Kan等，2011；Cosyn等，2012；Chen和Buser，2014）。

即刻种植之后的1～3年，有9%～41%的位点会发生超过1mm的唇侧正中黏膜退缩（Chen和Buser，2009）。其他因素，如不翻瓣技术、即刻临时修复、软组织移植，或用平台转移的种植体–基台连接等，都还存有争议，因为尚无明确证据显示有任何附加价值，这也是为什么这些因素应在精心设计的临床试验中予以进一步的研究（Vignoletti和Sanz，2014）。

根据第四次ITI共识研讨会的建议，在理想的厚骨板表型（>1mm）和厚龈表型的位点，可推荐即刻植入（Morton等，2014）。如果不符合这种理想的条件，则最好采用其他方案获得可预期的美学效果（Morton等，2014；Vignoletti和Sanz，2014）（图18a～o；感谢Stephen Chen医生，Melbourne，Australia，提供临床病例）。

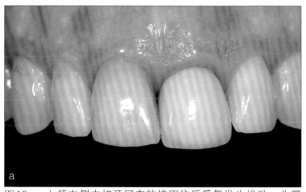

图18a　上颌左侧中切牙冠在粘接固位后反复发生松动。为厚龈组织表型，唇侧正中龈缘位于相邻上颌右侧中切牙的冠方。软组织过长，该牙探诊深度为2～3mm

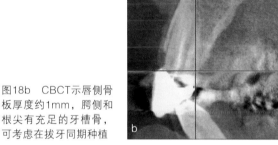

图18b　CBCT示唇侧骨板厚度约1mm，腭侧和根尖有充足的牙槽骨，可考虑在拔牙同期种植

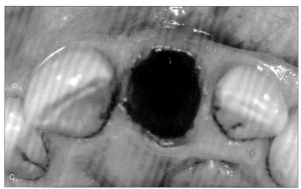

图18c 条件适合于即刻种植（1型）。这是不翻瓣拔牙之后，未破坏唇侧骨板，拾面观

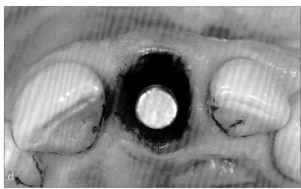

图18d 种植体（RC，骨水平，SLActive表面，4.1mm×12mm，Straumann）位于正确的三维位置

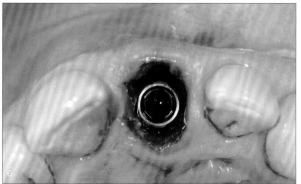

图18e 种植体肩台和拔牙窝唇侧骨壁内面之间有2mm的间隙

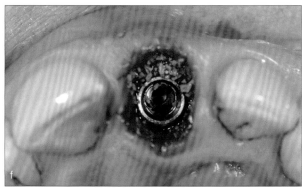

图18f DBBM颗粒填塞唇侧间隙（Bio-Oss；Geistlich Pharma AG）

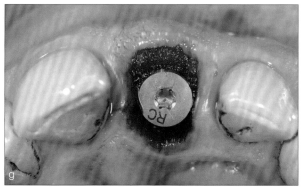

图18g 胶原膜为移植物提供了保护屏障

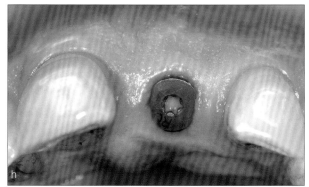

图18h 10周之后。无干扰愈合，软组织愈合良好

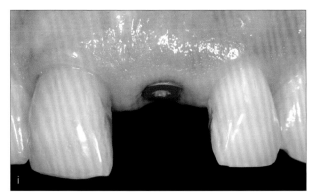

图18i 上颌左侧中切牙种植体植入16周之后，唇侧观。患者随后回到转诊的修复医生处开始修复程序

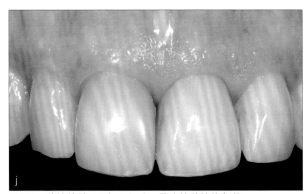

图18j 种植体植入9个月之后，最终的种植修复体

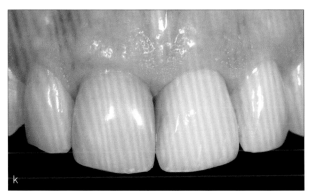

图18k 种植体植入2年之后，种植体周软组织健康、稳定

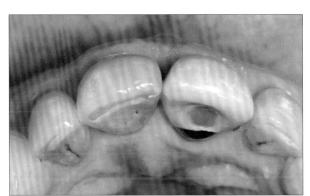

图18l 种植体植入2年之后，殆面观

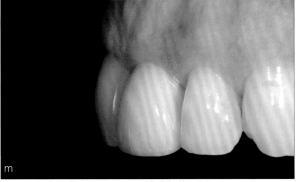

图18m 种植体植入2年之后种植修复体，侧面观

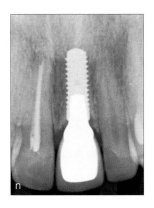

图18n 种植体植入2年之后的放射线检查

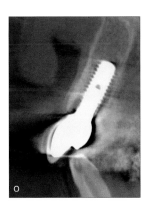

图18o 种植体植入2年之后的CBCT显示唇侧仍维持有较厚的骨板

5.8.2 早期种植（2型和3型）

在软组织愈合的早期种植（2型）方案中，通常在拔牙后4~8周植入种植体。就临床角度而言，该方案有如下优势：

第一，愈合之后软组织完全覆盖增加了角化黏膜量，有利于瓣的关闭和骨再生（Zitzmann等，1999；Nemcovsky和Artzi，2002；Buser等，2008a）。

第二，几项动物实验显示，在拔牙窝最初的愈合阶段，针对束状骨吸收的破骨细胞活跃（Cardaropoli等，2003；Araújo和Lindhe，2005）。而早期种植，在种植体植入时最初的破骨细胞活跃阶段已经完成。为骨再生提供了更稳定的环境，这对美学位点补偿唇侧牙槽嵴的变化最为重要（Buser等，2008a；Sanz等，2012；Chappuis等，2013）。因此，对有明显骨吸收的位点推荐该术式，如薄骨壁或薄龈表型（Morton等，2014）。正如几项CBCT研究所示，在美学区这种薄骨壁表型最为常见的，超过90%（Braut等，2011；Januário等，2011；Vera等，2012）。

第三，早期种植可使已有拔牙窝软组织自发性增厚（第6.1章节）（Chappuis等，2016a）。牙槽嵴顶腭侧切口技术，这些自发性增厚的软组织可作为黏骨膜瓣的一部分，提供了大约5mm厚的有丰富血管和良好愈合潜力的软组织。此外，在常规病例中像这种较厚的软组织瓣不再需要额外的结缔组织移植，降低了外科干预的发病率。最后，早期种植在急性或慢性感染方面也有优势，当遇到有瘘管的情况，随着牙被拔出，感染的病因得以去除，在拔牙后的愈合阶段瘘管也会得到解决。

早期种植的缺点是需要两次手术，包括拔牙和之后的种植手术。为限制发病率，第一次手术采用不翻瓣方法，避免翻瓣程序。不翻瓣拔牙很重要，通过这种方式避免翻黏骨膜瓣相关的来自骨表面的额外骨吸收（Wood等，1972；Fickl等，2008）。如CBCT研究所示，这最大限度地减少了在这8周愈合期间，拔牙窝附近的牙槽嵴变化，可获得有利的二壁型或三壁型骨缺损形态（Chappuis等，2013）。

将种植体植入在正确的三维位置后，进行同期轮廓扩增，并通常是唇侧局部骨解剖轮廓的过度轮廓扩增。轮廓扩增使用具有协调效能的两种骨填充物。首先，是局部收集的具有高骨生成潜能的自体骨屑覆盖于暴露的种植体表面。其次，表面覆盖去蛋白牛骨矿物质（DBBM）颗粒为骨长入提供支架，同时为胶原膜提供支撑。

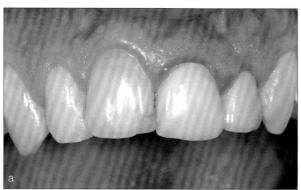
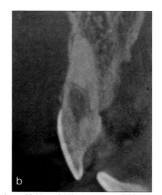

图19a~c　37岁患者，上颌右侧中切牙表现有严重的牙根吸收，与之前的牙创伤和上颌左侧侧切牙的慢性根尖周炎有关

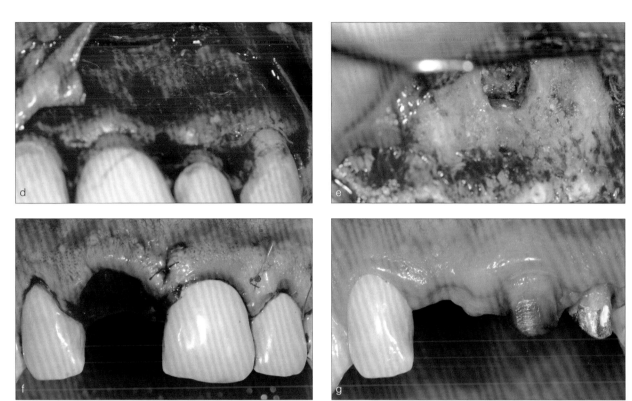

图19d～g 上颌左侧侧切牙行牙髓治疗之后，行根尖手术，使用MTA封闭根尖。在手术期间，同期拔除上颌右侧中切牙。使用明胶海绵稳定血凝块，促进软组织愈合。愈合期无干扰

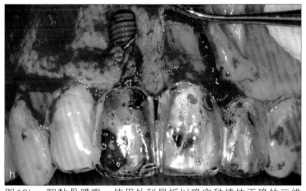

图19h 翻黏骨膜瓣，使用外科导板以确定种植体正确的三维位置

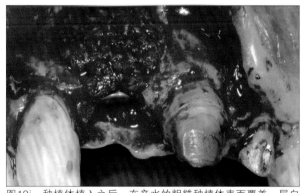

图19i 种植体植入之后，在亲水的粗糙种植体表面覆盖一层自体骨屑

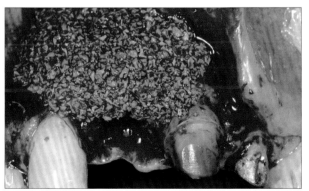

图19j 第二层使用DBBM（Bio-Oss；Geistlich Pharma），以获得唇侧骨的理想轮廓

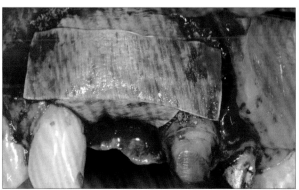

图19k 使用双层非交联胶原膜覆盖位点（Bio-Gide；Geistlich Pharma）

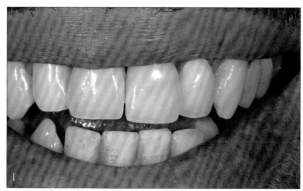

图19l 4年之后随访，患者为中位笑线

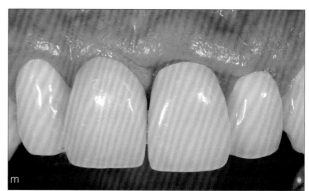

图19m 上颌右侧中切牙位点种植体支持式修复体

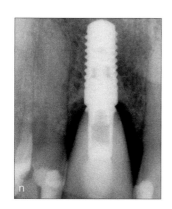

图19n 4年之后的根尖放射线片，仍为稳定的种植体周骨高度

具有协同作用的混合移植物，包括自体骨屑和DBBM，可促进缺损区新骨形成，这主要是归功于自体骨屑的骨生成潜能。而DBBM颗粒因其低替代率，为增量部分提供了长期稳定性（Buser等，2008b）。骨增量应尽量达到高于种植体肩台水平1.5～2mm的种植体愈合帽的顶端。使用双层非交联的胶原膜覆盖，无张力创口关闭。在8周的愈合期之后进行二期手术，做半月形切口，从略偏腭侧翻瓣至愈合帽处（图19a～n；V. Chappuis医生；修复由 S. Ramseier医生完成，Bern，Switzerland）。

部分骨愈合的早期种植（3型）较少使用。它适用于有较大根尖周骨破坏、无法在2型种植中获得足够的种植体初始稳定性的位点。在这类位点，建议12～16周的延长愈合期的3型种植（Morton等，2014）。

5.8.3 延期种植（4型）

延期种植是指拔牙后经过至少6个月的愈合期之后，将种植体植入完全愈合的牙槽嵴中。在多数病例，延期种植体植入并不是有意的，例如当患者拔牙数年之后寻求种植治疗。在这类位点，缺牙区常呈现出明显的唇侧骨丧失，需使用分阶段方案进行牙槽嵴增量。

在医生可以控制拔牙时机和种植时机的患者，应尽量避免延期种植（4型）。当选择延期种植时，建议拔牙窝植骨进行牙槽嵴保存，以尽量减少愈合期牙槽嵴的变化。这类临床情况可分类为患者特异性或位点特异性的适应证，已在第5.1章节和5.2章节中介绍（图4~图6）。拔牙窝植骨现如今是证据充分的技术，可以在拔牙位点辅助维持牙槽嵴骨量（Darby等，2009；Avila-Ortiz等，2014）。

然而，在临床和临床前研究中发现，拔牙窝植骨并不能完全避免骨量丧失（Araújo和Lindhe，2009b；Araújo等，2015a）。因此，牙槽嵴保护的目标是在愈合期结束时避免分阶段牙槽嵴增量程序。尽管如此，大多数患者在种植体植入时还是需要同期GBR，以尽可能优化美学效果（图20a~aa；V. Chappuis医生；修复由F. Jeger-Kissling医生完成，Bern，Switzerland）。

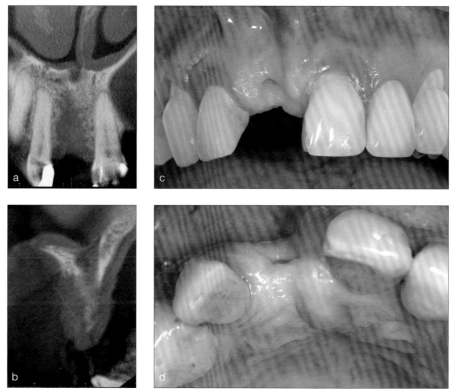

图20a~d　上颌右侧中切牙缺失后的状况。CBCT显示不利的一壁型骨缺损形态，牙槽嵴厚度不足，仅2mm

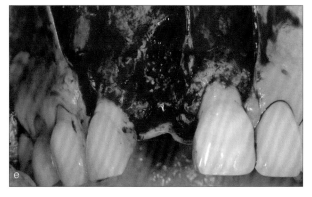

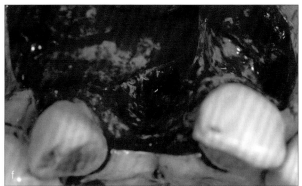

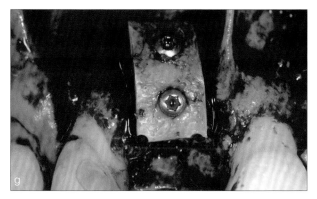

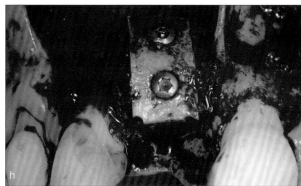

图20e，f　需行分阶段牙槽嵴增量。翻黏骨膜瓣之后，从颏区取块状自体骨

图20g，h　修整块状自体骨适应手术位点，使用2枚固定螺钉稳定（Medartis，Basel，Switzerland）（g）。块状骨周围的空隙用自体骨屑填充（h）

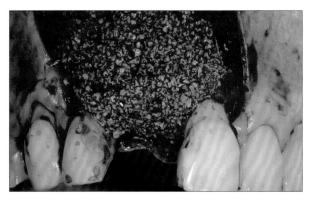

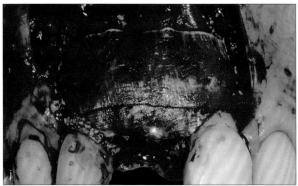

图20i，j　使用DBBM（Bio-Oss；Geistlich Pharma）和胶原膜（Bio-Gide；Geistlich Pharma）覆盖块状自体骨，以避免在愈合期发生骨吸收

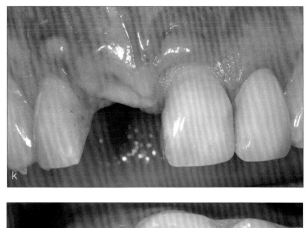

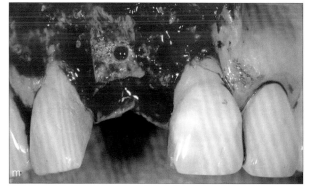

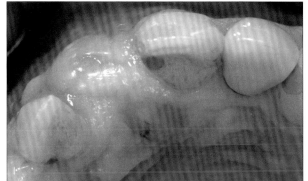

图20k，l　6个月的愈合期之后

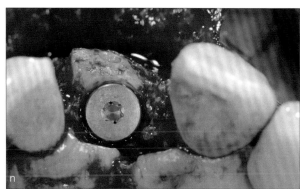

图20m，n　重新暴露位点，取下固定螺钉，植入骨水平种植体（骨水平，4.1mm×10mm；Straumann），获得了良好的初始稳定性

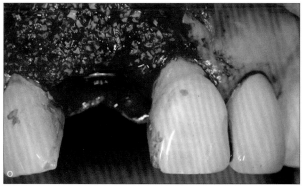

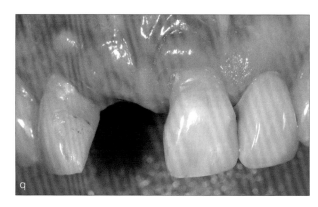

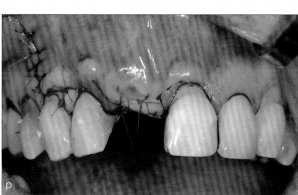

图20o，p　再次使用DBBM和胶原膜进行轮廓扩增，缝合关闭创口

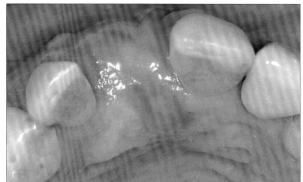

图20q，r　12周之后，位点愈合良好

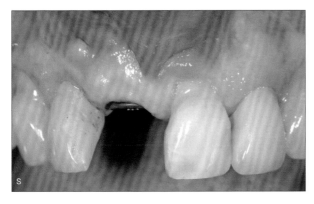

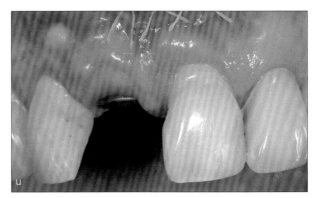

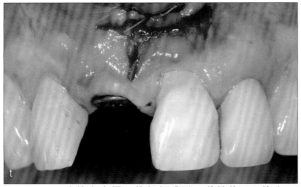

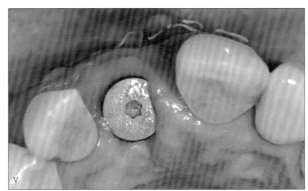

图20s，t 连接愈合帽，软组织成形。种植体ISQ值为80（Implant Stability Quotient；Ostell）

图20u，v 2周之后，软组织愈合良好，将患者转给修复医生

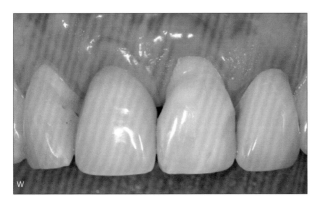

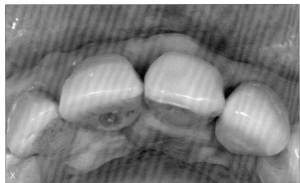

图20w，x 制作临时修复体进行软组织成形

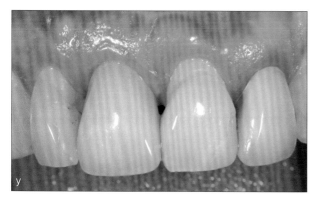

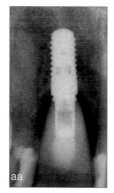

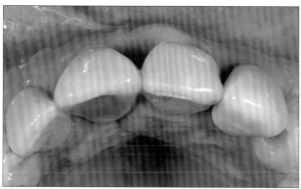

图20y～aa　3年之后随访。螺钉固位的修复体，美学效果良好，软组织轮廓理想。根尖放射线片显示种植体周骨高度稳定

在一位32岁女性患者的病例中，延期种植（4型）是必要的，因为在上颌左侧中切牙位点有一较大的囊肿病变（图21a～z；D. Buser教授，修复由Julia Wittneben医生完成，Department of Reconstructive Dentistry and Gerodontology, University of Bern, Switzerland）。

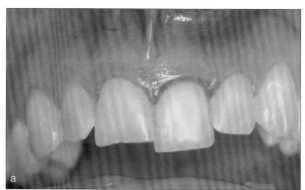

图21a　患者的上颌左侧中切牙伸长，存在亚急性感染。上颌左侧中切牙松动，扣诊疼痛

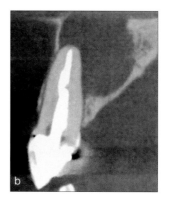

图21b　CBCT示上颌左侧中切牙牙根根尖区域较大的囊肿病变（根尖周囊肿），并有鼻底骨吸收

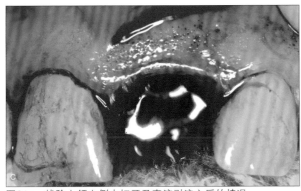

图21c　拔除上颌左侧中切牙及囊液引流之后的情况

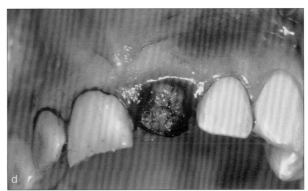

图21d　在彻底冲洗囊肿性缺损之后，拔牙窝内放置引流条

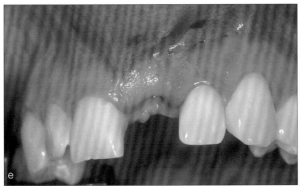

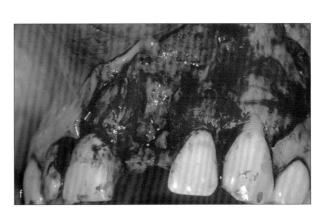

图21e，f　2个月之后，行囊肿切除术去除根尖周囊肿

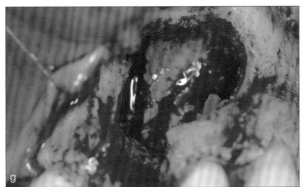

图21g　同期行上颌左侧侧切牙行根尖切除术并行根尖倒填充

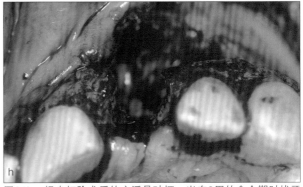

图21h　根尖切除术后的广泛骨破坏。当在8周的愈合期时拔牙窝的唇侧骨壁发生吸收，牙槽嵴顶宽度仍良好，船面观

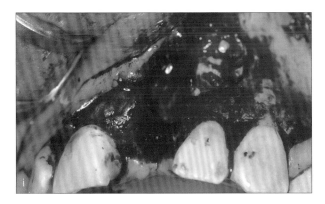

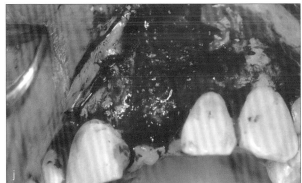

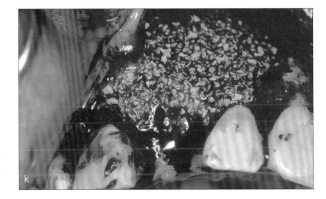

图21i~k 为了恢复和维持牙槽嵴骨量，以备延期种植，使用自体骨屑和去蛋白牛骨矿物质颗粒（Bio-Oss; Geistlich Pharma）保存牙槽嵴

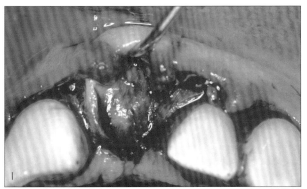

图21l 使用胶原膜（Bio-Gide, Geistlich Pharma）覆盖移植材料

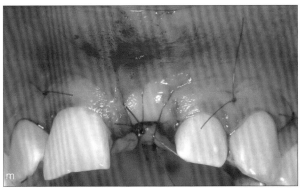

图21m 无张力张一期创口关闭

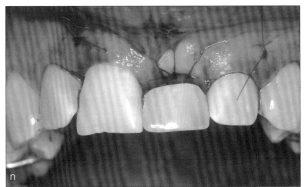

图21n 确保对手术位点无压力的临时修复体设计

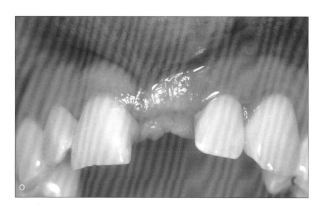

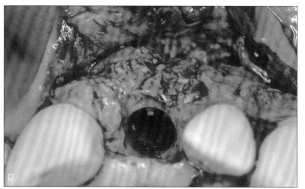

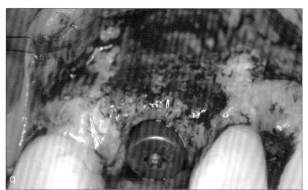

图21o, p　无干扰愈合6个月之后，重新开放位点，可见愈合良好，用于延期种植（4型）的骨量充足

图21q　植入骨水平植体（4.1mm×10mm；Institut Straumann AG），安放2mm高愈合帽（Institut Straumann AG）

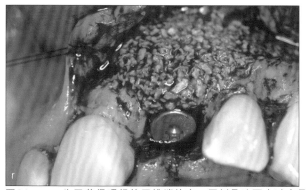

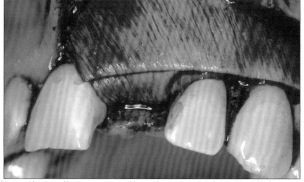

图21r, s　为了获得理想的牙槽嵴轮廓，唇侧骨壁再次过度骨增量，使用一薄层DBBM颗粒，然后用双层胶原膜覆盖（Bio-Gide；Geistlich Pharma），行双层膜技术

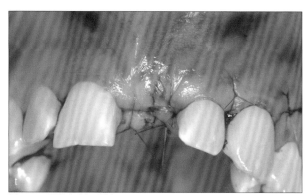

图21t　无张力创口关闭

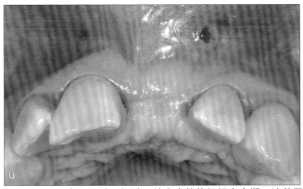
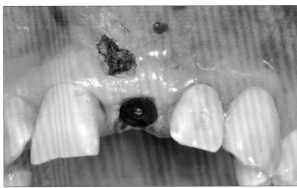

图21u，v 2个月之后，经过无并发症的软组织愈合期，该单牙间隙呈现出良好的骨量。使用环切技术再次进入该位点，安放更长的愈合帽（Institut Straumann）。使用CO_2激光行系带切除，以避免对种植体周黏膜的牵拉

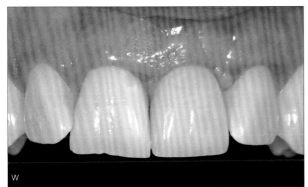

图21w 6年之后随访。满意的美学效果，黏膜边缘协调

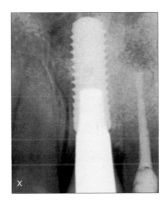

图21x 6年之后根尖放射线片。骨水平种植体周稳定的骨嵴高度

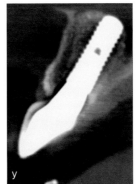
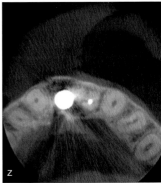

图21y，z 矢状面和水平面对应CBCT示唇侧骨板厚，远超种植体肩台

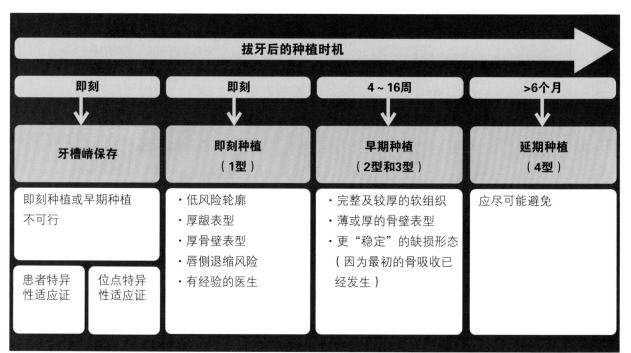

拔牙后的种植时机

即刻	即刻	4～16周	>6个月
牙槽嵴保存	**即刻种植** （1型）	**早期种植** （2型和3型）	**延期种植** （4型）
即刻种植或早期种植不可行	·低风险轮廓 ·厚龈表型 ·厚骨壁表型 ·唇侧退缩风险 ·有经验的医生	·完整及较厚的软组织 ·薄或厚的骨壁表型 ·更"稳定"的缺损形态（因为最初的骨吸收已经发生）	应尽可能避免
患者特异性适应证	位点特异性适应证		

图22　拔牙后种植的决策树

　　图22给出了关于决定种植恰当时机的决策过程的概述。

更多关于种植时机的深层信息，请查看ITI在线学院由Stephen Chen医生提供的学习单元"拔牙后种植——选择最佳时机"（需付费）。登录academy.iti.org查看其他在线学会提供的信息。

更多关于种植时机的深层信息，请查看ITI在线学院由Stephen Chen医生提供的学习单元"拔牙后种植时机"（需付费）。登录academy.iti.org查看其他在线学会提供的信息。

6 获得理想美学效果的修复考量

W. Martin, A. Hamilton

6.1 单颗牙种植修复美学效果评价

美学区的单颗牙种植修复的要求很高，需注意种植体周软组织、周围牙列、种植体位置以及修复材料。在这些方面的任何妥协都需要更改修复方法以产生可接受的临床效果。种植修复美学成功或失败需通过主观和客观参数予以评定（Gallucci等，2011；Fuentealba和Jofré，2015）。

目前，已经建立了评价就种植体周软组织（红色美学评分，PES）和修复（白色美学评分，WES）治疗效果的客观美学指数（Fürhauser等，2005；Belser等，2009）。

Belser等提出的PES（2009）对以下变量进行评估：

1. 近中龈乳头。
2. 远中龈乳头。
3. 唇侧黏膜弧度。
4. 唇侧黏膜高度。
5. 根形突起/软组织颜色和质地。

这些变量的评分范围为0~2，理想的PES结果是10分（图1）。

WES则着重于种植体支持式修复体的可见部分，并基于以下参数：

1. 牙整体形态。
2. 临床冠的外形和体积。
3. 色度（包括色调和亮度）。
4. 表面纹理。
5. 半透明性和特征。

这些参数的评分范围也是0~2分，理想的WES结果是10分（图2）。

当医生努力使PES/WES评分接近20分时，有些报道提出，在大多数临床情况下，非专业人员认为超过12分时就是令人满意的结果（Jones和Martin，2014；Fava等，2014；Tettamanti等，2015）。对于美学区单颗牙种植，也有报道认为

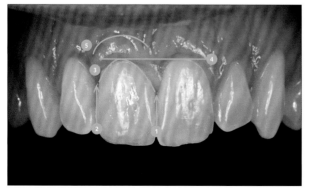

图1 红色美学评分（PES）测量（按照Belser等，2009）

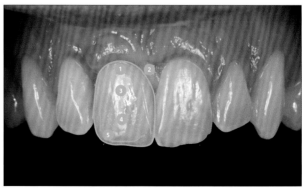

图2 白色美学评分（WES）测量（按照Belser等，2009）

没有经过牙科训练的外行人对WES评分比PES评分的感知更为敏感，这可能会影响基台材料的选择和最终修复体的设计（Jones和Martin，2014；Sailer等，2014）。这些结果可随唇侧黏膜厚度和其遮盖的下方的基台和修复体的能力而定。据报道，2mm的厚度是临界值（Jung等，2008b；Van Brakel等，2011）。

如果临床情况理想（种植体的位置允许充分体积的修复体设计），单颗牙种植修复体的修复材料（金瓷或全瓷）对美学效果从客观和主观两个方面的评价基本没有影响（Gallucci等，2011）。另外，前牙区支持修复体的基台（氧化锆或钛）5年存留率相似，这表明基台的选择应取决于临床状态，而非材料（Sailer等，2009a；Zembic等，2013）。在唇侧黏膜较薄的临床情况下，基台的

选择对PES评分可能产生负面影响，例如使用金属基台可令组织泛灰，使用氧化锆基台会令组织发亮（Jung等，2008b；Park等，2007；Zembic等，2009；Ishikawa-Nagai等，2007）。在这样的情况下，应考虑使用粉红瓷来修饰软组织下方的氧化锆基台，以降低黏膜的亮度（Thoma等，2015）。

在修复体的WES评分要素中也应予以类似的考量。如果修复体的唇舌向尺寸受限，那么其下方的支持结构对修复体的半透明性有着明显的影响。在这种情况下，如果下部结构是金属或氧化锆，那么技师会很难做出半透明性，修复体相较于邻牙会显得暗淡（图3a，b）。钛粘接基底支持更透明的材料（二硅酸锂）制作的修复体，可以为美学效果提供更大的技术灵活性（图4a，b）。

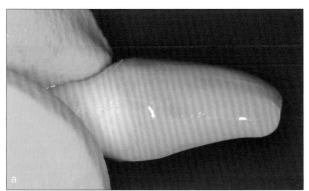
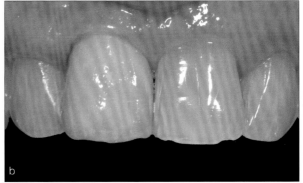

图3a，b　上颌右侧中切牙位点的氧化锆基台（CARES Zirconia; Institut Straumann AG, Basel, Switzerland）和饰面瓷（Vita VM9; Vita North America, Yorba Linda, CA, USA）

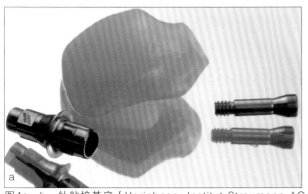
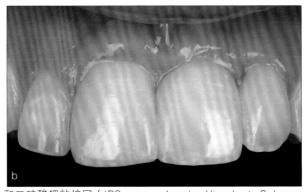

图4a，b　钛粘接基底（Variobase; Institut Straumann AG）和二硅酸锂粘接冠（IPS e.max; Ivoclar Vivadent, Schaan, Liechtenstein）修复上颌左侧中切牙位点，最终修复体为螺钉固位

为了最大限度地获得PES/WES的效果，医生必须在治疗的修复阶段关注几个关键部分。该过程始于种植体植入后立刻使用临时修复体维持种植体周软组织的轮廓、间隙和形态，一直到最终修复前。以下是与技工室的详细交流信息：

- 除了大笑相和戴有临时修复体轮廓的照片外，还需要记录邻牙轮廓、色度和表面纹理的照片。
- 准确的印模，获得的不仅仅是种植体的位置，还包括从种植体肩台到黏膜缘（过渡带）软组织的穿龈轮廓，以及尽可能向前庭延伸的种植体周的黏膜。
- 如果邻牙存在修复体，则包括邻牙修复材料的信息。

之后，医生和技师使用这些信息来确定理想的基台和修复材料，并设计出最佳的PES/WES美学效果。

6.2 过渡义齿和临时修复体

美学区，治疗失败或已经缺失的牙常常需要在种植体植入之前或植入之后使用临时修复体。本节将重点介绍在美学区的修复过程中所使用的各种过渡义齿及其优缺点。

6.2.1 种植体植入之前

在美学区的缺牙间隙，由于软组织或硬组织的不足、病变或修复空间不足，通常需要推迟种植体植入（2型、3型、4型），这就需要在准备种植体植入期间使用过渡义齿。在愈合阶段，保护软组织的同时，精心设计的过渡义齿应提供美学和功能作用（Markus，1999）。

过渡义齿可为固定式或可摘式。这两种选择都可以为患者提供益处，但是需要遵守一些关键的原则，以避免对缺牙间隙产生不利影响（Buser等，2004a）。临时修复体需要满足以下条件：

- 提供可接受的美学和功能的作用。
- 防止对移植区域产生间断性压力。
- 维持修复空间。
- 耐用，必要时容易修理。
- 在设计种植体位置时提供诊断价值。

当行垂直向增量时，过渡义齿应能够避免移植区域受到间断的压力。在这种情况下，可选择固定过渡义齿。但是，当可摘义齿是唯一选项时，选择

的受压区域应限制在远离移植位点的区域。

理想的过渡义齿的选择包括：

- **固定义齿（FDP）**。如果缺牙位点的邻牙计划行全冠修复，那么将它们作为基牙来固定临时修复体是理想的结果。对移植区域可控制的、有选择性压力的临时固定修复体会带来理想的愈合和美学效果（图5a～c）。
- **树脂纤维增强式固定义齿（RRFDP）**。如果缺牙位点的邻牙并无计划进行修复，但存在垂直向浅覆𬌗，将义齿的纤维翼粘接于邻牙腭（舌）侧，可作为一种美观的固定修复体的选择（图6a～c），其缺点是在整个治疗过程中需要多次取下和重新粘接固定修复体。
- **正畸保持**。对于正在进行正畸治疗的患者或当存在垂直向咬合过紧的情况，将桥体固定在弓丝中，可提供一种容易维护、容易修理的固定修复体的选择（图7）。
- **真空保持器（ESSIX）**。如果咬合空间有限，并且没有正畸治疗的指征，那么含有一个卵圆形桥体的真空保持器可作为临时修复体，施加于缺牙间隙的压力是可控的（Moskowitz等，1997）。在预期需要较长愈合期的情况下，这种临时修复体并不合适，因为必须考虑咬合干扰和真空保持器材料的过度磨损。此时，需考虑为患者提供多副保持器以减少复诊次数（图8a，b）。

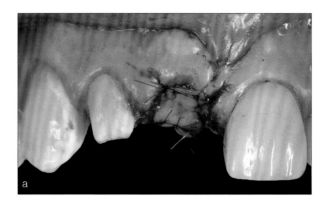

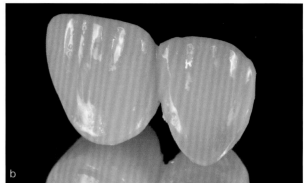

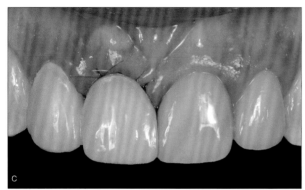

图5a~c 上颌右侧中切牙到侧切牙位点的悬臂临时固定义齿（FDP）

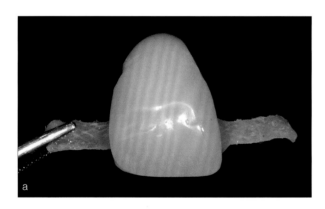

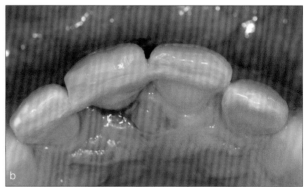

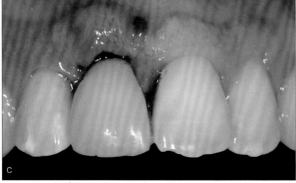

图6a~c 树脂纤维增强式固定义齿（RRFDP）修复上颌右侧中切牙位点

- **可摘义齿（RDP）**。如果咬合空间有限，患者可以从这种修复体中获益，因为RDP是从腭侧获取其支持力，并允许桥体设计呈卵圆形以塑形组织。这种修复体比真空保持器耐用，如果预期有较长的愈合期并且固定义齿无法作为选择时，可考虑这种修复体（图9a~c）。

过渡义齿种类的选择应基于美学需求、功能性要求、经济考虑、需要使用的时间和易于制作（Cho等，2007）。

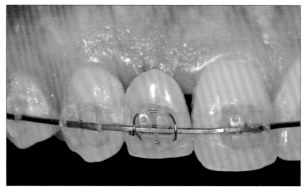

图7　在上颌右侧侧切牙位点使用正畸方法固定桥体

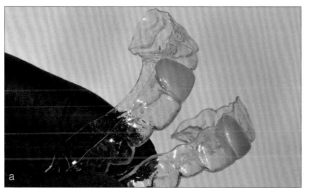

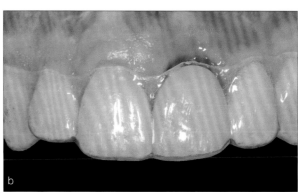

图8a，b　真空保持器（FSSIX）修复上颌左侧中切牙。由于磨损，制作多副ESSIX保持器以供长期使用

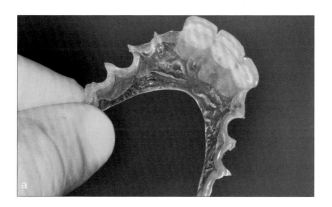

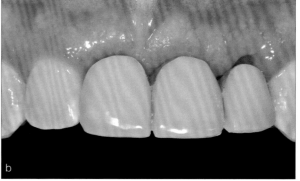

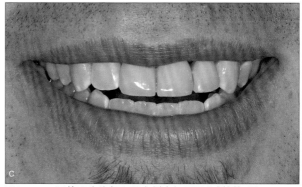

图9a~c　可摘义齿修复上颌右侧中切牙至左侧侧切牙

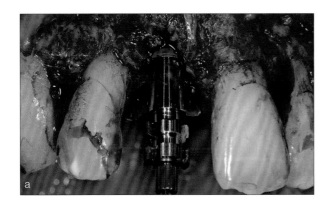

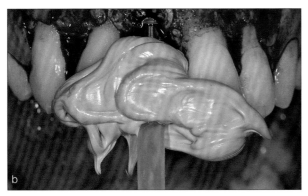

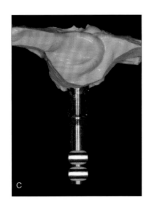

图10a～c　使用印模帽和咬合记录材料行上颌右侧中切牙种植体的术中印模

体进行种植体周软组织成形的种植体支持式修复体的美学效果进行了一项随机对照试验，目的是评价种植体支持式临时修复体是否可以增加美学区种植体的美学效果。将20颗单颗牙种植体植入连续患者中，在骨结合之后的二期手术时，随机分为两组：（1）使用"动态加压技术"进行软组织成形的临时修复体；（2）不使用临时修复体。所有的种植体均使用全瓷修复体修复，在3个月时和12个月时进行随访评估。两组在种植体的存留率或骨水平方面没有差异，但是在改良PES和WES评分的平均值上存在统计学的显著性差异（第1组16.7分，而第2组10.5分）。研究表明，使用种植体支持式临时修复体进行软组织成形提高了最终的美学效果。基于第五次ITI共识研讨会，国际口腔种植学会（ITI）也建议将其用于美学区（Morton等，2014）。

临床指南

　　建议在美学区使用种植体支持式临时修复体。临时修复体提高了治疗小组所有成员和患者之间的交流。临时修复体应为解剖和功能上均修复，并符合修复体根方到计划的黏膜边缘（最凸起处）的穿龈轮廓以获得最大的软组织量。基于多种因素（可拆卸性、软组织形态、组织成熟、易于调改），临时修复体使用螺钉固定被认为存在优势。

　　可在种植体植入时（即刻）或骨结合完成之后（延迟）戴入临时修复体。种植体的即刻修复需要非常仔细，以免影响种植体稳定性或污染黏膜下组织、骨移植物（如果存在）或种植体（如存在水平向骨缺损）。

6.2.2　种植体植入之后

　　在种植体植入时或骨结合完成之后，制作的种植体支持式临时修复体可以在启动种植体周软组织成形的同时，有助于获得理想的穿龈轮廓，检验最终修复体的外形，并提高患者的满意程度。

　　Furze等（2016）针对是否使用固定临时修复

为了防止并发症，种植体和临时基台需使用口内临时修复材料小心记录，但是轮廓的任何修改和最终成型（包括调殆）均应在口外完成。强烈建议螺钉固位，以尽量避免粘接剂进入黏膜下组织。此外，螺钉固位可以根向"拉"修复体穿过种植体周软组织，而粘接固位则完全相反，是将修复体"推"向基台和种植体，粘接剂容易在手术位点存留。

　　如果不适合即刻修复，可使用印模帽或使用
种植体附件标记种植体，这样就可以翻新带有种
植体替代体准确位置的工作模型用于技工室制作
（图10a～h）。临时修复体可在二期手术时或种植
体准备负荷时戴入（图11a，b）。在延迟修复的情
况下，临时修复体可以在制取种植体位置印模后于
口内或口外制作。重要的是，临时修复体的穿龈轮
廓和外形设计应不会对种植体周软组织产生过度压
力，否则会导致不必要的退缩。

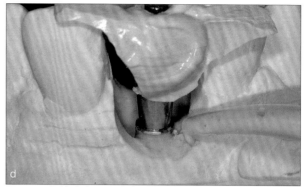

图10d　安放咬合记录到种植体替代体上和快凝石膏灌制诊断
模型上

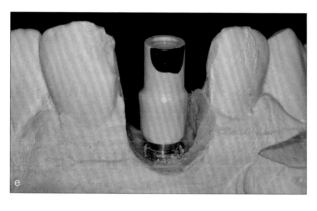

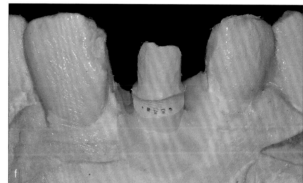

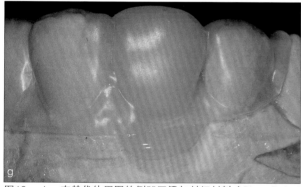

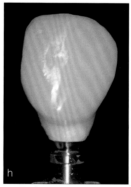

图10e～h　在替代体周围的倒凹区添加封闭材料（Play-Doh; Mattel, El Segundo, CA, USA）以模拟种植体周组织。临时修复体
戴入前进行制作、塑形和抛光

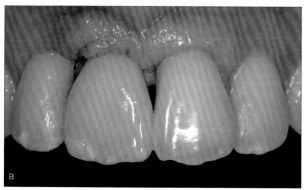

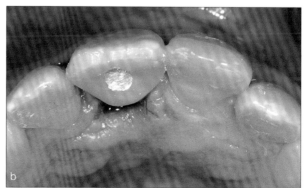

图11a，b　二期手术暴露上颌右侧中切牙位点的种植体，戴入螺钉固位临时修复体

Wittneben等（2013）描述了一种称之为"动态加压技术"的临床程序，是用选择性压力的临时修复体进行软组织的渐进性成形，通过对修复体外形的调整来建立恰当的穿龈轮廓。注意重建平衡的黏膜轮廓，使之与邻牙牙龈相协调，包括龈乳头的高度/宽度、黏膜顶点的位置、三角形的软组织剖面轮廓，以及建立与邻牙/种植修复体之间精确的接触区。

螺钉固位的临时修复体最好使用不透明的临时钛基台制作，用临时修复材料皮卡印模，并在口外调改。这个过程的关键点在于填倒凹使修复体可以取下，接着在所有维度进行穿龈轮廓的仔细修整，通过邻面接触点建立对种植体周软组织的支持（图12a～k）。临时修复体的轮廓塑形将在第6.3.1章节中进行介绍。

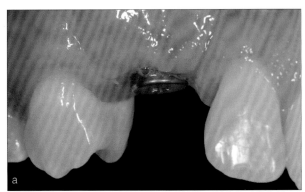
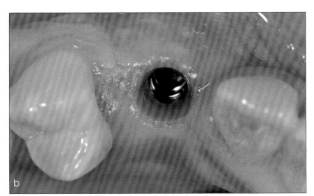

图12a，b 暴露上颌右侧尖牙位点种植体，制作临时修复体。过渡带尚未成形，仍为愈合帽调整出的形态

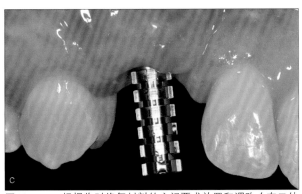
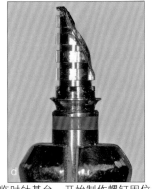
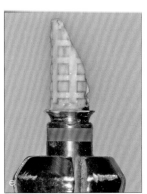

图12c～e 根据临时修复材料的空间要求放置和调改（在口外）临时钛基台，开始制作螺钉固位的临时修复体。一旦确认了适当的调改量，对基台进行遮色，以尽可能减少修复临时材料的变色

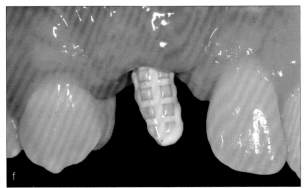
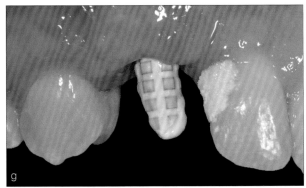

图12f，g 将遮色的钛基台放入口内，加力至15N·cm。使用聚四氟乙烯（PTFE）封闭螺钉通道，填塞邻面倒凹

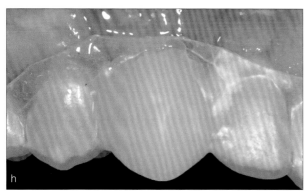
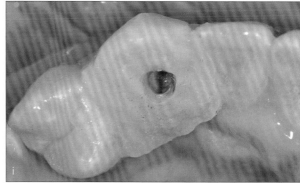

图12h，i 将临时修复材料放入真空保持器中和钛基台周围，然后放入口中就位。可根据厂商建议进行凝固，之后，移除真空保持器，打开螺钉通道，去除PTFE，旋松基台螺钉

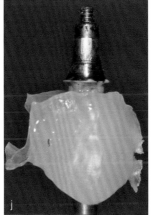
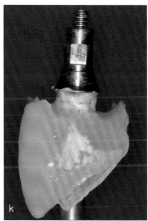

图12j，k 可以看到从口内取出的临时修复体在过渡带缺少材料支撑。图13a～f介绍了如何增添材料

更多关于种植体支持的临时修复体的深层信息，请查看ITI在线学院由William Martin医生提供的学习单元"临时种植修复体"（需付费）。登录academy.iti.org查看其他在线学会提供的信息。

6.3　种植体周软组织的处理

种植体周黏膜由角化良好的口腔上皮、沟内上皮、结合上皮和根方的结缔组织构成。在天然牙，未角化的结合上皮通过内基底板和桥粒沿着结合上皮的全长附着于釉质表面。然而，种植体周上皮到种植体表面的附着仅限于根尖区域（Dhir等，2013）。

在过渡带，纤维的排列方向是与基台相平行，这造成与基台表面附着非常薄弱（Ericsson和Lindhe，1993），尽管这些纤维的排列方向也取决于黏膜的质量，它们在牙槽黏膜中更平行，在角化黏膜中更垂直（Dhir等，2013）。

与天然牙相比，除了纤维的走行方向外，过渡带的结缔组织的机械阻力较差（Hermann等，2001）。其临床意义为依赖基台和修复体机械支撑的过渡带可模仿周围牙龈结构创建外形轮廓。为了

实现可预期的美学效果，通过临时修复体（或个性化愈合帽）的修整对种植体周软组织进行适当的处理，是获得与邻牙协调的外形轮廓的关键。

6.3.1　过渡带的成形

牙齿的自然穿龈轮廓在1990年由Croll首次描述，为一系列由弧形过渡的直线构成的几何图形，这有利于制作形态自然的修复体。这些参数也已用于种植体支持式修复体，以重建既可以支撑种植体周黏膜又利于口腔卫生维护的自然形态的修复体。

现在已有一些方法可以制作临时修复体的轮廓，以获得理想的美学效果（Buser等，2004a；Shor等，2008；Wittneben等，2013）。它们共有的一个关键点是临时修复体自种植体肩台处呈圆柱状，当到唇腭侧黏膜边缘和邻面接触点时过渡为三

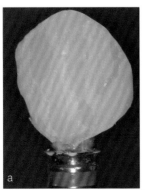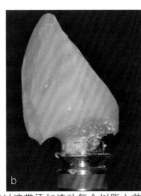

图13a，b　在黏膜下方穿龈处在过渡带添加流动复合树脂之前的螺钉固位临时修复体

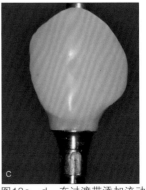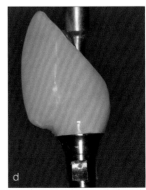

图13c，d　在过渡带添加流动复合树脂之后的螺钉固位临时修复体，形成了理想的穿龈轮廓

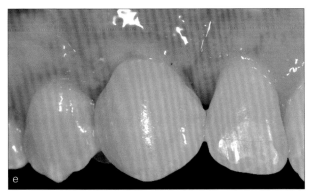

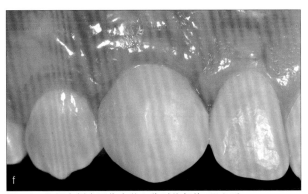

图13e　上颌右侧尖牙位点戴入的临时修复体。在成形的区域有组织变白

图13f　上颌右侧尖牙位点戴入临时修复体4周之后

角形的牙形剖面轮廓（Gallucci等，2004）。这种轮廓外形最好使用螺钉固位修复体来实现，因为在穿龈轮廓、易于摘戴及避免粘接剂溢出等方面完全可控。

应仔细注意临时修复体对过渡带软组织支持的位置和量，因为过度或欠缺都会微妙地影响黏膜和龈乳头的高度（Grunder等，2005）。从通过模拟对侧同名牙的临床冠轮廓和邻面接触点（在设计期间使用抽真空蜡型来实现）来开始临时修复体的制作是个不错的起点，接着在过渡带小心地添加材料，从种植体肩台处开始，向冠方延伸（图13a~f）。

穿龈轮廓的塑形基于以下原则：

- **唇侧穿龈**。从种植体肩台开始，呈轻微的平直／内弧形，并凸向将建立的黏膜边缘的凸顶点。
- **邻面穿龈**。从种植体肩台开始，以平直穿龈，并微凸至接触区的根方，为邻面组织提供支撑。
- **腭侧穿龈**。从种植体肩台开始，以平直并微凸穿龈达到黏膜边缘，重点放在模拟邻牙腭侧轮廓，实现二者之间平滑过渡。

6.3.2　过渡带印模

在制取印模时，一旦取下临时修复体，通过临时修复体成功获得的过渡带形态只是瞬间存在。取下临时修复体之后，因种植体周黏膜缺乏结构支撑往往会发生快速塌陷，进而导致在模型上复制的过渡带不准确（代型和数字化）。这将使技师不得不估算和重新形成最终修复体的穿龈轮廓，而修改组织支持将潜在带来临床结果的变化。

有些学者报道通过获取临时修复体形态，并将其转移到印模帽上，允许在制取替代体印模期间继续支持过渡带（Zouras等，1995；Hinds，1997；Polack，2002；Spyropoulou等，2009；Schoenbaum和Han，2012；Patras和Martin，2016）（图14a~1）。

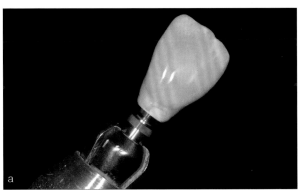

图14a　在相应的替代体上就位临时修复体，替代体是放在把持器上（Institut Straumann AG）

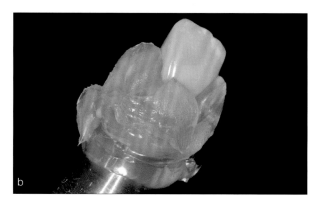

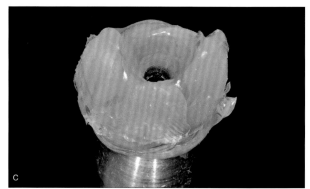

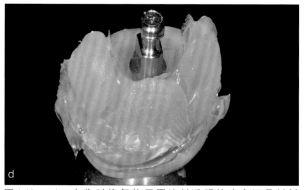

图14b～d   在临时修复体周围注射透明的咬合记录材料
（b）。固化后取下临时修复体（c），放置印模帽（d）

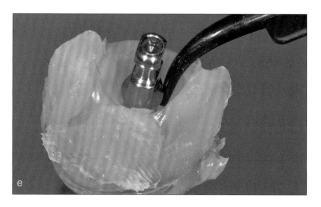

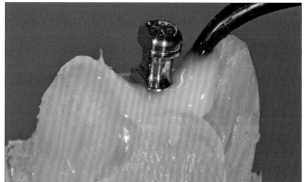

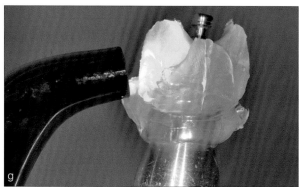

图14e～g   在印模帽周围注射和光固化流动复合树脂

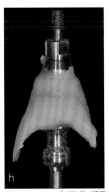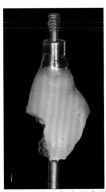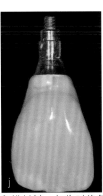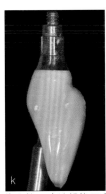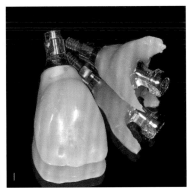

图14h~l 在固化后取下印模帽，去除所有的印模材料。与临时修复体比较，确认模拟了全部黏膜下轮廓

该技术是制取印模同时在椅旁操作的，只对整个过程增加几分钟，会大大提高与技工室之间关于理想修复体轮廓的交流（图15a~g）。数字化印模需要的方法略有不同，包括在研磨后对聚氨酯铸件进行修改，这在近期的出版物中也有强调（Hinds，2014；Joda等，2014；Lin等，2013b）。

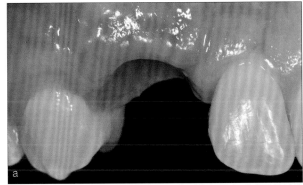

图15a 上颌右侧尖牙种植位点取下临时修复体之后成形的过渡带

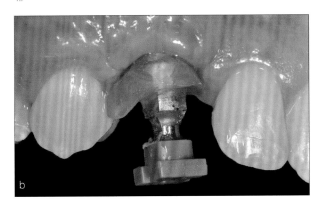

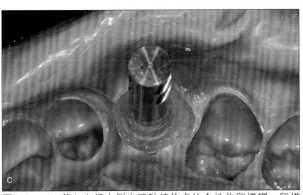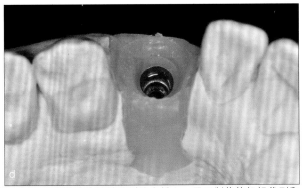

图15b~d 戴入上颌右侧尖牙种植位点的个性化印模帽。印模之后，印模帽和替代体被转移到终印模上，用于制作软组织代型和工作模型。固化后，将工作模型从印模中取出，露出软组织代型中成形之后的过渡带

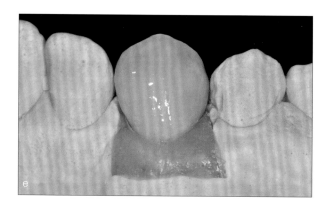

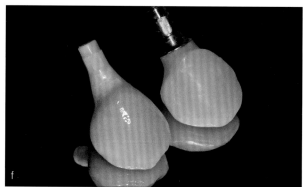

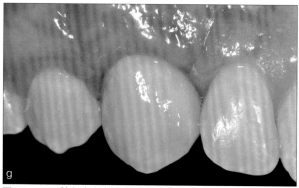

图15e~g　技师交付的上颌右侧尖牙位点的最终螺钉固位修复体。修复体的穿龈轮廓是基于主模型上个性化的软组织代型制作的。将最终修复体与临时修复体放在一起，显见其轮廓。戴入之后，种植体周软组织得到充分的支撑，获得理想的美学效果

6.4 技工室沟通

在美学牙科中修复阶段最重要的目标就是将所有临床变量与技工室进行全面的沟通，为技师提供机会来制作一个可以模拟缺失牙并与周围牙列协调的修复体。要实现于此，有几项必要的关键因素：照片、精确的记录和详细的设计单。

6.4.1 照片

数码摄影是一种可以传递关键治疗变量又避免让患者前往技工室的很经济的方式（Weston和Haupt，2011；Griffin，2009；Mendelson，2006）。使用一台具有微距摄影（微距镜头和闪光灯）功能的牙科相机，医生可以收集至关重要的临床信息作为工作模型和对技工室设计单的补充（Lozano，2014；Lozano和Gonzaga，2015b）。

提供给技师的照片应包括（图16a～g）：

- 静息状态和大笑时的正面像。
- 种植体支持式修复体周围的整个6分区的局部照片。
- 种植体支持式修复体和邻牙的近摄照片。
- 略成角度的照片，显示种植位点邻牙的轮廓和质地。

- 将比色板与计划模拟的牙放在同一平面的照片，设置多个角度以将闪光反射降到最低。比色板的目的是要传递半透明性、色调、色度，以及最重要的——周围牙列的值。
- 当对种植位点邻牙准备时，在准备的边缘放置具有相应的模具标签的模具罩。
- 临时修复体的唇侧观和侧面照片。

对色度进行信息传递时，标准化的白平衡对确保获得准确的颜色呈现以及被技师再现非常重要。这可以在拍照前通过相机中的个性化开尔文设置来实现，它是基于微距的闪光灯和室内灯光的温度，或拍照时将光谱中性灰色卡保持在图像范围内（Lozano，2015a）。如果使用了灰色卡，就可以在照片编辑软件中对色彩进行校正。如果要在多个监视器上看这些图像，监视器的校准也是实现一致结果的关键。现在已经开发了几种辅助工具，用以改善色度的信息传递，包括色度计、偏光片和数字色度匹配系统。工具的选择常常由技师所提出，并得到临床的响应配合。总体而言，通过照片提供给技师的信息越多，越有可能使种植体支持式修复体与邻牙更准确地协调。

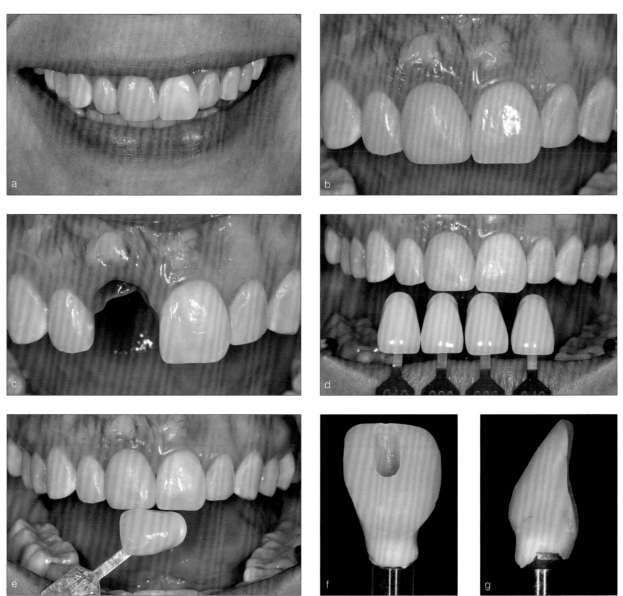

图16a～g　为制作上颌右侧中切牙位点的种植体支持式修复体，提供给技师的一套标准照片

更多关于牙科摄影的深层信息，请查看ITI在线学院由Frank E. Lozano医生提供的学习单元"数码临床摄影"（需付费）。登录academy.iti.org查看其他在线学会提供的信息。

6.4.2　记录

　　为了实现最佳的美学效果，修复医生要为技师提供精确的记录来制作种植体支持式修复体。这些记录包括：与邻牙相关的种植体位置的印模（数字或代型）或工作模型；过渡带已成形的种植体周软组织的记录（个性化印模帽）；临时修复体就位的印模；与对颌牙弓的咬合关系（颌位记录和对颌模型）。

　　制取牙种植体的印模时，将印模材料向前庭方向过度延伸，以获取牙槽嵴轮廓，并为技师制作修复体穿龈轮廓时提供有价值的信息。患者持摄影用的牵拉器可以协助牵拉口唇，以进入该区域（图17a，b）。

6.4.3　设计单

　　设计单是由牙医写的详细信息，委托技师制作牙修复体。它是医生和技师之间有效沟通的不可或缺的组成部分，其中应包含强调修复体设计和制造关键部分的信息。良好的设计单不应留下任何有待技师理解的地方，避免耽搁修复体制作或在修复体设计及材料使用方面发生预料以外的结果。

　　单颗前牙种植修复体的设计单应包括：

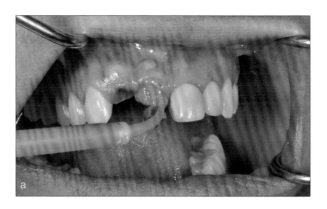

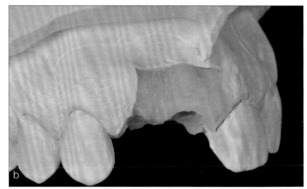

图17a，b　摄影牵拉器协助牵拉嘴唇以便于印模材料向前庭方向伸展。工作模型应为技师提供有价值的信息以在最终修复体形成理想的穿龈轮廓

- 牙医和患者的信息。
- 返回／到期日。
- 附件：印模、模型、颌关系记录、照片、𬤊架、种植体组件（印模帽、螺钉、替代体和基台）等。
- 种植体系统的信息（种植体连接类型、平台和直径），并包括相应的参考编号。
- 修复体设计（如螺钉固位或粘接固位）、基台设计和在口腔内位置的一般说明。
- 色度的交流。

- 理想的修复体材料和穿龈轮廓设计。
- 理想的基台设计和材料（如计划粘接修复），关于四周的边缘位置的描述。
- 医生的签名和执照信息。
- 原产地：牙医应知道修复体的全部部件是在哪里制作的（如果是在本技工室以外的地方）；这些信息应在技工室制作返回时报告给医生。

6.5 螺钉固位修复体 vs 粘接固位修复体

单颗牙种植体支持式修复体固位类型的决策通常受几个变量的影响：美学要求、费用、材料、可拆卸性和种植体的位置（深度和角度）。

在最近一次对牙种植美学效果的系统性评述研究中，Martin等评估了24项研究（1项队列研究、1项回顾性横断面研究和22个病例系列研究），这些研究的报告中明确了粘接固位或螺钉固位修复体并报告了其美学效果，但并无关于基于固位方式对美学优势的确切结论。这项评述的局限性应该是由于修复体和基台存在的广泛的变量、不同的适应证以及文献中缺乏报道。未来的研究应着重于适应证各方面的记录和材料的使用、它们的组合，以及不同治疗适应证和制作方式之间的相容性（Morton等，2014）。

Wittneben等（2014）对螺钉固位和粘接固位的修复体的性能做了系统性回顾，评估了留存结果和整理了曾报道的并发症。从符合纳入标准的73篇文献中提取数据之后，他们报道在粘接固位和螺钉固位修复体之间在存留率或失败率方面并无统计学差异。他们还报道了螺钉固位修复体整体表现出更少的技工工艺并发症和生物学并发症。另外，当评估不同的基台材料时（钛、金、瓷），失败率并无差异。考虑到这些结果，固位方式的选择（螺钉固位或粘接固位）对于美学修复体应为"机会均等"，使用哪种方式可以根据医生的偏好（Morton等，2014）。

临床指南
（第五次国际口腔种植学会共识研讨会）

对于医生来说，基台和修复材料是患者特异性和位点特异性选择。如果说材料的选择已经有高质量的文献证实，那么基台和／或修复体的设计，相比其材料的选择更关键，原因包括：

- 穿龈轮廓的控制。
- 材料性能和强度。
- 最终轮廓的通路。
- 可拆卸性。

粘接固位修复体的一个关键因素是在戴入修复体的同时去除多余粘接剂的能力。粘接剂残留是粘接固位修复体最常见的并发症，并已知与种植体周病有关。如果早期处理，去除残留粘接剂可以解决这一问题，但是这取决于对其（异物）定位和充分去除的能力（Wadhwani等，2012b；Sailer等，2012）。

文献中已报道的可以减少过多残留粘接剂的临床技术，涵盖粘接剂应用排溢孔和基台改良等（Wadhwani等，2012a；Wadhwani等，2016；Wadhwani和Chung 2014；Wadhwani等，2011）。个性化基台的设计对残余粘接剂去除的通路有至关重要的影响。

Linkevicius等（2011）报道了戴入粘接固位种植修复体之后，边缘位置对难以发现残余粘接剂的量的影响。在他们的研究中，个性化基台的粘接边缘是从龈上1mm到龈下3mm，以标准方式戴入抛光的金属修复体。只有在边缘可见时才能去除全部残留粘接剂；当冠边缘在黏膜下超过2mm时，残余粘接剂的量最多。这一发现强调，有必要通过临时修复体对种植体周软组织进行仔细的成形，并将过渡带的轮廓传递给技师。这将允许个性化基台的准确制作，使戴入修复体时粘接线处于四周都可到达的位置以去除粘接剂。

螺钉固位的修复体相比粘接固位有明显的优势，因为不需使用粘接剂，对穿龈轮廓和可摘戴性有着更好的控制。

更多关于修复体固位的深层信息，请查看ITI在线学院由Julia G. Wittneben医生提供的学习单元"粘接固位 vs 螺钉固位"（需付费）。登录academy.iti.org查看其他在线学会提供的信息。

6.6　基台和修复体的材料选择

设计单颗牙种植体支持式修复体，医生可从3种主要的基台设计类型中进行选择来构建修复体：预成基台（标准的／常备的）、个性化铸造基台、CAD／CAM个性化基台。

对于有美学要求的患者的治疗，要求对基台和修复材料深思熟虑，并考虑以下因素：修复区域的可见性、组织表型、邻牙的颜色以及患者的美学期望值（Sailer等，2007）。

6.6.1　预成基台

每颗种植体厂商都会制造一系列的预成基台，为医生提供现成的修复选择。它们的适应证是粘接固位修复体；然而，它们也可以被修改以支持插销式固位修复体。对于植入在理想位置的种植体，可用合适的预成基台，相比制作个性化铸造基台，修改基台被认为相对比较简单和经济。当种植体植入位置不理想或明显异常，使用预成基台的修复体可能需要妥协或者无法使用。

预成基台主要缺点之一是其形状。相对理想的黏膜下轮廓支持而言，大多数预成基台并非解剖式设计。它们往往显得平直或超过穿龈轮廓的形态，为圆柱体构造，修复体边缘也不符合种植体周黏膜的边缘轮廓。这可能会导致软组织处理的困难（尤其是美学关键区域），难以就位超出穿龈轮廓的修复体，或位于龈下较深位置无法完全去除粘接剂，这都会导致种植体周病（Agar等，1997；Pauletto等，1999；Weber等，2006；Gapski等，2008；Wilson Jr，2009；Linkevicius等，2011；Linkevicius等，2013）。

传统的技工室技术通常依赖于选择更大的预成基台，然后调磨外部轮廓以适应临床情况（图18a～c）。这会削弱基台壁，并为角度更改提供有限的纠正。对基台进行技工室修改也是个耗时且成本较高的过程。这种修改对于瓷基台材料（氧化锆）也是禁忌证，因为调改会导致裂痕和局部相变，会对基台的长期性能造成负面影响（Kelly和Denry，2008）。因此，在美学区，常备的基台往往不是非常理想。

许多预成基台的问题可以通过铸造或CAD/CAM个性化基台加以解决。预成基台领域的发展是引入了钛基底（Ti-base）的概念（Lin等，2014）。这种基台设计，可以在口外将修复体粘接到预成的机械加工的钛种植体-基台连接处，从而产生个性化的穿龈轮廓。这也允许几种不同修复材料的组合，在最大限度上实现美学效果。钛基底基台适合于直接在腭侧/殆面有螺钉通道的修复体或个性化的瓷基台和粘接固位的全瓷修复体（图19a，b）。这种基台设计可以减轻一些全瓷基台引起的问题，例如全瓷基台容易在种植体内或在种植体-基台连接处折断，也解决了瓷基台引起的钛种植体界面磨损的问题（Klotz等，2011；Stimmelmayr等，2012）。然而，其设计会限制靠近种植体处的穿龈轮廓的个性化制作，并且如果有骨存在，会阻碍修复体的恰当就位。

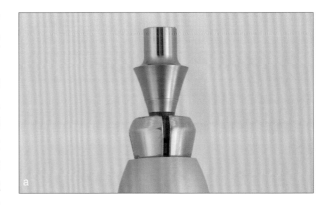

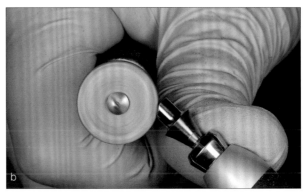

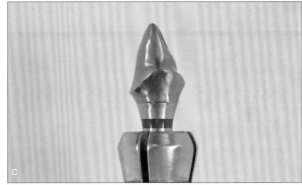

图18a～c　预成钛基台，被调磨到支持粘接固位修复体的理想轮廓

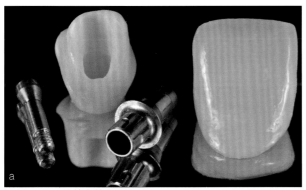

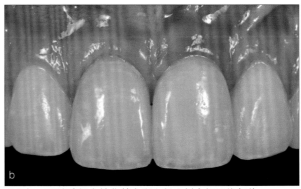

图19a，b　钛基底基台（Variobase abutment; Institut Straumann AG）、二硅酸锂个性化基台和上颌左侧中切牙修复体

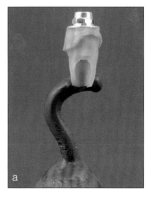
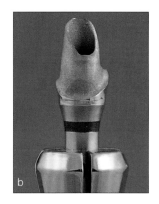
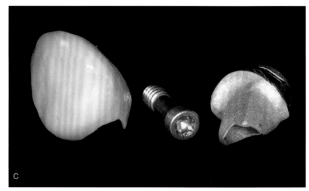
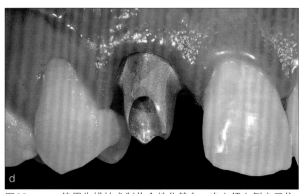
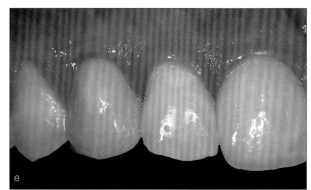

图20a～e 使用失蜡技术制作个性化基台。在上颌左侧尖牙位点戴入个性化基台和粘接固位的金属烤瓷修复体

6.6.2 个性化铸造基台

个性化铸造基台，是技师能够将基台设计成理想的角度、轮廓和边缘位置以获得充分的功能、软组织健康和美学效果。这些基台最初是为了与瓷一起应用于制作一体式冠-桥复合体，但是也可以单独成型以支持粘接或插销式固位修复体（Lewis等，1988）。

个性化铸造基台是使用传统的失蜡工艺制作，将期望的基台形状制作成蜡型放到塑料基台熔融模型上，或在预成的金基底上堆蜡和铸造（图20a～e）。已经发现，在带有预加工连接的可铸造基台上堆蜡和铸造，比从可熔基底始制作一个完全的铸造基台，有着明显优势（Byrne等，2008）。然而，也显示在铸造和抛光过程中，"可铸造"的基台可能会扭曲和损坏，降低了就位精度（Carr等，1996；Jaime等，2007）。这种技术也仅限于可与金制作的可铸造基台兼容者的高贵合金。

由于塑蜡、铸造、铣削和抛光是劳动密集型的过程，加上高贵金属合金成本的不断上涨，这些基台常常需要高昂的加工费用。关于金基台和钛种植体之间的电流反应和腐蚀以及与有生物相容性的钛相比，金和瓷周围的生物反应，也潜在地引起了人们的关注和担心（Linkevicius和Vaitelis，2015）。

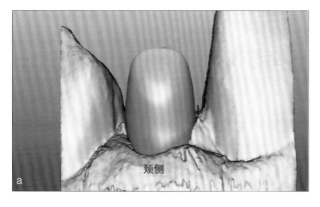 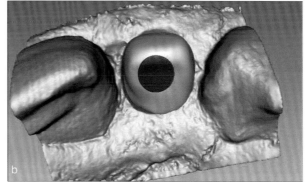

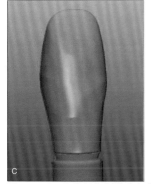 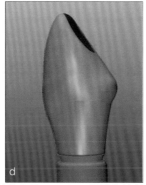 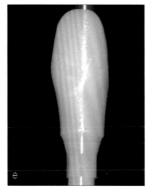 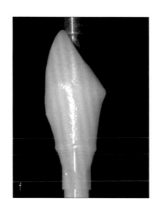

图21a~f　直接用瓷制作的氧化锆基台的CAD/CAM设计和铣削

为了降低材料成本、提高生物相容性，也用钛制作个性化铸造基台（Abduo等，2011）。然而，与金相比较，钛和贱金属合金因其更高的反应活性、更高的熔融温度和更低的密度，导致更难铸造、适合性更差，同时在铸造后钛的表面有α层形成。据报道，α层的厚度有50~450μm，取决于包埋料、铸造机、铸造温度和铸件的大小/形状（Miyakawa等，1989）。该层的存在影响钛的表面抛光、物理性质和耐腐蚀性，去除该层则会导致与修复体密合方面的问题。

由于劳动密集型的性质、上涨的金成本、生物相容性问题，以及与个性化铸造基台相关的铸造问题，已开发CAD/CAM技术替代个性化基台的制作方法。

6.6.3　CAD/CAM个性化基台

CAD/CAM个性化基台是基于种植体位置和周围牙的数字化扫描进行虚拟设计，然后制作出期望的形状和外形（图21a~f），可以为每个病例设计出理想的穿龈轮廓和边缘位置，并具有稳定的制作质量和单一的材料特性。基于这些原因，CAD/CAM基台被认为是替代标准预成基台中较好的选项（Priest，2005；Strub等，2006）。人工辅助设计MAD/CAM基台也可以通过扫描后使用传统的堆蜡技术和铣削获得与CAD/CAM方法相近的结果（Glauser等，2004）（图22a~e）。

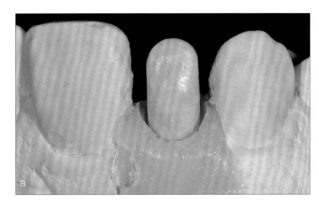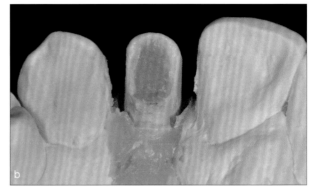
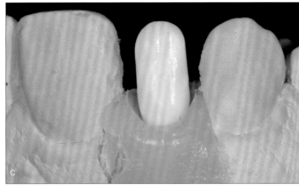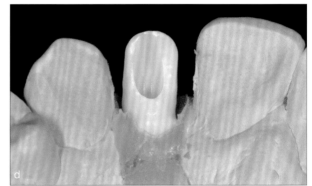
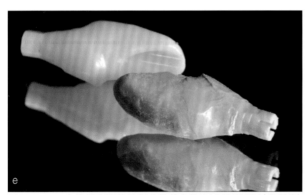

图22a～e 直接用瓷制作的氧化锆基台的CAD/CAM设计和铣削

CAD/CAM基台可设计为支持粘接固位或十字锁合固位修复体。或者，也可以设计直接用瓷的一体式冠-基台复合体（图23a～e）。

由于对氧化层的更好控制、对钛的陶瓷结合技术的改进，一些学者推荐临床常规使用瓷饰面的钛修复体和局部固定义齿（Haag和Nilner，2010）。但是这种选择会面临挑战，因为与钛兼容的瓷的可用性有限，并常被认为具有技术敏感性。氧化锆基

台和／或一体式修复体也可以在"绿色"状态进行铣削，从而在几乎没有单斜晶相的情况下优化材料的物理性能（Denry和Kelly，2008）。

在Zembic等（2013）进行的一项5年随机对照临床试验中，对比了氧化锆和钛基台支持的单颗牙种植体支持式修复体，两种基台材料在存留率或技工工艺并发症和生物学并发症发生率方面并无统计学或临床上的显著性差异。

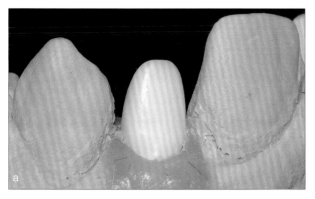
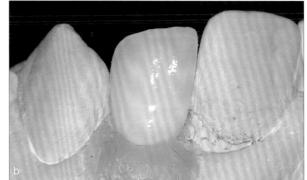
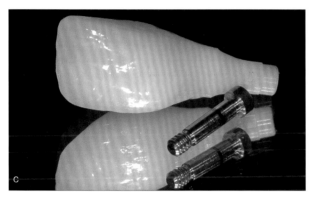
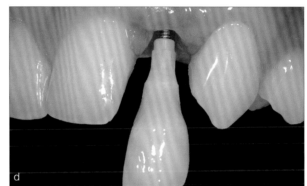
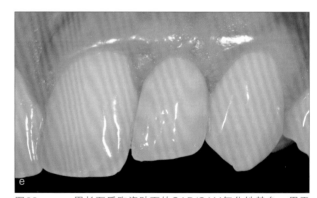

图23a～e　用长石质陶瓷贴面的CAD/CAM氧化锆基台，用于修复上颌左侧侧切牙种植体

这些发现指出，使用CAD/CAM个性化基台来支持个性化修复体和饰面-基台修复体越来越多，因为基台可被充分地塑形，并无须增加额外的费用就可以提供瓷支持。对CAD/CAM个性化基台的先入之见，使其被认为具有始终如一的高品质，并且生物学上更可接受，同时其成本低于个性化铸造基台或个性化预成基台（Kapos和Evans，2014；Priest，2005）。

6.6.4 原厂基台 vs 非原厂基台

许多CAD/CAM系统可以为多种种植体系统（开放系统）生产基台。虽然这对技工室来说非常方便，可以为多种不同种植系统的用户提供服务，但是临床和试验研究显示这种第三方（非原厂）基台可能无法获得像种植体厂商生产的专有（原厂）基台一样的表现（图24a～d）。

种植体-基台连接非常精细而复杂，经过特别设计以尽可能缩小，由于种植体-基台界面的移动和微间隙导致的折断、螺钉松动的机械风险，以及像早期骨丧失等生物学并发症。非原厂部件常常无法复制种植体厂商设计的种植体-基台的匹配结构。在体外测试中，显示非原厂基台存在匹配不

合标准、旋转稳定性差、种植体-基台连接的生物力学性能差，并且潜在增加失败的风险（Mattheos and Janda，2012；Hamilton等，2013；Berberi等，2014；Gigandet等，2014；Joda等，2015）。为了获得长期生物和机械预后的最佳效果，建议仅将各种植体厂商生产的原厂部件用于修复体与种植体的内部连接。

6.6.5 基台材料

在美学区，为种植体基台选择合适的材料时，应考虑材料的物理性能、生物相容性和美学因素。目前用于种植基台的材料包括钛、金合金、非贵金属、氧化锆、氧化铝和二硅酸锂。这些材料常根据基台设计用于不同的组合和配置，还可以在黏膜下部分加入长石陶瓷，以及连接基台装配的多个部件的树脂粘接剂（Thoma等，2015）。

Fenner等（2016）报告了金属（钛）和瓷（氧化铝）基台的临床表现，显示平均观察期7.2年之后存留率的结果相似。Zembic等（2015）进行了一项11年随访的前瞻性研究，评估了前牙区和前磨牙区支持单颗全瓷修复体的氧化锆基台，报告基台和修复体的存留率为100%，基台的累积成功率为96.3%、修复体为90.7%（2例基台螺钉松动，3例修复体崩瓷）。目前尚无一种理想的材料可以普遍用于所有基台，应根据临床情况考虑每种材料的优点和局限性。

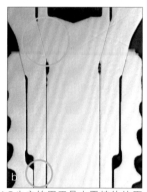
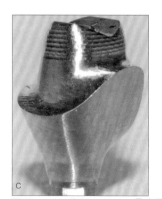

图24a，b Institut Straumann AG生产的用于骨水平植体的原厂基台。注意基台螺钉顶部的设计和基台内连接处的延伸

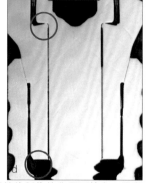

图24c，d 为Straumann骨水平植体制作的非原厂基台。注意螺钉顶部设计的不同和种植体与基台连接处的延伸

6.6.6 生物相容性

生物相容性被认为是影响种植体周软组织长期健康的关键因素。众所周知，钛是一种惰性且高度生物相容性的材料，作为牙种植体和修复基台材料使用已有很长的历史。但由于其颜色、难于个性化制作以及很难直接与瓷键合，已经引入了钛的替代材料，例如金合金和多种陶瓷。在这些材料中，氧化锆陶瓷的生物相容性上可与钛相媲美（Linkevicius和Vaitelis，2015）。

动物组织学研究表明，金合金和牙科长石陶瓷的组织反应可能不如钛或氧化锆（Abrahamsson等，1998）。然而，这尚未被有力的临床研究所证实，一项系统性回顾发现，在种植体周骨水平，金合金或氧化锆基台与钛基底相比并无差异（Linkevicius和Apse，2008；Linkevicius和Vaitelis，2015）。

6.6.7 对美学的影响

薄的种植体周黏膜可导致金属基台周围黏膜边缘变色（Jung等，2008b）。模仿天然牙和牙龈的外观所需要的不仅仅是牙种植治疗的外科阶段细心和娴熟的操作，还需要恰当的修复体周软组织处理和材料选择。已经应用瓷基台克服应用钛基台时出现的薄种植体周黏膜边缘的变色问题。但是，动物研究和临床研究均表明，当种植体周黏膜有适当的厚度时，在使用的任何基台材料之间其美学效果或红色美学评分（PES）均无差异（Jung等，2007b；Jung等，2008b；Zembic等，2009）。

在软组织厚度不足的情况下，使用分光光度法进行测量，氧化锆基台周围的种植体周软组织与相邻天然牙周围的软组织色度匹配比钛基台好（Linkevicius和Vaitelis，2015）。在组织较薄的患者中，穿出软组织的基台进行软组织着色可以提供美学优势，在高美学风险的情况下应予以考虑（Thoma等，2015）。

6.6.8 物理性能

必须根据每位患者的预期拒绝力和功能需求来选择适当的材料，以降低机械并发症或技工工艺并发症的风险。

金属钛的基台已有充分的文献记载，机械并发症的风险较低。由于开始使用的美学陶瓷基台材料的机械性能较差，增加了基台断裂的风险。与其他陶瓷材料相比，氧化锆的机械强度和抗断裂性得到了显著的改善，显示出更有前景的瓷解决方案。其支持来自临床研究报道：氧化锆基台和钛基台在超过5年的存留率方面没有差异（Sailer等，2015；Fenner等，2016），尽管人们对该材料的长期性能和低温退化／老化特点提出了一些担忧倾向也引起了一些关注（Denry和Kelly，2008）。

氧化锆基台断裂的实验室研究和临床观察显示，长的锥形连接特别容易在连接内发生基台断裂，因为在这些区域的横断面较窄（Foong等，2013）。也有一些关于氧化锆基台在对种植体-基台界面磨损发生率的报告（Klotz等，2011；Stimmelmayr等，2012）。在某种情况下，这会导致钛颗粒沉积于种植体周黏膜中，从而产生"钛文身"效应。所以，重要的是氧化锆基台与钛种植体连接需要有精密和稳定的匹配。许多对氧化锆基台的评价是在应用于种植体之前，这有助于对其负荷性能的了解。

更多关于美学中的修复材料的深层信息，请查看ITI在线学院由Irena Sailer医生提供的学习单元"美学修复体的修复材料"（需付费）。登录academy.iti.org查看其他在线学会提供的信息。

更多关于影响美学效果的基台设计的深层信息，请查看ITI在线学院由Konrad Meyenberg医生提供的学习单元"影响美学效果的基台设计的修复体考量"（需付费）。登录academy.iti.org查看其他在线学会提供的信息。

更多关于基台选择的深层信息，请查看ITI在线学院由Julia G. Wittneben医生提供的学习单元"基台选择"（需付费）。登录academy.iti.org查看其他在线学会提供的信息。

6.7 修复体设计

修复基台和种植体组件数量的不断增加，为医生在修复单颗牙种植体时提供了很多不同修复体设计的多种不同的修复方案。没有一个"完美"的设计，每种都存在与制作、戴入或性能相关的挑战。

美学区常见的种植修复体设计类型包括：

一体式螺钉固位式冠／基台复合体。既可以使用金合金或个性化氧化锆基台，也可以直接应用长石陶瓷；既可以是传统的直接螺钉通道基台，也可以是最近开发的角度螺钉通道基台（图25a～e）。

粘接固位金属烤瓷或全瓷修复体。粘接固位于个性化钛基台（CAD/CAM）、瓷／金基台、氧化锆基台（CAD/CAM），或预成的个性化钛或氧化锆基台（图26a～e）。

直接螺钉通道的粘接固位冠。使用一个钛基台（如钛基底），将一个有殆面／腭侧螺钉通道开孔的传统冠在口外与其粘接（图27a～f）。

横向螺钉或插销式修复体。使用了一个钛或金基台，用一个侧向螺钉将金属烤瓷修复体固定到基台上（图28a～d）。

6.7.1 冠/饰面材料

为了获得栩栩如生的修复体外观，重要的是要了解与相邻天然牙相关的不同陶瓷材料和基台组合的光学特性。长石陶瓷是一种用途最广、最美观的陶瓷材料，因为它有可分层和可模拟天然牙内部结构外观的特性。

获得理想效果的能力主要是依赖于牙科技师的技巧和艺术能力。由于其较低的物理强度，它需要饰于金属（金合金、钛或非贵金属）或强度更大的陶瓷（氧化锆、氧化铝或二硅酸锂）基底结构上，而这将显著影响修复体的光学性质和外观。或者，用氧化锆或二硅酸锂制作强度更大的全瓷修复体，通过表面染色来制作特征，与分层制作的长石陶瓷修复体相比较，降低了崩瓷的风险（Kelly和Benetti，2011）。

最后，应基于周围牙列和修复体的评估冠/饰面材料、个体牙的特征和美学以及功能的要求来选择。

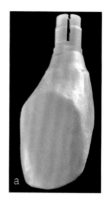
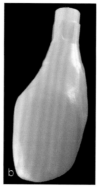
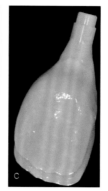
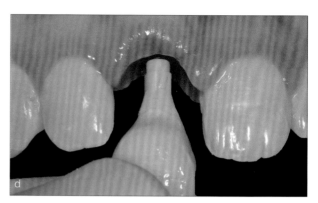

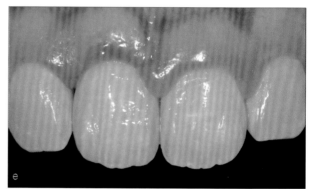

图25a～e　直接用瓷制作的MAD/CAM氧化锆基台（Institut Straumann AG）的螺钉固位修复体

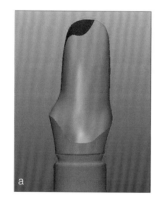
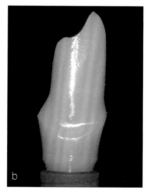
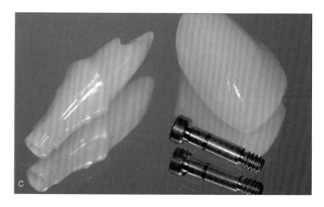

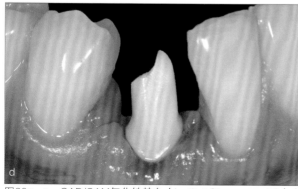
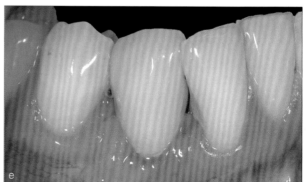

图26a～e　CAD/CAM氧化锆基台（Institut Straumann AG）上粘接二硅酸锂制作的冠

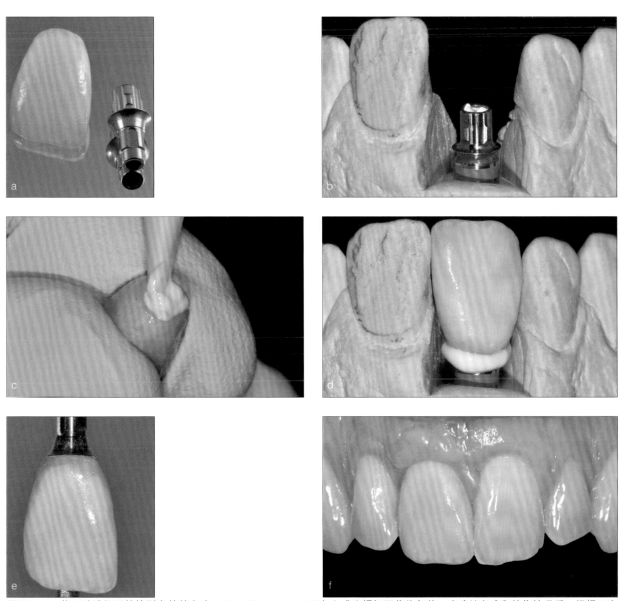

图27a~f 将二硅酸锂冠粘接到多基基台（Institut Straumann AG）上成为螺钉固位修复体。在确认色度和就位情况后，根据厂商说明，将修复体在口外粘接到基台上

图28a～d 上颌左侧中切牙位点横向螺钉固位的金属烤瓷修复体就位于横向螺钉基台上（Institut Straumann AG）

6.8 基台及修复体的戴入

戴入所有种植体支持式修复体时，无论螺钉固位还是粘接固位，都是从理解厂商对相应材料处理修改的建议开始。这包括用于固位修复体的粘接剂。随着用于冠和基台的可用材料范围越来越广泛，关于修改、磨光、粘接（需要时）的相应方案都已完善，以获取最适宜的强度、磨损和保留性能。

当从技工室接收种植体支持式修复体时，首先需要在工作模型上确认基台和冠的就位情况。应优先在可靠的模型上确认就位，因为对于验证邻面接触点最为精确。临床上，对于粘接固位修复体，应轻轻旋紧基台以使种植体周组织扩张直到完全就位。当无法进行临床验证时，应使用放射线片确认。然后，在基台上戴入修复体，根据需要对邻面接触进行调磨和抛光。

螺钉固位的修复体，小心地将修复体戴入，一边轻轻旋紧基台螺钉，一边评估邻面接触点（需要时进行调磨和抛光），一直到完全就位。如果无法进行临床验证，也建议使用放射线片确认。如果患者在戴入基台或螺钉固位修复体的过程中有疼痛感，则应评估在邻面骨水平处的黏膜下轮廓。对这种组织的挤压会导致压力增大和疼痛，此时需对基台／修复体的黏膜下轮廓进行修整以释放该区域的压力。在极端情况下，可能需要去骨。使用临时修复体来塑形过渡带可以解决这类问题并使其在取模前得以纠正。

当修复体成功就位并确认颜色匹配，应按照厂商的建议将基台螺钉旋紧。要注意基台螺钉的状况，因为反复的旋松和旋紧可因螺钉拉长而导致夹紧力下降和随之而来的渗漏增加（Butkevica等，2016；Calcaterra等，2016；Haack等，1995；Winkler等，2003；Theoharidou等，2008；Yilmaz等，2015）。应用聚四氟乙烯（PTFE）胶带保护螺钉头，因为它易于操作、放射线阻射，并且在取下时异味较轻（Morágues和Belser，2010）。有报道对密封通道予以改进，使用牙胶代替PTFE，但是后者的临床优势（如易操作、取出）在临床中的应用不减反增（Cavalcanti等，2016）。螺钉通道应使用复合树脂材料封闭，并且在未来需要时可以去除。

对于粘接固位修复体，应基于厂商的推荐进行修复体的准备和选择粘接剂的类型。修复体的粘接应使用文献中推荐的方法使粘接剂残留最少化：环形边缘粘接线、排溢孔或复制基台预粘接（Santosa等，2010；Wadhwani和Piñeyro，2009；Wadhwani等，2016）。设计恰当的基台将周围的粘接线置于黏膜边缘下2mm之内，这将最大限度降低清理后粘接剂残留的可能（Linkevicius等，2011）。最终的咬合调整之后，应依次使用研磨抛光杯／尖或砂纸盘进行抛光，然后使用金刚砂抛光膏，以尽可能降低表面粗糙度并获得表面平滑性（Silva等，2014）。当咬合调整之后进行瓷的抛光，建议参考厂商的建议，因为并不是各种瓷的抛光都是同样的方法。

7 临床病例

7.1 失败的上颌左侧中切牙种植：即刻植入RC 骨水平种植体和临时修复

E. R. Lorenzana, J. Gillespie

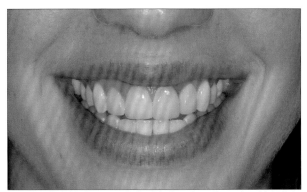

图1 患者微笑时显示了中位到高位唇线，前1/6分区的所有龈乳头暴露，但上唇遮挡了2颗中切牙的龈缘

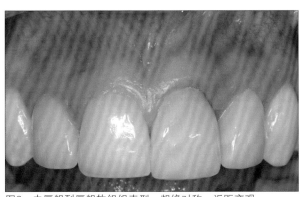

图2 中厚龈到厚龈软组织表型，龈缘对称。近距离观

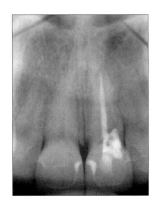

图3 根尖放射线片显示，缺损位于冠方，牙体牙髓治疗之后的冠方根内吸收性缺损

一位23岁女性患者，转诊，咨询用种植体支持式修复体替代上颌左侧中切牙。患者最近搬家到附近区域，主诉上颌左侧中切牙曾接受了牙体牙髓治疗和牙周治疗。以前的牙周医生认为上颌左侧中切牙无法修复，但是因为她将要搬家，推荐她到新的城市找一位牙医再咨询继续治疗。其医疗史无显著异常，无已知的过敏药物。

笑线分析显示，中位到高位的对称性笑线，上颌左侧中切牙轻微变色（图1）。

前牙区近摄照片显示中厚龈到厚龈软组织表型，并且牙龈边缘形态近乎对称。在上颌左侧中切牙的颈部边缘可见有轻度变色（图2），沿上颌右侧侧切牙到上颌左侧侧切牙原有瓷贴面存在很宽的附着龈带。

上颌左侧中切牙初诊时的根尖放射线片可见根内吸收，并有可能延伸至牙根的远中面（图3）。上颌右侧侧切牙和上颌左侧侧切牙可见正畸之后的牙根圆钝影像。

对患者的美学风险评估显示，中位到高位唇线、中弧线形表型。邻牙均被修复，并且预期一旦拔除该牙后会出现水平向骨缺损（表1）。

表1　美学风险评估（ERA）表

美学风险因素	风险水平		
	低	中	高
全身状态	健康，不影响愈合		影响愈合
吸烟习惯	不吸烟	少量吸烟（<10支/天）	大量吸烟（>10支/天）
大笑时牙龈暴露	低位	中位	高位
缺牙间隙的宽度	单颗牙（≥7mm）[1] 单颗牙（≥6mm）[2]	单颗牙（<7mm）[1] 单颗牙（<6mm）[2]	两颗牙或两颗牙以上
牙冠形态	长方形	卵圆形	三角形
邻牙修复状态	无修复体		有修复体
牙龈表型	低弧线形，厚龈	中弧线形，中厚龈	高弧线形，薄龈
种植位点感染	无	慢性	急性
软组织解剖	软组织完整	炎症	软组织缺损
邻牙骨水平	距邻面接触点≤5mm	距邻面接触点5.5～6.5mm	距邻面接触点≥7mm
唇侧骨壁表型[*]	厚壁表型，厚度≥1mm		薄壁表型，厚度<1mm
牙槽嵴顶骨解剖	无骨缺损	水平向骨缺损	垂直向骨缺损
患者的美学期望	现实的期望	中等美学期望	不现实的期望

[*] 如果可以获得牙齿存在时的三维影像，此项可用
[1] 标准直径种植体，常规连接
[2] 窄直径种植体，窄连接

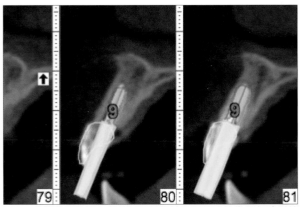

图4 虚拟种植体植入的CBCT图像显示天然牙的位置与计划植入的种植体位置的关系。冠根向充足骨量可以支持即刻种植

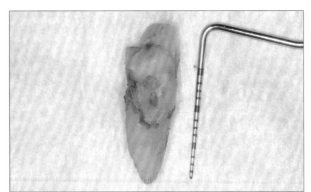

图5 拔牙时，明显可见根内吸收导致的牙根穿孔范围，程度明显

手术之前让患者去拍摄CBCT。显示冠根向充足的骨高度，允许在拔牙之后植入的种植体与天然的牙槽骨啮合。但是，最初的计划是先正畸牵引，之后即刻种植（图4）。

然而，牙越来越不舒服。考虑到患者不适的程度，正畸牵引不再可行。修改后的治疗计划包括拔牙和即刻种植，如果稳定性较允许，可由修复医生进行临时修复。

用牙周刀在不损伤牙槽窝的情况下，小心拔除牙齿。检查牙时，发现上颌左侧中切牙远中腭侧面的根外吸收。在吸收处伴随探诊深度，但并未导致影响种植的任何明显骨吸收（图5）。

图6和图7为上颌左侧中切牙位点在经过微创拔牙之后（图6和图7）。拔牙之后没有切口、没有组织创伤或移位。

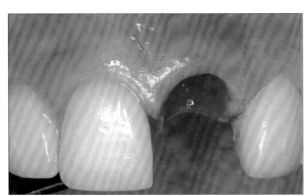

图6 拔牙之后软组织形态和拔牙之后牙槽窝，唇侧观

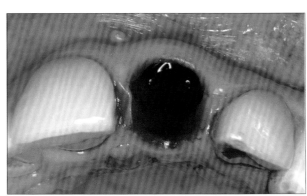

图7 拔牙之后软组织形态和拔牙之后牙槽窝，𬌗面观

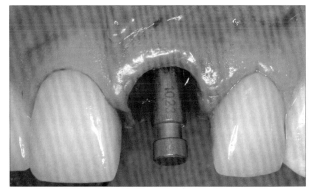

图8 预备种植窝之后插入3.5mm深度尺

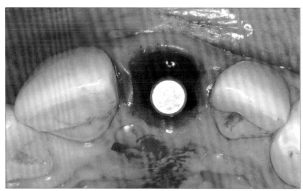

图9 种植窝预备之后，殆面观。注意预备的种植窝偏腭侧

种植体植入之前，用直径3.5mm的深度尺检查预备深度、穿龈轮廓和预期的种植体三维位置（图8）。殆面观显示预备的种植窝略偏腭侧，位于拔牙窝的腭侧壁（图9）。

按照所计划的正确三维位置植入骨水平种植体（直径4.1mm，长度14mm；Institut Straumann AG, Basel, Switzerland）（图10），种植体肩台距离计划的种植体支持式修复体黏膜边缘的根方3mm（图11和图12）。

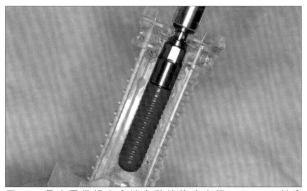

图10 骨水平常规十字锁合种植体（直径4.1mm，长度14mm）

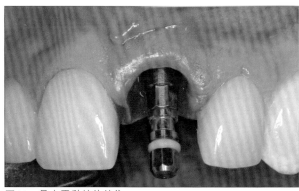

图11 骨水平种植体就位

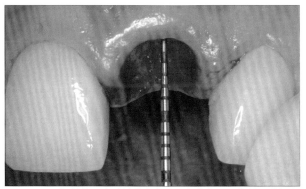

图12 牙周探针放置在种植体肩台，证实其位于预期的龈缘根方3mm处

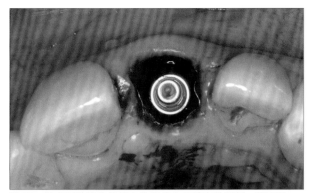

图13 骨水平种植体的植入位置偏向牙槽窝的腭侧，殆面观

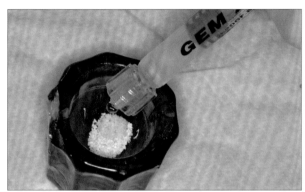

图14 牛来源的异种骨移植物水合重组的人血小板衍生生长因子

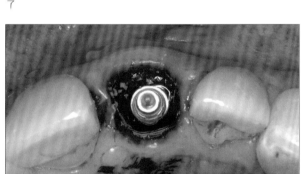

图15 异种骨移植物占据缺损空间

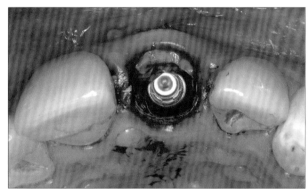

图16 异种骨移植物表面的结缔组织起生物屏障作用

取下种植体的携带体，显示种植体位于腭侧，形成了充分的水平向骨缺损足以进行植骨并保存唇侧骨壁（图13）。

水平向骨缺损间隙内植入源于牛骨羟基磷灰石的异种骨移植物（Bio-Oss; Geistlich Pharma, Wolhusen, Switzerland），并水合重组人血小板衍生生长因子（Gem21; Osteohealth, Shirley, NY, USA）（图14）。

将异种骨移植物植入在种植体的颊侧（图15），取自于上颌左侧第二磨牙远中的结缔组织作为生物屏障放置在骨移植材料的上方（图16）。未翻颊侧瓣，软组织移植物的大小与骨移植材料和牙槽嵴顶上方空间的长度、宽度和深度相匹配。

一针5-0肠线水平褥式缝合（Ethicon；Somerville，NJ，USA）固定移植的软组织（图17）。最后，将患者转至修复医生诊室制作即刻临时修复体。同时，给患者戴入个性化的常规十字锁合（RC）高分子聚合物愈合帽（Institut Straumann AG）（图18）。术后放射线片确认种植体位于理想位置，离邻牙牙根和所有重要组织结构距离较远（图19）。

当患者到达修复医生的诊室之后，取下愈合帽，开始临时修复。放置RC临时基台（RC PEEK基台），做引导基台降低的标记（图20）。

完成临时基台预备（图21），完成线位于恰好低于黏膜边缘下方，以方便探及粘接线进行粘接剂清理。

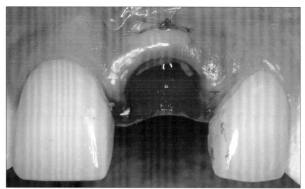

图17　水平褥式缝合，将结缔组织移植物固定在牙槽窝的唇侧壁上，唇侧观

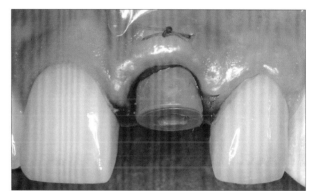

图18　戴入个性化常规十字锁合高分子聚合物愈合帽

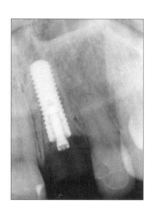

图19　拍摄放射线片，显示种植体的位置

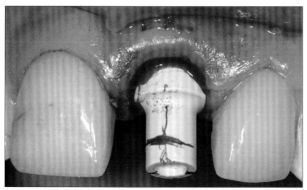

图20　安放常规十字锁合临时基台，带有引导个性化基台降低的标记

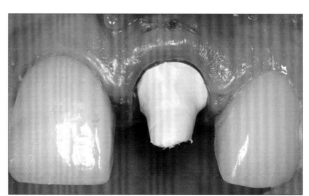

图21　临时基台预备

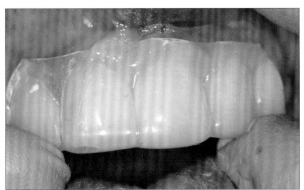

图22　填充自凝聚合树脂的真空压膜就位于临时基台上

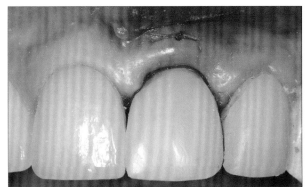

图23　制作完成的临时修复体

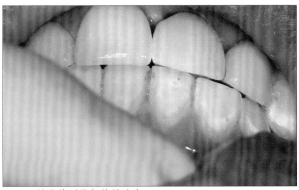

图24　检查临时修复体的咬合

真空压膜内充填自凝树脂用作制作临时修复体（图22）。

完成的临时修复体（图23）显示了理想的外形，为修复材料提供了理想的修复量，以及愈合与成熟过程中的龈乳头充盈。仔细检查咬合，保证在前伸和功能运动中不发生接触（图24）。

2周之后复诊拍片显示，愈合反应无异常，软组织快速填充于龈乳头区（图25）。

2个月之后，种植体周软组织成熟良好，维持了预期的黏膜缘位置（图26）。但是，天然软组织和移植的结缔组织之间开始出现明显界线。

5个月之后，尽管软组织量理想、龈缘很稳定，但分界线却越发突出。计划进行削磨术以形成平整的软组织轮廓（图27）。再次拍摄放射线片，确认了种植体周的骨高度稳定（图28）。

从患者口内取下临时修复体和基台，将其放在一个RC种植体替代体上开始制作个性化印模帽。将咬合记录材料放在替代体和临时修复体周围，以便获取修复体外形（图29）。

用黑笔标记出临时修复体的唇面位置，取下临时修复体和基台，将骨水平RC印模帽放在替代体上，留下模拟理想预期修复体的外形空隙。缓慢注入复合树脂材料，填充印模帽周围间隙，光照至其固化（图30）。

将个性化印模帽就位于患者口内，为软组织提供支持，它具有和临时修复体一样的外形。也为上颌右侧侧切牙、中切牙和上颌左侧侧切牙设计了新牙冠（图31）。

制作了一个RC的CAD/CAM个性化氧化锆基台（CARES）（Institut Straumann AG），在最终修复体粘接之前戴入口内（图32）。

图33展示了戴牙当日患者的最终修复体。用一个精细的金刚砂球钻在大量冲洗下对不平整的软组织分界线进行重塑。

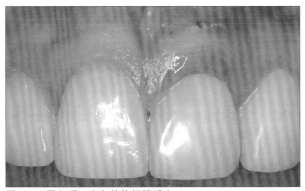

图25　2周之后，出色的软组织适应

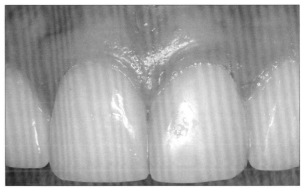

图26　2个月之后

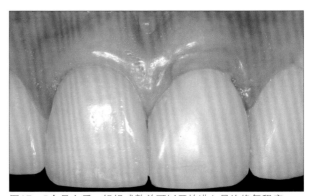

图27　5个月之后，组织成熟并可以开始进入最终修复程序

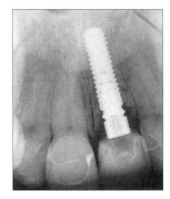

图28　开始最终修复程序之前的种植体和临时修复体的放射线片

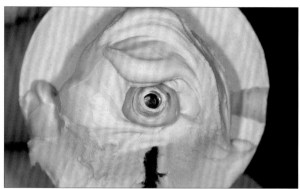

图29 复制临时修复体外形，制作个性化印模帽

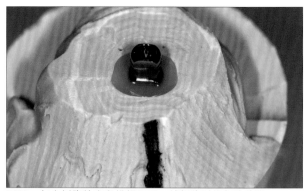

图30 复合树脂放在印模帽周围，捕捉临时修复体外形

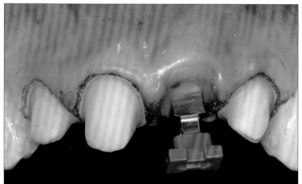

图31 在制取种植体和邻牙预备印模之前将个性化印模帽就位

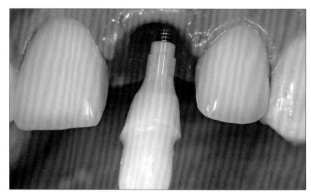

图32 个性化氧化锆基台就位之前

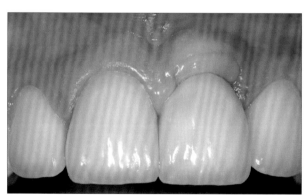

图33 最终修复体戴牙当日

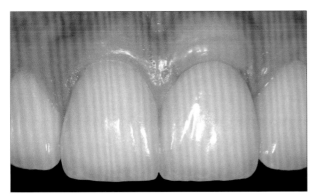

图34　治疗1年之后

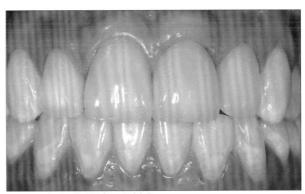

图35　1年之后近距离，唇侧观

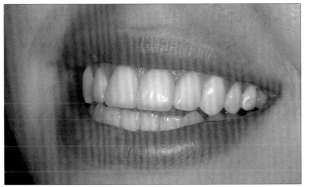

图36　1年之后患者的笑相

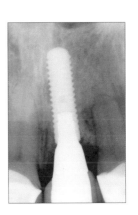

图37　1年之后的放射线片

　　治疗1年之后的照片显示稳定而对称的软组织形态（图34）。

　　同一次就诊的唇侧观显示出极佳的效果，协调的软组织外形轮廓、没有炎症或其他并发症（图35）。

　　1年之后的患者微笑照片说明患者对最终的美学效果很满意（图36）。

　　种植体周骨高度稳定、种植位点、最终修复体的穿龈轮廓与骨的形态协调一致（图37）。

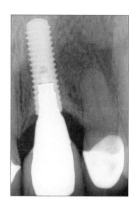

图38 治疗7年之后拍摄的根尖放射线片，可见种植体周围牙槽骨的长期稳定性

患者由于工作关系搬到另外一个城市居住，但她新的牙医分享了7年之后的根尖放射线片，显示出整颗种植体周围持续稳定的骨高度，特别是在种植体颈部周围（图38）。

在与她的新牙医磋商之后，拍摄了治疗7年之后的锥束CT（CBCT），显示出种植体周稳定的颊侧骨板。这也确认了长期效果，并使患者对于种植体能够在未来发挥良好功能的能力更为放心（图39）。

致谢

技工室

Nuance Dental Ceramics – Mansfield, TX, USA

后续放射线片检查

Dr. Kevin G. Murphy – Baltimore, MD, USA

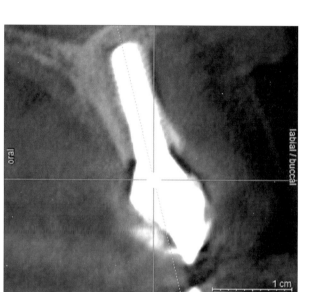

图39 于7年之后拍摄的CBCT，显示颊侧骨板的长期稳定性

7.2 穿孔的上颌左侧中切牙种植：早期种植RC骨水平种植体

A. Januário, W. Duarte

一位28岁女性患者，到其全科牙医的诊所，主诉上颌左侧中切牙不美观（图1）。

该患者的牙齿曾有外伤史。之前已经接受了牙体牙髓治疗，并且做了冠修复。她的牙医计划给她更换旧牙冠，但是牙根中1/3处发生了穿孔（图2），因此建议最终拔除上颌左侧中切牙。经过临床和放射线片检查之后，患者转诊至我处，看来是需要拔除上颌左侧中切牙并种植。

患者健康良好，既往史无异常。仔细检查了上颌左侧中切牙邻牙齿和牙周组织，评估种植治疗的美学风险（表1）。

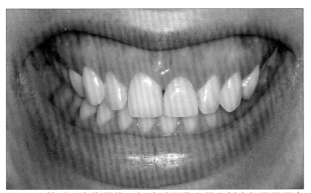

图1　大笑时为高位唇线。初诊时可见上颌左侧中切牙牙冠变短，牙龈缘发黑

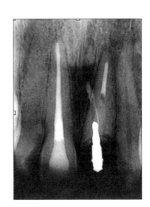

图2　根尖放射线片。上颌左侧中切牙牙根近中面的中1/3处穿孔，桩非常短

表1 美学风险评估（ERA）表

美学风险因素	风险水平		
	低	中	高
全身状态	健康，不影响愈合		影响愈合
吸烟习惯	不吸烟	少量吸烟（<10支/天）	大量吸烟（>10支/天）
大笑时牙龈暴露	低位	中位	高位
缺牙间隙的宽度	单颗牙（≥7mm）[1] 单颗牙（≥6mm）[2]	单颗牙（<7mm）[1] 单颗牙（<6mm）[2]	两颗牙或两颗牙以上
牙冠形态	长方形	卵圆形	三角形
邻牙修复状态	无修复体		有修复体
牙龈表型	低弧线形，厚龈	中弧线形，中厚龈	高弧线形，薄龈
种植位点感染	无	慢性	急性
软组织解剖	软组织完整	炎症	软组织缺损
邻牙骨水平	距邻面接触点≤5mm	距邻面接触点5.5～6.5mm	距邻面接触点≥7mm
唇侧骨壁表型[*]	厚壁表型，厚度≥1mm		薄壁表型，厚度<1mm
牙槽嵴顶骨解剖	无骨缺损	水平向骨缺损	垂直向骨缺损
患者的美学期望	现实的期望	中等美学期望	不现实的期望

[*]如果可以获得牙齿存在时的三维影像，此项可用
[1]标准直径种植体，常规连接
[2]窄直径种植体，窄连接

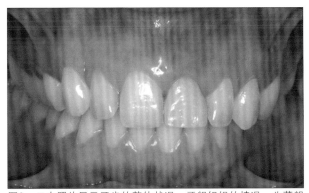

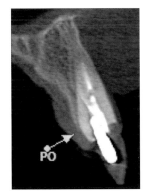

图4 ST-CBCT 图像显示明显的唇侧骨壁缺失、较薄的唇侧牙龈，以及上颌左侧中切牙根尖区和腭侧充足的骨量

图3 口内照片显示牙齿的整体状况、牙龈组织的情况，为薄龈表型

患者属于薄龈表型（图3）。软组织CBCT（ST-CBCT；Januário等，2008）确认了薄龈表型，并显示颊侧骨壁极薄或完全缺失（图4）。上颌左侧中切牙根尖区及腭侧骨量充足，足以将种植体植入理想位置。

上颌左侧中切牙的探诊深度唇腭侧是2mm，邻面是3mm。

根据上面的分析，决定微创拔除上颌左侧中切牙，首先去掉牙冠和桩（图5），然后再拔牙。检查到唇侧骨壁有部分缺失（图6），于是决定预备位点准备早期种植（Buser等，2013）。

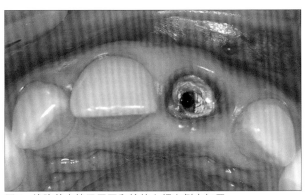

图5 拔除前去掉了牙冠和桩的上颌左侧中切牙

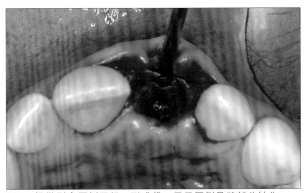

图6 轻微剥离唇侧牙龈，形成袋，显示唇侧骨壁部分缺失

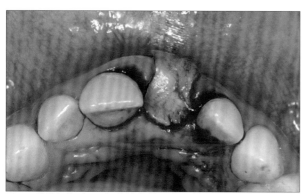

图7 结缔组织（CT）移植物放置在牙槽窝表面，唇侧牙龈显示其近远中和唇腭侧维度适中

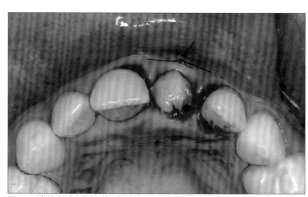

图8 结缔组织移植物插进袋内，用单线缝合固定在唇侧牙龈上

唇侧牙龈组织轻微剥离，形成一个袋以便进行结缔组织（CT）移植以近远中向覆盖牙槽窝，并促进唇侧牙龈表型的转变（Rungcharassaeng等，2012；Thoma等，2014）。为了实现这一目的，结缔组织移植物长度需要足以插进唇侧袋内。用单线缝合可以固定在唇侧牙龈上（图7和图8）。

在近远中龈乳头上也要缝合。拔牙并植入结缔组织移植物后，立即戴入一个粘接固定的临时修复体，维持患者的美观和发音功能（图9）。

8周之后，软组织愈合完成，从𬌗面观，虽然移植了结缔组织移植物，唇侧面仍然存在轻度塌陷（图10）。计划2型种植（Hämmerle等，2004）。

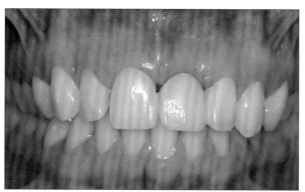

图9 拔除2周之后，戴有临时粘接固位冠的上颌左侧中切牙位点

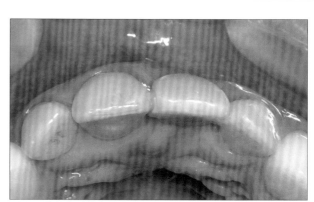

图10 戴有临时修复体愈合8周之后，𬌗面观

为了种植手术，取下临时修复体。患者的笑线较高，因而产生了美学风险，并需要较好的美学效果。位点唇侧观和殆面观显示软组织愈合良好，结缔组织移植最大程度上减少了唇侧组织的塌陷并增加了厚度（图11~图13）。

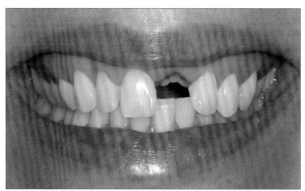

图11 8周愈合之后，未戴临时修复体的正面口外观

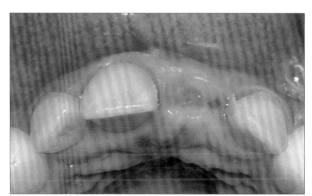

图12 8周愈合之后，未戴临时修复体，殆面观

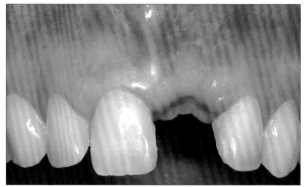

图13 8周愈合之后，未戴临时修复体的正面口内观

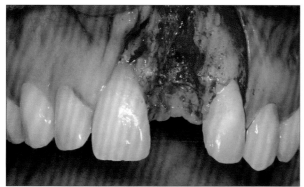

图14 翻全厚瓣以便完全暴露骨缺损

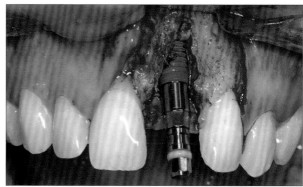

图15 植入骨水平RC种植体

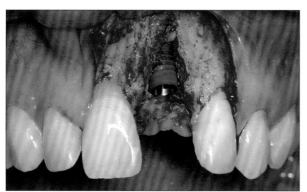

图16 种植体螺纹暴露

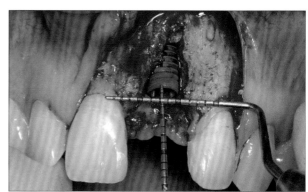

图17 牙周探针显示种植体肩台位于上颌右侧中切牙CEJ水平的根方3mm

　　因为需要在种植时修复唇侧骨壁的缺损，在上颌左侧侧切牙远中做垂直松弛切口，形成一个全厚瓣。完全暴露骨缺损，牙槽窝未被成熟骨填充（图14）。

　　在正确的三维位置植入RC骨水平种植体（骨水平SLActive，4.1mm×10mm；Institut Straumann AG, Basel, Switzerland）。部分种植体螺纹暴露，需同期GBR程序（图15和图16）。

　　种植体肩台位于邻牙釉牙骨质界（CEJ）根方近3mm处。这只在对侧中切牙存在时有可能发生。但是种植体植入在口内不同区域时需要避免这一原则，因为非对称的牙CEJ水平不能作为种植体植入深度的充分参照。在这种情况下，需要考虑将正确设计的黏膜缘作为深度指导（图17）。

　　暴露的种植体螺纹用小骨凿获取种植位点周围的自体骨颗粒覆盖（图18）。

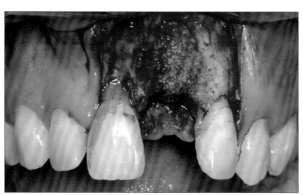

图18 自体骨颗粒覆盖在暴露的种植体螺纹表面

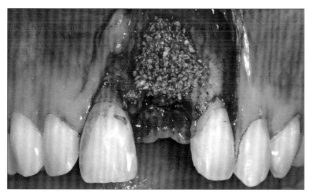

图19 自体骨颗粒表面覆盖脱矿牛骨矿物质

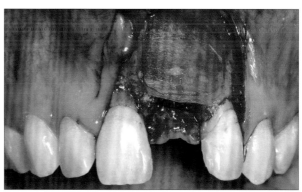

图20 胶原膜覆盖于骨移植材料的表面

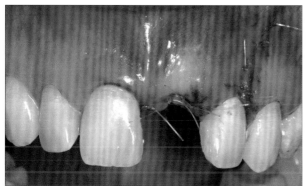

图21 单线缝合瓣

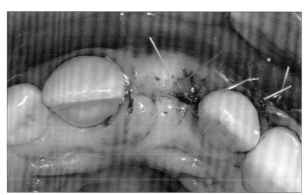

图22 单线缝合的嵴顶切口，殆面观

骨颗粒表面覆盖脱矿牛骨矿物质，再在骨移植物的唇侧表面放置胶原膜，改善外形。唇侧充足的骨厚度（近2mm）是理想美学效果的先决条件（图19和图20）。

将瓣复位缝合，戴入粘接固位的临时修复体（图21～图23）。

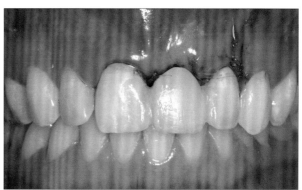

图23 术后立即戴入粘接固位的临时修复体

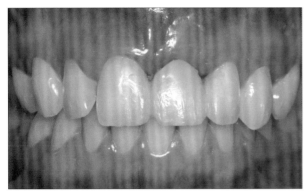

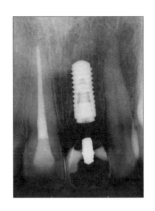

图25 种植体植入和GBR程序3个月之后的根尖放射线片

图24 种植体植入及GBR程序之后愈合3个月

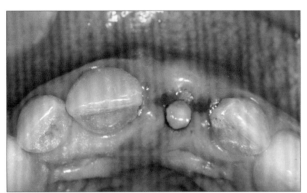

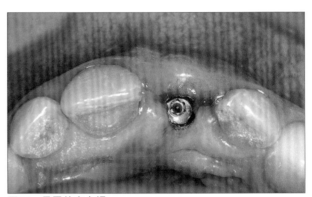

图26 黏膜环切暴露愈合帽

图27 暴露的愈合帽

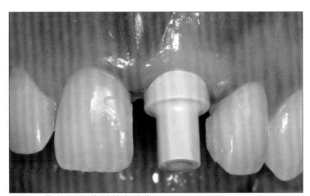

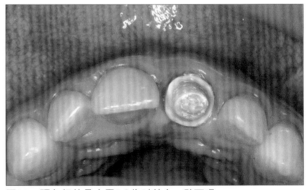

图28 骨水平RC临时基台就位

图29 预备好的骨水平RC临时基台，殆面观

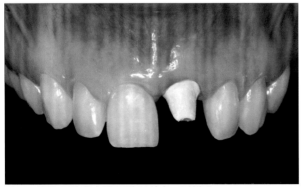

图30 预备好的骨水平RC临时基台，唇侧观

3个月之后形成足够的骨结合（图24）。根尖放射线片显示了正确的种植体位置和邻面牙槽嵴高度（图25）。

二期手术在牙槽嵴顶种植体位置对应的黏膜环切孔，可以暴露愈合帽（图26和图27）。

骨水平RC临时基台（PMMA，长度10mm；Institut Straumann AG）安放于种植体上（图28），准备粘接临时修复体（图29和图30）。

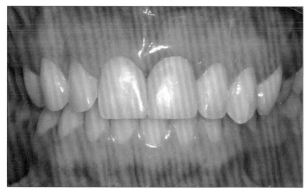

图31 临时修复体显示黏膜轮廓良好，与邻牙龈缘对称，唇侧观

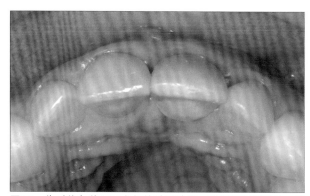

图32 临时修复体显示良好的黏膜外形，和邻牙龈缘对称，殆面观

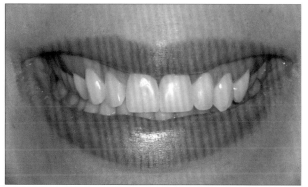

图33 患者的笑相显示了满意的结果，唇侧观

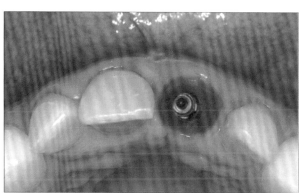

图34 2个月之后，取下临时修复体，制取印模。可见出色的唇侧软组织量

临时修复体粘接在基台上，黏膜组织成形为理想的外形。种植体周黏膜的外形和软组织量极为满意（图31～图33）。

2个月之后，取下临时修复体，制取最终印模（图34）。

使用金基底（Gold Abutment，长度8.2mm；Institut Straumann AG）制作个性化基台（表面直接饰瓷），以及粘接全瓷修复体（图35和图36）。

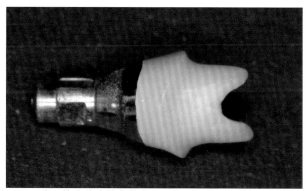

图35 表面饰瓷的个性化基台，形成了理想的穿龈外形和粘接线位置

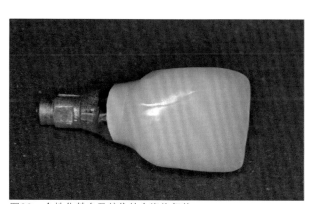

图36 个性化基台及就位的全瓷修复体

在确认了个性化基台和牙冠的就位情况及形状后，基台在种植体上旋紧（35N·cm）（图37），用PTFE和光固化临时修复材料（Fermit；Ivoclar Vivadent，Schaan，Liechtenstein）封闭。根据厂商的指导对瓷组件进行处理。然后将牙冠用双固化树脂粘接剂粘接（Variolink Ⅱ；Ivoclar Vivadent），在每个边缘光固化40秒。仔细地去除所有残留的粘接剂。基台、牙冠与种植体周软组织的整合非常理想（图38）。

在6年之后复查时拍摄根尖放射线片，显示近中和远中邻面骨嵴高度稳定（图39）。ST-CBCT显示唇侧骨壁出现。此外，唇侧还存在较厚的黏膜，是拔牙时移植结缔组织的结果（图40）。

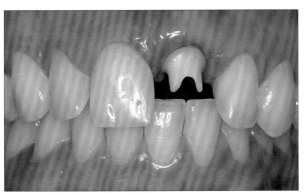

图37 个性化基台安放于种植体上

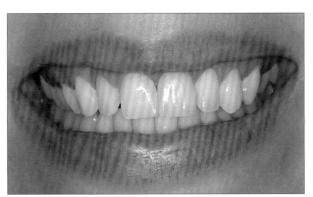

图38 最终牙冠粘接后的笑相

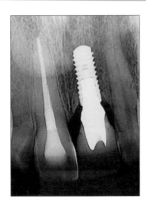

图39 种植体植入6年之后的根尖放射线片

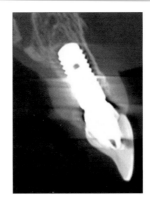

图40 种植体植入6年之后的CBCT。注意唇侧骨板和唇侧软组织厚度

6年之后复查的照片显示，单颗牙种植治疗达到了出色的美学整合和稳定的效果（图41～图43）。

致谢

修复程序

Dr. Ney Ferreira do Nascimento–Brasília, Brazil

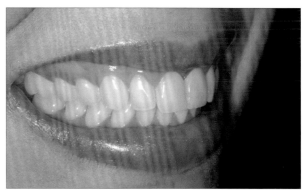

图41　6年之后复查时右侧侧面像

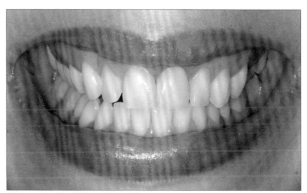

图42　6年之后复查时正面像

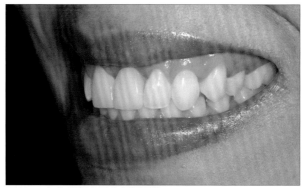

图43　6年之后复查时左侧侧面像

7.3　根折的上颌右侧中切牙种植：早期种植RC骨水平种植体，多基基台

C. Kunavisarut

一位28岁女性患者，就诊咨询保留其上颌右侧中切牙的治疗方案。临床检查中，叩诊和触诊均有反应。牙龈发红，轻度肿胀，唇侧正中探诊深度10mm。上颌右侧侧切牙无任何症状或体征，对所有检查和叩诊均无反应，牙髓活力测试也是正常的。

根尖放射线片（图1）显示上颌右侧中切牙已经接受了牙体牙髓治疗，根尖区没有病损。上颌右侧侧切牙根尖区可见一小块阻射的钙化结构被很小的透射区（3mm×3mm）所包绕。

上颌右侧中切牙诊断为纵向根折。上颌右侧侧切牙根尖的病损诊断为组合性牙瘤。

与患者讨论了治疗计划，决定拔除上颌右侧中切牙后种植治疗。根据2013年国际口腔种植学会（ITI）共识研讨会（Chen和Buser，2014），唇侧中间的黏膜退缩在考虑即刻种植时是一项风险。早期种植同期合适的轮廓扩增则显示可以获得可预期的美学效果（Buser等，2013a）。因此，选择上颌右侧中切牙位点进行早期种植。

患者拒绝治疗她的牙瘤，因为没有任何症状，而且手术有可能伤害上颌右侧侧切牙。因此计划每年定期复查，包括进行放射线片检查。

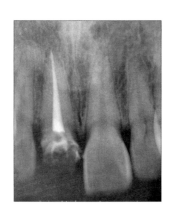

图1　上颌右侧中切牙的根尖放射线片。上颌右侧侧切牙根尖存在圆形阻射病损（3mm×3mm）

不翻瓣，仔细拔除上颌右侧中切牙。采用了微创技术以保留唇侧骨板。没有进行牙槽嵴保存技术。在愈合期为患者制作了丙烯酸树脂可摘局部义齿，仔细检查了没有任何额外的软组织接触和压力，从而避免软组织萎缩。拔牙2个月之后，软组织完全愈合，但是存在明显水平向牙槽嵴缺损（图2和图3）。牙龈表型很薄，为高弧线形，伴角化组织带和轻度锥形牙。

拍摄CBCT，确定现存骨量以选择合适的种植体，并根据计划修复体的外形选择骨移植技术（图4）。最后确定，位点现有骨量在种植体植入时足以获得初始稳定性。

从临床检查获得的结果用于美学风险评估（表1）。

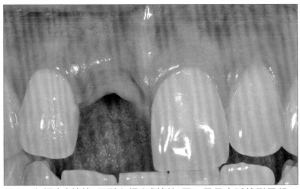

图2　上颌右侧侧切牙到上颌左侧侧切牙，显示高弧线形牙龈，轻度锥形牙，唇侧观

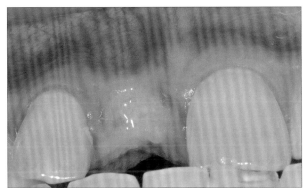

图3　上颌右侧侧切牙到上颌左侧侧切牙，显示上颌右侧中切牙位点水平向牙槽嵴缺损，𬌗面观

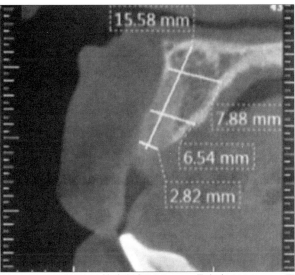

图4　CBCT测量出牙槽嵴宽度2.82mm，骨高度15.58mm。原牙槽窝内可见新骨形成

表1 美学风险评估（ERA）表

美学风险因素	风险水平		
	低	中	高
全身状态	健康，不影响愈合		影响愈合
吸烟习惯	不吸烟	少量吸烟（<10支/天）	大量吸烟（>10支/天）
大笑时牙龈暴露	低位	中位	高位
缺牙间隙的宽度	单颗牙（≥7mm）[1] 单颗牙（≥6mm）[2]	单颗牙（<7mm）[1] 单颗牙（<6mm）[2]	两颗牙或两颗牙以上
牙冠形态	长方形	卵圆形	三角形
邻牙修复状态	无修复体		有修复体
牙龈表型	低弧线形，厚龈	中弧线形，中厚龈	高弧线形，薄龈
种植位点感染	无	慢性	急性
软组织解剖	软组织完整	炎症	软组织缺损
邻牙骨水平	距邻面接触点≤5mm	距邻面接触点5.5～6.5mm	距邻面接触点≥7mm
唇侧骨壁表型[*]	厚壁表型，厚度≥1mm		薄壁表型，厚度<1mm
牙槽嵴顶骨解剖	无骨缺损	水平向骨缺损	垂直向骨缺损
患者的美学期望	现实的期望	中等美学期望	不现实的期望

[*] 如果可以获得牙齿存在时的三维影像，此项可用
[1] 标准直径种植体，常规连接
[2] 窄直径种植体，窄连接

美学风险评估之后，和患者再次讨论治疗计划。因为牙龈薄而且为高弧线形，选择了骨水平种植体（Bone Level SLActive，直径4.1mm，长度10mm；Institut Straumann AG，Basel，Switzerland）。因为预期唇面有裂开，计划种植同期引导骨再生（GBR）增加位点外形。计划螺钉固位最终修复体，避免潜在的粘接剂残留引起的并发症。

后续治疗计划如下：

- 早期种植骨水平SLActive种植体（直径4.1mm，长度10mm），同期GBR。
- 愈合期至少3个月。
- 螺钉固位临时修复体戴用至少3个月。
- 螺钉固位氧化锆修复体，钛基台。

外科阶段

牙槽嵴顶略偏腭侧切口，伴上颌右侧侧切牙远中侧面线角的垂直松弛切口。翻全厚瓣。根据厂商的推荐程序进行种植手术。选择三维种植体植入程序（Buser等，2004a），保证最终修复的美学效果。种植体位于计划修复体唇侧正中黏膜缘根方3mm处，和邻牙牙根距离至少1.5mm，理想外形突点内侧2mm处。在用3.5mm钻预备后，引导杆整个表面与骨之间存在2mm间隙（图5和图6）。二壁型骨缺损有利于种植，获得初始稳定性，且种植体可以位于牙槽骨内，此外，有赖于骨壁提供的充足血供，允许进行可预期的GBR。

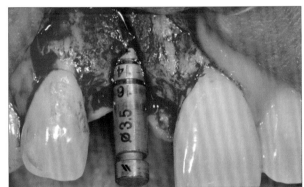

图5　根据三维种植体植入程序预备手术位点。在最后一步钻预备完成后，种植体长轴处可见2mm裂开式骨缺损

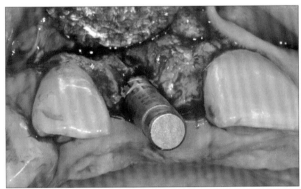

图6　计划的螺钉固位修复的种植体长轴

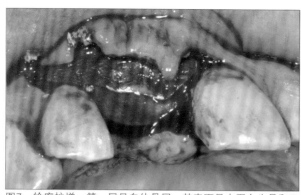

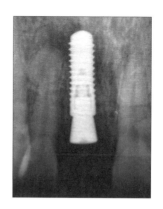

图7 轮廓扩增，第一层是自体骨屑，其表面是去蛋白牛骨和双层胶原膜

图8 基线根尖放射线片

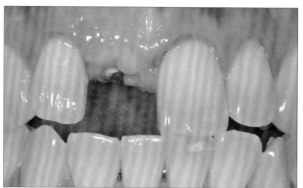

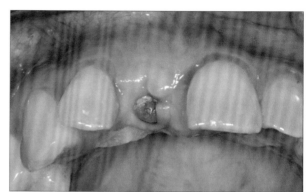

图9 种植之后3个月，部分软组织覆盖愈合帽

图10 缺牙区修复后的牙槽嵴水平向外形。种植体位置轻度偏向腭侧，适合螺钉固位修复

种植位点呈外展锥形。植入1颗骨水平种植体（骨水平SLActive，常规十字锁合，直径4.1mm，长度10mm；Institut Straumann AG）。获得了初始稳定性。旋入4mm高的愈合帽。增量技术（Buser等，2013a）用于手术位点增量。自体骨屑获取自种植位点附近，然后覆盖于暴露的种植体表面。在种植位点植入缓慢吸收的骨移植材料（Bio-Oss；Geistlich Pharma，Wolhusen，Switzerland），从而提供充足的厚度，这有助于长期维持唇侧外形。

双层可吸收屏障膜（Bio-Gide；Geistlich Pharma AG）用于种植位点。在黏骨膜瓣的基部做骨膜松弛切口，以获得无张力创口关闭。缝合软组织，半潜入式愈合（图7和图8）。

仔细调改患者的丙烯酸树脂可摘局部义齿，消除所有对术区的压力。术后3个月，部分软组织覆盖愈合帽。牙槽嵴的水平向外形得到了修复（图9和图10）。

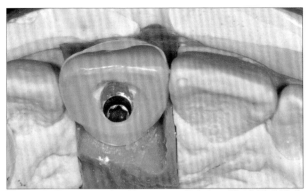

图11　在技工室用义齿牙粒、PMMA基台和丙烯酸树脂制作临时修复体。临时修复体螺钉固位，更容易摘戴和维护

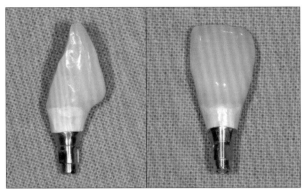

图12　临时修复体唇面在种植体周黏膜缘下方的外形呈直线形或轻度凹陷。邻面外形为轻度凹面

为了将愈合帽周围圆形的种植体周组织改为类似天然牙的三角形穿龈轮廓，需要合适外形的修复体。临时修复体比最终修复体易于调改，可以作为医生、患者和技师沟通期望的最终修复体外形的工具。因此，强烈推荐在美学区使用临时修复体。

螺钉固位和粘接固位的临时修复体都可以用于成形种植体周组织。但是，这一阶段频繁取下和重新粘接一个粘接固位的临时修复体可能导致组织创伤及难以避免的粘接剂残留，而螺钉固位修复体则更容易处理。因此，用义齿牙粒、PMMA基台和丙烯酸树脂制作了螺钉固位修复体。用加成型硅橡胶制取印模，在技工室制作临时修复体。

预备临时基台，为获得机械固位，预备了数道沟纹，义齿牙粒用丙烯酸树脂固定于模型上的临时基台上（图11）。

临时修复体外形塑形为穿龈轮廓的顶点凸出，同时软组织边缘下方的临时修复体外形为直线形或轻度凹陷。邻面形状轻度凹面有助于支持龈乳头（图12）。

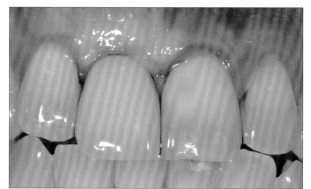

图13 戴入临时修复体后可见组织发白，15分钟后消失

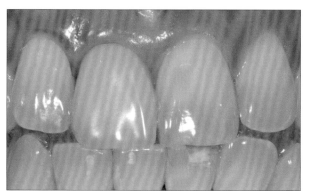

图14 3周之后复查。上颌右侧中切牙比上颌右侧侧切牙短1mm。牙间乳头几乎完全填充了楔状隙

临时修复体旋紧到15N·cm。戴入当时组织发白，15分钟后消失（图13）。如果15分钟后发白现象一直持续，需要调改修复体外形避免过大的组织压力。指导患者刷牙，愈合期用牙线清洁临时修复体。

3周之后复查，临时修复体的临床冠部分比对侧同名牙短1mm。牙间乳头几乎完全填充了所有的楔状隙（图14）。丙烯酸树脂加在了临时修复体颈部，有助于将种植体周组织进一步推向根方。决定继续等待3周，以便组织移动和成熟。

在6周复查时，种植体临床修复体长度和对侧同名牙一致（图15），龈乳头完全成形。由于软组织成熟发生在术后3~6个月，制作最终修复体之前临时修复体又多戴了8周，从而保证种植体周黏膜的稳定性（转移带）。

取下临时修复体后可见种植体周黏膜健康（图16和图17）。制作个性化印模帽很有必要，从而可以获得转移带的形状并转移至模型上。

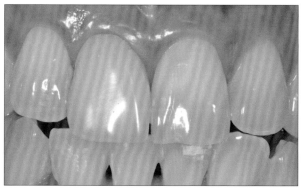

图15 6周之后复查。临时修复体长度和对侧同名牙一致

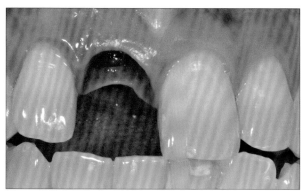

图16 种植体周黏膜，唇侧观。种植体周组织健康

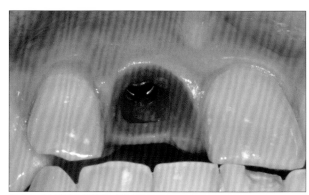

图17 种植体周黏膜，𬌗面观

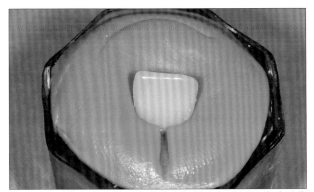

图18 临时修复体和技工室替代体包埋在加成型硅橡胶重体内。在重体上做一个小缺口标记唇侧正中位置

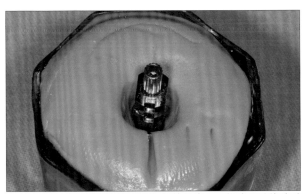

图19 开窗式印模帽安装在技工室替代体上。加成型硅橡胶重体和印模帽之间的间隙用流动树脂填充

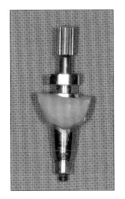

图20 个性化印模帽，唇侧观。过渡带的穿龈轮廓用复合树脂获得

取下临时修复体，安装到技工室的替代体上。替代体和临时修复体插入一个小玻璃容器内的加成型硅橡胶的重体中。在印模材料的唇侧正中制作一个小缺口。在取下临时修复体后，将开窗式印模帽安装在技工室替代体上。流体树脂填充印模帽和加成型硅橡胶重体之间的间隙。复合树脂光固化30秒，同时取下个性化印模帽（图18~图20）。

个性化印模帽有助于取印过程中维持组织外形。用加成型硅橡胶制取最终印模。个性化印模帽可以获取转移带（图21和图22）。

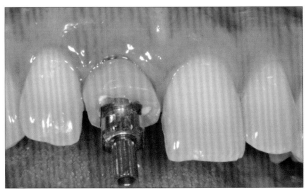

图21 用个性化印模帽维持软组织外形

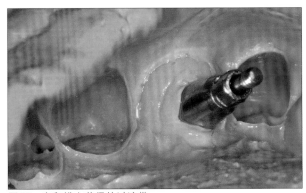

图22 在印模上获得的过渡带

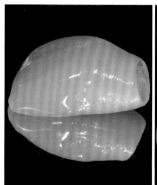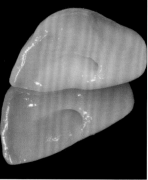

图23　含长石瓷饰面的氧化锆冠。螺钉通道穿过舌隆突

一些基台可以用于螺钉固位的最终修复体，材料为金、氧化锆或钛。关于这些不同材料在种植体/基台接触区的磨损效果的证据很少，但为了将磨损和基台折断风险降到最低（Sailer等，2009b），选择了钛基台（Straumann CARES Variobase；Institut Straumann AG）。选择含长石瓷的氧化锆牙冠（Katana Zirconia；Kuraray Noritake Dental，Niigata，Japan）作为最终修复体，因为材料具有较高的断裂韧性，为了保证钛基部的灰色完全被遮盖，仍然需要有足够的通透性（图23）。

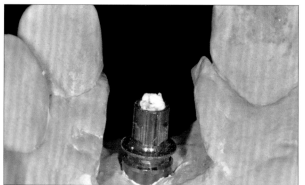

图24　在最终粘接之前用聚四氟乙烯填充螺钉通道保护螺钉帽

在口内试戴多基基台和最终修复体。仔细检查并相应调整修复体的形状、颜色和邻面接触。在抛光修复体后，用聚四氟乙烯填充螺钉通道，在最终粘接前保护螺钉帽（图24）。全瓷修复体用自固化复合粘接剂（Multilink N；Ivoclar Vivadent，Schaan，Liechtenstein）粘接在钛基台上，在口外粘接保证修复体完全就位并彻底清除所有残留的粘接剂。用较轻压力将修复体轻轻就位在基台上。用小刷子立刻去除多余粘接剂，过程中对修复体始终加压。

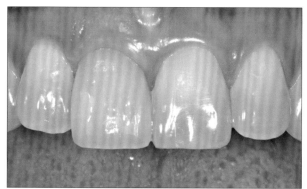

图25　氧化锆修复体位于已经加力35N·cm的钛基台上。钛基台的灰色得到完全遮盖

粘接剂完全固化后，试戴修复体，用精细的金刚砂钻针做轻微调整。咬合调整为轻正中𬌗，同时根据邻牙调整前伸𬌗和侧方𬌗。对基台螺钉施加35N·cm的扭矩。螺钉通道用聚四氟乙烯材料和复合树脂封闭（图25）。

放射线片用于保证修复体正确就位（图26）。从接触点到邻牙的邻间骨的距离小于5mm，说明有可能完全修复龈乳头。

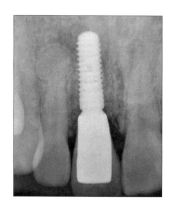

图26　根尖放射线片显示，修复体完全就位

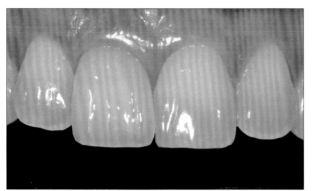

图27 1年之后复查时，软组织健康，没有退缩

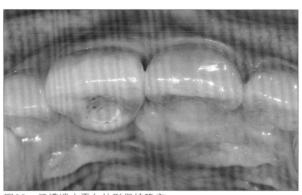

图28 牙槽嵴水平向外形保持稳定

患者接受了口腔卫生宣教，包括刷牙和使用牙线。计划每3个月常规复诊一次。

修复之后1年，修复体维护良好，软组织健康稳定。患者对效果很满意。根尖放射线片检查显示骨高度和戴牙时基本一致（图27～图29）。

患者2年之后复查时，美学效果稳定（图30和图31）。

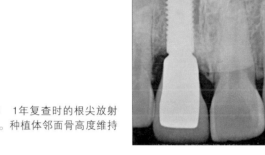

图29 1年复查时的根尖放射线片。种植体邻面骨高度维持良好

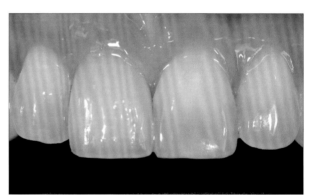

图30 2年之后的临床复查

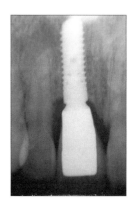

图31 2年之后复查时的根尖放射线片

7.4 失败的上颌右侧中切牙种植：牙槽嵴保存，延期种植NC骨水平种植体

W. D. Polido, P. E. Pittas do Canto

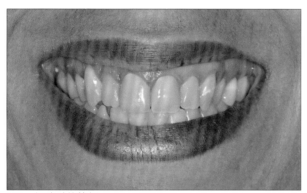

图1 初诊时的笑相

30岁患者，主诉是上颌右侧中切牙疼痛，该牙接受过牙体牙髓治疗并有桩核及固定单冠修复。

患者高位唇线（图1），中等到薄软组织表型，中弧线形牙龈形态。患者美学需求高，因为很年轻，还拥有很美的笑相。但是，她的预期很现实，并理解治疗的风险。

在最初的临床检查中，上颌右侧中切牙有轻度松动度，没有瘘管。患者的相邻上颌左侧中切牙也有一个单冠。两个修复体均时间较长，并有美学上的缺陷（图2和图3）。数字化根尖放射线片显示非常小的根尖区透射影，很粗的根内桩，没有和牙根分离。她的牙科治疗史包括最近的牙体牙髓治疗。锥束CT（CBCT）显示牙根穿孔，部分牙胶从穿孔处溢出到唇侧（图4a～d）。这有可能是疼痛的原因。最后决定拔除上颌右侧中切牙，并用种植体支持式修复体修复。

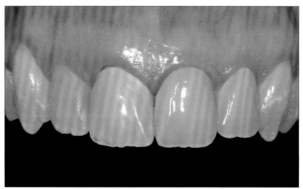

图2 最初的唇侧观

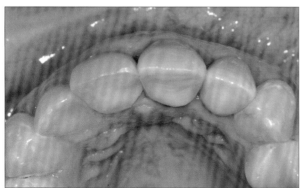

图3 最初的𬌗面观

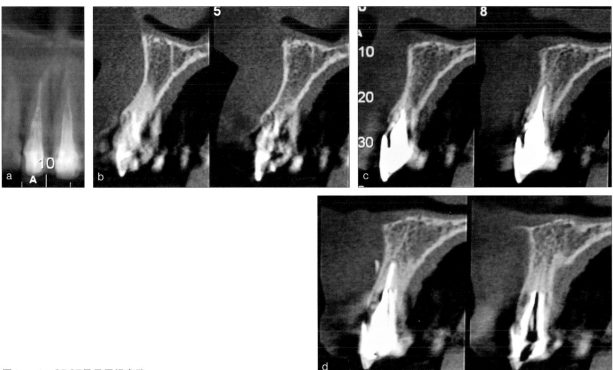

图4a ~ d CBCT显示牙根穿孔

对这一高美学需求病例的治疗分析：

1. 拔牙并即刻种植（1型）。
2. 拔牙并早期种植（2型）。
3. 拔牙，牙槽窝用DBBM和胶原生物材料填充并延期种植（牙槽嵴保存）。

CBCT显示，根据Kan等（2011）的分类，牙根位置在矢状面上是Ⅰ类。唇侧骨壁非常薄，几乎在CBCT的直线断层面上无法识别，但认为是存在的。

美学风险评估（ERA，表1）属于复杂（A）/高度复杂（C）。

对比其他两种方案，我们主要讨论了方案3后面的依据，牙槽嵴保存和延期种植。

1. 拔牙并即刻种植
根据Chen和Buser（2014），黏膜唇侧正中的退缩是即刻种植（1型）的一项风险。在他们的系统性综述中，和早期种植（2型和3型）相比（2项研究，没有位点的退缩大于1mm），即刻种植的结果显示出了极大的变化，并有更高概率与唇侧正中黏膜退缩大于1mm相关（8项研究，范围9%～41%，中位数26%，种植后1～3年）。在2项即刻种植伴骨移植的回顾性研究中，在36%和57%的位点CBCT中没有检查到唇侧骨壁。对比可以观测到唇侧骨的位点，未观察到骨壁位点的唇侧正中黏膜退缩更加严重。即刻种植也需要在种植体和唇侧骨壁的间隙内植自体骨、骨代用品或软组织以获得更好的结果（Araújo等，2015a）。在不翻瓣程序中，即刻临时修复体的外形丰满也是一项关键因素——正如种植体的三维位置完美一样。本病例，唇侧骨壁在CBCT中不能观测到，而且牙槽骨相对也薄，给即刻种植和骨移植留下的空间狭小，甚至选择一颗细直径的种植体后也是如此。患者唇线高，笑容很美而且"笑得很开"。我们觉得甚至出现1mm的退缩都会造成效果是一般还是理想的区别。不仅如此，由于患者统一更换邻牙上颌左侧中

表1　美学风险评估（ERA）表

美学风险因素	风险水平		
	低	中	高
全身状态	健康，不影响愈合		影响愈合
吸烟习惯	不吸烟	少量吸烟（<10支/天）	大量吸烟（>10支/天）
大笑时牙龈暴露	低位	中位	高位
缺牙间隙的宽度	单颗牙（≥7mm）[1] 单颗牙（≥6mm）[2]	单颗牙（<7mm）[1] 单颗牙（<6mm）[2]	两颗牙或两颗牙以上
牙冠形态	长方形	卵圆形	三角形
邻牙修复状态	无修复体		有修复体
牙龈表型	低弧线形，厚龈	中弧线形，中厚龈	高弧线形，薄龈
种植位点感染	无	慢性	急性
软组织解剖	软组织完整	炎症	软组织缺损
邻牙骨水平	距邻面接触点≤5mm	距邻面接触点5.5~6.5mm	距邻面接触点≥7mm
唇侧骨壁表型[*]	厚壁表型，厚度≥1mm		薄壁表型，厚度<1mm
牙槽嵴顶骨解剖	无骨缺损	水平向骨缺损	垂直向骨缺损
患者的美学期望	现实的期望	中等美学期望	不现实的期望

[*]如果可以获得牙齿存在时的三维影像，此项可用
[1]标准直径种植体，常规连接
[2]窄直径种植体，窄连接

切牙的牙冠，在愈合期会对临时修复体提供非常好的支持。所有这些因素综合在一起造成这一病例的即刻种植方案可预期性差，即使经验丰富的人操作也是一样。我们会在更有利的情况下选择即刻种植方案，即具备更少的退缩风险、更厚的牙槽骨和软组织。

2. 拔牙后软组织愈合，翻瓣GBR

Buser等（2008）提出2型种植，包括拔牙，等待6～8周软组织的愈合，再进行翻瓣程序。这一程序的目的是种植体的三维位置完美，同期重建牙槽骨量，特别是水平向，通过同期用自体骨屑混合低替代率骨颗粒联合可吸收胶原膜的引导骨再生，进行轮廓扩增。

很多病例都需要这一过程，因为薄唇侧骨壁表型会在8周之后出现唇侧面垂直向骨高度逐渐降低7.5mm（Chappuis等，2013b；Araújo等，2015）。

尽管程序已经被证实远期效果稳定而出色（Buser等，2013），目前的病例我们仍有两个重要方面需要考量。薄骨壁表型拔除中切牙将需要用GBR做轮廓扩增，修复唇侧骨和软组织解剖。对于这种病例，垂直向松弛切口是必需的，尽管可以将切口放在更远中超出美学区的位置。对于目前的患者，归为相对中到薄软组织表型，即使是微笑的软组织瘢痕也会非常显眼，影响美学效果。程序也更具创伤，在很多情况下，还需要第三次手术再次切开并连接基台。其次，拔牙后，牙槽骨缺损可能发生，特别是组织过薄时骨缺损也更容易出现，骨吸收范围更广。患者唇线又高，美学受损容易被观察到。

3. 拔牙并牙槽嵴保存，延期种植

牙槽嵴外形保存是为了尽量减少拔牙后的水平向和垂直向重建。最近的研究提示牙槽嵴保存后，水平向吸收仅有1mm多，而垂直向骨高度相对得到保存，同期不做牙槽嵴保存通常会导致水平向吸收大于3mm，而垂直向吸收至少1mm，或者更多（Horowitz等，2012）。

考虑过方案1和方案2之后，该病例我们选择了保存（方案3），采用的技术类似于Elian等提出的方法（2007b）。微创拔牙后，我们用DBBM和胶原材料填充拔牙窝，保存牙槽骨形态，可以减少未来种植时植骨的必要性。种植前愈合时间更长（4～5个月），再加上2～3个月的骨结合时间，是一个缺点。但是，这对患者无关紧要，因为她有一个稳定的悬臂桥临时修复体，粘接在邻牙上。

如果保存牙槽骨量没有完全获得成功，我们将仍然有机会在种植时同期GBR。缺损形态将比不上方案2的4～5个月的牙槽窝植骨效果，而位点将不得不需要二次植骨，增加了治疗时间和费用。

对于成功的牙槽嵴保存，结缔组织移植可能仍然必要，从而将牙槽嵴形态调到最佳。

图5显示了牙槽嵴保存过程的时间线，图6比较了3种最常采用的方法。

治疗方案的选择，考虑了所有以上的考虑因素后，选择了方案3，拔牙后牙槽嵴保存及延期种植。

治疗开始，取下上颌右侧中切牙和上颌左侧中切牙的修复体，预备上颌左侧中切牙，取印模并制作新的粘接在上颌左侧中切牙上由上颌左侧中切牙支持的悬臂临时修复体。

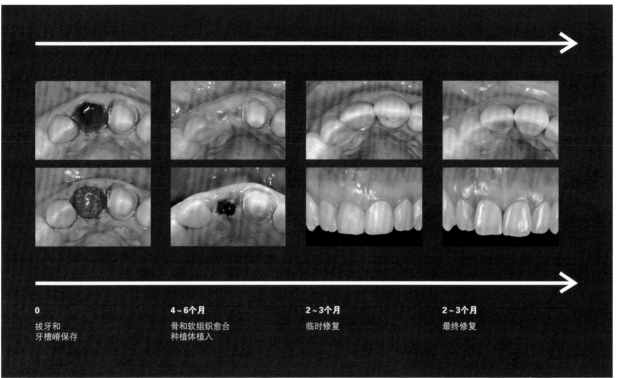

图5 牙槽嵴保存过程的时间线

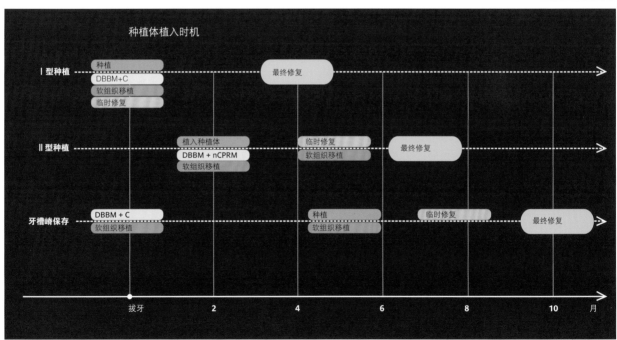

图6 比较3种最常采用的种植方法

第一次手术包括微创拔除上颌右侧中切牙，用精细的牙周刀（Aesculap，Tuttlingen，Germany）避免任何造成唇侧骨板和相邻软组织的旋转和破裂。只要有可能，建议使用垂直拔牙器械（Bennex；Meisinger，Neuss，Germany or similar），避免牙根旋转。仔细拔除上颌右侧中切牙后（图7和图8），探查唇侧骨板，检查唇侧牙槽骨是否存在或缺失。对于没有唇侧骨板或骨板极薄的情况（也可通过CBCT检查），我们决定用猪来源可吸收非交联胶原膜（Bio-Gide，Geistlich Biomaterials，Wolhusen，Switzerland）放在牙槽窝内，采用的是Elian等的"牙槽窝修复"技术（2007b）（图9~图11）。在牙槽窝上留出一个圆形部分在外，以便覆盖住下方牙槽窝内的可吸收生物材料。然后一种骨代用品——脱矿的牛骨矿物质含有10%的胶原（B Collagen；Geistlich Biomaterials）放置在牙槽窝内，浸透血液，完全填充。在本病例，没有进行软组织移植或使用软组织代用品。根据Horowitz等（2012），尚无有力证据支持使用软组织移植物或初期关闭牙槽窝。本病

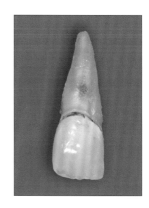

图7　穿孔的牙排除后

例，患者显示了良好的口腔卫生和配合度，在整个复诊过程中都是如此，所以我们决定不用软组织移植物封闭。

药物包括抗生素（阿莫西林875mg 每12小时1次，连服7天，术前3天开始；酮咯酸10mg，每8小时1次，疼痛时；0.12%葡萄糖酸氯己定口内含漱1天2次，连用10天）。

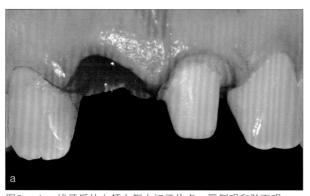

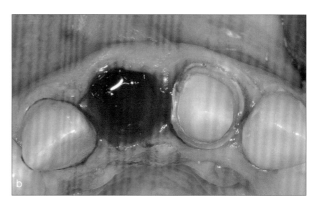

图8a，b　拔牙后的上颌右侧中切牙位点，唇侧观和殆面观

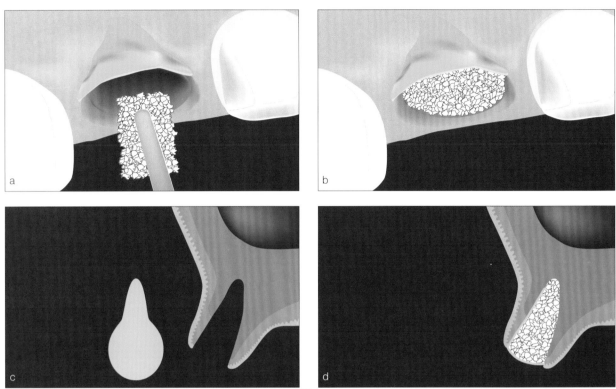

图9a～d "牙槽窝修复"牙槽嵴保存技术，Elian等（2007b）提出

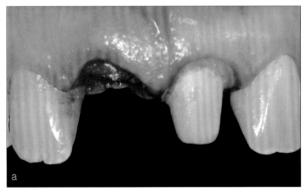
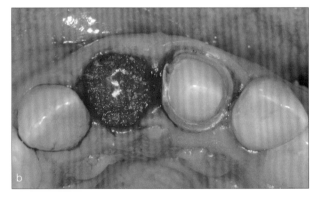

图10a，b 用DBBM和胶原做牙槽窝保存，唇侧观和𬌗面观

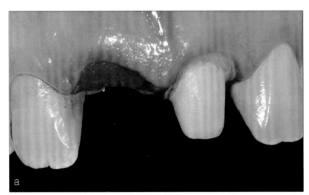
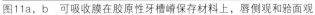
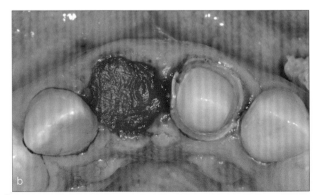

图11a，b 可吸收膜在胶原性牙槽嵴保存材料上，唇侧观和𬌗面观

重要的事实是临时修复体需要呈凸面并被良好抛光，不能留下太大空间也不能造成对愈合位点的压力（图12）。按这种方式有助于在愈合中保护该区域。

5个月的无异常愈合后，拍摄新的CBCT，显示牙槽骨的水平宽度轻微重建，但仍然有足够宽度和高度进行种植（图13a～c）。在测量后（种植时没有数字化设计软件），我们决定植入细直径的钛锆合金骨水平种植体［骨水平，窄十字锁合（BL，NC），Roxolid；Institut Straumann AG，Basel，Switzerland］。我们希望种植体周保留尽可能多的牙槽骨，得到良好的初始稳定性，但不是必须使用即刻修复体。并获得种植体颈部区域良好的组织稳定性，这是由Cochran等（2013）和Chappuis等（2015b）制作的BLNC种植体的颈部设计得到的。

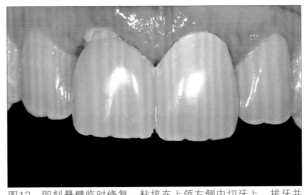

图12　即刻悬臂临时修复，粘接在上颌左侧中切牙上，拔牙并做牙槽嵴保存后

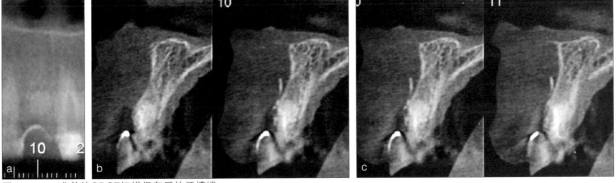

图13a～c　术前的CBCT扫描保存后的牙槽嵴

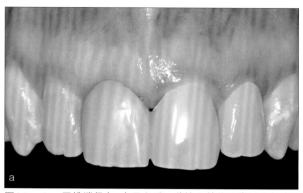
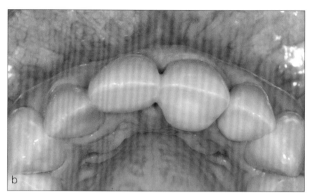

图14a，b　牙槽嵴保存5个月之后，种植之前戴着临时修复体的临床情况，唇侧观和殆面观

临床检查显示非常小的水平向退缩，但是从殆面观没有明显的倒凹（图14a，b）。软组织为中厚，没有任何瘢痕。

制作了外科导板，小心地将它固定在相邻天然中切牙基牙上（就像固定桥），标有理想的未来牙冠的颈部高度。为了获得种植体正确的垂直位置，这是最重要的。

当外科导板就位，注意到患者的软组织形态非常好，在设计的种植体位置上角化软组织厚度充足（图15a，b）。这些因素综合在一起，可以允许进行不翻瓣种植。

我们也希望坚持减少创伤程序，避免翻瓣，因为翻瓣会需要做垂直松弛切口有可能造成可见的瘢痕。

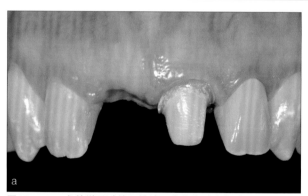
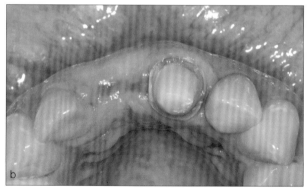

图15a，b　术前增量过的牙槽嵴，未戴临时修复体，唇侧观和殆面观

外科导板就位后，正确的种植体穿出位置用15C刀片标记。做圆形切口（图16），去除软组织。这一区域的厚度非常好，特别是结缔组织部分。我们保留了这一组织，可以在稍后去上皮并作为游离移植物用信封法放置在唇侧，从而使牙槽嵴形态更理想、更丰满。

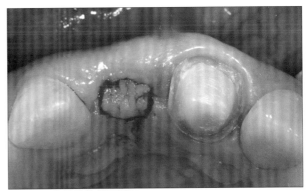

图16　不翻瓣种植的圆形切口

去掉软组织后，外科导板再次就位。用1.2mm的球钻标记理想的种植体位置。为了找到种植体植入的深度，用牙周探针测量垂直向软组织厚度。理想状态下，BL NC种植体在垂直向必须位于未来牙冠中心区根方4mm处。在本病例，距离只有2mm。由此，多余的2mm骨不得不去掉，以便种植体植入到合适位置。我们喜欢用大球钻实现这一目的，也可以形成平台从而开始后面的操作。

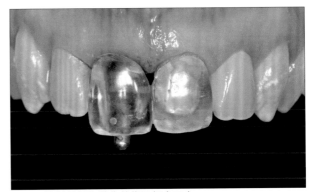

图17　外科导板和就位的指示杆在口内

通过外科导板，我们按照厂商的推荐进行逐步操作（Institut Straumann AG，Basel，Switzerland）。但是，没有进行攻丝，目的是加强初始稳定性。如果腭侧壁厚且致密，可使用颈部成型钻，将种植体颈部位置调整到合适，但大多数情况不需要。用方向指示杆确认种植体的近远中和唇腭向位置及深度（图17）。

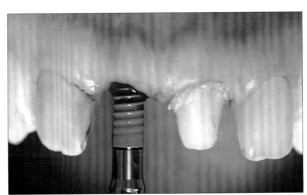

图18　种植体植入（Straumann Bone Level NC implant）

此时，我们需要比计划的未来修复体的黏膜缘深4mm，我们选择了10mm长的种植体。低速（600r/min）使用先锋钻（2.2mm和2.8mm直径）同时水冷。先锋钻向下预备，直到14mm的标记与软组织边缘等高，同时也需要指示器确认。种植体植入之前，我们放入骨水平颈部成型钻但不旋转预备，确认颈部预备充分（如果骨质很软，我们避免颈部预备，会直接放入种植体到足够深度位置。这有助于获得更好的初始稳定性）。

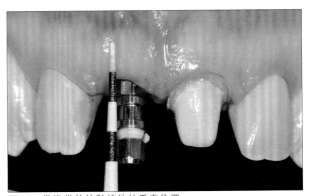

图19　带携带体的种植体的垂直位置

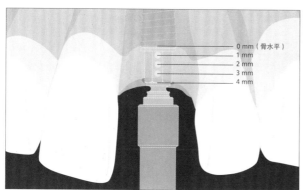

图20 种植体携带体可作为确定种植体正确垂直向位置的工具，计划的未来修复体颈缘可作为参考

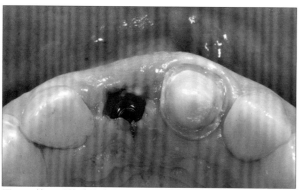

图21 植入后的种植体位置，𬌗面观

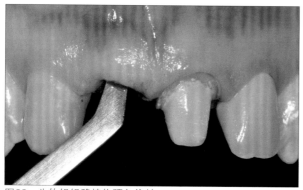

图22 为软组织移植物预备信封

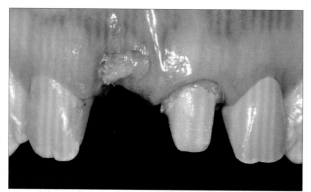

图23 计划的软组织移植物位置，将移植物放入信封之前的情况

用反角手机低速（25r/min）植入骨水平种植体（Roxolid，SLActive，骨水平，窄十字锁合，3.3mm×10mm；Institut Straumann AG）（图18）。以30N·cm植入正确的垂直位置上，获得了初始稳定性。可以通过观察骨水平的携带体精细控制垂直位置（图19）。

本病例使用了螺钉固位的种植体携带体，携带体长度3mm，标记颜色需要位于唇面（图19）。而现在的携带体（Straumann Loxim），3个圆形标记代表3mm，最后一个代表了另外1mm。圆形标记必须位于唇侧（图20）。

取下携带体（用控制器械避免对种植体产生额外扭矩），再次检查种植体颈部，位于理想位置上（图21）。

然后，用Heidemann复合刀（Hu-Friedy，Chicago，IL，USA）或类似小而精细的器械，仔细分离出颊侧黏膜信封，为从切口区获取的软组织移植物形成空间（图22）。

仔细去掉移植物的上皮，仅保留足够厚度的结缔组织（大约4mm）。仅施加非常小的压力将软组织移植物轻柔放入，不缝合（图23）。

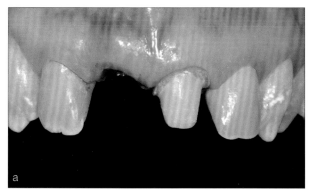
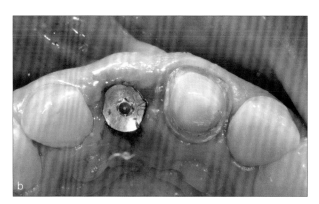

图24a，b　愈合帽就位的情况，唇侧观和殆面观

将直径4.8mm、高度3.5mm的愈合帽（图24a，b）安放就位。

悬臂临时修复体重新，粘接在上颌左侧中切牙上。虽然使用了钛锆合金SLActive表面的种植体，但在骨增量的位点，仍需要3个月的愈合期等待骨结合。

无异常愈合后，开始修复。拍摄了根尖放射线片，通过取下愈合帽，用手再次旋紧，观察是否有松动，确认骨结合。推荐ISQ测量（Osstell，Göteborg，Sweden）（图25）。

第一步是设计临时修复体，放在上颌右侧中切牙种植体和上颌左侧中切牙天然基牙上。在诊断蜡型上做硅橡胶钥匙，充入丙烯酸树脂做临时修复体，并有理想位置的标记（图26）。

将临时修复体就位于相邻的预备后的基牙上，并有开口，便于在口内直接粘固临时基台（图27a，b）。

选择了NC聚醚酮临时基台（Straumann骨水平NC）（图28），并将其安放于种植体。观察到软组织有小范围的受压缺血区，尤其是近中区域（图29a，b）。取下基台，对其进行预备以调整穿龈轮廓、减小高度并形成牙冠粘接的固位形。

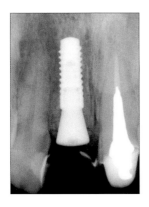

图25 种植体植入12周之后根尖放射线片

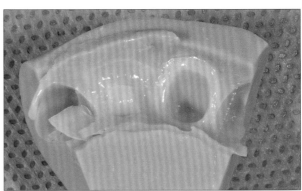

图26 硅橡胶倒模制作临时修复体

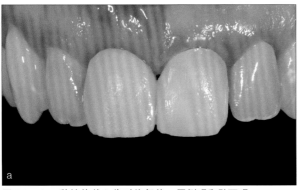

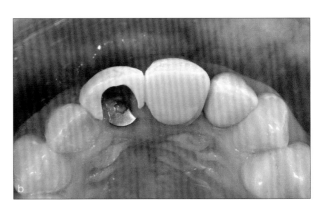

图27a，b 种植体戴入临时修复体，唇侧观和殆面观

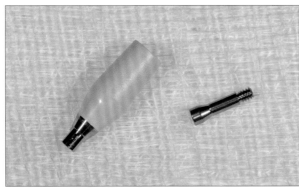

图28 NC PEEK临时基台和螺钉

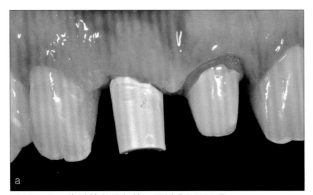

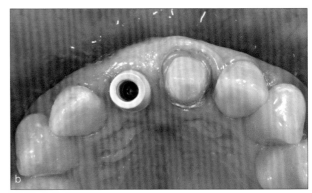

图29a，b 临时基台预备前，唇侧观和殆面观

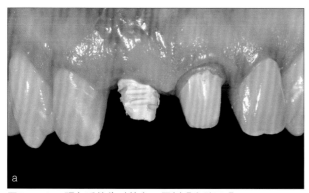
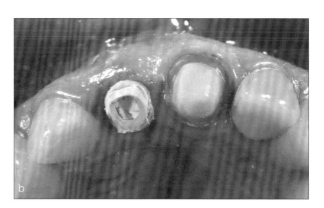

图30a，b　预备后的临时基台，唇侧观和验面观

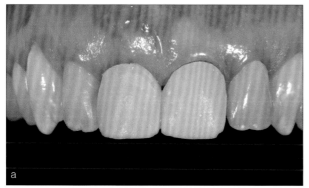
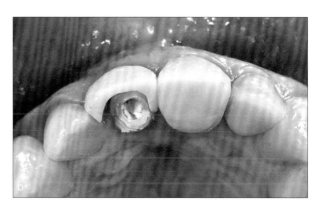

图31a，b　悬臂临时修复体就位，唇侧观和验面观

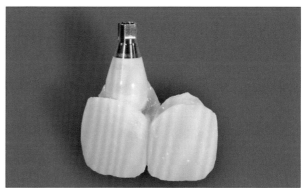

图32　口内"皮卡技术"临时修复体

再次放入基台（图30a，b）和临时修复体（图31a，b）。确认外形和咬合垂直空间后，用流动复合树脂（光固化）将临时修复体粘固于预备后的基台上。然后小心地取下并和相邻天然牙的临时修复体分离，可以在椅旁用光固化流动复合树脂获得理想的穿龈轮廓，并用精细抛光钻抛光（图32）。完成后，临时修复体旋紧到15N·cm，螺钉通道用PTFE材料和临时光固化树脂（Flow Resin；3M，

St. Paul，MN，USA）封闭（图33a，b）。拍摄对照根尖放射线片确认临时修复体完全就位（图34）。

通常需要2～3个月软组织外形才能稳定。理想状态下，应该尽量少动临时修复体，只做最严格必要的调整。一旦选择性应用复合树脂压迫相关区域获得了理想外形，即制取最终修复体印模。

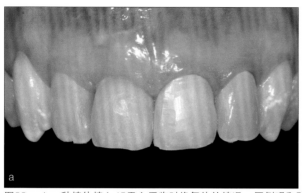
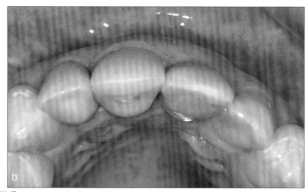

图33a，b　种植体植入45天之后临时修复体的情况，唇侧观和船面观

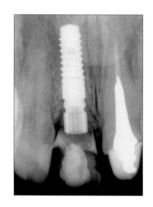

图34　种植体植入45天之后戴入临时修复体的根尖放射线片

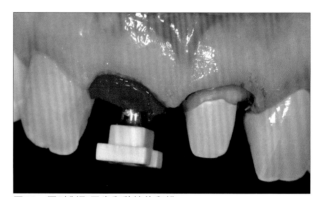

图35　同时制取牙齿和种植体印模

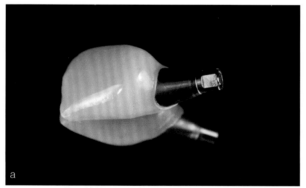
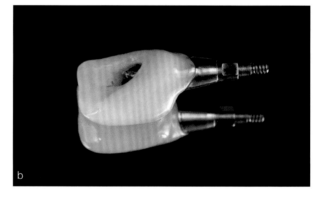

图36a，b　戴入前的最终修复体

　　本病例，在上颌左侧中切牙的桩表面放置不透明的复合树脂，用排龈线以获取理想的最终边缘的印模。上颌右侧中切牙种植体，用Duralay树脂获得从种植体到黏膜缘过渡带的印模帽制取个性化印模。同时制取天然牙和种植体的印模（图35）。

　　这一情况下选择了解剖基台（Straumann BL NC）。决定用Lava氧化锆冠（3M，São Paulo，Brazil）粘接在表面后将这个基台个性化处理，表面是在口外粘接的烤瓷修复体，最终修复体为螺钉固位（图36a，b）。

　　当今的临床实践中，此类治疗可以通过CAD/CAM基台获得，而在本病例完成时，这些治疗尚不可用。

　　螺钉通道用PTFE线填充，并用光固化复合树脂封闭。

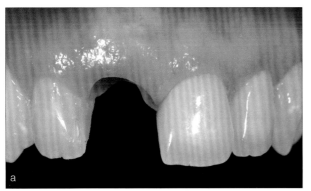

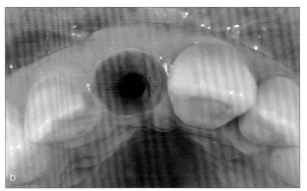

图37a，b　最终修复体戴入之前临床情况，唇侧观和殆面观。注意过渡带的形状，通过螺钉固位的临时修复体获得

种植后6个月戴入最终修复体。软组织外形的殆面及唇侧观显示出色的组织稳定性，是由牙槽嵴保存、种植体植入时小范围的软组织增量和长期戴入的有充足外形结构的临时修复体共同获得的（图37a，b）。

1年复查（图38～图42）、3年复查（图43～图45）和5年复查（图46～图50）时情况稳定。

由于修复体为螺钉固位，可以方便取下与戴回。

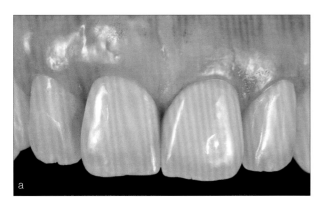

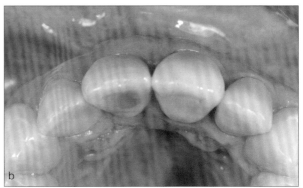

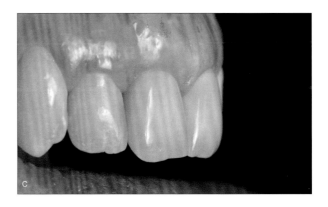

图38a～c　1年复查时的口内情况

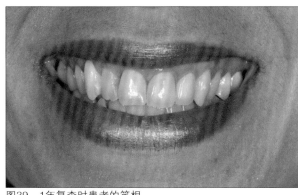

图39   1年复查时患者的笑相

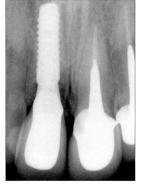

图40   1年复查时的根尖放射线片

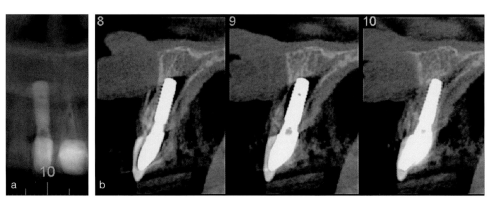

图41a，b   1年复查时的CBCT

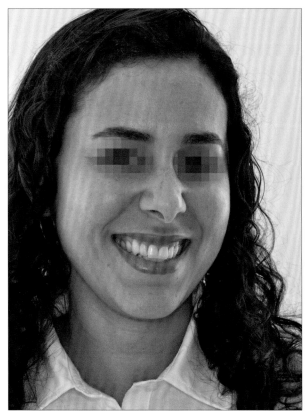

图42   1年复查时患者的面容

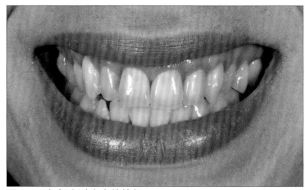

图43   3年复查时患者的笑相

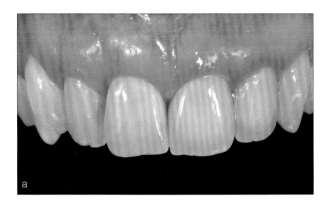

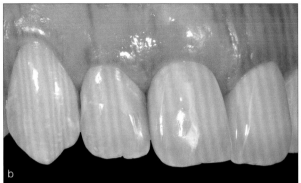

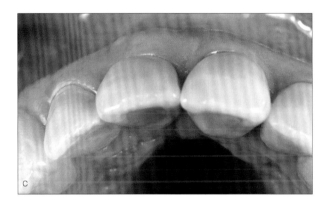

图44a~c　3年复查时口内情况

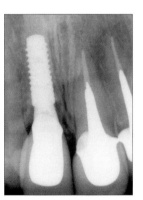

图45　3年复查时根尖放射线片

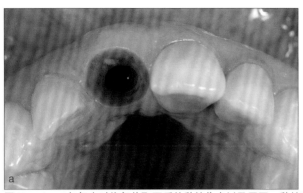
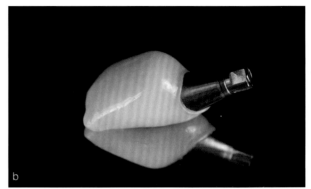

图46a，b 5年复查时修复体取下后的种植位点以及牙冠，种植体周组织稳定而健康

5年复查时，我们可以取下修复体进行技工室抛光，可以注意到出色的软组织形态。

黏膜缘（软组织垂直位置）以及软组织水平位置（𬌗面观）仍然和刚戴牙时具有同样特征。5年之后获得了令人满意的粉色和白色美学指数（Belser等，2009）。

钛锆合金种植体表现如同预期，也得到Altuna等（2016）的近期文献的支持。

放射线影像上，骨仍然稳定，种植体周改建很小，根尖放射线片和CBCT（横断面）证实了方案的抉择是正确的，牙槽嵴保存方式、种植体植入时小范围的软组织增量，中切牙选择钛锆合金骨水平窄十字锁合种植体，在维持组织稳定性的同时保存了骨和软组织。

窄直径种植体（Bone Level Narrow CrossFit）的选择旨在保存增量后的骨和修复体的美学寿命。这位患者即使经过成功的牙槽嵴保存，牙槽骨仍然

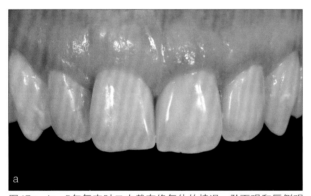
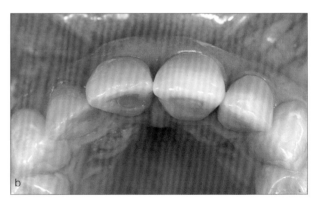

图47a，b 5年复查时口内戴有修复体的情况，𬌗面观和唇侧观

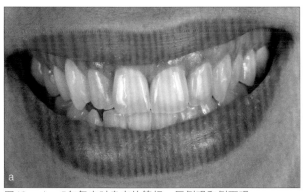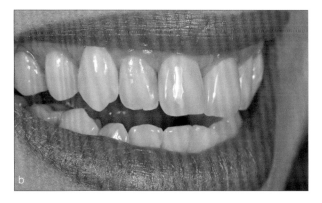

图48a，b　5年复查时患者的笑相，唇侧观和侧面观

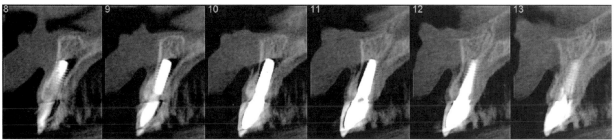

图49　5年复查时CBCT。注意隔开上唇，以便对唇侧软组织和唇侧骨板厚度获得更好的观察效果，移植物稳定（Januário等，2008）

为中到较薄厚度。如果选择常规直径种植体，剩余的唇侧骨板将变得更薄。在随时间的推移发生水平向骨吸收时（对于30岁的患者，长寿意味着至少预期还有40年），唇侧组织越厚，维持良好美学效果的机会就越大。细直径种植体骨结合的面积减少，但可通过长度10mm以上的SLActive表面钛锆合金种植体对窄种植体的骨−种植体接触进行补偿。

当为更大的修复体（如本病例，中切牙）选择窄直径种植体，我们推荐将种植体植入到计划修复体黏膜缘根方4mm深度，为正确的修复体穿龈轮廓获得过渡带的垂直向空间。如果植入常规直径种植体，BL种植体顶端到计划黏膜缘应为3mm深度。如今这是我们在此类情况下的首选。

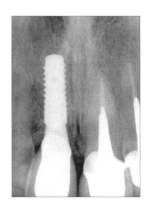

图50　5年复查时的根尖放射线片

7.5 上颌右侧中切牙伴牙根吸收的种植：牙槽嵴保存，延期种植NC骨水平Roxolid种植体

P. Casentini

一位32岁女性高加索人，上颌右侧中切牙有问题，经全科牙医转诊而来。主诉上颌右侧中切牙不适和松动，因变色美学效果也不满意。患者诉数年前受过外伤，是患牙异常状态的开始。既往史阴性，剩余牙列也无其他牙体或牙周异常状态。患者未服用药物，轻度吸烟（5~10支/天）。对治疗有高度美学预期。

口外检查显示高位唇线，暴露两侧第二前磨牙之间的上颌牙齿和周围软组织（图1）。

口内检查确认上颌右侧中切牙变色。牙齿已经用复合树脂修复，显示动度增加（Ⅱ度）。膜龈联合处存在瘘管（图2和图3）。

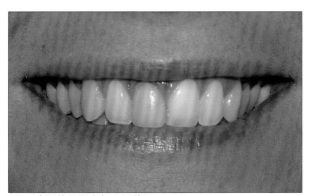

图1 高唇线暴露全部上颌前牙

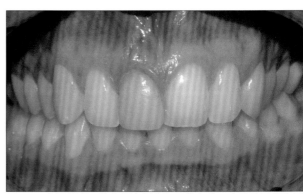

图2 口内唇侧观。除上颌右侧中切牙位点外，完整的牙龈和牙齿组织

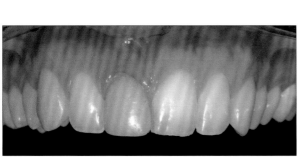

图3 上颌前牙唇侧观。上颌右侧中切牙变色，膜龈联合处存在瘘管

软组织分型为薄龈和高弧线形。由于软组织厚度降低，受损牙唇侧移位，唇侧厚度小于1mm（图4）。

根据平均美学指数（Magne和Belser，2002），两颗中切牙存在不同长轴和形态。4颗切牙的切缘位于一条直线上（图5）。

根尖放射线片显示牙根外吸收，根尖周有透射区（图6）。

美学风险评估（ERA，表1）显示中度风险：主要风险因素是高位唇线和薄龈及高弧线形软组织表型。慢性感染、唇侧皮质骨板破损、吸烟习惯都是次要的风险因素。最后，患者的美学期望现实（临床面诊时）但仍然很高。

根据临床和放射线情况，提出如下治疗计划：

- 拔除上颌右侧中切牙，用骨代用品进行牙槽嵴保存，之后用RRFDP做临时修复体。
- 愈合6个月之后延期种植。
- 临时修复体之后是全瓷修复体最终修复。相邻左侧中切牙的复合树脂修复体也要纳入考量，为了获得最佳的美学效果。

治疗的选择和局部情况有关，特别是在薄龈和高弧线形软组织以及牙槽窝缺乏完整骨壁的情况。牙根的倾斜度和位置不对称，不利于即刻种植。患者的高美学期望值也应予以考虑。

出于以上原因，即刻种植不考虑。选择分阶段方式，以便每一步都能进一步改善及纠正。

患者同意所提出的治疗计划，并签署了知情同意书。此外，建议患者术后戒烟。

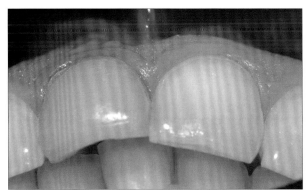

图4 上颌前牙殆面观。上颌右侧中切牙唇侧移位，唇侧软组织菲薄

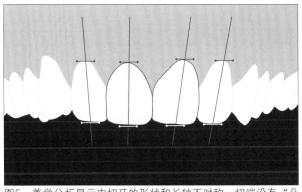

图5 美学分析显示中切牙的形状和长轴不对称，切端没有"凸形笑缘"

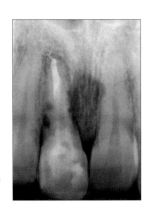

图6 根尖放射线片。上颌右侧中切牙根尖外吸收，根尖周透射影

表1　美学风险评估（ERA）表

美学风险因素	风险水平		
	低	中	高
全身状态	健康，不影响愈合		影响愈合
吸烟习惯	不吸烟	少量吸烟（<10支/天）	大量吸烟（>10支/天）
大笑时牙龈暴露	低位	中位	高位
缺牙间隙的宽度	单颗牙（≥7mm）[1] 单颗牙（≥6mm）[2]	单颗牙（<7mm）[1] 单颗牙（<6mm）[2]	两颗牙或两颗牙以上
牙冠形态	长方形	卵圆形	三角形
邻牙修复状态	无修复体		有修复体
牙龈表型	低弧线形，厚龈	中弧线形，中厚龈	高弧线形，薄龈
种植位点感染	无	慢性	急性
软组织解剖	软组织完整	炎症	软组织缺损
邻牙骨水平	距邻面接触点≤5mm	距邻面接触点5.5～6.5mm	距邻面接触点≥7mm
唇侧骨壁表型[*]	厚壁表型，厚度≥1mm		薄壁表型，厚度<1mm
牙槽嵴顶骨解剖	无骨缺损	水平向骨缺损	垂直向骨缺损
患者的美学期望	现实的期望	中等美学期望	不现实的期望

[*]如果可以获得牙齿存在时的三维影像，此项可用
[1]标准直径种植体，常规连接
[2]窄直径种植体，窄连接

制取初印模后，技工室提供了带有金属翼的复合树脂制作的过渡性树脂固位固定修复体（RRFDP）（图7）。

局部麻醉下微创拔牙。仔细搔刮位点（图8）。

拔牙后，确认较薄的唇侧骨壁有局部破损。拔牙窝用牛异体骨移植物（Bio-Oss Collagen；Geistlich Pharma，Wolhusen，Switzerland）填充，用环切自腭侧的结缔组织移植物封闭（图9和图10）。

受损的牙槽窝骨壁和脆弱的软组织解剖是选择牙槽嵴保存而非拔牙后延期种植的主要原因。本病例牙槽窝萎缩的风险太高，而牙槽嵴保存几乎能够完全修复牙槽嵴顶和相邻牙龈乳头。结缔组织环切可形成厚而稳定的种植体周软组织形态。

环切的软组织可以用6-0可吸收聚乙醇酸缝线（Vicryl；Ethicon，New Brunswick，NJ，USA）完全固定。供区用同样方式固定胶原海绵加以保护。

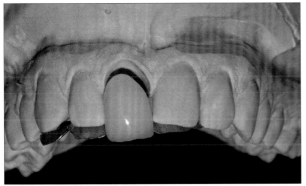

图7　过渡性树脂固位固定修复体（RRFDP）含有金属和复合树脂，将其拔牙区域对应的桥体塑形为中等卵圆形

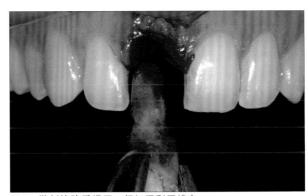

图8　微创拔除受损牙。仔细搔刮牙槽窝

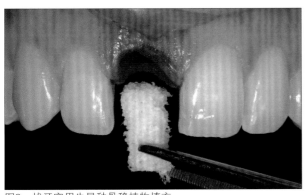

图9　拔牙窝用牛异种骨移植物填充

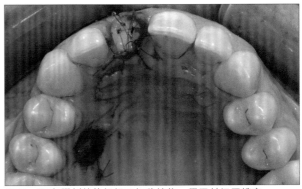

图10　取自腭侧的软组织环切移植物，用于封闭牙槽窝

牙槽嵴保存程序完成之后，用双固化复合树脂粘接剂（RelyX Unicem；3M，St. Paul，MN，USA）将RRFDP即刻粘接在邻牙上（图11）。

术前一天开始应用抗生素，术后持续6天。氯己定含漱3周，如果疼痛服用非甾体类抗炎药。

建议患者减少吸烟，刷牙时避免触碰术区。

15天之后拆线，愈合无异常（图12）。患者述无明显不适。

无并发症愈合6个月之后，确认水平向和垂直向牙槽嵴保存的量（图13和图14）。对照的放射线片记录了异体骨移植物的充分融合（图15）。

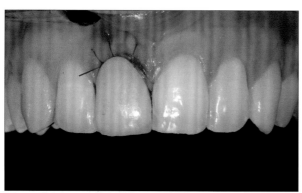

图11　戴入RRFDP的上颌前牙，唇侧观

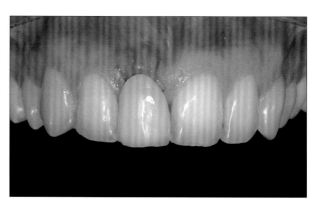

图12　2周之后的上颌前牙，软组织愈合良好，唇侧观

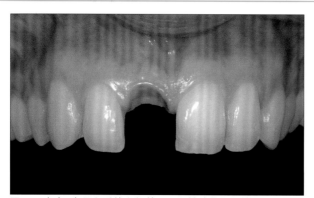

图13　愈合6个月之后的上颌前牙，牙槽嵴骨量维持良好，唇侧观

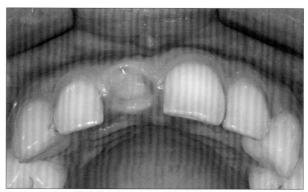

图14　可见牙槽嵴软组织环切移植物良好的融合，并减少了牙槽嵴在水平向的萎缩，骀面观

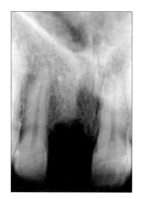

图15　牙槽嵴保存术后6个月时的根尖放射线片

种植时，选择了窄直径种植体，植入以修复为导向的理想位置，足以避免种植体表面暴露较大范围，而简化了再生程序并增加了可预期性。选择使用SLActive表面的钛锆合金种植体（Straumann Roxolid SLActive；Institut Straumann AG，Basel，Switzerland），因为其具有较高的抗折性能和更快的骨结合。另一方面，在正确修复位置的前牙种植体的折断报告非常少见。通常，美学区窄直径种植体常常能够帮助避开"危险带"和减少美学并发症的风险。

局部麻醉下进行种植手术。翻瓣后，异种骨移植物结合良好，并且具有有利的形态（图16和17）。按照常规程序预备种植床，在外科导板引导下预备（图18）。

1颗SLActive表面的Straumann骨水平窄十字锁合种植体（3.3mm×10mm；Institut Straumann AG）植入（图19），并获得了足够的初始稳定性。

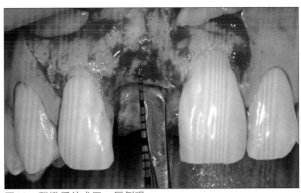

图16 翻瓣后的术区，唇侧观

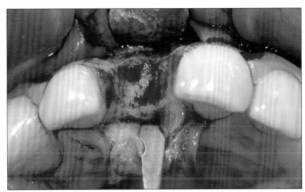

图17 翻瓣后的术区，殆面观

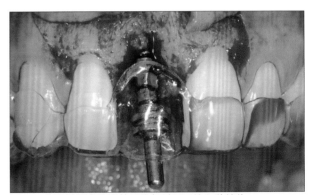

图18 外科导板有助于按照修复引导下植入种植体

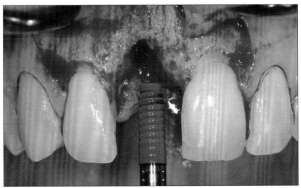

图19 植入SLActive表面的种植体

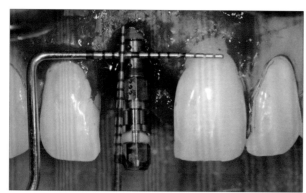

图20 用牙周探针确认正确的种植体冠根向位置

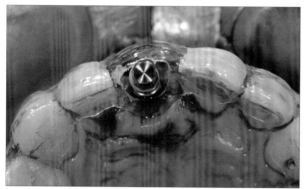

图21 种植体植入后，𬌗面观。外科导板仍然就位，确认种植体正确的三维位置

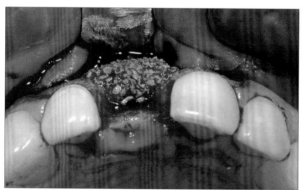

图22 自体骨屑和DBBM颗粒用作GBR程序的填充材料

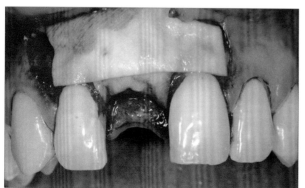

图23 双层胶原膜用于稳定移植物

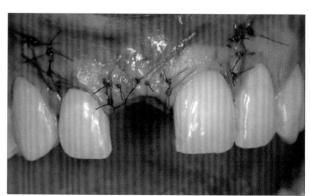

图24 缝合后，唇侧观

种植体平台放置在邻牙釉牙骨质界（CEJ）根方2mm处，而唇腭向长轴和选择的螺钉固位修复体一致（图20和图21）。

由于种植体唇侧表面存在小的裂开（1.5mm），决定引导骨再生（GBR）处理并进一步改善牙槽嵴形态。

在周围皮质骨表面备孔，以促进移植物的再血管化，第一层自体骨屑取自鼻嵴区，放置在裂开表面。第二层去蛋白牛骨矿物质（DBBM）用双层胶原膜保护（Bio-Oss and Bio-Gide；Geistlich Pharma），最终完成了再生技术（图22和图23）。

在切开骨膜层并松弛瓣后，用6-0可吸收缝线（Vicryl；Ethicon）通过褥式缝合和单纯缝合无张力初期关闭黏骨膜瓣（图24）。

对过渡性RRFDP进行调整，避免多余的压力，并于术后即刻再次粘接。

术后医嘱及用药与第一次手术相同。

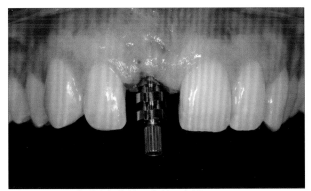

图25　为了做临时修复体第一次制取印模

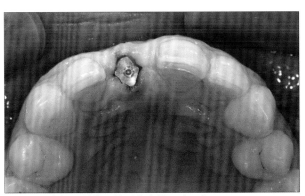

图26　再次切开并旋入锥形愈合帽，殆面观

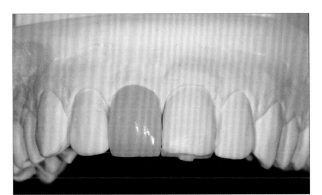

图27　戴牙前过渡性临时修复体和树脂贴面在模型上，唇侧观

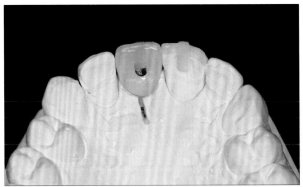

图28　戴牙前过渡性临时修复体和树脂贴面在模型上，腭侧观

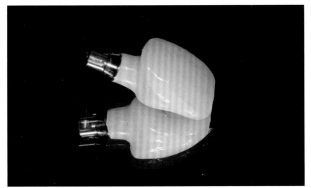

图29　临时修复体

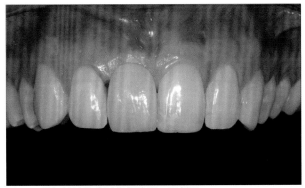

图30　戴入过渡性临时修复体后，唇侧观

　　愈合4个月之后，局部麻醉下，在嵴顶中央做近远中向小切口再次切开，不累及相邻牙龈乳头。同时制取聚醚材料的开窗式印模（图25）。取下RRFDP后旋入锥形愈合帽（图26）。

　　技工室在钛临时基台上制作螺钉固位的临时修复体。为获得更好的美学效果，间接性复合树脂修复体也用于重建相邻中切牙切缘（图27和图28）。

　　为了避免对种植体周软组织形成过大压力，临时修复体开始是凹面的（图29）。

　　再次复诊时，戴入临时修复体，另一个复合树脂贴面用预热复合树脂粘接到相邻中切牙上（图30）。

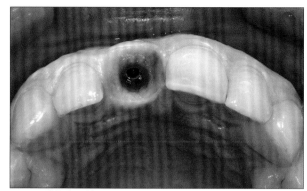

图31 种植体周软组织塑形后，殆面观

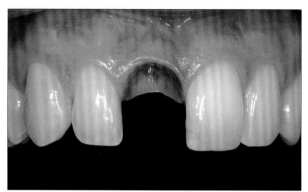

图32 种植体周软组织塑形后，唇侧观

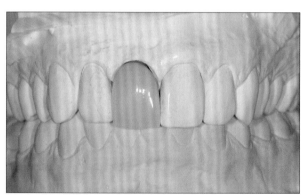

图33 戴牙前就位于石膏模型上的最终修复体，唇侧观

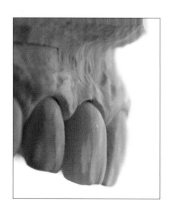

图34 最终修复体的表面特征

软组织成形包括用流动树脂填充临时修复体的覆盖。在4～8周之后需要二次就诊，以获得种植体支持式修复体充足的穿龈轮廓（图31和图32）。

为最终修复，在用临时修复体进行软组织成形12周之后制取最终印模。

技工室制作的螺钉固位修复体使用了氧化锆内冠饰瓷，粘接在钛基台上。种植体和修复体之间的连接通过原始Straumann钛基台保证。治疗时尚无Straumann多基基台，所以使用了粘接基台（图33和图34）。

除了窄直径（3.3mm）种植体/修复体平台，合适的种植体三维位置也保证了正确的修复体穿龈轮廓和充分的种植体周软组织支持（图35a～c）。

一项因素可能会限制窄直径种植体的使用，即夜磨牙史：本病例，患者夜磨牙的既往史阴性，也没有这一状况的明显指征。

戴牙前，种植体的内部空隙用氯己定凝胶抗感染处理。修复体螺钉固位，加扭矩35N·cm，螺钉通道用PTFE和流动树脂封闭。

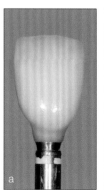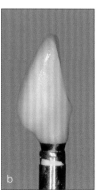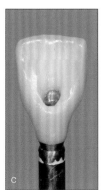

图35a～c 最终修复体的穿龈轮廓，正面（a）、近远中（b）和腭侧（c）观

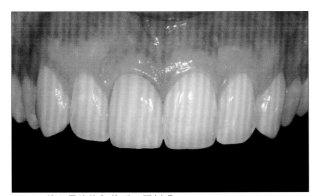

图36 戴入最终修复体后，唇侧观

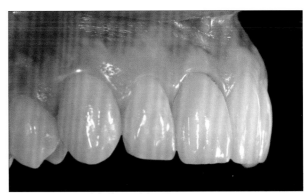

图37 戴入最终修复体后，侧面观

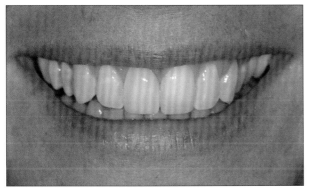

图38 治疗后的笑相，口外观

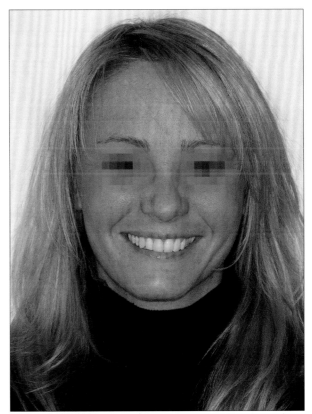

图39 患者的笑相

最终修复体和周围天然牙列融合良好，包括牙齿大小、形态、颜色以及表面特征。患者表达了对最终修复效果完全满意（图36～图39）。

从放射线片看，种植体周骨很稳定，矿化良好（图40）。

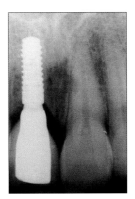

图40 最终的根尖放射线片

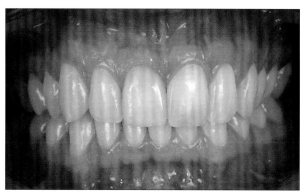

图41　所有牙列5年之后，唇侧观

在5年之后的临床和放射线复查时，软组织和骨形态极为稳定。种植体支持式修复体和周围组织融合良好，患者的笑相显示完全实现了她的预期（图41～图46）。

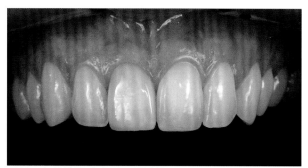

图42　上颌前牙5年之后，唇侧观

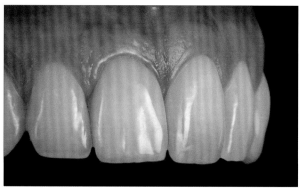

图43　上颌前牙5年之后，侧面观

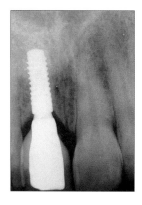

图44　5年之后的对照放射线片

5年之后的复查，中期预后非常良好，支持了医生的治疗选择。

使用窄直径种植体支持上颌中切牙修复体还不能作为标准。但是对于经过筛选的病例，有助于简化治疗。

致谢

技工室程序
MDT Alwin Schönenberger, Vision Dental-Chiasso, Switzerland

Vision-Dental Academy Training Center-Busto Arsizio, Italy

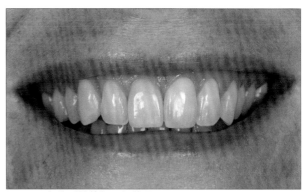

图45　5年之后的笑相，细节图

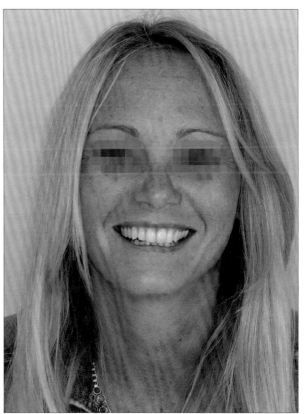

图46　5年之后的笑相，面像

7.6 上颌右侧中切牙伴牙根吸收的种植：牙槽嵴保存，早期种植RC骨水平种植体

S. Chen

一位49岁女性患者，转诊寻求种植修复上颌右侧中切牙。该牙经牙体牙髓医生评估，诊断为牙根纵裂（图1）。牙齿预后不佳需要拔除。

患者体健，未服用任何药物。她对青霉素过敏。患者的美学要求高，但期望值比较现实。

口外检查提示无面部不对称情况。右侧颞下颌关节张口有弹响，但无其他症状。唇线高，牙龈组织明显可见（图2a，b）。

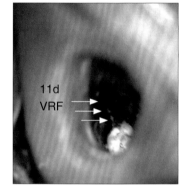

图1 上颌右侧中切牙根管的微距图像证实远中壁的根纵裂

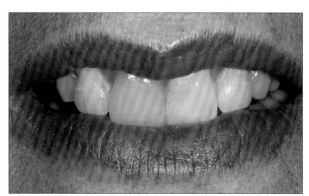

图2a 静息时的唇线位置

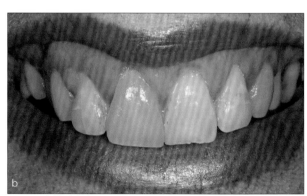

图2b 大笑时完全暴露出牙龈

口内检查黏膜健康。咬合关系为Ⅱ类1分类（译者注，原文如此），覆盖5mm，覆𬌗5mm（图3）。牙周方面，探诊深度在正常范围内。有轻度牙龈炎和轻度探诊出血。患者的口腔卫生不佳。对上颌前牙的评估显示牙齿的临床冠较长，外形为三角形。牙间乳头较为细长。组织为中厚龈表型。

上颌右侧中切牙的唇侧正中存在深袋，显示存在牙根纵裂。根尖放射线片确认牙齿经过了牙体牙髓治疗。两颗中切牙之间的牙槽间隔变钝。此外，近远中骨嵴距接触点均为5～6mm（图4a）。CBCT显示唇侧骨板较厚，根尖区的牙槽嵴有明显倒凹（图4b）。

问题罗列如下：

- 高美学预期。
- 牙槽唇侧骨板受损。
- 上颌中切牙外形为三角形。
- Ⅱ类2分类（译者注，原文如此），上颌前牙内倾。

美学风险评估（ERA）为高度复杂（C）（表1）。

与患者进行讨论，她理解提出的治疗很复杂，也接受美学风险。在这种情况下，根据ITI共识性结论推荐选择早期种植（2型）方案，尽量降低美学风险（Morton等，2014）。

治疗计划如下：

- 牙周治疗改善口腔卫生和牙龈健康。
- 去掉上颌右侧中切牙牙冠，并戴入可摘丙烯酸树脂局部义齿作为过渡修复。
- 拔除上颌右侧中切牙。
- 8周之后，上颌右侧中切牙植入种植体同期根据引导骨再生（GBR）原则用DBBM骨移植和轮廓扩增。
- 种植体骨结合形成后，完成种植体支持式修复体。

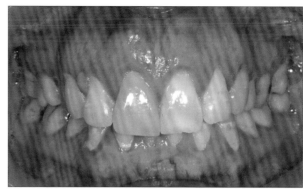

图3　牙列和最初情况，唇侧观。Ⅱ类2分类（译者注，原文如此）的𬌗关系和深覆𬌗

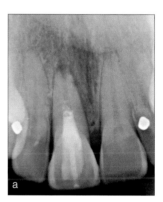

图4a　上颌右侧中切牙的根尖放射线片

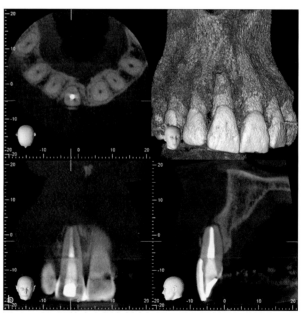

图4b　CBCT检查上颌右侧中切牙，显示唇侧骨部分缺失，骨缺损扩展至牙根的近中和远中，根尖有穿孔。由于牙根和牙槽突之间明显的缺损，根尖区有骨内空隙

表1　美学风险评估（ERA）表

美学风险因素	风险水平		
	低	中	高
全身状态	健康，不影响愈合		影响愈合
吸烟习惯	不吸烟	少量吸烟（<10支/天）	大量吸烟（>10支/天）
大笑时牙龈暴露	低位	中位	高位
缺牙间隙的宽度	单颗牙（≥7mm）[1] 单颗牙（≥6mm）[2]	单颗牙（<7mm）[1] 单颗牙（<6mm）[2]	两颗牙或两颗牙以上
牙冠形态	长方形	卵圆形	三角形
邻牙修复状态	无修复体		有修复体
牙龈表型	低弧线形，厚龈	中弧线形，中厚龈	高弧线形，薄龈
种植位点感染	无	慢性	急性
软组织解剖	软组织完整	炎症	软组织缺损
邻牙骨水平	距邻面接触点≤5mm	距邻面接触点5.5～6.5mm	距邻面接触点≥7mm
唇侧骨壁表型[*]	厚壁表型，厚度≥1mm		薄壁表型，厚度<1mm
牙槽嵴顶骨解剖	无骨缺损	水平向骨缺损	垂直向骨缺损
患者的美学期望	现实的期望	中等美学期望	不现实的期望

[*]如果可以获得牙齿存在时的三维影像，此项可用
[1]标准直径种植体，常规连接
[2]窄直径种植体，窄连接

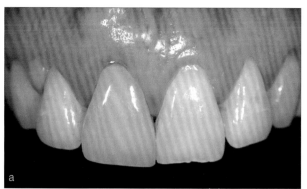

图5a 上颌右侧中切牙牙冠取下，安装可摘丙烯酸局部义齿作为过渡修复体

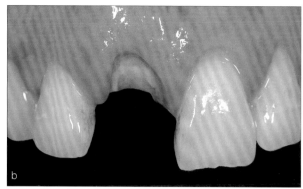

图5b 将义齿取下，牙根清晰可见

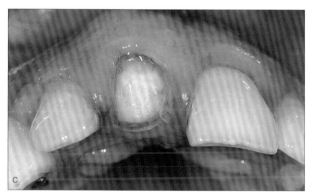

图5c 上颌右侧中切牙位点，𬌗面观

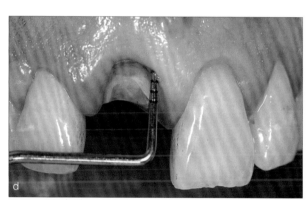

图5d 牙周探诊显示牙根唇侧根纵裂处存在深袋

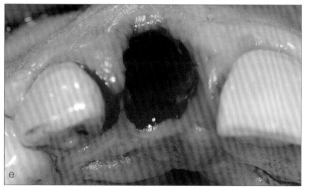

图5e 小心地拔牙，没有翻瓣，使用了精细的牙周刀和根钳

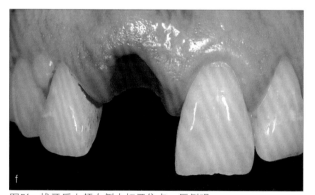

图5f 拔牙后上颌右侧中切牙位点，唇侧观

在完成牙周治疗后，患者返回修复医生处拆除牙冠，并戴入过渡可摘修复体。之后拔除了牙根。软组织高弧线形和牙槽窝唇侧骨板的损伤得到确认（图5a～d）。联合使用牙周刀和根钳，不翻瓣拔除患牙（图5e，f）。仔细去除牙槽窝内所有的肉芽组织。

患者8周之后返回接受种植。此时，软组织已经愈合，几乎完全关闭了牙槽窝（图6a）。双侧切牙，翻全厚黏骨膜瓣，范围从上颌左侧中切牙到上颌右侧侧切牙（图6b，c）。垂直松弛切口位于上颌右侧侧切牙近中。仔细搔刮愈合中的牙槽窝，去除所有的软组织。唇侧骨嵴垂直向吸收约

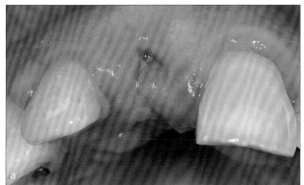

图6a 拔牙8周之后，拔牙位点已经愈合，牙槽窝几乎已经完全封闭了

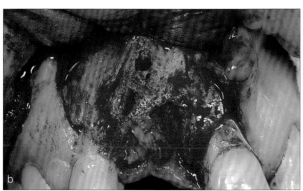

图6b 双侧切开翻全厚黏骨膜瓣，完全暴露出愈合中的牙槽窝，以及邻牙的根面突起。受损唇面骨壁存在2个穿孔性缺损，嵴顶骨吸收近5mm。愈合的牙槽窝根方的牙槽嵴存在倒凹

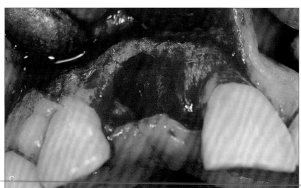

图6c 上颌右侧中切牙的愈合中拔牙窝，去掉肉芽组织后，殆面观

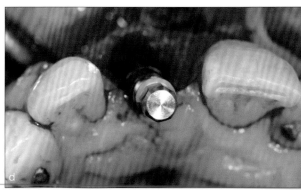

图6d 种植体就位带携带体，显示了种植体的近远中和唇舌向方向，殆面观

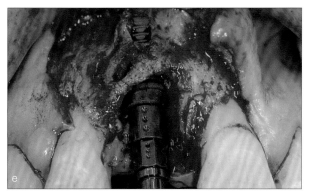

图6e 可见种植体相对于邻牙的冠根向与近远中向位置。种植体植入了以修复为导向的正确三维位置。注意剩余的种植体周缺损以及根尖区颊侧的裂开式骨缺损，唇侧观

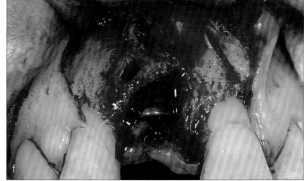

图6f 2mm高RC愈合帽安放在种植体上，自体骨屑用刮骨刀获取自鼻嵴。骨屑放在暴露的种植体表面上

5mm。此外，唇侧骨两个穿孔性缺损得到确认。牙槽窝基部根方存在很深的倒凹。唇侧骨嵴顶的厚度大约1mm。根据外科导板预备种植窝，在合适的三维位置植入种植体（Straumann Bone Level RC SLActive，直径4.1mm，长度10mm，Institut

Straumann AG，Basel，Switzerland）。由于咬合关系是Ⅱ类2分类（译者注，原文如此），中切牙内倾，需仔细操作保证种植体准确穿出预期最终修复体的舌隆突（图6d～h）。因此种植体比相邻中切牙更加内收，这是出于对颌牙咬合的需求。

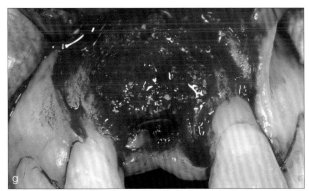

图6g　浸透了静脉血的DBBM颗粒放置于种植体唇面，对牙槽嵴进行增量。移植物堆放高度至愈合帽顶端

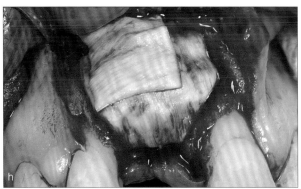

图6h　双层胶原膜覆盖于骨移植物表面，作为屏障并稳定骨移植物

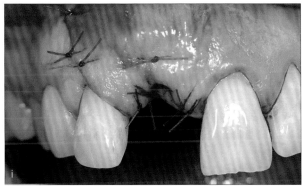

图6i　松弛黏骨膜瓣的骨膜基底部，瓣可以冠向伸展3～4mm，有利于完全封闭种植体和生物材料

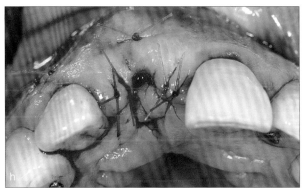

图6j　黏骨膜瓣关闭后手术位点，𬌗面观

　　由于唇侧骨壁的缺损，种植体表面有很明显的暴露。种植体上安放2mm高愈合帽（RC愈合帽，Institut Straumann AG）。用刮骨刀和骨凿从周围获取了自体骨屑。骨屑放置在暴露的种植体表面，用很厚一层颗粒状的去蛋白牛骨矿物质（DBBM）（Bio-Oss；Geistlich Pharma，Wolhusen，Switzerland）填充牙槽窝剩余的缺损。牙槽嵴外形上要过增量。用双层可吸收胶原膜（Bio-Gide；Geistlich Pharma）覆盖保护移植物。黏骨膜瓣进一步扩展向冠方以获得初期关闭（图6i，j）。因为是早期种植，得到充分的软组织愈合及软组织增量，可以在将瓣最低程度冠向复位的情况下得到初期关闭。

计划等待10周的愈合期。黏膜愈合，完全封闭位点。局部麻醉下，在嵴顶做小切口，安放更高的穿黏膜愈合帽（图7a～d）。放射线影像检查确认骨与种植体连续接触，且嵴顶骨情况理想（图7e）。

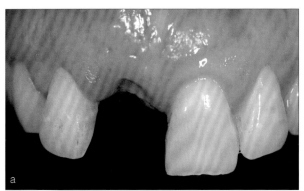

图7a　上颌右侧中切牙位点种植体植入10周之后，唇侧观

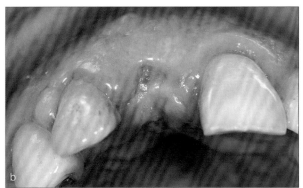

图7b　种植后无异常愈合10周之后，殆面观。确认了软组织完全封闭种植体

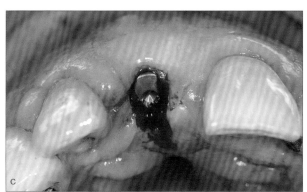

图7c　种植体顶端做圆形切口暴露种植体，安放更高愈合帽（RC 4mm）

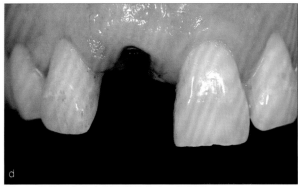

图7d　连接更高愈合帽后种植位点，唇侧观

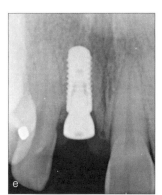

图7e　10周时的根尖放射线片

　　患者返回修复医生处开始修复程序（图8a～g）。用加成型硅橡胶制取印模，安放标准印模帽。CAD/CAM设计的直接螺钉固位的全瓷种植体支持式单冠，使用了专利软件（3Shape，Copenhagen，Denmark）设计。最终修复体由Straumann CARES（Institut Straumann AG）制作，内部是氧化锆结构，外部饰瓷。

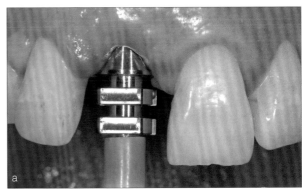

图8a　标准种植体印模帽就位

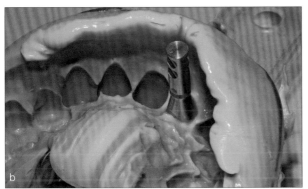

图8b　带有BLI技工室替代体就位的加成缩聚型硅橡胶印模

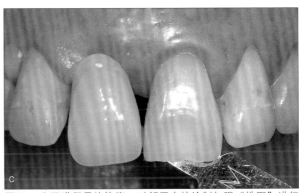

图8c　为了进行最终饰瓷，对邻牙直接绘制加强"地图"进行形态矫正

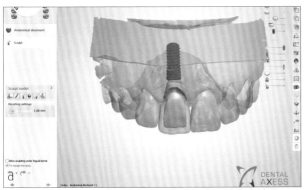

图8d　CAD/CAM设计直接螺钉固位的全瓷种植体支持单冠，使用的3Shape软件（3Shape，Copenhagen，Denmark）

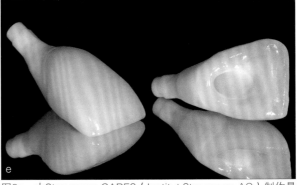

图8e　由Straumann CARES（Institut Straumann AG）制作最终修复体，是氧化锆内冠表面饰瓷

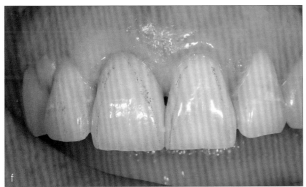

图8f　在调整之前试戴及评估形态

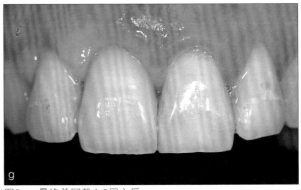

图8g　最终单冠戴入2周之后

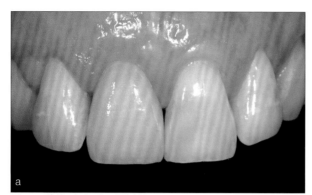

图9a　种植1年之后，唇侧观

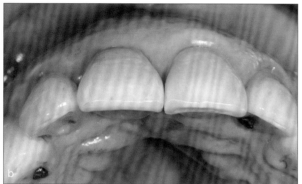

图9b　种植1年之后，殆面观。理想的唇侧牙槽嵴外形是种植体植入时骨移植进行轮廓扩增的效果

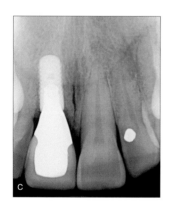

图9c　种植1年之后的根尖放射线片

种植1年之后临床和放射线检查，证实了种植体周组织健康，嵴顶骨稳定，美学效果令人满意且很稳定（图9a～c）。

早期种植（2型）程序为重建唇侧牙槽嵴形态从而增强美学效果提供了机会。种植体支持式修复体的殆面观强调了唇侧理想的牙槽嵴外形。2年回访时，种植体周软组织健康和外形及放射线检查骨高度得到保持（图10a～e）。此次CBCT检查显示GBR重建的唇侧骨壁很厚，而嵴顶骨位于种植体/基台连接处的冠方。

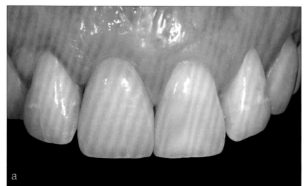

图10a　2年回访时健康而稳定的种植体周组织

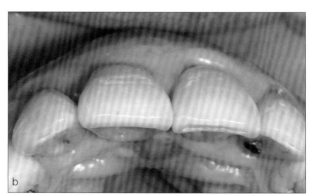

图10b　上颌右侧中切牙种植体，殆面观。唇侧轮廓扩增稳定

因为严格考虑了一系列因素，从而获得了成功的功能与美学治疗效果。

- 选择拔牙后的早期种植（2型），以便软组织愈合。在种植时可以得到最大的软组织量。
- 种植体可以在理想的修复三维位置植入——冠根向、近远中向和唇腭向。
- 选择的种植体有骨引导表面，其设计能够让骨重建到种植体/基台连接处的冠方。种植体具有内锥形连接，在功能负荷下种植体/基台连接稳定。这可以将种植体/基台微间隙的大小要求降到最低，并允许用GBR重建位于种植体/基台连接冠方的骨嵴顶。
- 除了用自体骨放置在暴露的种植体表面，还选择了低替代率的骨代用品重建牙槽嵴的唇侧形态。这对于获得良好美学效果至关重要。最终，修复程序和技工室的烤瓷程序很精确，从而获得了理想的牙齿美学。

致谢

修复程序

Dr. Anthony Dickinson—Melbourne，Australia

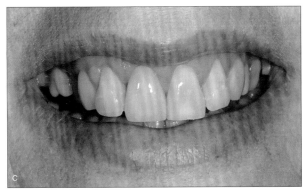

图10c　微笑患者的前牙，唇侧观

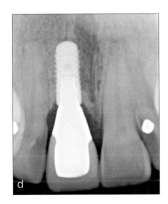

图10d　2年之后的根尖放射线片。稳定的种植体颈部嵴顶骨

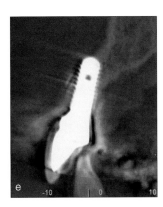

图10e　种植后2年的CBCT。种植体唇侧可见很厚的骨壁

7.7 牙固连的中切牙伴牙龈退缩的种植：拔除牙齿并行位点保存；延期种植并同期行轮廓扩增

D. Buser, U. Belser

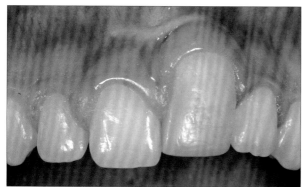

图1 2008年，15岁患者，初诊时的临床状况。上颌左侧中切牙存在严重的牙龈不协调和牙根位置异常

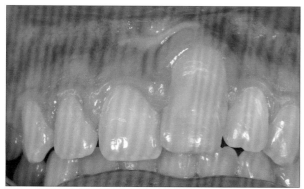

图2 17岁，上颌左侧中切牙位置异常并牙固连

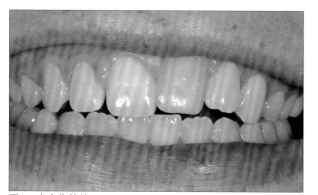

图3 中高位笑线

2008年，一位15岁的健康女性，不吸烟，因上颌左侧中切牙影响美观而就诊于我们医院。她的牙科病史显示该牙在数年前因创伤而脱位。因此，这颗复位再植并暂时固定的牙齿出现了牙固连和严重的牙根位置异常（图1）。令患者非常困扰的是，这颗牙固连的牙齿存在严重的牙龈退缩。

因为该患者年龄小，生长发育尚未完成，所以需要定期随访以便监测其情况，直至达到可以进行种植治疗的年龄。

如图2和图3所示，2年之后的临床状况，即患者17岁。患者的生长发育和上颌左侧中切牙的牙固连进一步加剧了上颌左侧中切牙的牙龈退缩，以及上颌右侧中切牙和上颌左侧中切牙切缘间的垂直向差异。

邻牙（上颌右侧中切牙和上颌左侧侧切牙）牙周状况良好。与上颌左侧中切牙相邻的牙槽嵴保存完好，因此在未来的种植位点可以提供良好的龈乳头支持。

作为临床常规，需要进行美学风险评估（Martin等，2006）（表1）。

表1 美学风险评估（ERA）表

美学风险因素	风险水平		
	低	中	高
全身状态	健康，不影响愈合		影响愈合
吸烟习惯	不吸烟	少量吸烟（<10支/天）	大量吸烟（>10支/天）
大笑时牙龈暴露	低位	中位	高位
缺牙间隙的宽度	单颗牙（≥7mm）[1] 单颗牙（≥6mm）[2]	单颗牙（<7mm）[1] 单颗牙（<6mm）[2]	两颗牙或两颗牙以上
牙冠形态	长方形	卵圆形	三角形
邻牙修复状态	无修复体		有修复体
牙龈表型	低弧线形，厚龈	中弧线形，中厚龈	高弧线形，薄龈
种植位点感染	无	慢性	急性
软组织解剖	软组织完整	炎症	软组织缺损
邻牙骨水平	距邻面接触点≤5mm	距邻面接触点5.5～6.5mm	距邻面接触点≥7mm
唇侧骨壁表型[*]	厚壁表型，厚度≥1mm		薄壁表型，厚度<1mm
牙槽嵴顶骨解剖	无骨缺损	水平向骨缺损	垂直向骨缺损
患者的美学期望	现实的期望	中等美学期望	不现实的期望

[*]如果可以获得牙齿存在时的三维影像，此项可用
[1]标准直径种植体，常规连接
[2]窄直径种植体，窄连接

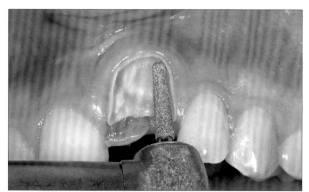

图4　上颌左侧中切牙磨除牙冠

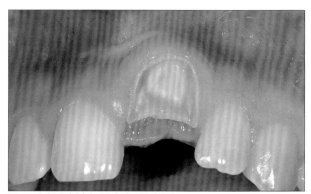

图5　上颌左侧中切牙磨除牙冠近景

　　根据SAC分类（Dawson和Chen，2009），基于所发现的几项高风险因素，该患牙为高度复杂（C）。

　　第一步，在2012年10月磨除上颌左侧中切牙的牙冠以便在未来的种植位点增加角化龈（图4和图5）。这项技术在种植患者中已经使用超过20年了（Langer，1994）。此时患者19岁。

　　磨除牙冠8周之后，常规的创口愈合已经获得了相当多的角化龈，再次磨短牙根（图6）。让黏膜创口二期愈合（图7）。

　　再过8周，患者复诊并拔除牙根。上颌左侧中切牙位点临床状态良好，并且在磨短的牙根周围获得了大量的角化龈（图8）。

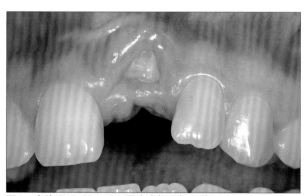

图6　磨除牙冠8周之后，再次磨短牙根之前

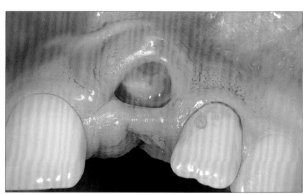

图7　磨短牙根后即刻

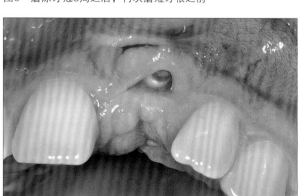

图8　牙根拔除前的临床状态。在未来种植位点已经获得了大量的角化龈

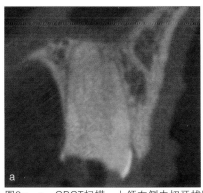
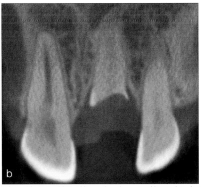
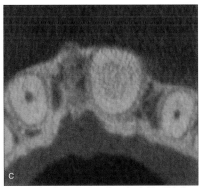

图9a～c　CBCT扫描：上颌左侧中切牙拔除前，前上颌的矢状面（a）、冠状面（b）和水平面（c）。最明显的是根尖骨质缺失

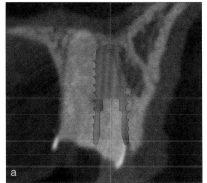
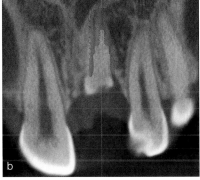
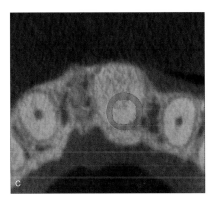

图10a～c　设计未来种植体的正确三维位置

在此阶段，拍摄前上颌的CBCT（Accuitomo 170；Morita，Kyoto，Japan）。CBCT扫描显示根尖骨质缺失（图9a）。另外，牙槽嵴顶区颊侧骨壁缺失，但邻牙的近中骨高度完好（图9b）。此外，牙根的近远中向骨宽度大于6mm（图9c）。

理想的植入位点决定了未来种植体的正确三维位置（图10a～c）。

治疗计划的临床考量

基于局部的骨质解剖条件，与患者讨论治疗计划。临床和放射线检查显示适用于延期种植（4型）。根据最近在伯尔尼召开的ITI共识研讨会中的ITI治疗指南，以及伯尔尼大学目前所使用的指南，对于特殊患者和特殊位点来说这种治疗程序是必需的。从15岁开始，该患者很明显太年轻而不适合种植治疗，且根尖骨量缺失，而根尖骨量正是种植体获得初始稳定性所必需的。因此选择了延期种植，让患者完成生长发育。

商定以下治疗方案：

• 拔除上颌左侧中切牙牙根，同期使用低替代率骨填充材料行牙槽嵴保存。

• 6个月之后，在上颌左侧中切牙位点延期种植（4型），同期用GBR行轮廓扩增。

• 至少经过8周的愈合期，使用软组织环切技术做二期手术。

• 鉴于患者年龄小，螺钉固位种植体支持的丙烯酸树脂临时修复体至少戴用2年。

• 戴用最终的种植体支持式全瓷修复体。

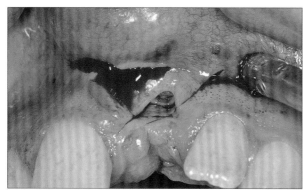

图11 小范围翻开黏骨膜瓣暴露位点

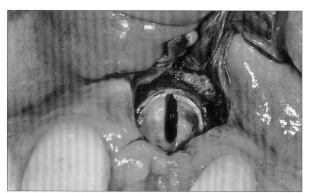

图12 沿轴向分根

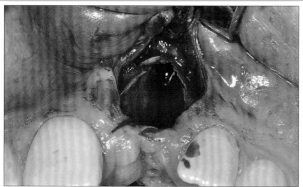

图13 牙根拔除后

牙根拔除和牙槽嵴保存

2013年3月，在上颌左侧中切牙位点做一保留龈乳头切口，小范围翻开梯形黏骨膜瓣，使用微创技术拔除牙根（图11）。在拔牙过程中，为了减小对薄弱颊侧骨壁的压力，沿牙根长轴进行颊舌向分根（图12）。小心谨慎地拔除分成两半的牙根碎片。由于牙固连，需要用金刚砂钻磨除余留的固连牙根，因此引起了骨面出血。

然后，用低替代率的骨填充材料（图14）（Bio-Oss去蛋白牛骨矿物质/DBBM，Geistlich Pharma，Wolhusen，Switzerland）填满拔牙窝（图13），无张力缝合关闭创口，完成手术（图15）。

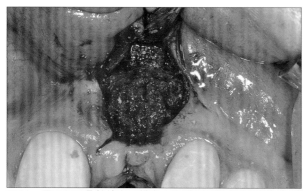

图14 用DBBM骨粉填充牙槽窝。为了尽可能小地翻瓣而没使用屏障膜

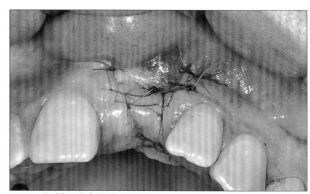

图15 间断无张力缝合关闭创口

对于延期种植病例，ITI强烈建议采用牙槽嵴位点保存技术（Morton等，2014），因为其有助于减少牙槽骨的萎缩吸收。位点保存是一项证据充分的外科技术（Darby等，2009），但是其并不能阻止束状骨的吸收，因为牙槽嵴顶边缘轮廓依然会减小（Araújo和Lindhe，2009a；Araújo等，2015a）。在这种情况下，位点保存的优势在于减少任何潜在的嵴顶骨吸收，避免了分阶段用屏障膜行骨增量。

创口愈合过程中没有任何并发症。6个月之后，该位点愈合非常良好。在未来种植位点有大量的角化龈。尽管嵴顶颊侧稍扁平（图16），但牙槽嵴轮廓总体看起来得到了很好的维持（图16和图17a）。

根尖放射线片证实在该位点有正常的骨结构。照例，在之前的拔牙窝里依然可以看到阻射的低替代率DBBM（图17b）。

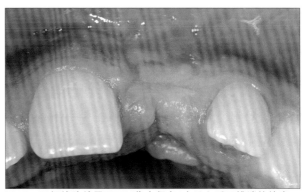

图16 牙根拔除并用DBBM位点保存6个月之后牙槽嵴的轮廓

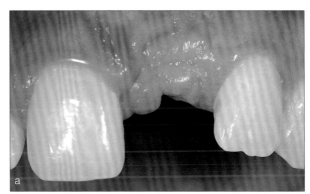

图17a 牙根拔除并位点保存6个月之后，未来种植位点颊，唇侧观

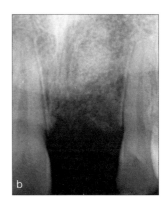

图17b 位点保存6个月之后根尖放射线片证实，邻牙间存在良好的骨高度和上颌左侧中切牙位点有正常的骨结构

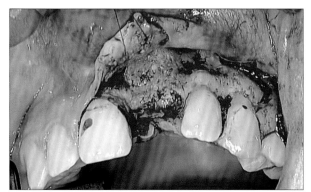

图18 角形瓣和上颌左侧尖牙远中松弛切口翻开后

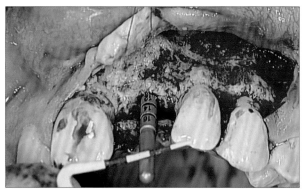

图19 使用定位杆和牙周探针观察正确的种植位置与预备深度

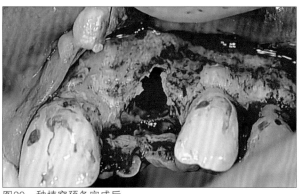

图20 种植窝预备完成后

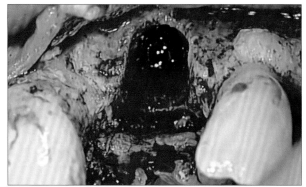

图21 磨除嵴顶区薄弱骨壁后的种植窝

种植体植入同期使用GBR进行轮廓扩增

在术前镇静和局部麻醉下进行种植手术。角形瓣加左侧尖牙处远中松弛切口暴露种植位点（图18）。

在美学区，对于单颗牙种植这样的切口设计是非常有利的，因为它可以提供良好的血供，清晰的手术视野和低风险的美学区瘢痕线，已经至少使用10年了。翻开黏骨膜瓣可以看到愈合良好的牙槽骨，嵴顶区颊侧稍显扁平。这样可以在正确的三维位置上植入种植体，并能获得良好的初始稳定性（图19），然后使用GBR同期行轮廓扩增。

种植窝预备完成后（图20），用金刚砂球钻磨除种植窝嵴顶区的颊侧薄弱骨壁，造成颊侧骨壁缺损并开放骨髓腔（图21）。

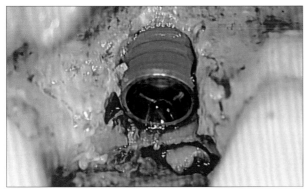

图22 种植体肩台位于未来种植冠颊侧龈缘根方约3mm。在近中、腭侧和远中，种植体肩台都位于嵴顶骨平面以下。正如所预期的那样，在唇侧有一弹坑样的裂开型骨缺损

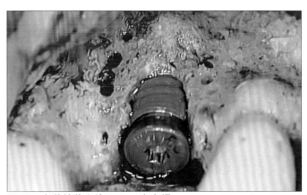

图23 在种植体上旋入2mm愈合帽

植入了1颗4.1mm×10mm骨水平种植体（Institute Straumann AG，Basel，Switzerland）。成功的位点保存保证了在正确的三维位置植入了种植体，种植体平台在近远中向、冠根向和颊舌向都处在合适的区域（Buser等，2004a）（图22）。种植体肩台位于未来种植冠颊侧龈缘根方约3mm。旋入2mm愈合帽，以便骨增量可以达到愈合帽边缘（图23）。正如所预期的那样，颊侧缺损需要使用GBR同期进行轮廓扩增。对于水平向骨增量来说，GBR是一项证据充分的外科技术（Buser等，2008a）。

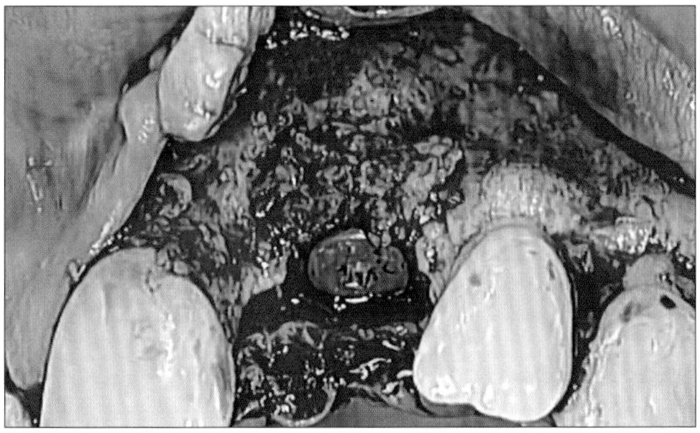

种植体周的皮质骨用球钻备出多个孔以开放骨髓腔。在种植体颊侧的裂开型骨缺损处，用两种骨填充材料进行过量骨增量以期恢复颊侧骨壁。在愈合帽边缘用自体骨屑填充骨缺损（图24）。

图24 局部获取的自体骨屑，用于覆盖暴露的种植体表面，填充颊侧骨缺损至愈合帽边缘

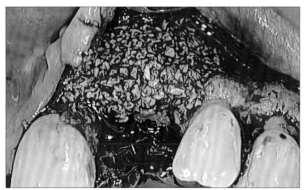

图25 在第一层自体骨屑的上面用DBBM颗粒对牙槽嵴顶进行过量轮廓扩增

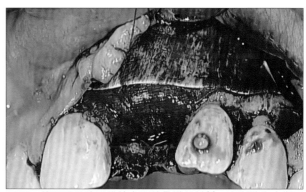

图26 使用双层胶原膜技术覆盖骨增量材料,在初始愈合期可以延长屏障功能和改善稳定性

用刮骨刀(Hu-Friedy,Chicago,IL,USA)在同一翻瓣区域获取自体骨屑。第二层用低替代率的DBBM颗粒(Bio-Oss;Geistlich Pharma)覆盖第一层(图25)。然后用可吸收非交联胶原膜(Bio-Gide;Geistlich Pharma)覆盖DBBM颗粒,并采用双层膜技术来改善生物膜的稳定性(图26)。

对于有利型二壁骨缺损的位点,我们团队从20世纪90年代后期就开始首选使用可吸收非交联胶原膜,因为在术中容易操作,且不需要再次手术。此外,GBR程序后出现软组织裂开的风险很低(von Arx和Buser,2006)。但是,这些胶原膜发挥屏障功能的时间只有4～8周(von Arx等,2005)。因此这些可吸收胶原膜需要与合适的骨填充材料联合应用,以弥补屏障时间短的问题。

在20世纪90年代,我们开始联合应用两种骨填充材料,即自体骨屑和DBBM颗粒(Buser等,2004a;Buser等,2008b)。联合应用可以提供协同作用,使GBR技术获得最佳的再生效果。自体骨屑可以加速新骨形成,不仅可以加速种植体表面的骨结合,而且在表层的骨代用品中可以加速DBBM颗粒嵌入骨组织中。自体骨屑的优点在数

项组织形态定量分析实验研究中得到证实(Buser等,1998b;Jensen等,2006;Jensen等,2007;Jensen等,2009)。

作为第二种骨填充材料,DBBM颗粒常规用来覆盖自体骨屑层。这些DBBM颗粒可以改善种植体周围牙槽嵴顶的轮廓。轮廓扩增的目的在于优化种植体周的美学效果(Buser等,2008b)。数项临床前研究证明了DBBM颗粒具有低替代率的特点(Buser等,1998a;Jensen等,1996;Jensen等,2006;Jensen等,2007,Jensen等,2009)。

在两个病例系列研究中,稳定和良好的美学效果证实了这两种骨填充材料的协同作用,这两个研究的对象是单颗牙早期种植并同期使用GBR行轮廓扩增(Buser等,2008a;Buser等,2009)。之后又使用CBCT前瞻性地分析检查了这两组患者的唇颊侧骨壁状态(Buser等,2013a;Buser等,2013b)。两组研究结果显示95%患者颊侧骨壁非常完整。此外,一项近期的组织形态定量分析研究,包含10位患者12个人体组织切片,证实了DBBM颗粒的低替代率,因为增量14～80个月之后DBBM残留的平均百分比是32%。

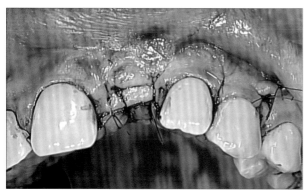

图27 一期采用褥式缝合和间断缝合无张力关闭创口，潜入式愈合

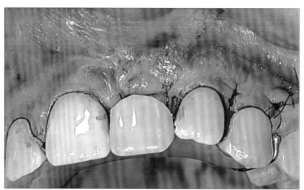

图28 术后戴上调改合适的可摘过渡义齿。在最初的4周愈合期内，切忌对增量位点造成压力

　　松弛骨膜后，采用水平褥式缝合（4-0）和间断缝合（5-0）无张力关闭创口，完成手术，潜入式愈合（图27）。可摘过渡义齿调改后应远离术区，以避免对增量位点造成压力（图28）。术后根尖放射线片证实正确的种植体三维位置（图29）。

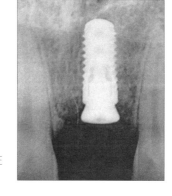

图29 术后根尖放射线片证实正确的种植体三维位置

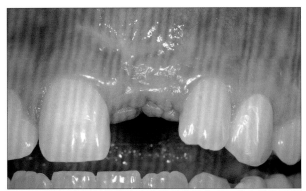

图30 经过3个月无并发症愈合期的种植位点。在之前的牙根处可以看到一些微小瘢痕

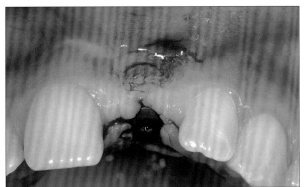

图31 使用软组织环切技术做二期手术。旋入3.5mm愈合帽。用大金刚砂球钻磨除黏膜表层

二期手术和修复治疗

经过3个月无并发症的愈合期后，种植位点愈合良好，但在之前牙根处有一些微小瘢痕（图30）。使用软组织环切技术做二期手术。用大金刚砂球钻磨除黏膜表层以减小瘢痕。此外2mm愈合帽更换为3.5mm（图31）。

2014年，开窗式印模，随即在牙科技工室制作螺钉固位的种植体支持式临时修复体，然后戴入种植体塑形周围软组织形态。此时，患者21岁。如果计划让种植体支持式临时修复体在患者口中保留更长时间，那么需要采用传统分层技术制作一个以钛为基底和高强度丙烯酸树脂为饰面的烤塑冠（图32和图33）。

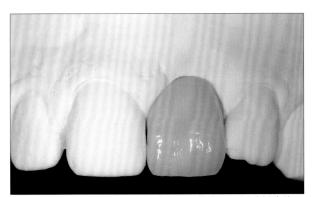

图32 种植体支持式临时修复体，由钛基底和丙烯酸树脂饰面层构成，唇侧观

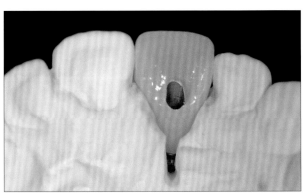

图33 螺钉固位的种植体支持式临时修复体，可以看到理想的螺钉通道位于舌隆突中心区域，这也正是因为种植体具有正确的三维位置，腭侧观

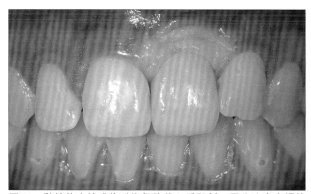

图34 种植体支持式临时修复体戴入后即刻。因为比愈合帽的穿龈轮廓更宽大，所以种植体周软组织边缘暂时发白

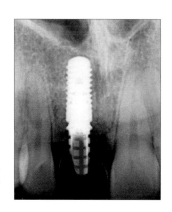

图35 种植体支持式临时修复体戴入后的根尖放射线片。稳定的骨结合

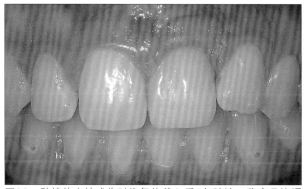

图36 种植体支持式临时修复体戴入后3年随访。稳定且协调的种植体周软组织轮廓

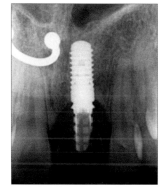

图37 种植体支持式临时修复体戴入3年之后的根尖放射线片，证实已经完成骨改建。种植体肩台水平存在理想的骨密度

在局部麻醉下戴入临时修复体，引起了种植体周黏膜常见的暂时发白现象（图34）。2014年春季拍摄了根尖放射线片，显示用钛基底临时修复体修复的骨水平种植体，具有良好的骨结合（图35）。

最后，临时修复体在患者口内戴用了2年多，以等待任何可能的骨骼生长完成。在此之后，没有观察到更有意义的骨骼生长（图36）。相应的根尖放射线片显示骨改建已经完成，尤其是种植体肩台邻近的皮质骨结构（图37）。因此，制取终印模（图38），制作最终的种植全瓷修复体。

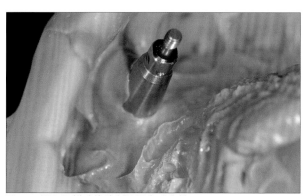

图38 用聚乙烯硅橡胶制取开窗式印模

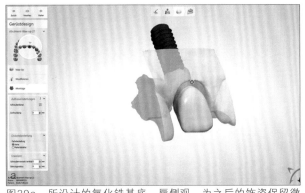

图39a　所设计的氧化锆基底，唇侧观。为之后的饰瓷保留微小均一的间隙

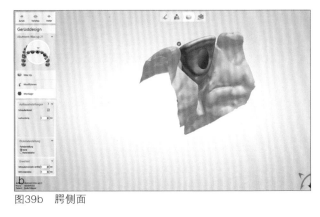

图39b　腭侧面

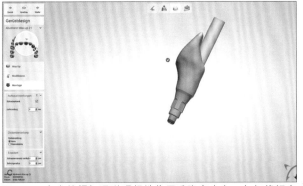

图39c　未来的螺钉通道理想地位于舌隆突中心，与切缘间有允足的间隙

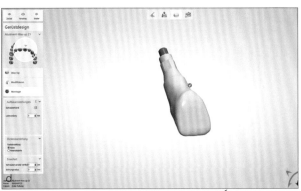

图39d　CAD/CAM氧化锆基底的颈部形态设计为平坦的穿龈轮廓。这归功于种植体理想的三维位置

因为定制的CAD/CAM氧化锆基台和人工饰瓷能够提供机械强度和最佳的美学效果，所以决定采用螺钉固位设计。相应的扫描和设计过程如图39a～d所示，最终的美学饰瓷如图40a，b所示。

关于最终完成的种植全瓷修复体，尤其需要强调的是其具有合适的切端半透明性、整体亮度和形态轮廓，与前上颌天然牙完美融合（图41a，b）。

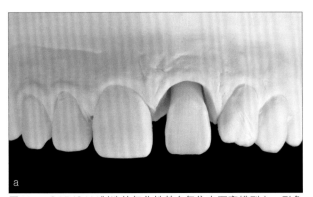

图40a　CAD/CAM制造的氧化锆基台复位在石膏模型上，形象地显示了为之后饰瓷所预留的均一合适间隙

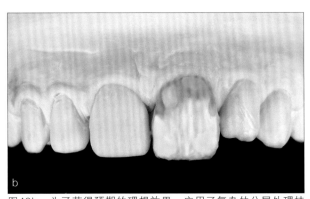

图40b　为了获得预期的理想效果，应用了复杂的分层处理技术，包含了各种不同颜色的颜料和遮色体

D. Buser, U. Belser

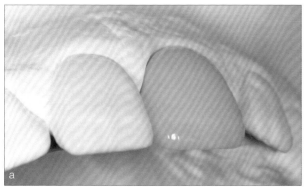

图41a 在主模型上已经完成的修复体。形态、轮廓和表面纹理协调融合

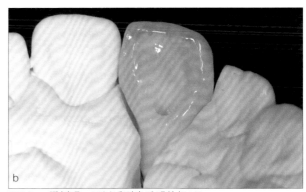

图41b 腭侧观。可以看到半透明的切1/3

最后，种植术后3年随访的临床照片和根尖放射线片（图42a～d），显示了协调的种植体周软组织轮廓和稳定的骨结合条件，进一步强调了治疗程序选择的作用。

致谢

作者感谢Pascal Müller，CDT and Master Ceramist（Glattbrugg，Switzerland），在本病例中种植体支持固定义齿制作过程中的专业工作。

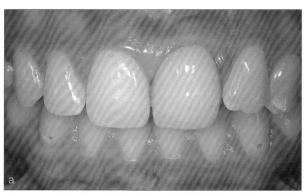

图42a 上颌左侧中切牙种植体支持的螺钉固位全瓷冠。2颗中切牙唇侧黏膜边缘对称。种植体周黏膜的弧形轮廓要归功于种植体植入过程中所进行的成功轮廓扩增

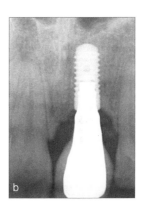

图42b 种植术后3年根尖放射线片。在种植体肩台水平可以看到骨水平稳定和冠状位的骨－种植体结合面

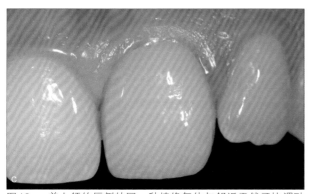

图42c 前上颌的唇侧特写。种植修复体与邻近天然牙协调融合

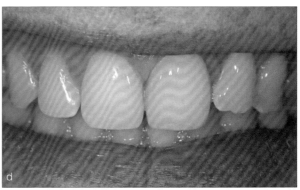

图42d 患者的自然笑容显示了前牙及其周围的牙龈组织。整体效果是令人满意的

7.8 受损的上颌右侧中切牙种植：软组织与硬组织增量，延期植入RC骨水平种植体

P. Casentini

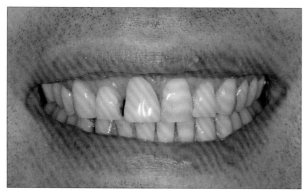

图1 患者的笑相。明显暴露了前上颌牙齿及其周围软组织

一位36岁男性患者，因上颌中切牙受伤而就诊于他的全科牙医。

患者的主诉是上颌右侧中切牙的临时修复体反复脱落，而且不满意美观效果，因为上颌右侧中切牙与侧切牙之间的缝隙越来越大。患者诉说数年前该牙受到了外伤，当时做了根管治疗并行全冠修复。他的牙医想给他做一个新牙冠，但是又担心剩余牙根的条件。既往病史没有记录余留牙的牙体或牙周病变状态。该患者没有服药史，吸烟（10～15支/天），美学期望值现实。

口外检查显示高位笑线，完全暴露了双侧第二前磨牙之间区域的上颌牙齿及其周围软组织（图1）。

口内检查显示上颌右侧中切牙有临时修复体和间隙。也发现两颗中切牙软组织水平不对称，上颌右侧中切牙牙龈根向退缩约1mm。这种不对称不仅在于近远中间距的差异，也导致了两颗中切牙感官形态的差异，即上颌右侧中切牙比上颌左侧中切牙看起来更像尖圆形。

在厚度和龈缘扇形形态方面软组织表型归类为中风险，牙齿为方圆形。拆除临时修复体后，证实牙根部分折裂并残留薄壁（图2和图3）。

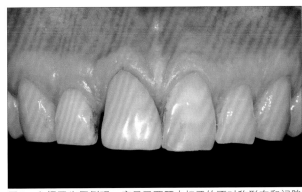

图2　上颌牙齿唇侧观，突显了两颗中切牙的不对称形态和间隙

拆除临时修复体后拍摄了根尖放射线片，证实牙根上仅剩余很少量的牙齿结构。没有根尖病变（图4）。

美学风险评估（ERA；表1）显示为中风险：主要风险因素包括高位唇线、存在软组织缺损和间隙、需要处理近远中间距以及吸烟习惯。

基于临床和放射线检查，建议如下治疗计划：

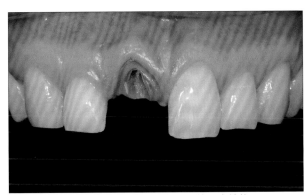

图3　拆除临时修复体后，只剩下很少量的牙齿结构

- 拔除中切牙并用骨代用品行位点保存，然后用可摘局部义齿做临时修复体。因为要拔除的牙齿已经存在了软组织退缩，所以认为即刻种植是一个不安全的程序。
- 6个月愈合期后延期种植，并联合应用软组织与硬组织增量。
- 先用临时修复体，最终用全瓷修复体修复。另外也决定在上颌左侧中切牙上做一个全瓷贴面来关闭间隙。

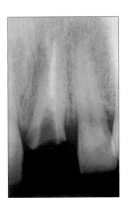

图4　最初的根尖放射线片

患者同意了以上治疗计划，并签订了知情同意书。此外，建议患者术后戒烟。

第一部分治疗是由他的全科牙医完成的；这个阶段的临床资料丢失。

表1 美学风险评估（ERA）表

美学风险因素	风险水平		
	低	中	高
全身状态	健康，不影响愈合		影响愈合
吸烟习惯	不吸烟	少量吸烟（<10支/天）	大量吸烟（>10支/天）
大笑时牙龈暴露	低位	中位	高位
缺牙间隙的宽度	单颗牙（≥7mm）[1] 单颗牙（≥6mm）[2]	单颗牙（<7mm）[1] 单颗牙（<6mm）[2]	两颗牙或两颗牙以上
牙冠形态	长方形	卵圆形	三角形
邻牙修复状态	无修复体		有修复体
牙龈表型	低弧线形，厚龈	中弧线形，中厚龈	高弧线形，薄龈
种植位点感染	无	慢性	急性
软组织解剖	软组织完整	炎症	软组织缺损
邻牙骨水平	距邻面接触点≤5mm	距邻面接触点5.5～6.5mm	距邻面接触点≥7mm
唇侧骨壁表型[*]	厚壁表型，厚度≥1mm		薄壁表型，厚度<1mm
牙槽嵴顶骨解剖	无骨缺损	水平向骨缺损	垂直向骨缺损
患者的美学期望	现实的期望	中等美学期望	不现实的期望

[*]如果可以获得牙齿存在时的三维影像，此项可用
[1]标准直径种植体，常规连接
[2]窄直径种植体，窄连接

拔除牙根后，部分颊侧骨壁受到损伤。用牛骨胶原（Bio-Oss Collagen；Geistlich Pharma，Wolhusen，Switzerland）填充拔牙窝，然后用明胶海绵封闭创口。拔牙后即刻戴入可摘过渡义齿。从术前一天开始服用抗生素，术后要持续服药6天。氯己定含漱3周。建议患者减少吸烟并避免刷术区。

经过6个月无并发症愈合期后，再次评估该种植位点。与最初的状况相比，软组织表现出更好的形态。虽然牙槽嵴顶轮廓几乎被完全保持，但仍存在一些水平向骨吸收。根尖放射线片显示异种移植物已充分融合，典型的阻射表现（图5～图7）。

局部麻醉下行种植手术。翻瓣后，可以看到异种移植物已很好地整合，呈现出良好的轮廓和形态（图8和图9）。

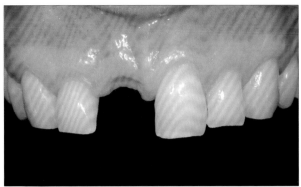

图5 种植体植入前，唇侧观。软组织轮廓得到改善

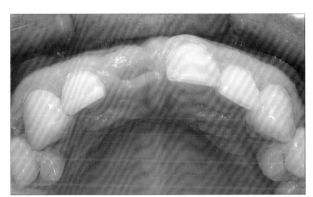

图6 种植体植入前，殆面观。轻微的水平向牙槽嵴顶骨吸收

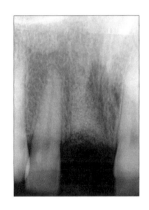

图7 位点保存6个月之后的根尖放射线片，异种移植物的良好骨结合

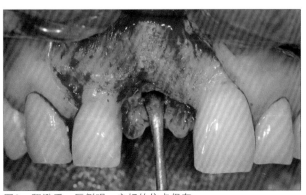

图8 翻瓣后，唇侧观。良好的位点保存

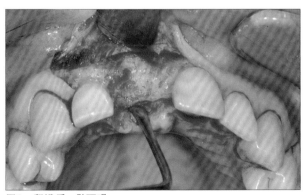

图9 翻瓣后，殆面观

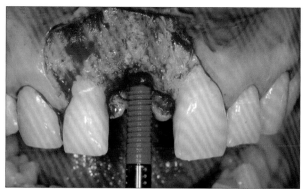

图10 在正确的近远中向位置以修复为导向植入种植体

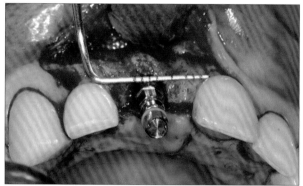

图11 在正确的唇腭向位置以修复为导向植入种植体

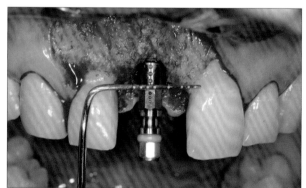

图12 在正确的冠根向位置以修复为导向植入种植体

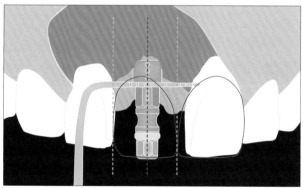

图13 种植体的近远中向位置需要考虑到所设计的邻牙修复体

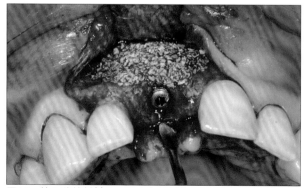

图14 植入移植材料

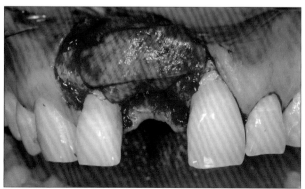

图15 覆盖双层胶原膜

按常规程序预备种植窝，植入一颗4.1mm×12mm Straumann SLActive表面骨水平常规颈种植体（Institut Straumann AG，Basel，Switzerland），并获得了良好的初始稳定性。

种植体的植入是以修复为导向的。种植体肩台在邻牙外形高点线腭侧1mm，邻牙釉牙骨质界根方2.5mm。同时也要控制种植体的颊腭轴向，以便实现螺钉固位修复（图10～图12）。

相邻的中切牙贴面修复后注意最终的修复间隙，这也决定了种植体的近远中向位置（图13）。

尽管位点保存后骨弓轮廓是充足的，但仍然决定采用引导骨再生（GBR）程序进一步改善牙槽嵴顶轮廓，以增厚种植体周的颊侧骨壁。因此，植入去蛋白牛骨矿物质（DBBM），用双层胶原膜覆盖固定（Bio-Oss and Bio-Gide；Geistlich Pharma）（图14和图15）。

从腭侧黏膜获取一块结缔组织移植物用来增厚软组织。用6-0可吸收线把软组织移植物缝合固定在颊侧瓣下方（图16和图17）。

切断骨膜层松弛黏骨膜瓣，用6-0可吸收线（Vicryl Ethicon，New Brunswick，NJ，USA）通过褥式缝合和间断缝合无张力关闭创口（图18）。

调改可摘过渡义齿以避免对手术创口造成过大压力，然后术后即戴入患者口内。

术后医嘱的用药与一期手术相同。

经过4个月的愈合期后，局部麻醉下在牙槽嵴顶正中做近远中向的小切口来完成二期手术。切口不涉及两侧邻近的龈乳头。在种植体上旋入圆锥形的愈合帽（图19和图20）。

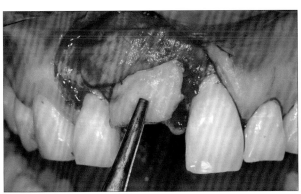

图16　植入结缔组织移植物

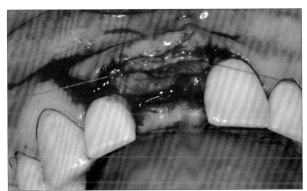

图17　用缝线把结缔组织移植物固定在颊侧瓣下方

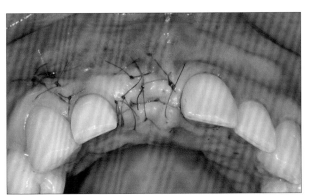

图18　复位并缝合黏骨膜瓣后，𬌗面观

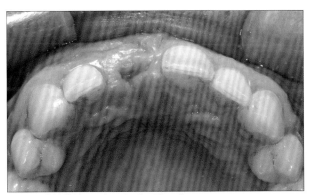

图19　种植体植入4个月之后，𬌗面观

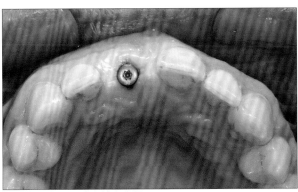

图20　二期手术并安放愈合帽

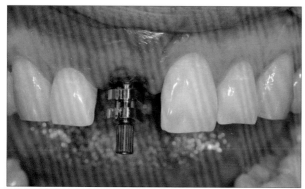

图21 连接开窗式印模所用的转移杆

二期手术后1周，用聚醚材料制取开窗式印模（图21和图22）。

通过使用一根与瞳孔连线平行的塑料标记物来取咬合记录。这种记录可以帮助牙科技师正确地把模型放在𬌗架上。正如这个病例一样，在涉及中线的修复病例中这一点尤其重要。比色并拍摄照片记录（图23～图25）。

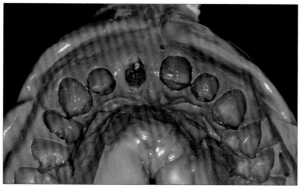

图22 用聚醚材料制取印模

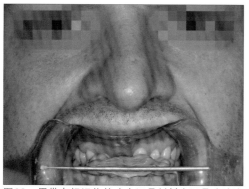

图23 用带有标记物的咬合记录材料来记录瞳孔连线

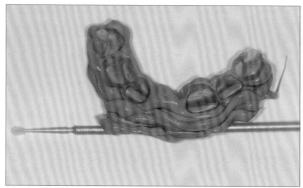

图24 咬合记录

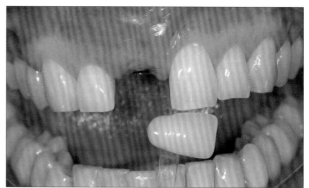

图25 比色

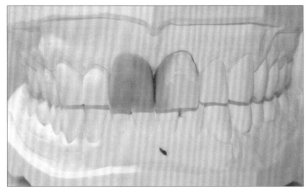

图26 设计修复体的诊断蜡型

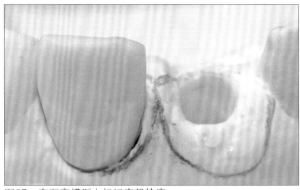

图27 在石膏模型上标记穿龈轮廓

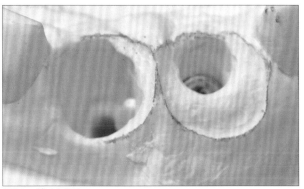

图28 缩小冠面

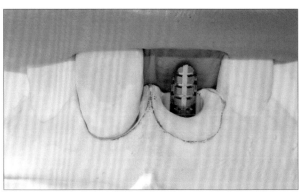

图29 调改临时钛基台以适应局部条件

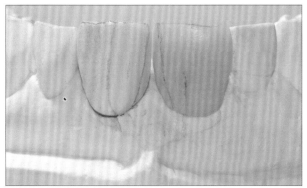

图30 树脂贴面

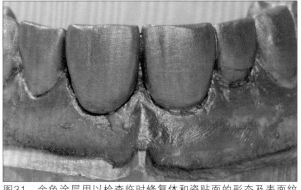

图31 金色涂层用以检查临时修复体和瓷贴面的形态及表面纹理结构

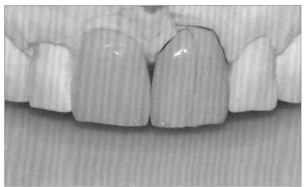

图32 制作完成的临时修复体和瓷贴面在石膏模型上

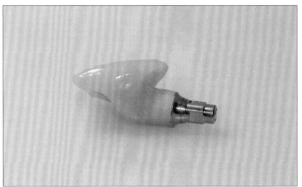

图33 临时修复体的凹面覆盖轮廓，侧面观

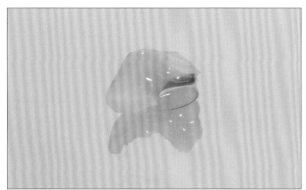

图34 用9%氢氟酸酸蚀瓷贴面

灌制石膏模型后，牙科技师制作了螺钉固位临时修复体和邻牙瓷贴面的诊断蜡型。用红笔标记穿龈轮廓，完成软组织复制后，去除诊断蜡型，用钻头对石膏表面进行塑形。使用钛临时基台制作螺钉固位临时修复体。为了避免对种植体周软组织造成过大压力，临时修复体采用了凹面覆盖设计，临时修复体的穿龈轮廓是最初几毫米的圆柱体。为了制作长石质瓷贴面，用耐火材料复制了上颌左侧中切牙（图26～图33）。

在之后的程序中，种植体戴上了螺钉固位临时修复体，邻牙上粘接了瓷贴面。瓷贴面先用氢氟酸酸蚀90秒，然后放在装有无水乙醇的超声波清洁仪中清洗4分钟，最后硅烷化并粘接（图34～图37）。

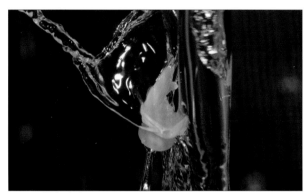

图35 用水冲洗

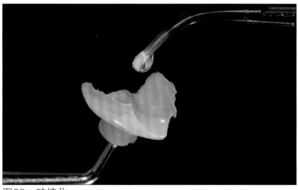

图36 硅烷化

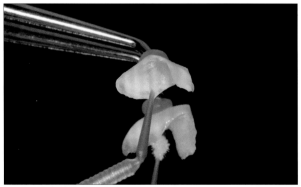

图37 涂布粘接剂

用排龈线打开中切牙近中龈沟，然后用橡皮障隔开患牙。用流动复合树脂粘接瓷贴面（图38～图41）。

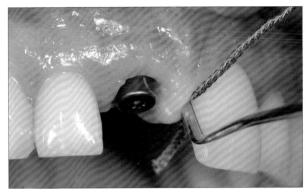

图38　在对侧中切牙的龈沟内放入排龈线

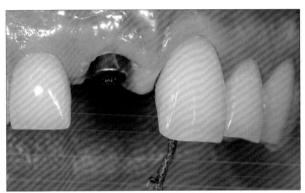

图39　排龈线就位合适

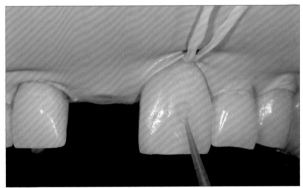

图40　瓷贴面的粘接

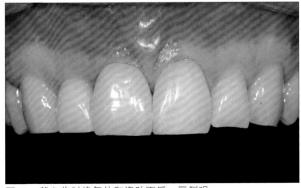

图41　戴入临时修复体和瓷贴面后，唇侧观

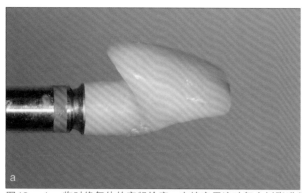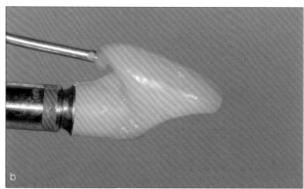

图42a，b 临时修复体的穿龈轮廓，在椅旁用流动复合树脂进行改型

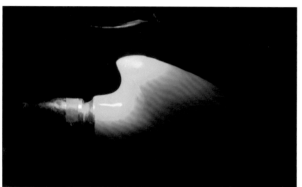

图43 流动复合树脂的光固化

4周和8周之后，进行软组织塑形，用流动复合树脂逐步填充临时修复体的凹面，直至获得合适的穿龈轮廓，以满足种植体支持式修复体（图42～图46）。

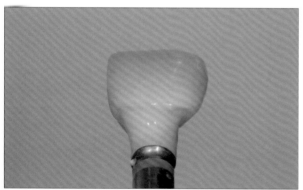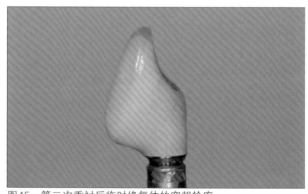

图44 在椅旁添加流动复合树脂　　　　图45 第二次重衬后临时修复体的穿龈轮廓

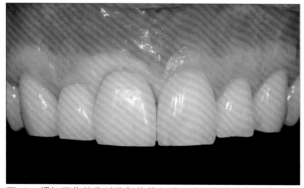

图46 螺钉固位的临时修复体戴入后，对周围黏膜有轻微压力

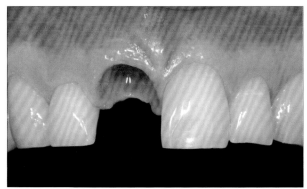

图47 软组织塑形完成后穿龈区，殆面观

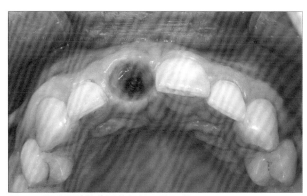

图48 塑形后种植体周软组织，殆面观

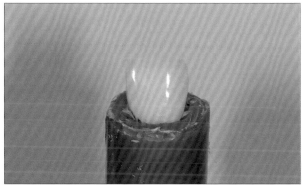

图49 临时修复体连接到替代体上，然后插入印模材料中

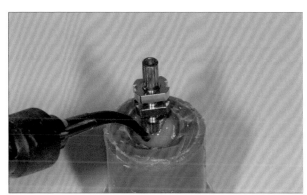

图50 通过增加一些流体树脂制作个性化印模帽，以适应特定的穿龈轮廓

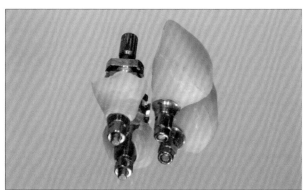

图51 临时修复体和个性化印模帽拥有相同的轮廓

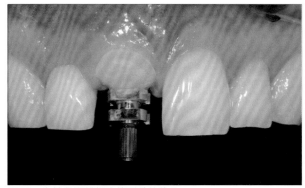

图52 个性化印模帽连接到种植体上

经过12周的塑形后，穿龈区的软组织轮廓已经合适，然后取最终印模（图47和图48）。

临时修复体的口外印模用以制作个性化转移杆，复制黏膜下的穿龈轮廓（过渡区）。用聚醚材料制取开窗式印模（图49～图53）。

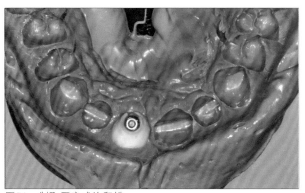

图53 制取开窗式终印模

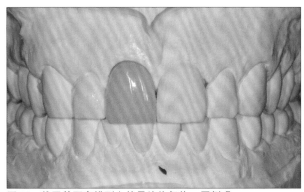

图54 戴牙前石膏模型上的最终修复体，唇侧观

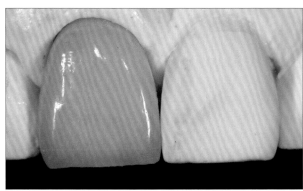

图55 戴牙前石膏模型上的最终修复体特写

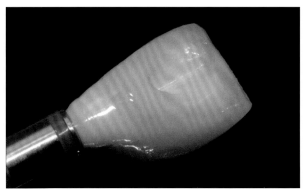

图56 最终氧化锆冠，腭侧观

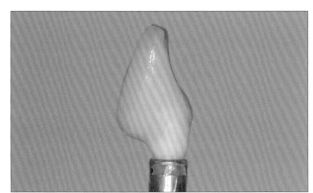

图57 最终氧化锆冠的穿龈轮廓

在牙科技工室制作完成了一颗螺钉固位牙冠，包括CAD/CAM氧化锆基底（CARES，Institut Straumann AG）和表面饰瓷（图54~图57）。

在戴牙前，需要用氯己定凝胶消毒牙冠和种植体内部。牙冠就位后，螺钉加扭矩至35N·cm，用PTFE膜和一些流体树脂封闭螺钉通道。

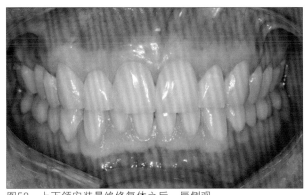

图58　上下颌安装最终修复体之后，唇侧观

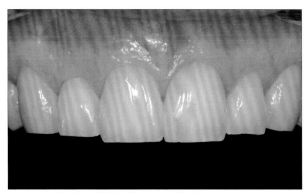

图59　上颌安装最终修复体之后，唇侧观

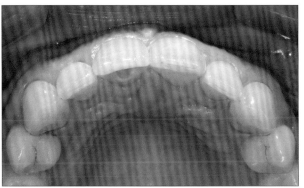

图60　安装最终修复体之后，殆面观

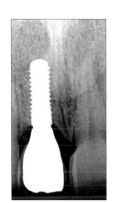

图61　安装最终修复体后，根尖放射线片

　　在牙齿大小、形态、颜色和表面纹理结构方面，最终修复体都和周围天然牙完美融合。患者非常满意最终的治疗效果（图58～图60）。

　　在放射线片上，种植体周骨出现矿化，没有出现骨吸收的征象（图61）。

　　在第5年随访期时，上颌左侧中切牙的微小移位导致了两颗中切牙间出现间隙。对侧中切牙的移位可能与磨牙症有关。患者诉说近期生活压力增大，出现了磨牙习惯。再次检查咬合并调殆，建议患者避免上下颌之间产生过大压力。患者并不想纠正中线缝隙，并且对修复体的美学效果非常满意。

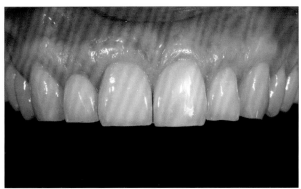

图62 5年随访期。前上颌，唇侧观

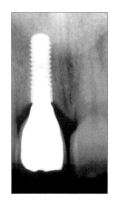

图63 5年随访时根尖放射线片

另一方面，种植体周软组织条件和骨水平是稳定的，且在口外看不到中切牙间的微小间隙（图62～图65）。

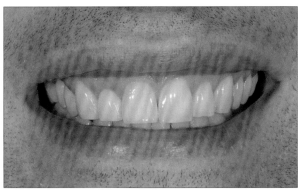

图64 5年随访时的笑相。局部特写

致谢

拔牙和位点保存
Dr. Fabio Quarta-Milano, Italy

技工室程序
MDT AlwinSchönenberger Vision-Dental-Chiasso, Switzerland

Vision-Dental Academy Training Center-Busto, Arsizio, Italy

Giuseppe Voce, MDT-University of Zürich, Switzerland

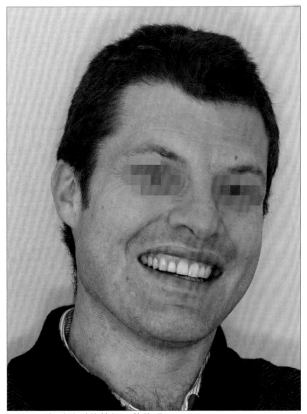

图65 5年随访时的笑相。整体观

7.9　保留失败的上颌右侧中切牙种植：位点保存和早期植入常规颈骨水平种植体

D. Thoma

　　一位23岁健康女性，不吸烟，在青春期上颌右侧中切牙受到创伤后进行了临时修复。随着患者的生长发育结束，牙冠也发生了断裂（图1），她要求上颌右侧中切牙行种植修复。此外，对侧中切牙近中切缘存在老化的复合树脂修复体（图2）。牙周组织是健康的，探诊深度小于3mm，但是可以观察到半潜入式上颌右侧中切牙牙根周围存在炎症（图3）。

　　患者为中高位唇线，高弧线形牙龈和薄龈表型。上颌右侧中切牙牙龈边缘较对侧的左侧中切牙更近根方。因此，在前牙区为了保证长期的美学效果，需要软组织移植和用刚性膜行骨增量程序（图4）。

　　美学风险评估（ERA；表1）为高度复杂类（C）。

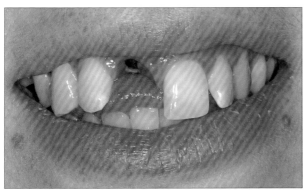

图1　微笑时，患者表现为高位唇线，与上颌左侧中切牙天然牙相比，上颌右侧中切牙存在垂直向软组织缺损

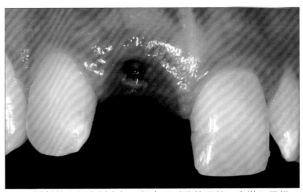

图2　折断的上颌右侧中切牙拥有不对称的牙龈、半潜入牙根、薄龈表型和高弧线形牙龈

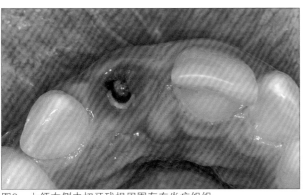

图3　上颌右侧中切牙残根周围存在炎症组织

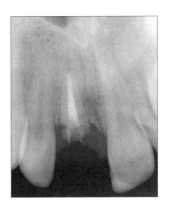

图4　根尖放射线片检查，上颌右侧中切牙做了根管治疗，上颌右侧中切牙近远中接触点之间的距离大于6.5mm

表1　美学风险评估（ERA）表

美学风险因素	风险水平		
	低	中	高
全身状态	健康，不影响愈合		影响愈合
吸烟习惯	不吸烟	少量吸烟（<10支/天）	大量吸烟（>10支/天）
大笑时牙龈暴露	低位	中位	高位
缺牙间隙的宽度	单颗牙（≥7mm）[1] 单颗牙（≥6mm）[2]	单颗牙（<7mm）[1] 单颗牙（<6mm）[2]	两颗牙或两颗牙以上
牙冠形态	长方形	卵圆形	三角形
邻牙修复状态	无修复体		有修复体
牙龈表型	低弧线形，厚龈	中弧线形，中厚龈	高弧线形，薄龈
种植位点感染	无	慢性	急性
软组织解剖	软组织完整	炎症	软组织缺损
邻牙骨水平	距邻面接触点≤5mm	距邻面接触点5.5～6.5mm	距邻面接触点≥7mm
唇侧骨壁表型*	厚壁表型，厚度≥1mm		薄壁表型，厚度<1mm
牙槽嵴顶骨解剖	无骨缺损	水平向骨缺损	垂直向骨缺损
患者的美学期望	现实的期望	中等美学期望	不现实的期望

*如果可以获得牙齿存在时的三维影像，此项可用
[1]标准直径种植体，常规连接
[2]窄直径种植体，窄连接

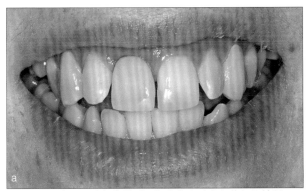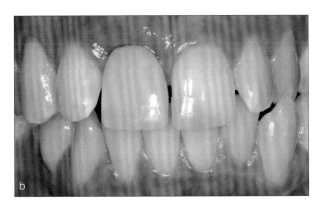

图5a，b　试戴即时实体模型。根方存在垂直向软组织缺损

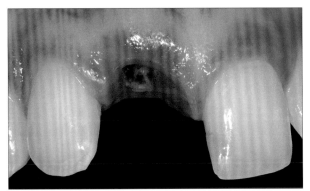

图6　牙拔除前颊侧观

第一步，制取藻酸盐印模。牙科技师制作一个即时实体模型来评估治疗目标，并与患者讨论治疗程序。实体模型试戴后显示，与上颌左侧中切牙相比，上颌右侧中切牙位点存在垂直向软组织缺损（图5a，b）。

该病例包含很多临床挑战，具体包括高位唇线、薄龈表型、高弧线形牙龈、垂直向软组织缺损、窄牙槽嵴、预期的接触点与牙槽骨之间的距离较大。

与患者及牙科技师讨论了几种治疗方案后，最终选择了分阶段方案。

从美学的角度来看，上颌右侧侧切牙的顶点比上颌左侧侧切牙稍微靠近根方，表示上颌右侧中切牙可能也会轻微靠近根方。为了在种植体植入前弥补缺失的软组织和优化软组织质量，设计在拔牙时做位点保存（牙槽窝封闭技术）。该程序在文献中有充分的证据，需要注意的是用于牙槽窝封闭的胶原基质，其作用时长仅有6个月（Jung等，2013b）（图6）。

　　小心拔除牙齿后，可以看到牙槽嵴顶轮廓轻微塌陷，表明颊侧骨壁存在缺损（图7a，b）。用金刚砂钻对拔牙窝的黏膜边缘进行去上皮化，以阻止瘢痕组织的形成和促使血管再生（图8）。然后在拔牙窝内填入带有10%胶原的去蛋白牛骨矿物质（DBBM）（图9），延伸至舌侧和邻面牙槽嵴（图10）。

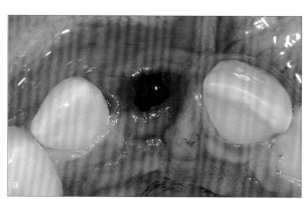 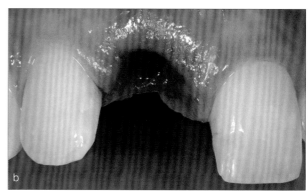

图7a，b　拔除牙齿后，颊侧轮廓轻微塌陷，殆面观（a）和颊侧面观（b）

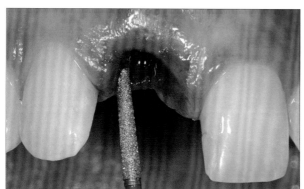 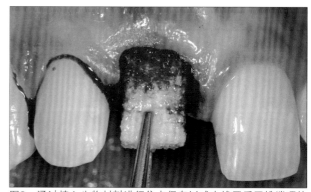

图8　使用金刚砂钻对边缘龈进行去上皮化

图9　通过植入生物材料进行位点保存以减少拔牙后牙槽嵴顶的萎缩

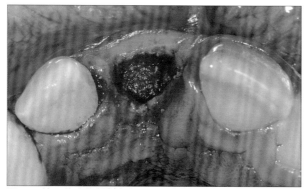

图10　植入的生物材料与邻面及腭侧的牙槽嵴平齐。由于部分颊侧骨壁缺失，所以生物材料与颊侧软组织直接接触

传统上，用取自腭部的游离龈移植物或结缔组织移植物来覆盖骨代用品，以封闭拔牙创口（Jung等，2004a）。然而，其有如下缺点：潜在并发症的发病率高、移植物通常不能完美适应周围组织的色泽和质地，以及对于移植物操作起来有点困难。因此，在骨代用品上方缝合固定一个双层胶原块（图11）封闭拔牙窝（图12a，b）。已经证实胶原块能够促进早期愈合，而且对于相同的适应证，它是自体游离龈移植物的合适代用品（Thoma等，2012）。尽管在位点保存后的2个月内没有或者有很少的硬组织再生，但是在最初的6～8周，软组织封闭技术可以优化创口关闭和维持牙槽嵴顶轮廓。

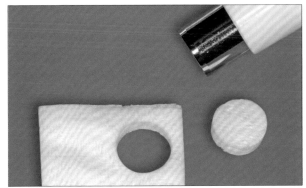

图11　塑形胶原块以适应拔牙窝形态

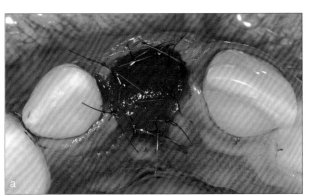 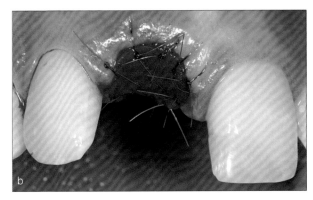

图12a，b　恰当地缝合胶原块以封闭拔牙窝

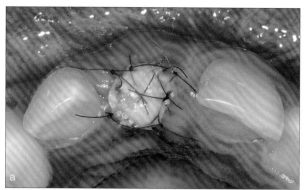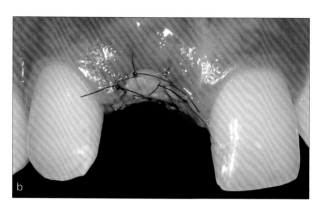

图13a，b　位点保存1周之后。胶原块依然在位

拆线时（图13a，b），可以看到健康的软组织和胶原块在位。由于牙槽嵴相对较窄，颊侧骨壁部分缺失和软组织薄弱，所以设计导板引导种植以保证最理想的种植体位置。为了达到这个目标，拍摄了CBCT（图14）。

然后牙科技师制作了一个诊断蜡型，在模型上调整完美后戴入患者口内。扫描诊断蜡型并在CBCT上匹配，以便进行数字化种植设计。CBCT

的横断面证实了牙槽嵴狭窄和颊侧骨壁部分缺失，因此只能在根尖区获得初始稳定性了。此外，种植体必须稍微偏颊侧植入，以保证种植体腭侧保留1mm天然骨和适应局部神经分布。根据数字化设计，种植体的整个颊侧面是暴露的，因此需要带有稳定屏障膜的引导骨再生程序（图15）。

位点保存6周之后，临床检查显示上颌右侧中切牙位点组织健康和充足的角化龈（图16a，b）。

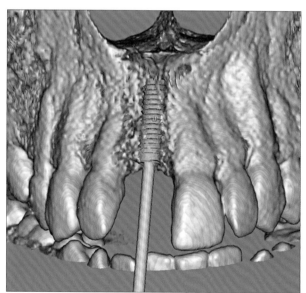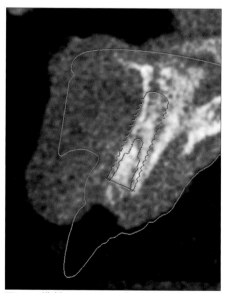

图14　设计引导式种植手术。所设计的种植体位置会导致颊侧大量暴露

图15　横断面显示所设计的种植体位置（轻微偏颊侧，腭侧保留1mm天然骨）。紫色线条轮廓为诊断蜡型

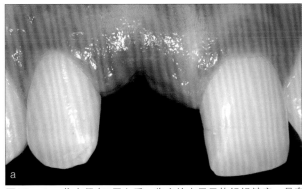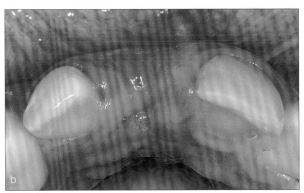

图16a，b 位点保存6周之后，临床检查显示软组织健康，具有充足的角化龈

翻全厚瓣，放置3D打印制作的外科导板（图17和图18）。导板引导下种植窝预备（SMOP；Swissmeda，Zürich，Switzerland）和种植体植入（图19）。

我们使用最新的技术设计并在最佳位置植入种植体，即重叠诊断蜡型的数字化文件和拍摄CBCT时不使用扫描模板。

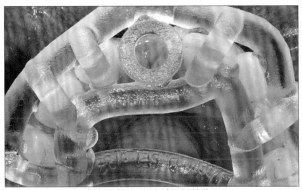

图17 数字化设计并3D打印的外科导板就位

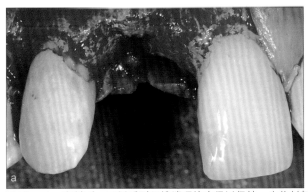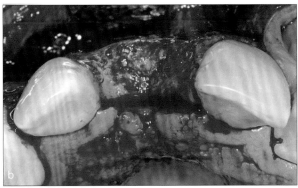

图18a，b 翻瓣后，可以看到牙槽嵴顶轮廓得以保持。生物材料嵌入到愈合的拔牙窝内

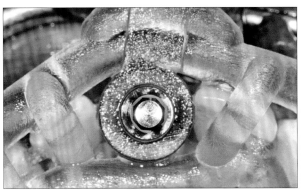

图19 使用外科导板植入种植体

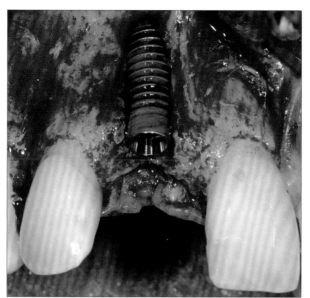

正如数字化设计所预料的那样，种植体颊侧存在巨大的裂开式骨缺损（图20）。

图20 与设计的种植位置相似，种植体颊侧存在巨大的裂开式骨缺损

殆面观显示种植体轻微偏颊侧，腭侧保留1mm天然骨。使用不可吸收膜和DBBM进行引导骨再生（图21a，b）。

在没有邻近骨壁支撑的位点，不可吸收膜有优势。对于二壁型骨缺损，不可吸收膜可以增加增量位点的稳定性，以及提高牙槽嵴顶之外的骨再生率。最后，一期关闭创口（图22a，b）。

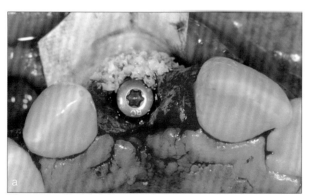
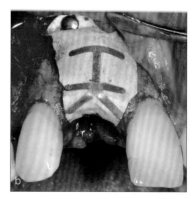

图21a，b 使用稳定的不可吸收膜和DBBM进行引导骨再生

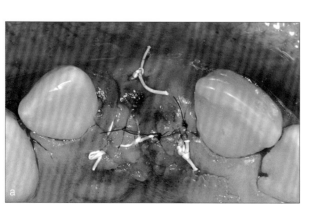
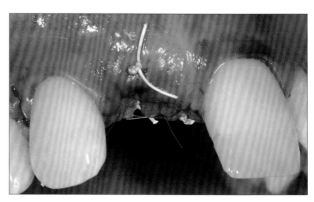

图22a，b 种植手术完成后一期关闭创口

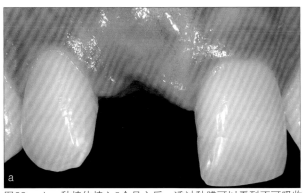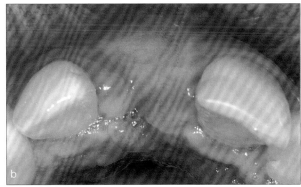

图23a，b　种植体植入6个月之后。透过黏膜可以看到不可吸收膜。颊侧轮廓轻微不足

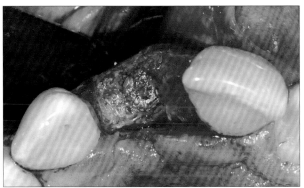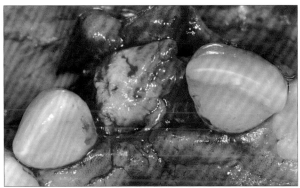

图24　取出不可吸收膜。颊侧骨再生明显

图25　结缔组织移植用来弥补仍然存在的轮廓缺陷

　　6个月之后，临床检查示颊侧轮廓轻微不足和不可吸收膜依稀可见（图23a，b）。

　　使用软组织移植弥补缺失的轮廓（Thoma等，2016b）。根据文献，使用上皮下结缔组织（SCTG）被认为是金标准（Thoma等，2014a）。

取出不可吸收膜后（图24），取自患者腭侧的SCTG被放置于种植体的颊侧和殆面（图25）。对于美学区薄龈表型的病例，软组织和硬组织移植程序的联合应用是必不可少的，40%的最终轮廓要归功于软组织移植（Schneider等，2011）。

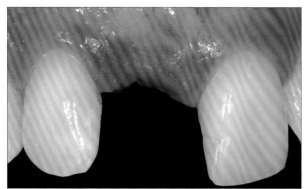

图26   软组织移植8周之后组织健康

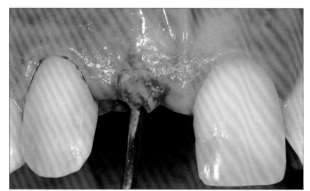

图27   使用锋利的剥离子进行微创基台连接

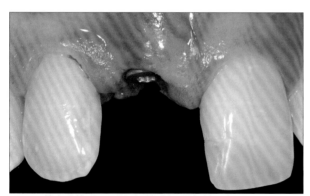

图28   基台连接后，可以看到颊侧因滑行瓣而突显

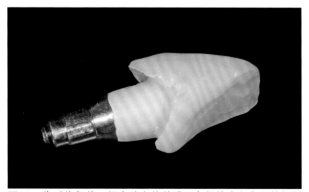

图29   临时修复体，拥有狭窄的黏膜下穿龈轮廓和充足的颊侧贝壳形轮廓

8周之后（图26），微创基台连接，做一U形滑行瓣并优化颊侧组织结构（图27）。

同时，制取种植体水平印模和旋入愈合帽（图28）。

基于最初的诊断蜡型，牙科技师制作了一个螺钉固位的临时修复体（图29）。

传统上，临时修复体有两个目的：主要是早期阶段（3个月），创造穿龈轮廓和弥补出现的组织结构变化（Grunder，2000）。通过逐步增加流动树脂慢慢改变临时修复体的黏膜下部分，以模仿对侧牙齿的穿龈轮廓（图30~图33）。

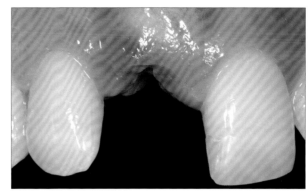

图30　创造出的穿龈轮廓

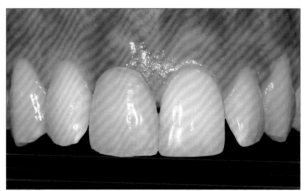

图31　就位的临时修复体

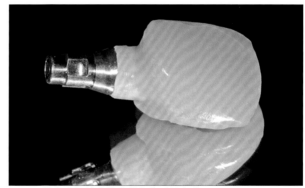

图32　带有穿龈轮廓的个性化临时修复体

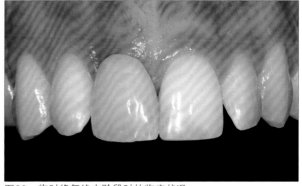

图33　临时修复终末阶段时的临床状况

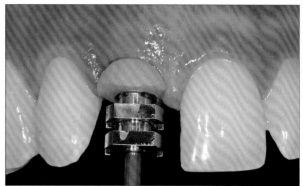

图34 使用个性化印模帽取最终印模，把穿龈轮廓转移到模型上

经过进一步的3个月愈合期后，磨除上颌左侧中切牙位点树脂修复体并抛光边缘。使用个性化印模帽取最终印模，把临床上的穿龈轮廓转移到模型上（图34）。

牙科技师为上颌右侧中切牙种植冠制作了一个试戴的诊断蜡型，外加一个上颌左侧中切牙蚀刻块（图35）。试戴诊断蜡型后显示，与上颌左侧中切牙相比，上颌右侧中切牙的形态相对扁平（图36）。

定做了一个个性化CAD/CAM基台（图37）并计划试戴，加以染色以模拟对侧天然牙的色泽（图38）。

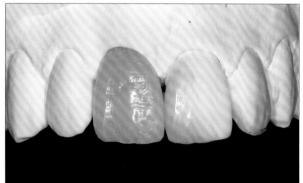

图35 上颌右侧中切牙种植体支持式修复体的诊断蜡型和上颌左侧中切牙天然牙支持的修复体

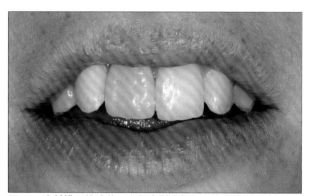

图36 诊断蜡型的试戴。上颌右侧中切牙牙齿形态相对扁平

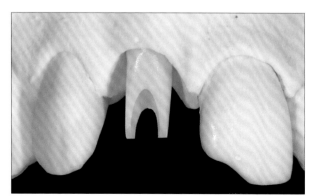

图37 CAD/CAM制作的氧化锆基台在主模型上

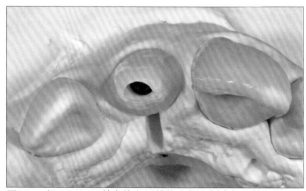

图38 对CAD/CAM基台染色以模拟上颌左侧中切牙的色泽

临床试戴时，发现基台的颊侧肩台轻微靠近冠方（图39）。随后安排了多次试戴预约，最终完成了改造。对于种植修复体，选择了氧化锆基台和二硅酸锂粘接冠；对于天然牙，选择了即刻饰瓷的长石质陶瓷修复体（图40a～c）。

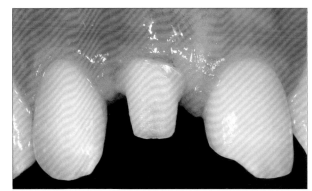

图39　基台的临床试戴显示肩台轻微靠近冠方

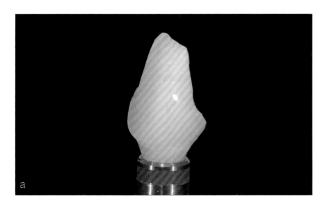

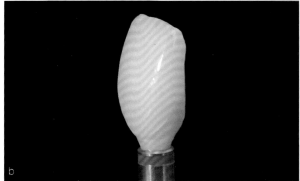

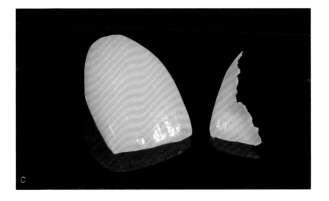

图40a～c　最终修复体的口外观，可见上颌右侧中切牙种植体上的氧化锆基台（a）、上颌右侧中切牙种植体上的二硅酸锂冠（b）和上颌左侧中切牙天然牙上的即刻饰瓷的长石质陶瓷修复体（c）

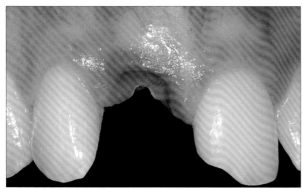

图41　最终修复体戴入前，穿龈轮廓显示健康的种植体周组织

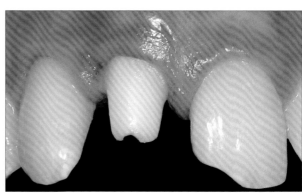

图42　CAD/CAM基台加力后。在用流动树脂封闭螺钉通道前，要在螺钉上方先放入PTFE膜和小棉球

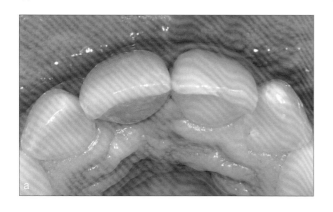

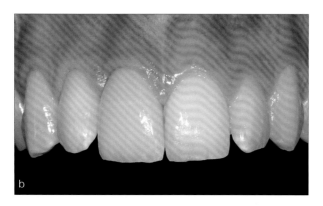

拆除临时修复体后（图41），基台就位并合适加力（图42），上颌右侧中切牙修复体和上颌左侧中切牙蚀刻片都用光固化流动树脂粘接剂粘接。1周之后，最终的检查证实牙周组织健康（图43a~c）。相应的放射线片显示种植体肩台水平的边缘骨水平稳定（图44）。

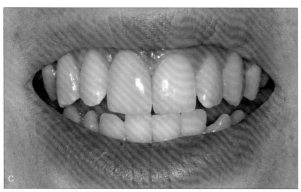

图43a~c　最终修复体戴入1周之后

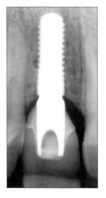

图44　修复体戴入1周之后随访时相应的根尖放射线片，显示了种植体肩台水平的边缘骨

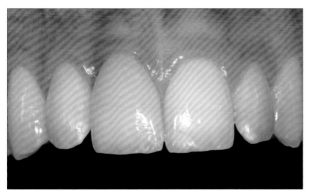

图45　1年临床随访

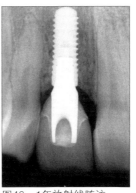

图46　1年放射线随访

图45和图46显示最终修复体戴入1年之后临床和放射线随访。

由于之前所描述的骨条件限制，无法实现种植体偏腭侧种植。这也导致选择了粘接固位而不是螺钉固位修复体，长期来看可能会轻微增加黏膜退缩的风险。或者，在颊侧和腭侧都进行初期骨增量是必要的。与患者讨论了这个问题，但是她拒绝经历额外的手术程序。

使用自体结缔组织移植解决了垂直向和颊侧的软组织缺损。SCTG进一步增加了软组织厚度，降低了退缩风险并优化了种植体周组织的色泽（Thoma等，2016a）。

在修复阶段，选择了个性化氧化锆基台。对基台进一步染色优化，以模拟对侧牙的色泽。如前所述，全瓷修复体可以避免变灰，而这是经常在金属基底修复体上观察到的现象（Linkevicius和Vaitelis，2015）。二硅酸锂全瓷修复体（上颌右侧中切牙种植体）的饰瓷材料和微创修复体（上颌左侧中切牙种植体）的饰瓷材料是相似的。

因为我们在种植体颊侧增加了大量的骨，并提高了软组织厚度，所以该病例的预后应该是良好的。

致谢

技工室程序

Master Dental Technician Pascal Müller-Schönenberger Dentaltechnik AG，Glattbrugg，Switzerland

7.10 根折的上颌左侧中切牙种植：使用分阶段方法延期植入骨水平锥形种植体

S. Keith

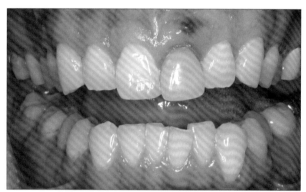

图1 最初的临床表现，上颌左侧中切牙根折

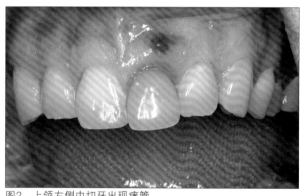

图2 上颌左侧中切牙出现瘘管

一位32岁男性患者，由全科牙医推荐到我们专科门诊，以评估和治疗他失败的上颌左侧中切牙。患者没有系统疾病史、药物过敏史和服药史。他提到偶尔服用非处方药，偶尔使用非甾体类抗炎药来缓解体育运动导致的肌肉痛。他小时候有轻度哮喘病史，但是近10年来并没有发生支气管痉挛和呼吸急促。他主诉约6周前，上颌前牙根方牙龈组织开始出现轻微不适和肿胀。

患者诉说人约2个月前，在咬一块面包时感觉到了碎裂声，但是直到1周前他都没注意到任何松动。除了有轻微的松动，患者也说口内有令人不舒服的气味。他诉说最初该牙在他大约15岁时受过外伤，当时他在游泳池边上把中切牙磕裂了。随后该患牙进行了牙髓治疗并用复合树脂修复。而后患牙比邻牙颜色更深，他的全科牙医发现有必要对其进行全瓷修复体修复以改善美观。

完整全面的病史和检查显示没有不良习惯及颞下颌关节紊乱。

完整的口腔检查显示，患者为轻微拥挤的安氏Ⅰ类功能殆，切端轻中度磨耗。触诊证实上颌左侧中切牙存在Ⅱ度松动，叩诊中度疼痛，在龈缘根方约4mm处有一瘘管（图1和图2）。放射线检查显示了之前的牙髓治疗，复合树脂核和全瓷修复体（图3）。放射线证据显示水平向根折延伸到骨平面以下，在近中根面存在相应的骨吸收。根尖区触诊有不适感，且瘘管中有脓性分泌物。

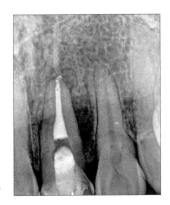

图3　基线根尖放射线片

患者说他一直不满意原始修复体的外观。他的主诉包括一般的不舒服、前牙松动、口腔异味，以及牙槽脓肿。他非常关注前牙行种植治疗的可能性，由于该位点存在活动性感染，因此患者想知道治疗完成后，结果是否看起来自然。

彻底的临床检查和缜密的研究评估，患者有几种不同的治疗方案可供选择。他完全理解存在根折的中切牙是不能保留的，需要拔除。该位点需要分阶段治疗以完成最终的固定修复，包括拔牙后延期种植，使用骨代用品进行位点保存以再生该位点。治疗的阶段和总时间确定后，患者选择了以下治疗方案：

- 外科拔除上颌左侧中切牙，并用骨再生材料重建余留的拔牙窝（Hürzeler等，2006）。
- 制作过渡可摘局部义齿，在拔牙与植骨后同期戴入。
- 缺牙位点经过5～6个月的愈合期后，制作放射线导板用于CBCT扫描（Chen和Buser，2014）。

- 术前设计软件将决定种植体的合适直径和长度，以便在此位点理想地植入1颗骨水平锥形种植体（Klokkevold，2015）。
- 非潜入式植入种植体后，不负荷，种植体水平取印模，制作螺钉固位固定临时修复体，诱导和成形种植体周黏膜组织（Santling等，2015；Elian等，2017c）。
- 戴用丙烯酸树脂临时修复体经过合适的愈合期后，制作个性化氧化锆基台和最终的全瓷修复体，调改合适，戴入口内以满足患者的功能和美观需求，恢复其口腔健康状态（Zembic等，2015）。

完成对该患者的美学风险评估（ERA）后，结果为中等风险，即外科和修复专家需要满足或者超越这位特殊患者的治疗需求（表1）。

表1 美学风险评估（ERA）表

美学风险因素	风险水平		
	低	中	高
全身状态	健康，不影响愈合		影响愈合
吸烟习惯	不吸烟	少量吸烟（<10支/天）	大量吸烟（>10支/天）
大笑时牙龈暴露	低位	中位	高位
缺牙间隙的宽度	单颗牙（≥7mm）[1] 单颗牙（≥6mm）[2]	单颗牙（<7mm）[1] 单颗牙（<6mm）[2]	两颗牙或两颗牙以上
牙冠形态	长方形	卵圆形	三角形
邻牙修复状态	无修复体		有修复体
牙龈表型	低弧线形，厚龈	中弧线形，中厚龈	高弧线形，薄龈
种植位点感染	无	慢性	急性
软组织解剖	软组织完整	炎症	软组织缺损
邻牙骨水平	距邻面接触点≤5mm	距邻面接触点5.5~6.5mm	距邻面接触点≥7mm
唇侧骨壁表型*	厚壁表型，厚度≥1mm		薄壁表型，厚度<1mm
牙槽嵴顶骨解剖	无骨缺损	水平向骨缺损	垂直向骨缺损
患者的美学期望	现实的期望	中等美学期望	不现实的期望

* 如果可以获得牙齿存在时的三维影像，此项可用
[1] 标准直径种植体，常规连接
[2] 窄直径种植体，窄连接

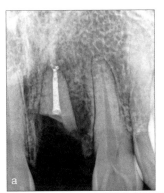 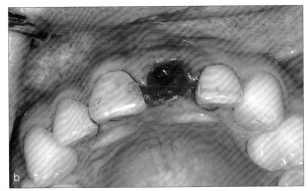

图4a，b　余留牙根断片和拔除后搔刮位点

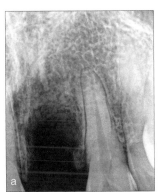 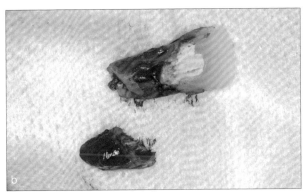

图5a，b　拔除上颌左侧中切牙残根。斜形根折，证实需要彻底拔除

　　治疗始于外科拔除患牙，受损牙槽嵴的重建和为种植治疗做准备。患者术前一天开始服用阿莫西林500mg，3次/天。局部麻醉下，使用牙周刀微创切断余留牙根的牙周韧带。用牵引器轻柔拔出残根同时避免损害剩余的薄弱颊侧骨壁（图4a，b）。彻底搔刮此位点残留的肉芽组织，并用大量的无菌生理盐水冲洗。根尖放射线片证实已完全拔出牙根（图5a，b）。用同种异体骨移植材料填充拔牙窝（Straumann AlloGraft Cortical-Cancellous Mix/LifeNet Health；Straumann USA，Andover，MA，USA），可吸收胶原塞（Salvin Dental Specialties，Charlotte，NC，USA）封闭创口，最后用5-0可吸收线缝合（Ethicon，Somerville，NJ，USA）（图6～图8）。

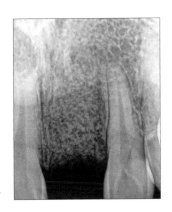

图6　术后根尖放射线片

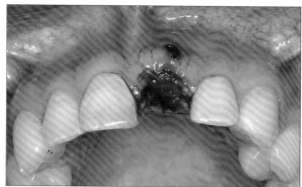

图7 移植过的拔牙窝

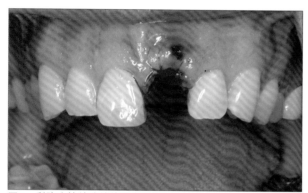

图8 刮除瘘管并移植拔牙窝术后

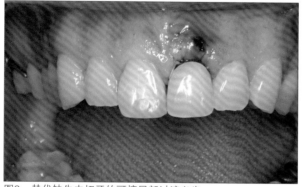

图9 替代缺失中切牙的可摘局部过渡义齿

调改可摘局部义齿的龈方，在愈合阶段戴入口内作为缺失中切牙的临时美学修复体（图9）。

术后10天，患者复诊拆线并评估局部愈合状况。此位点需要5个月的愈合期。第二次复诊显示局部组织如期愈合，牙龈质量良好。

术前取藻酸盐印模制作放射线Higginbottom模板，用于设计预期的种植体位置（图10a）。患者戴上放射线模板拍摄CBCT（Carestream146088300 3D；Carestream Health，Rochester，NY，USA），把数据导入软件中以评估和模拟种植体植入（图10b）。术前设计证实可用的骨宽度和轮廓能够理想地植入种植体。

术前为患者开21片阿莫西林，500mg/片。指导患者术前一天开始口服阿莫西林，1片/次，3次/天，共计7天。术前使用0.12%葡萄糖酸氯己定含漱1分钟，口周常规用碘伏擦拭消毒。使用3.6mL局部麻醉药进行局部麻醉，包括4%的阿替卡因和1：200000肾上腺素。

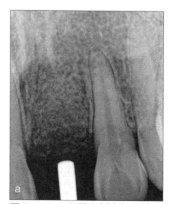

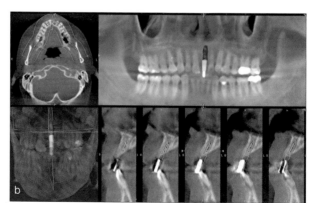

图10a，b 上颌左侧中切牙缺失位点的口内根尖放射线片和CBCT扫描

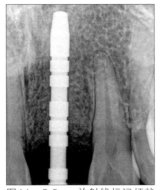

图11　2.8mm放射线标记杆就位后拍摄的根尖放射线片

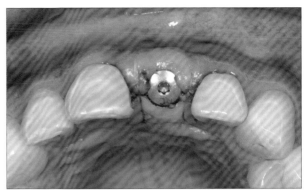

图12　种植体，骀面观

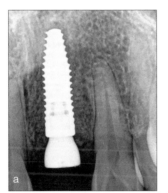

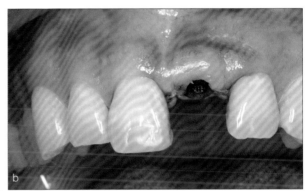

图13a，b　半潜入式愈合的种植位点和术后根尖放射线片

在牙槽嵴顶部做切口，延伸至邻牙龈沟，翻开全厚黏骨膜瓣，暴露缺牙位点。最开始用2.3mm球钻，并使用Higginbottom模板引导进入牙槽嵴顶的起点。使用750r/min马达预备，并同时用无菌生理盐水冲洗。然后使用一系列麻花钻预备种植窝，开始是2.2mm直径，然后是2.8mm，一直到3.5mm。全程拍摄放射线片证实合适的手术预备位置和深度（图11）。使用颈部成型钻完成种植窝预备后，运用手动棘轮扳手植入种植体（Straumann骨水平锥形种植体，Roxolid，SLActive，4.1mm×12mm；Institut Straumann AG，Basel，Switzerland），证实了植入扭矩为35N·cm和极好的初始稳定性。

种植体顶部位于骨面下方约1mm，龈缘根方约4mm（图12）。软组织复位于波浪形的常规十字锁合愈合帽（Institut Straumann AG）周围，邻接区用5-0的Vicryl缝线（Ethicon）间断缝合关闭创口（图13a，b）。

试戴可摘局部过渡义齿，调改桥体区的组织面，限制其接触种植体愈合帽。向患者提供书面的术后指导，待患者情况良好后再让其离开。调改患者现有的上颌过渡义齿，远离种植位点上方区域。如上所述，患者服用500mg阿莫西林后，接着用0.12%葡萄糖酸氯己定含漱，2次/天。

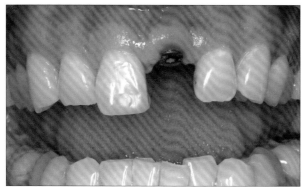

图14　8周时牙龈愈合完成，RC愈合帽在位

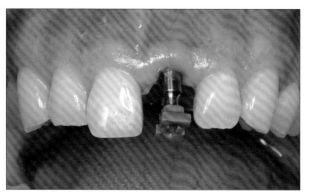

图15　安放RC印模帽取最终印模

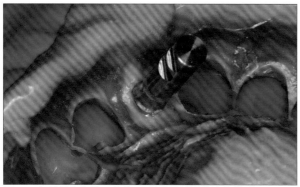

图16　上颌最终印模，安放RC替代体以便灌注主模型

术后10天患者复诊评估愈合进程并拆线。经过无干扰的8周愈合期后（图14），开始进行修复重建阶段。拆除愈合帽，用0.12%葡萄糖酸氯己定冲洗种植修复体连接处的内面。使用个性化托盘和多聚硅橡胶（Take-1；Kerr，Orange，CA，USA）制取印模（图15和图16）。

注射人工牙龈（Softissue Moulage；Kerr）后，用超硬低膨胀石膏（ResinRock；Whip Mix，Louisville，KY，USA）灌注主模型。牙科技师用初始模型在钛临时基台（Institut Straumann AG）上制作了一个螺钉固位丙烯酸树脂临时修复体。

患者戴用临时修复体10周之后复诊，开始转移局部的种植体和牙龈组织成形。再次使用3.6mL局部麻醉药进行该区域局部麻醉，包括4%的阿替卡因和1：200000肾上腺素。

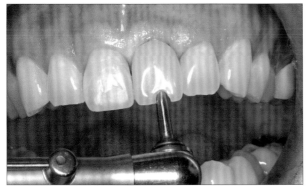

图17　螺钉固位临时修复体就位，加扭矩至35N·cm

取下愈合帽，在种植体上试戴螺钉固位临时修复体，导致种植体周黏膜轻微发白。调磨和确认邻面及殆面后，高度抛光临时修复体，通过基台螺钉连在种植体上，加扭矩至35N·cm（图17）。用PTFE膜和光固化复合树脂（Premise A2；Kerr）封闭螺钉通道，然后拍摄根尖放射线片证实临时修复体完全就位，记录种植体负荷时基线骨水平（图18a，b和图19）。

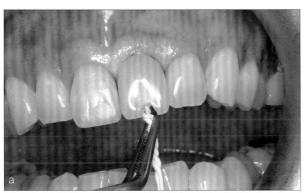
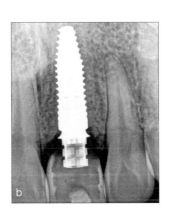

图18a，b　临床上戴入螺钉固位临时修复体和根尖放射线片

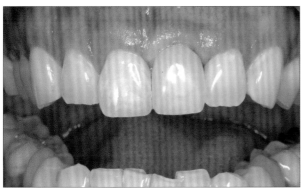

图19　临时修复体最初戴入时组织的形态

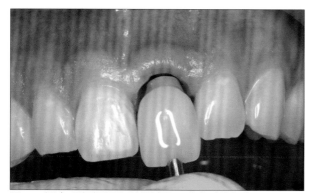

图20　经过6周组织塑形后拆除螺钉固位临时修复体

6周之后，临时修复体周围的种植体周黏膜已经成熟。这段时间，患者可以评价美学和功能参数，包括牙齿形态、切缘位置和发音。患者满意临时修复体的形态和轮廓，以及周围的黏膜结构。取下临时修复体证实了软组织轮廓，用多聚硅橡胶（Take-1；Kerr）制取最终印模（图20和图21a，b）。

最终的主模型复制了临床上的软组织与硬组织轮廓，牙科技师可以用它来设计和制造最终修复体。在光学实验扫描仪（CARES CS2，Institut Straumann AG）上扫描模型，创建数字化标准镶嵌语言（STL）文件。把STL文件导入CARES可视化设计软件，进行个性化氧化锆基台的CAD/CAM设计。最终的CARES个性化氧化锆基台被研磨和传送到技工室，用于制作最终的全瓷修复体（图22和图23）。

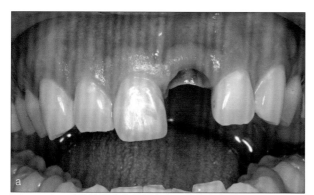

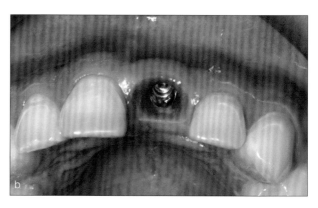

图21a，b　成熟的种植体周围穿龈区的临床表现

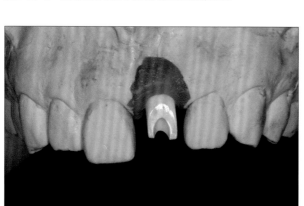

图22　带有个性化氧化锆基台的主模型

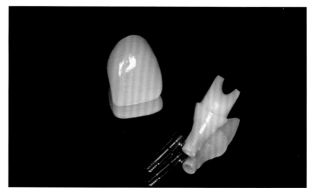

图23　最终的全瓷修复体

牙科技师满足了患者的个性化色泽需求，这取决于正确的色泽、体积、轮廓和表面纹理结构来匹配邻近无修复体的天然牙。记录诊断性的比色照片以便确认颜色。最终的修复体以加压的二硅酸锂为内核（IPS e.Max；Ivoclar Vivadent，Schaan，Liechtenstein），再加上表面饰瓷。CARES个性化氧化锆基台和最终的粘接全瓷修复体返还到临床，进行试戴和最终戴用（图24和图25）。

经过4周的技工室制作步骤，患者复诊试戴最终修复体。通过去除牙冠切端的复合树脂核及PTFE膜来拆除临时修复体。临时修复体取下后，用气/水喷雾和0.12%葡萄糖酸氯己定冲洗种植体内部。然后在种植体常规十字锁合修复体连接处安放CARES个性化氧化锆基台（图26）。精确的机械加工基台完美适合这种平台转移骨水平种植体的锥形锁合界面，有效地消除了微间隙和阻止了细菌从龈沟到种植体/基台界面内部的迁移。根尖放射线片证实了种植体/基台被动就位（图27）。

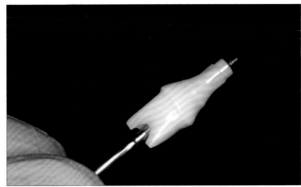

图24　带有十字锁合连接的CARES个性化氧化锆基台

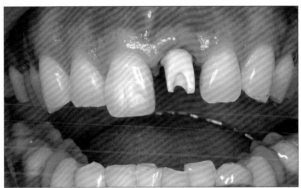

图25　基台就位

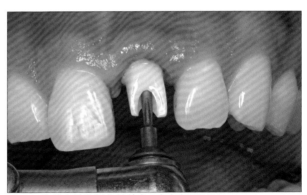

图26　安放个性化氧化锆基台，加扭矩至35N·cm

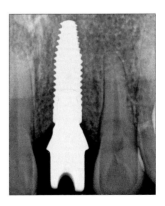

图27　根尖放射线片

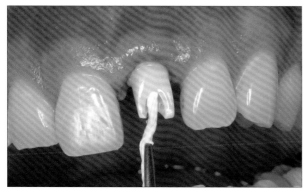

图28 用PTFE膜对螺钉通道进行可复性封闭

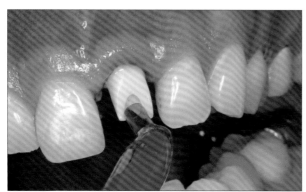

图29 用光固化临时复合材料封闭螺钉通道

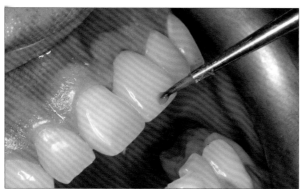

图30 粘接前最终的个性化染色和上釉

试戴最终的粘接全瓷修复体，用咬合纸检查邻接和殆面，必要时进行调磨。注意保证在前伸运动时修复体不阻挡对颌牙，所有的切导都来自邻近天然牙。计算机控制的数字化咬合力传感系统（TekScan；TekScan，South Boston，MA，USA）证实了殆接触面。评估修复体的美学和语音。经过个性化染色和在瓷炉内最终上釉后，患者认可了美学效果。基台螺钉加扭矩至35N·cm。用PTFE膜和Telio CS C&B临时光固化复合材料（Ivoclar Vivadent）封闭螺钉通道（图28～图30）。

吹干，棉卷隔湿，用少量树脂加强的玻璃离子水门汀（Fuji PLUS；GC America，Alsip，IL，USA）粘接最终修复体（图31）。通过探诊和牙刷小心清除修复体/基台界面所有残留的粘接剂，以确保种植体周牙龈组织的和谐健康。粘接后拍摄根尖放射线片确认已完全清除粘接剂，并建立牙槽嵴顶骨水平基线（图32）。粘接后，取最终修复体的藻酸盐印模制作上颌殆垫，睡觉时戴用。再次对患者进行家庭护理和口腔卫生指导，包括使用电动牙刷（Philips Sonicare；Philips，Amsterdam，Netherlands）、牙线和冲牙器，进行有效的菌斑清除，遍及整个口腔和种植体修复体的龈下区域。

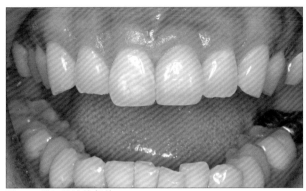

图31 戴入最终修复体

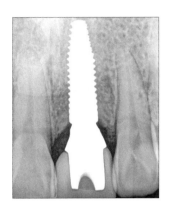

图32 戴牙后拍摄的根尖放射线片

患者10天后复诊，再次评估牙龈反应和检查咬合接触。调整上颌咬合引导。此外，也要完成口腔卫生复查程序。患者对种植治疗的美学和功能效果非常满意（图33）。在半年和1年时复查进一步评估，没有注意到并发症和放射线上种植体周骨水平的改变。2年多复查时，患者一直表示对修复体满意，因其美学效果而兴奋不已（图34）。患者被转回到他的全科牙医处，进行持续的关注和常规复查。

我们认为，该患者很多年都会享受和满意他的前上颌单颗牙种植修复体。

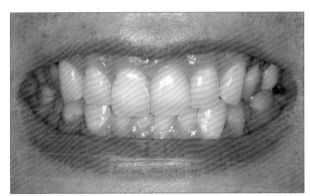

图33 大笑时最终修复体

致谢

技工室程序

Mike Sartip，Advanced Dental Lab-Clayton，CA，USA

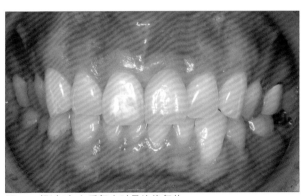

图34 超过2年之后复查时最终修复体

7.11 牙固连的上颌左侧中切牙种植：骨增量和位点保存，延期植入RC骨水平种植体

A. Burgoyne

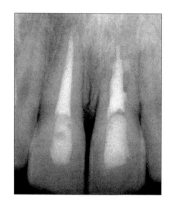

图1 根尖放射线片，2004年10月

2004年6月，15岁男性患者，由他的儿童牙医转诊到我们这里，评估失败的上颌左侧中切牙的治疗方案。患者近期就诊于牙体牙髓科医生，要求内漂白，检查发现存在显著吸收和牙固连。患者的母亲很烦恼，因为此牙看起来比邻牙短。他的既往牙科病史非常有意义，该牙受过外伤（2001年9月），经历过脱位和再植。上颌双侧中切牙都做了根管治疗（图1）。

临床检查显示患者的咬合功能正常，患牙无症状。覆盖为3.5mm，覆𬌗为3mm。咬合设计是尖牙引导的后牙𬌗分离；所有前牙参与前伸接触位（图2和图3）。

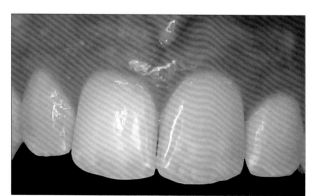

图2 患者就诊时上颌双侧中切牙

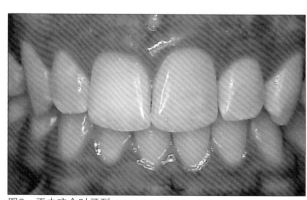

图3 正中咬合时牙列

在那时除了让患者定期复查监测吸收进程，无法决定初始的治疗。通过他的儿童牙医每年复查，监测牙科需求。

在2009年9月，患者决定寻求中切牙的最终治疗方法。他的儿童牙医已经确定，在20岁他的生长发育已经完成，而且他已经准备好接受上颌左侧中切牙的最终治疗方法。经评估，患牙发生牙固连和下沉。在上颌右侧侧切牙和中切牙之间有1mm间隙，上颌左侧中切牙和上颌左侧侧切牙之间有1.5mm间隙，上颌双侧中切牙之间有1mm间隙（图4a～e）。作为检查的一部分，完成美学风险评估（表1）。

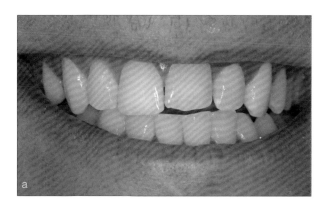

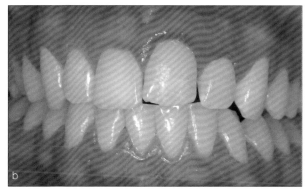

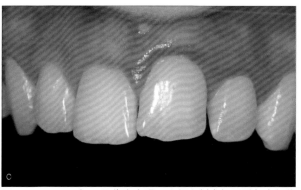

图4a～c　2009年12月临床表现。上颌左侧中切牙看起来好像牙固连和下沉

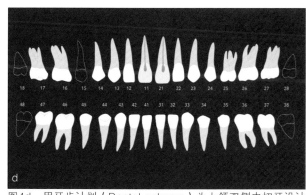

图4d　用牙齿计划（Dental scheme）为上颌双侧中切牙设计治疗方案

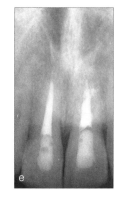

图4e　2009年12月，根尖放射线片证实：上颌左侧中切牙周围缺失牙周膜，符合牙固连

表1 美学风险评估（ERA）表

美学风险因素	风险水平		
	低	中	高
全身状态	健康，不影响愈合		影响愈合
吸烟习惯	不吸烟	少量吸烟（<10支/天）	大量吸烟（>10支/天）
大笑时牙龈暴露	低位	中位	高位
缺牙间隙的宽度	单颗牙（≥7mm）[1] 单颗牙（≥6mm）[2]	单颗牙（<7mm）[1] 单颗牙（<6mm）[2]	两颗牙或两颗牙以上
牙冠形态	长方形	卵圆形	三角形
邻牙修复状态	无修复体		有修复体
牙龈表型	低弧线形，厚龈	中弧线形，中厚龈	高弧线形，薄龈
种植位点感染	无	慢性	急性
软组织解剖	软组织完整	炎症	软组织缺损
邻牙骨水平	距邻面接触点≤5mm	距邻面接触点5.5～6.5mm	距邻面接触点≥7mm
唇侧骨壁表型[*]	厚壁表型，厚度≥1mm		薄壁表型，厚度<1mm
牙槽嵴顶骨解剖	无骨缺损	水平向骨缺损	垂直向骨缺损
患者的美学期望	现实的期望	中等美学期望	不现实的期望

[*]如果可以获得牙齿存在时的三维影像，此项可用
[1]标准直径种植体，常规连接
[2]窄直径种植体，窄连接

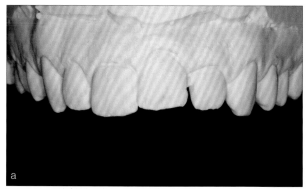

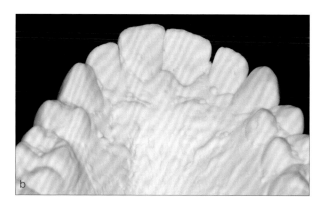

图5a，b 诊断模型获取最初的临床状况

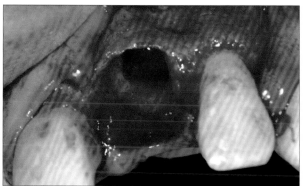

图6 上颌左侧中切牙拔牙窝四周完整无损。上颌左侧中切牙拔除后颊侧骨壁厚度小于1mm

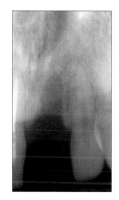

图7 上颌左侧中切牙拔除后根尖放射线片显示完整的拔牙窝，没有牙根碎片

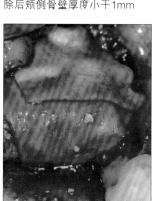

图8 植入Bio-Oss并用双层Bio-Gide膜覆盖

2009年12月，制取诊断模型获取最初的临床状况（图5a，b）。

一种建议的治疗方案是在拔除该牙前，先尝试用正畸方法牵引上颌左侧中切牙，以使牙槽嵴顶位置和游离龈边缘进一步冠向移动。第二种方案是磨除上颌左侧中切牙牙冠，牙根潜入式愈合，以便在拔除牙根前最大化软组织覆盖。

正畸医生觉得牵引上颌左侧中切牙不是一种选择，并且推荐了一种综合方案。患者及其父母拒绝了正畸治疗方法，并要求拔除上颌左侧中切牙，随后进行种植修复。

因此，最终的治疗方案如下：

- 拔除上颌左侧中切牙。
- 使用异种骨和自体骨进行骨增量。
- 种植体植入。
- 必要时行软组织移植。
- 修复。

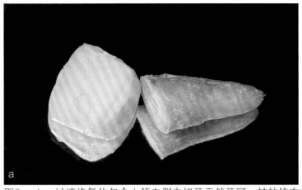 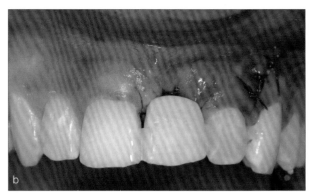

图9a，b 过渡修复体包含上颌左侧中切牙天然牙冠，被粘接在邻牙上

依照ITI SAC指南（Dawson和Chen，2009），从修复方面来说为复杂（A），从手术方面来说为高度复杂（C）。

2010年6月，拔除上颌左侧中切牙（图6和图7），用多孔小颗粒异种骨（Bio-Oss；Geistlich Pharma，Wolhusen，Switzerland）混合自体骨填充

牙槽窝，然后覆盖Bio-Gide膜（Geistlich Pharma）（图8）。最初的临时修复体是拔除的上颌左侧中切牙天然牙冠，被粘接到邻牙上（图9a，b）。

8天后，拆除缝线，同时粘接固位的固定义齿（FDP）被粘接后作为过渡修复体（图10a～c）。

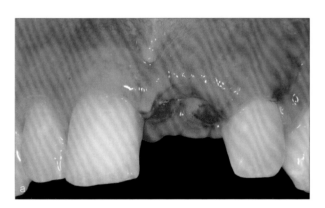 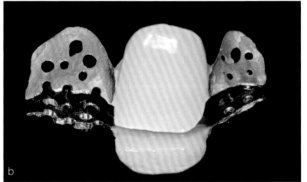

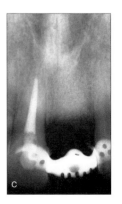

图10a～c 拔牙8天后，提供一个粘接固定义齿作为过渡修复体

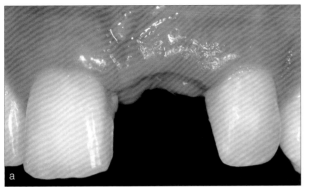
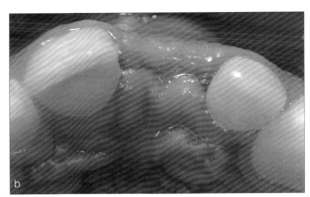

图11a，b　拔除上颌左侧中切牙的4个月之后，拆除FDP后的状态

在2010年7月和10月之间拆掉了FDP，那时上颌右侧中切牙准备做全冠修复，拆掉FDP有利于悬臂修复上颌左侧中切牙（图11和图12）。

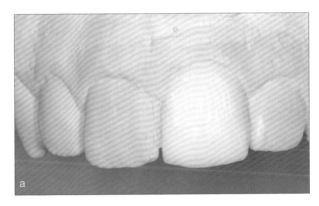

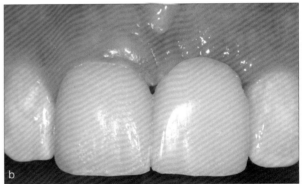

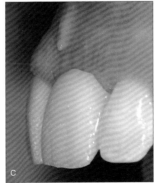

图12a～c　完成了上颌左侧中切牙的诊断蜡型。上颌右侧中切牙准备做全冠修复体，使用自凝甲基丙烯酸树脂为上颌双侧中切牙制作了悬臂式临时固定义齿

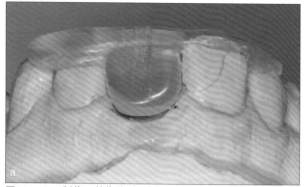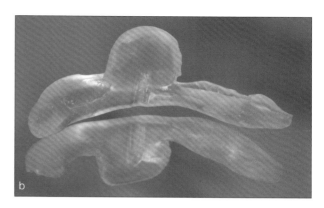

图13a，b　制作三单位外科导板

用实验复合树脂（Triad；Dentsply Sirona，York，PA，USA）制作的外科导板再现了上颌左侧中切牙的预期轮廓（图13a，b）。

种植体植入3周之后，提供一个种植体间接支持式临时修复体，以帮助引导软组织轮廓。在手术程序中种植体可以间接引导临时修复体的制作（图15a～c）。在上颌左侧中切牙位点植入1颗骨水平种植体（骨水平RN，4.1mm×10mm；Institut Straumann AG，Basel，Switzerland）。在术中收集自体骨屑，与Bio-Oss混合后放在一边备用，在确认种植体位置之后用于进行轮廓扩增（图14a～f）。

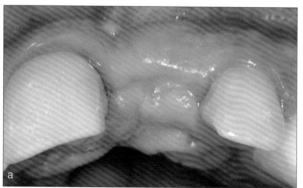

图14a，b　上颌左侧中切牙位点拔牙和植骨5个月之后，愈合的牙槽嵴

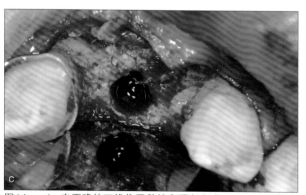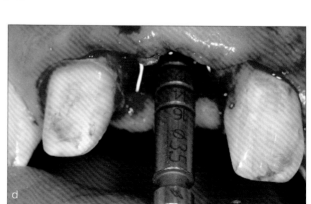

图14c，d　在正确的三维位置种植窝预备完成至3.5mm×11mm，颊侧骨壁厚度超过1mm

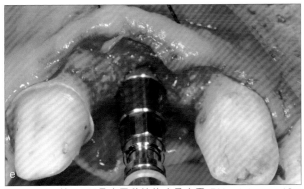

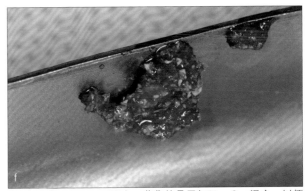

图14e，f 植入1颗骨水平种植体（骨水平 RN，4.1mm×10mm；Institut Straumann AG）。收集的骨屑与Bio-Oss混合，以便在颊侧进行轮廓移植

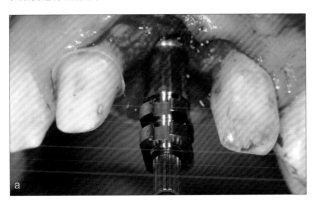

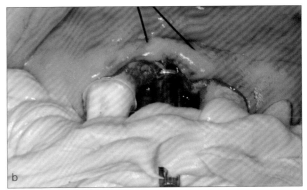

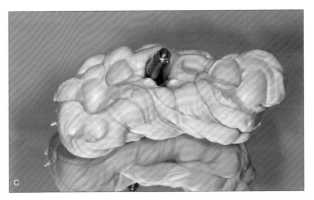

图15a~c 使用RN种植体的无菌开窗式印模帽和快速固化记录硅橡胶（Blu-Mousse；Parkell，Edgewood，NY，USA）来指引种植体位置

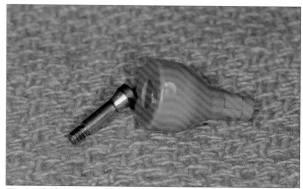

图16　个性化定制之前的龈色PEEK愈合帽

选择了一个PEEK愈合帽（Institut Straumann AG）（图16），因为该愈合帽的轮廓可以个性化定制。轮廓基台抛光后旋入。在上颌左侧中切牙位点颊侧行轮廓扩增，用5-0 Vicryl缝线间断缝合关闭创口（Ethicon；Johnson & Johnson Medical，New Brunswick，NJ，USA）（图17a，b和图18）。

调改悬臂式临时修复体，避免接触上颌左侧中切牙位点处组织，然后用聚氨酯临时粘接剂粘接就位（图19）。

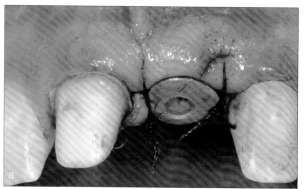
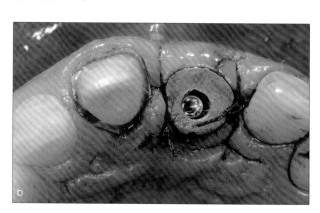

图17a，b　抛光后的轮廓愈合帽就位后

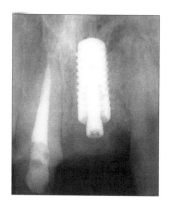

图18　安放愈合帽并缝合后拍摄的根尖放射线片

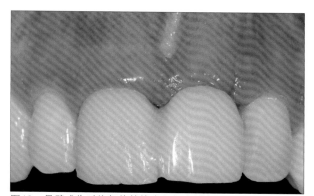

图19　悬臂式临时修复体粘接在上颌右侧中切牙上

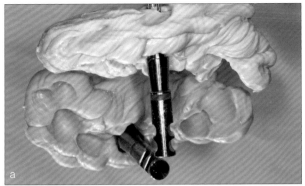

图20a　替代体连接到印模帽上

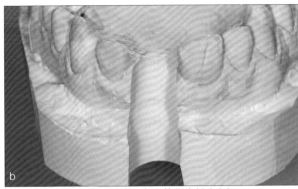

图20b　在模型上磨除部分石膏为替代体创造空间

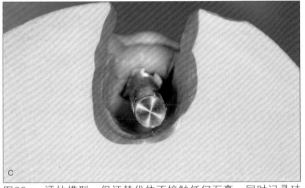

图20c　评估模型，保证替代体不接触任何石膏，同时记录硅橡胶在牙齿上完全就位

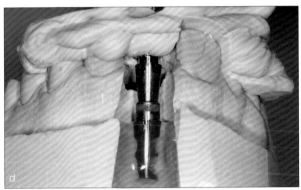

图20d　添加实验复合树脂并固化

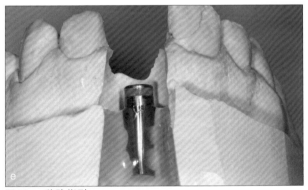

图20e　移除指引

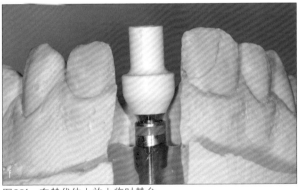

图20f　在替代体上放上临时基台

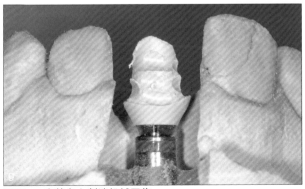

图20g　在基台上创造机械固位

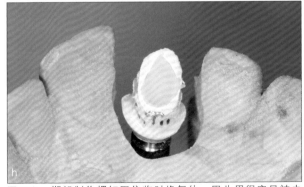

图20h　期望制作螺钉固位临时修复体，因此用很容易被去除且可见的材料（Play-Doh；Mattel，El Segundo，CA，USA）封闭通道

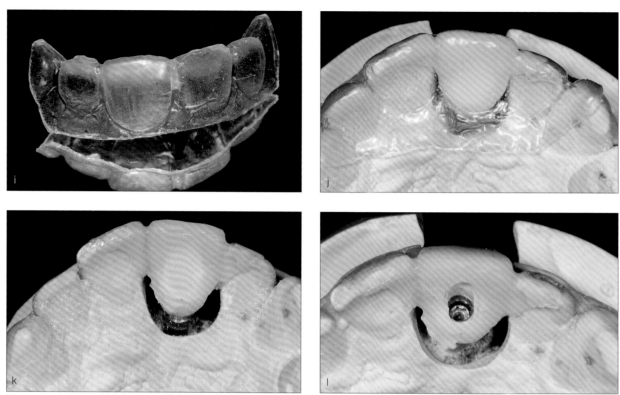

图20i~l 在模型上用自凝甲基丙烯酸树脂制作临时修复体,在1.4bar压力（1bar=100kPa）下加工10分钟

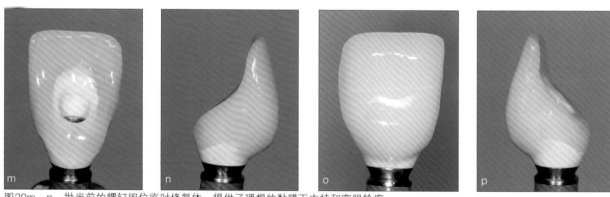

图20m~p 抛光前的螺钉固位临时修复体,提供了理想的黏膜下支持和穿龈轮廓

在技工室,使用外科导引把骨水平RN替代体固定到现有的模型中（图20a~e）。在此模型上,使用PEEK临时基台（Institut Straumann AG）和自凝PMMA制作了临时修复体（图20f~p）。

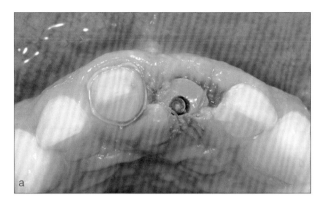

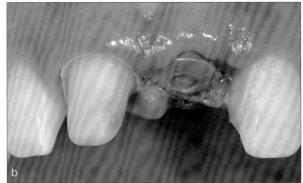

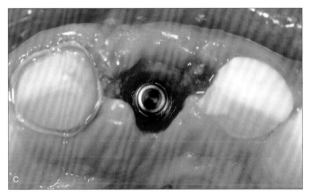

图21a～c 拆除PEEK临时基台。在初期愈合阶段软组织轮廓得以维持

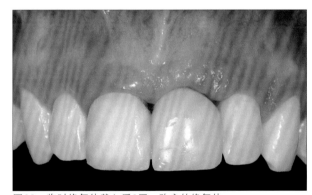

图22 临时修复体戴入后2周。改良的修复体

2010年11月，拆掉临时FDP、缝线和PEEK临时基台。间断缝合的缝线是从瓣的颊侧抽离的，导致了邻面龈乳头高度的丧失（图21a～c）。

种植体支持式临时修复体加扭矩至15N·cm，用PTFE膜和封闭剂（Cavit；3M ESPE，St. Paul，MN，USA）封闭螺钉通道。在颊侧和邻面，从种植体至龈沟的轮廓保持非常平坦。设计凹形轮廓是为了在这些区域增强组织增殖。

患者分别在2周（图22）和4周时复诊，对临时修复体的轮廓进行改良，同时评估软组织。

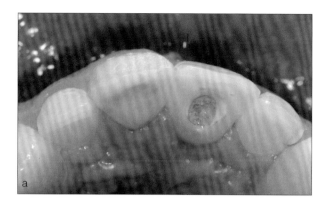

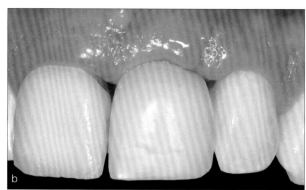

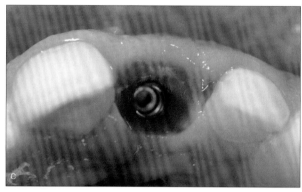

图23a～c 拆除螺钉固位临时修复体

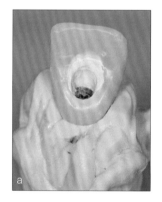
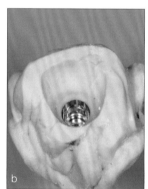
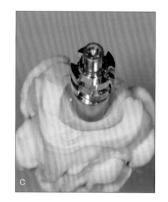
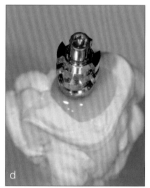

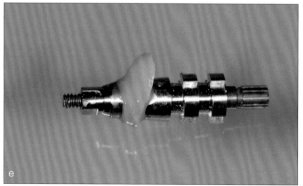

图24a～e 把替代体连接到临时修复体上，在种植临时修复体周围用加成型硅橡胶取印模。此印模作为模板以制作个性化印模帽。使用流动树脂塑形印模帽的软组织轮廓

此时对于临时修复体的处理，患者因要去另一个城市上大学，非常费时费力，因此希望完成他的修复治疗。劝告他目前软组织轮廓尚不完美，但是他仍然希望完成最终治疗。在2010年12月，拆除临时修复体（图23a～c），制作个性化印模帽，把临时修复体的轮廓转移到主模型上（图24a～e）。

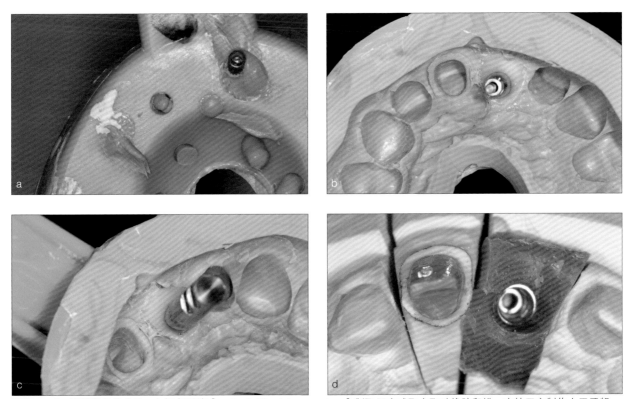

图25a~d 使用常备的（Coe）托盘系统［a stock (Coe) tray system］制取开窗式取多聚硅橡胶印模。在技工室制作人工牙龈

使用个性化开窗转移杆、常备托盘［a stock（Coe）tray］和多聚硅橡胶（Imprint；3M ESPE，St. Paul，MN，USA）取最终印模（图25a~d）。

为上颌右侧中切牙制作了压铸全瓷修复体（IPS e.max；Ivoclar Vivadent AG，Schaan，Liechtenstein）和为上颌左侧中切牙种植体制作了Straumann CARES氧化锆基台。对于上颌左侧中切牙，把IPS e.max材料压铸到氧化锆基台上，制作了螺钉固位种植体支持式修复体（图26a~d）。

患者在2011年1月下旬戴入最终修复体。种植体支持式修复体与牙支持式修复体同时戴用时，要首先就位种植体支持式修复体（图27~图31）。在戴入前，涉及种植修复体的邻面接触需要调磨。检查接触关系，美学（按照患者的评判）和咬合后，种植体支持的牙冠加扭矩至35N·cm。使用PTFE膜和光固化复合树脂封闭螺钉通道。

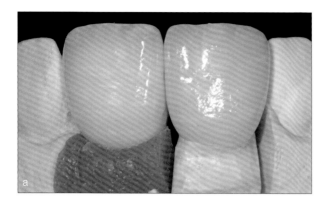
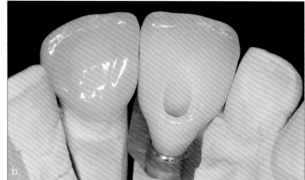
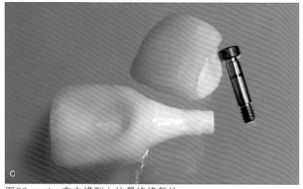
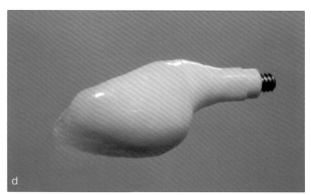

图26a~d 在主模型上的最终修复体

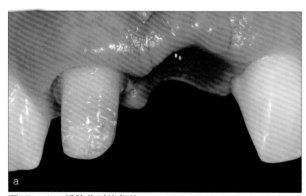

图27a，b 拆除临时修复体

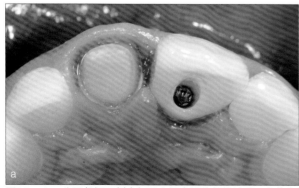
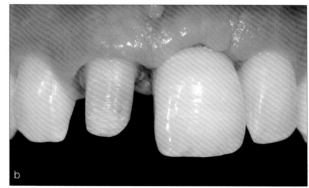

图28a，b 为了保证双侧中切牙之间合适的邻接关系，应首先戴入种植体支持式修复体

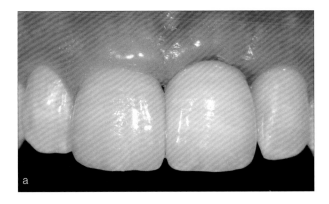

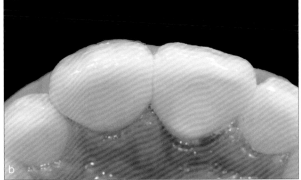

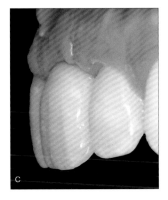

图29a ~ c　IPS e.max上颌
双侧中切牙戴入后即刻

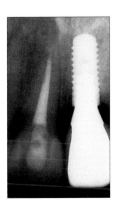

图30　戴入种植体支持和天然牙支持
的修复体后，拍摄的根尖放射线片

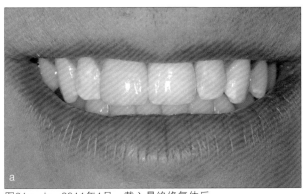

图31a，b　2011年1月，戴入最终修复体后

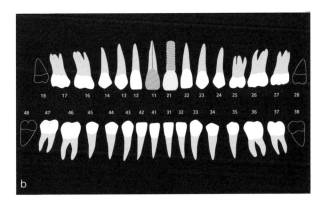

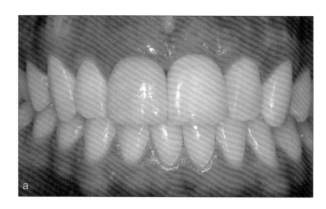

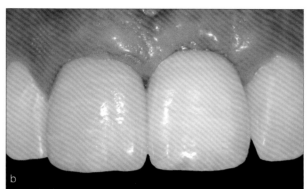

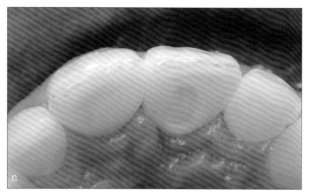

图32a～c 完成后1年，稳定的软组织

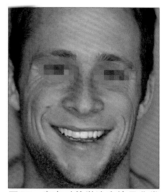

图33 患者对美学治疗效果非常
满意

在2011年12月患者复诊完成一年一度的随访。相对于牙冠轮廓，软组织持续改善（图32）。患者非常满意治疗结果（图33）。从其全科牙医那里获得的随访放射线片，显示了第5年的放射线结果（图34a～d）。

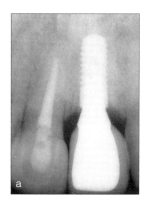
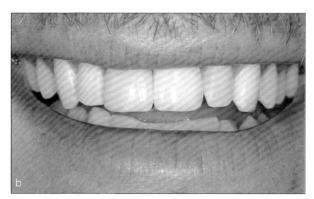
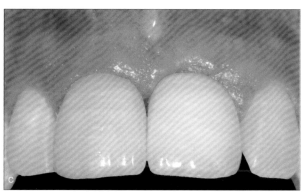
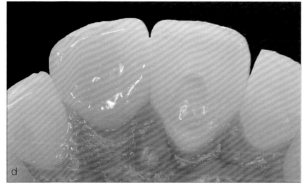

图34a~d　上颌右侧中切牙（牙支持式）和上颌左侧中切牙（种植体支持式）戴入5年之后，随访的根尖放射线片和临床表现

致谢

临床程序

Dr. Robert Hustwitt，pediatric dentist－Kitchener，ON，Canada

正畸程序

Dr. KumiPather－Kitchener，ON，Canada

技工室程序

SlawekBilko，ITI Fellow－Toronto，ON，Canada

7.12　缺失的上颌左侧中切牙种植：延期植入骨水平RC种植体，CAD/CAM氧化锆基台

E. R. Lorenzana, J. Gillespie

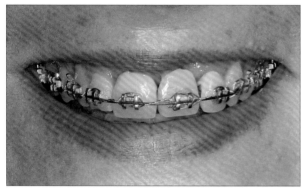

图1　大笑时患者表现出中高位唇线，前牙区龈乳头显露，但是中切牙龈缘被上唇所遮挡

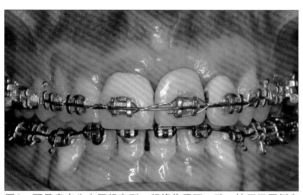

图2　可见患者为中厚龈表型，龈缘位置不一致，缺牙区唇侧有缺损，唇侧观

一位37岁女性患者，被转诊来咨询缺失的上颌左侧中切牙的种植修复（图1）。

患者叙述几年前由于摩托车事故导致该牙脱位，之后随即进行了三单位固定桥修复。长时间使用之后，她对固定桥修复大失所望，希望寻求其他治疗方式，包括正畸治疗。患者就诊时仍戴着正畸托槽，桥体部分与固定桥分离了，用弓丝进行固定。她的正畸医生认为正畸治疗已基本完成，但是在拆除正畸托槽之前先将患者转诊，以便必要时再进行正畸调整。

我们对患者的牙列、牙周情况和缺牙间隙进行了详细检查，评估种植治疗的美学风险。唇侧观显示患者为双向保护𬌗，覆𬌗程度约25%，上下牙弓的中线轻微偏斜（图2）。

患者的牙龈属于中厚龈表型，中弧线形龈乳头，软组织较厚，角化龈宽，方圆形牙冠外形。前牙区牙周探诊深度在1～3mm之间。上颌左侧中切牙唇侧可见骨缺损和软组织缺损，并且双侧上颌尖牙之间的区域可见龈缘位置不协调。测量上颌右侧尖牙、上颌右侧侧切牙和上颌左侧侧切牙的牙冠高宽比为1：1，但是双侧上颌尖牙牙冠的高宽比为理想的1.2：1。

为患者进行锥束CT（CBCT）检查，未发现病变。模拟种植体植入，可见种植区域有足够的骨量（图3）。

但是，在牙根水平的一个横断面显示种植区域存在唇侧骨缺损，可能会降低该病例的美学效果，因为这关系到理想的根面突起和穿龈轮廓的重建（图4）。这也证实了最初口内检查的结果。

根据临床检查和CBCT扫描的结果，我们对该病例进行了美学风险评估（ERA），如表1所示。

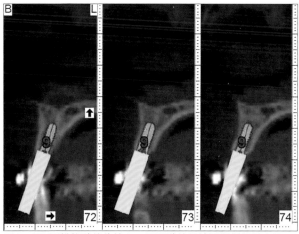

图3　CBCT模拟种植体植入，显示种植区域唇腭侧骨量充足

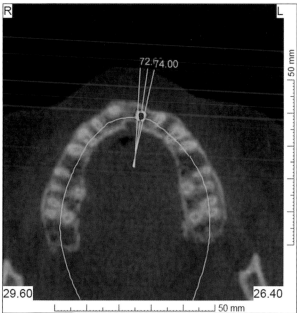

图4　CBCT横断面显示缺牙区有轻微而明显的唇侧骨缺损

表1 美学风险评估（ERA）表

美学风险因素	风险水平		
	低	中	高
全身状态	健康，不影响愈合		影响愈合
吸烟习惯	不吸烟	少量吸烟（<10支/天）	大量吸烟（>10支/天）
大笑时牙龈暴露	低位	中位	高位
缺牙间隙的宽度	单颗牙（≥7mm）[1] 单颗牙（≥6mm）[2]	单颗牙（<7mm）[1] 单颗牙（<6mm）[2]	两颗牙或两颗牙以上
牙冠形态	长方形	卵圆形	三角形
邻牙修复状态	无修复体		有修复体
牙龈表型	低弧线形，厚龈	中弧线形，中厚龈	高弧线形，薄龈
种植位点感染	无	慢性	急性
软组织解剖	软组织完整	炎症	软组织缺损
邻牙骨水平	距邻面接触点≤5mm	距邻面接触点5.5～6.5mm	距邻面接触点≥7mm
唇侧骨壁表型*	厚壁表型，厚度≥1mm		薄壁表型，厚度<1mm
牙槽嵴顶骨解剖	无骨缺损	水平向骨缺损	垂直向骨缺损
患者的美学期望	现实的期望	中等美学期望	不现实的期望

*如果可以获得牙齿存在时的三维影像，此项可用
[1]标准直径种植体，常规连接
[2]窄直径种植体，窄连接

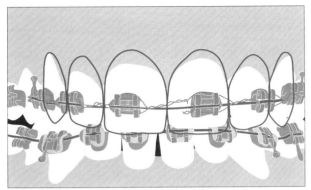

图5　牙冠的外形轮廓展现了预期的治疗效果

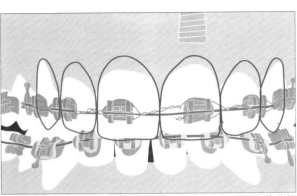

图6　以治疗示意图为指导，可将种植体肩台置于理想龈缘的根方3~3.5mm

患者已了解过多种修复上颌左侧中切牙的方式，包括制作新的固定桥替代旧的修复体。患者的基牙需要全覆盖式的修复体，因此固定桥是可行的修复方案之一。但是考虑到患者之前对于固定桥的不良体验，种植修复成为她的首选，也是唯一选择。综合考虑我们所收集的患者的临床、影像学检查资料和美学风险评估，以及患者成功完成的正畸治疗，我们将患者的总体美学风险定义为中等。根据ITI SAC分类（Dawson和Chen，2009），从外科和修复的角度，患者的分类均被定为"复杂（A）"。

我们向患者呈现了完整的治疗计划，包括上颌左侧中切牙位点的种植手术和软组织、硬组织增量，以增加唇侧丰满度，上颌右侧侧切牙、中切牙和上颌左侧侧切牙行冠延长术。示意图显示了整个前牙区在治疗结束之后预期的龈缘位置（图5）。

我们向患者解释了冠延长术对塑造理想美学效果的重要性。另外，还必须让患者明白，理想的龈缘位置将指导种植体冠根向的位置。示意图展示了种植体理想的冠根向位置，即种植体肩台与理想龈缘的距离为3~3.5mm（图6）。

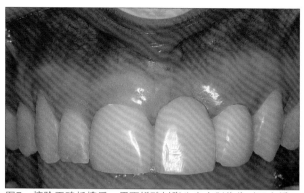

图7 摘除正畸托槽后，用丙烯酸树脂为患者制作临时固定桥，桥体按照最终理想的修复体形态制作

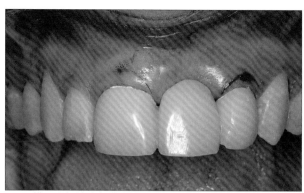

图8 描记理想的修复体龈缘位置

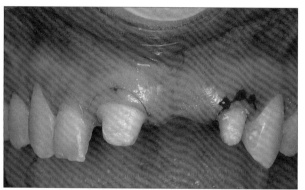

图9 取下临时固定桥以便切开牙龈、翻瓣

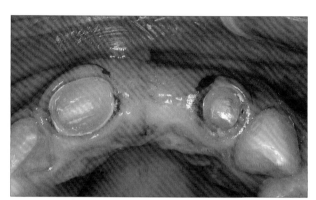

图10 可见种植区域唇侧凹陷，𬌗面观

制订治疗计划之后，摘除患者的正畸托槽，并由修复科医生制作临时修复体。桥体按照最终修复体的理想形态制作，以便指导最终种植体的位置和上颌右侧侧切牙、中切牙和上颌左侧侧切牙的冠延长术（图7）。

手术的首要步骤是描记预期的临床牙冠的高度（图8），牙冠轮廓设计成前牙区双侧对称。取下临时修复体，暴露术区并做手术切口（图9）。𬌗面观显示术区唇侧缺损，这将会对最终美学效果造成不良影响（图10）。

翻瓣后，将临时修复体再次就位，以准确评估术区的骨量和与种植体肩台的位置关系（图11）。

此处可见多余的骨量将会妨碍种植体植入理想的位置，该位置与理想穿龈轮廓的形成相关。为了形成良好的穿龈轮廓，必须要有3～3.5mm的空间。我们用涡轮手机和手动器械对上颌右侧侧切牙、中切牙和上颌左侧侧切牙进行冠延长术（图12）。

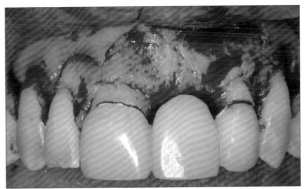

图11 翻瓣后，临时修复体就位，考虑到种植体理想的冠根向位置，可见种植区域存在多余的骨量

将在这些牙周围建立理想的生物学宽度。在上颌左侧中切牙位点进行骨重建，为正确的种植体植入深度创造空间，并且和前牙区其他牙位建立相似的生物学宽度。最终的骨弓轮廓不仅可以使种植体肩台位于理想的冠根向位置，并且可以更准确地反映牙齿周围牙槽骨的天然轮廓。需要注意的是，上颌右侧中切牙和侧切牙近中的骨要保持完整，以支持牙尖乳头的形态。

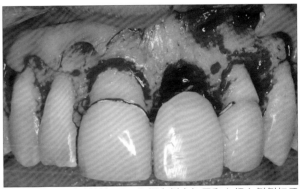

图12 在上颌右侧侧切牙、上颌右侧中切牙和上颌左侧侧切牙位行冠延长术，上颌左侧中切牙位点的骨弓轮廓与天然牙列的轮廓相一致

为了进一步提高种植体三维位置的准确性，与修复方案相吻合，我们使用了真空压膜式的外科导板辅助种植窝预备（图13和图14）。

当术区需要重大修整的时候，外科导板可以为正确的种植体植入提供参考。导板可以指导种植体的冠根向和唇腭向的位置，为将来穿龈轮廓的形成创造足够的空间。

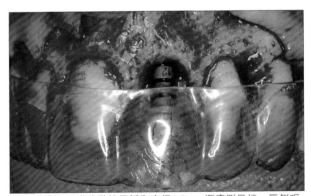

图13 真空压膜式种植导板和直径2.8mm深度测量杆，唇侧观

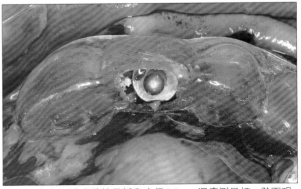

图14 真空压膜式种植导板和直径2.8mm深度测量杆，验面观

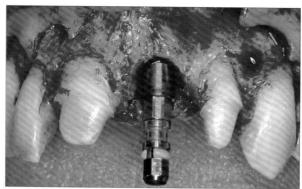

图15 骨水平种植体就位

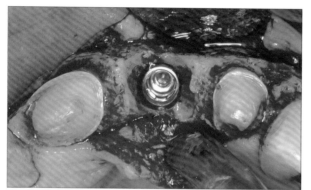

图16 骨水平种植体，𬌗面观。种植体被天然骨所包绕，但是唇侧仍存在缺损

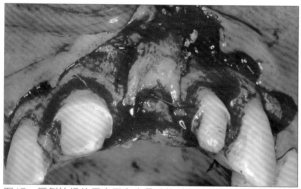

图17 唇侧缺损处用去蛋白牛骨矿物质和结缔组织瓣进行增量

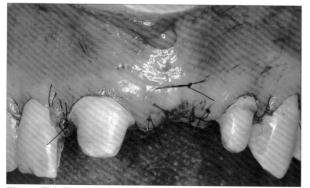

图18 用水平褥式缝合和间断缝合无张力地关闭创口

种植窝预备之后，在理想的三维位置上植入种植体（骨水平种植体，4.1mm×12mm，RC，SLActive；Institut Straumann AG，Basel，Switzerland），与修复方案相一致（图15）。

种植体就位后的𬌗面观显示种植体完全被天然骨所包绕（图16）。

但是，唇侧仍存在骨缺损，正如术前CBCT扫描所示。如果不进行骨增量使之与天然牙列的轮廓相匹配，骨缺损将会对最终的美学效果产生不良影响。

种植体旋入愈合帽（BL，RC，高度2mm；Institut Straumann AG），在唇侧缺损处放入去蛋白牛骨矿物质移植物（Bio-Oss，Geistlich，Wolhusen，Switzerland）和用单切口取腭侧瓣技术（Lorenzana和Allen，2000）制取的腭侧黏骨膜瓣，行自体结缔组织瓣移植（图17）。

用5-0铬肠线（Ethicon，Pittsburg，PA，USA）在黏骨膜瓣的冠、根方进行固定。

用6-0尼龙线缝合创口（Ethilon；Ethicon）（图18）。将龈瓣复位，首先缝合龈乳头，其次用水平褥式缝合减张，最后用间断缝合关闭创口。

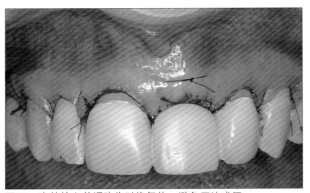

图19 在粘接之前调改临时修复体，避免压迫术区

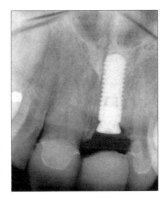

图20 术后根尖放射线片显示种植体位于理想的冠根向和近远中向位置，避开了重要结构

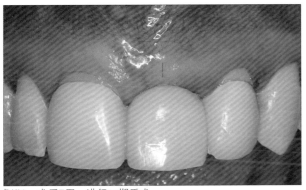

图21 术后7周，进行二期手术

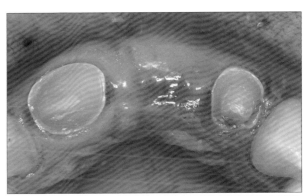

图22 取下临时修复体，殆面观。可见充足的软组织量和角化黏膜

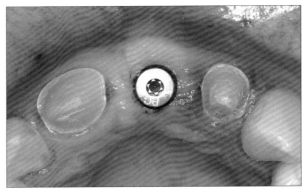

图23 环形切开牙龈后，暴露种植体，更换了更高的愈合帽对软组织轮廓进行塑形

在重新粘接临时修复体之前，对桥体进行调改，避免修复体压迫术区（图19）。术后拍摄根尖放射线片，检验种植体的位置（图20）。

患者术后2周拆线，在术后7周平稳愈合后，安排患者做二期手术（图21）。

经过增量后种植体周软组织量和角化黏膜都很充足，因此我们采用了环切牙龈的方法暴露种植体。将小愈合帽换成更高的愈合帽以便更好地对软组织轮廓进行塑形（图22和图23）。患者愈合良好；4周之后，将患者转诊给修复医生开始修复程序。

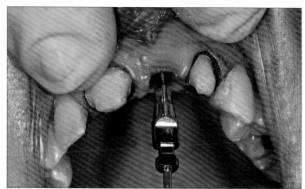

图24 放入RC印模帽

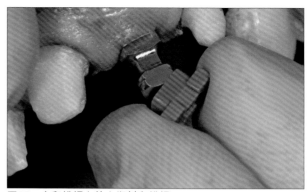

图25 在印模帽上放上塑料印模帽

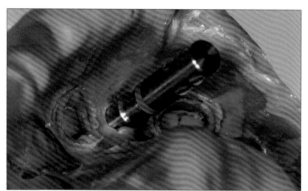

图26 将印模帽从口内取出，和替代体相连接后放入印模中，此时可以开始灌注模型

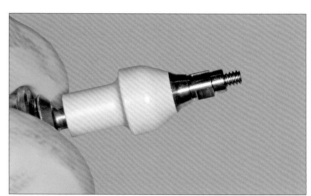

图27 使用骨水平常规十字锁合（RC）临时基台

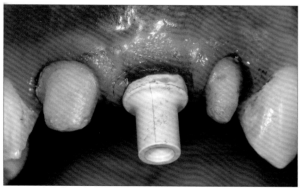

图28 试戴未调改的临时基台，标记出需要调磨的部分

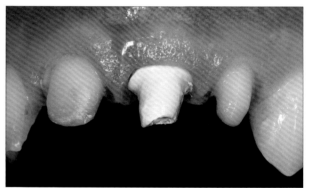

图29 调改过的临时基台完全就位

首先，将常规十字锁合（RC）印模帽连接到种植体上，用螺钉刀固定（图24）。再将塑料印模帽放在印模帽上制取印模（图25）。从口内取出印模后，印模帽留置在印模中。取出口内印模帽，与常规十字锁合替代体连接后放入托盘中，灌注模型（图26）。

此时，先将模型暂存，直至种植体周软组织用临时修复体塑形完成后再使用。使用骨水平常规十字锁合临时基台对穿龈轮廓进行塑形（图27）。取出愈合帽，放入未调改的临时基台并描记需要调磨的部分（图28）。

将调改后的临时基台就位，缓慢旋紧螺钉，使软组织可以逐渐适应压力，直至完全就位（图29）。

患者戴了4周临时修复体，直至她对软组织轮廓和总体美学效果感到满意（图30）。此时，需要将患者的软组织轮廓转移到模型上再送往技工室制作。取下临时修复体和基台，最终的穿龈轮廓与对侧同名牙的轮廓相协调（图31）。

去除最初的软组织模型，将临时基台放入模型中（图32）。

临时基台上涂抹凡士林，在临时基台周围注射印模材料制作新的软组织模型。将临时基台和修复体重新放入患者口内，模型送往技工室制作（图33和图34）。

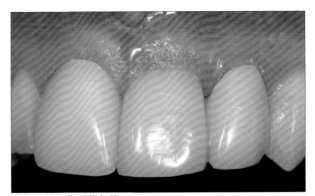

图30　戴入临时修复体

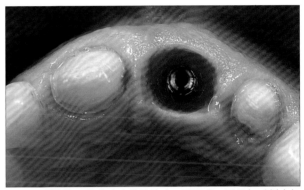

图31　种植体周黏膜过渡带的轮廓，𬌗面观。可见与对侧中切牙的软组织形态高度相似

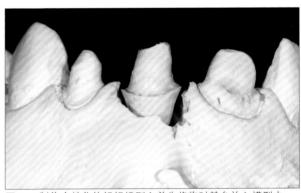

图32　制作个性化软组织模型之前先将临时基台放入模型中

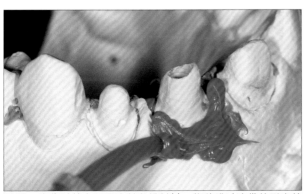

图33　在临时基台周围注射印模材料，将黏膜过渡带的形态转移到模型中

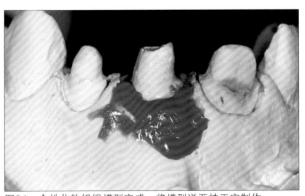

图34　个性化软组织模型完成，将模型送至技工室制作

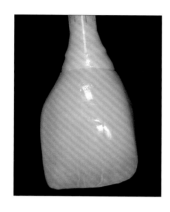

图35　最终的氧化锆基台和牙冠

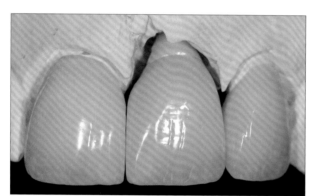

图36　最终的全瓷修复体在模型上就位

技工室制作了一个CAD/CAM氧化锆基台，即首先做了基台的蜡型，再扫描蜡型，研磨出最终的基台。之后，在氧化锆核上加瓷，制作出全瓷修复体（图35）。上颌右侧中切牙和上颌左侧侧切牙也同时做了两个牙冠（图36）。将个性化基台和牙冠返回临床让患者试戴。

戴牙过程中，先取下临时修复体和基台。小心清洁、冲洗种植体和周围软组织，再戴入天然牙牙冠和个性化基台。

此外，用复合树脂填充上颌右侧侧切牙，使其形态与上颌左侧侧切牙相协调。确认完全就位后，将基台加扭矩至35N·cm，用聚四氟乙烯胶带和复合树脂封闭螺钉通道（图37）。

仔细检查修复体是否就位，将咬合调至轻接触并用咬合纸确认后再粘接。将修复体粘接之后，仔细清理多余粘接剂。戴牙当日可见修复体的形状、颜色、轮廓和透光性都与天然牙列相协调（图38）。但是，为了获得最终期望的美学效果，显然还需要等待组织进一步的愈合和成熟。

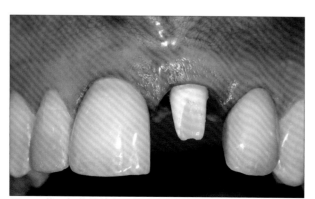

图37　戴入氧化锆基台，加扭矩至35N·cm，用聚四氟乙烯胶带和复合树脂封闭螺钉通道

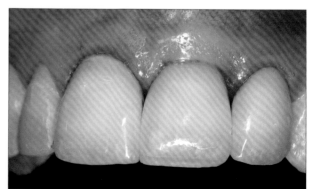

图38　戴牙当日，最终种植修复体的形态

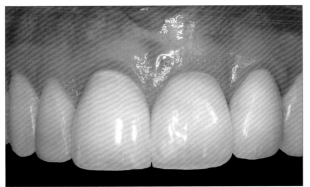

图39　戴牙后1年，唇侧观。可见前牙区修复体的牙龈轮廓对称协调

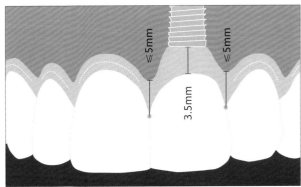

图40　稳定的软组织形态具有可预期性，因为牙槽嵴、种植体肩台和邻面接触点之间的位置关系十分理想

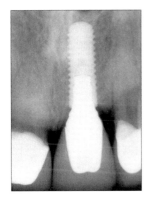

图41　1年之后的根尖放射线片

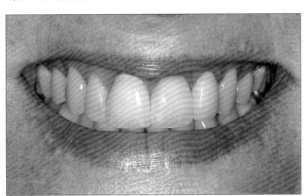

图42　戴牙后1年，患者大笑时可见美学效果稳定而令人满意

戴牙1年之后的根尖放射线片显示牙周组织和修复体、牙龈相协调，产生了稳定的美学效果（图39）。

前牙区的龈缘形态对称，修复体的形态和天然牙列协调一致，龈乳头充满了牙间隙。这也证明了术前对于种植体冠根向位置的设计和手术进行骨修整的正确性（图40）。

术后1年的根尖放射线片显示种植体周骨水平稳定，种植体近远中的骨量充足，以此支撑起近远中的龈乳头（图41）。

最后，1年之后患者的微笑时可以看出患者实现了自己的期望，获得了满意的美学效果（图42）。

致谢

正畸程序

Dr. Brad D. Bruchmiller，South Texas Orthodontics—San Antonio，TX，USA

技工室程序

Nuance Dental Ceramics，Inc. —Mansfield，TX，USA

7.13 缺失的上颌右侧中切牙种植：延期植入骨水平RC种植体和修复邻牙

A. Hamilton

一位38岁男性患者，来我科会诊，想更换上颌中切牙的单端固定桥（图1～图5）。患者在13岁时遭遇外伤，导致上颌右侧中切牙缺失，上颌左侧中切牙进行了根管治疗。几年之后，他的全科医生以上颌左侧中切牙为基牙，为他做了一个单端固定烤瓷桥。患者本次就诊时，该修复体已经使用了20余年。

患者的主诉是修复体的美观性差，尤其是上颌左侧中切牙龈缘着色。在检查过程中，患者有着"拘谨的微笑"，对自己牙齿的美观非常敏感（图1）。但是，在他几次不经意的大笑时可以看出1～2mm的牙龈暴露。进一步的美学分析发现，其上颌中切牙的牙冠形状、轮廓和颜色均与天然牙不协调。我们对患者做了美学风险评估（ERA），并且在知情同意环节进行了讨论（表1）。

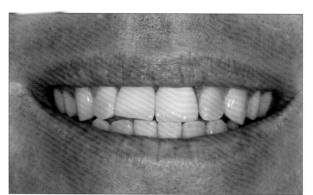

图1 拘谨的微笑——患者对前牙的美观性非常敏感

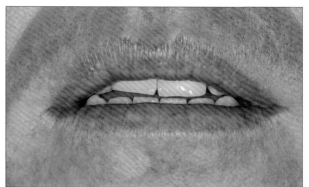

图2 静息状态时的唇线位置

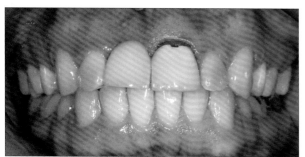

图3 上颌左侧中切牙牙龈退缩和龈缘染色，唇侧观

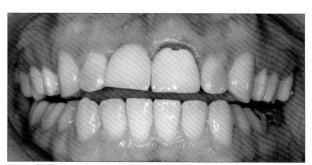

图4 轻微张口时可见双侧上颌中切牙切端角度和牙冠长度不一致，唇侧观

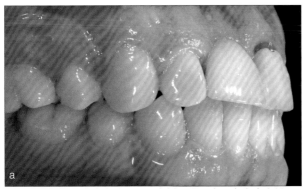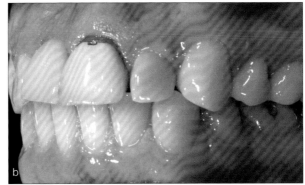

图5a，b　安氏I类咬合关系，左右侧面观。尖牙有中度磨耗面。与上颌左侧中切牙相比，上颌右侧中切牙桥体缺乏根面突起

咬合检查显示患者尖牙和磨牙为安氏Ⅰ类关系，上下颌中线轻微偏离，双侧保护𬌗，覆𬌗程度约15%（图3～图5）。上下颌尖牙的磨耗面提示患者可能存在一定程度的口腔副功能。仅上颌左侧中切牙存在前伸𬌗接触。

初诊根尖放射线片显示缺牙区垂直骨量和邻面骨量充足。上颌左侧中切牙根充物宽大，根尖区牙本质薄。切牙管明显（图6），因此需要进一步行三维影像检查（图7）。

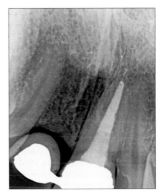

图6　根尖放射线片由口腔内科医生治疗完上颌左侧中切牙后提供，可见明显的切牙管

术前做了多层面CT扫描（图7）。上颌右侧中切牙已缺失多年，因此预计该位点可能有大量骨缺损。庆幸的是，正如34层和35层面所示，种植区域骨量可以满足种植体植入要求，即使唇侧有轻微水平向缺损，需要进行骨增量。影像学检查可见切牙管邻近术区，在制订种植方案和手术过程中需要注意。

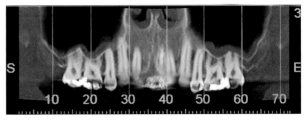
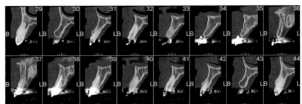

图7　术前CT扫描检查缺牙区的骨量和邻近解剖结构

表1 美学风险评估（ERA）表

美学风险因素	风险水平		
	低	中	高
全身状态	健康，不影响愈合		影响愈合
吸烟习惯	不吸烟	少量吸烟（<10支/天）	大量吸烟（>10支/天）
大笑时牙龈暴露	低位	中位	高位
缺牙间隙的宽度	单颗牙（≥7mm）[1] 单颗牙（≥6mm）[2]	单颗牙（<7mm）[1] 单颗牙（<6mm）[2]	两颗牙或两颗牙以上
牙冠形态	长方形	卵圆形	三角形
邻牙修复状态	无修复体		有修复体
牙龈表型	低弧线形，厚龈	中弧线形，中厚龈	高弧线形，薄龈
种植位点感染	无	慢性	急性
软组织解剖	软组织完整	炎症	软组织缺损
邻牙骨水平	距邻面接触点≤5mm	距邻面接触点5.5～6.5mm	距邻面接触点≥7mm
唇侧骨壁表型[*]	厚壁表型，厚度≥1mm		薄壁表型，厚度<1mm
牙槽嵴顶骨解剖	无骨缺损	水平向骨缺损	垂直向骨缺损
患者的美学期望	现实的期望	中等美学期望	不现实的期望

[*]如果可以获得牙齿存在时的三维影像，此项可用
[1]标准直径种植体，常规连接
[2]窄直径种植体，窄连接

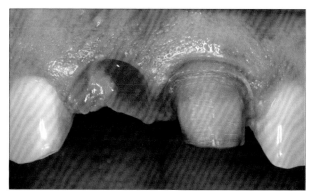

图8 取下烤瓷桥后，可见上颌左侧中切牙基牙的染色明显

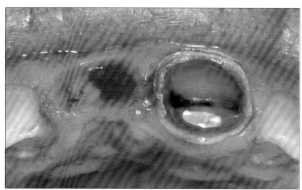

图9 与上颌左侧中切牙的根面突起相比，殆面观。上颌右侧中切牙拟种植位点可见水平向缺损和凹陷

取下烤瓷桥，可见上颌左侧中切牙基牙的染色明显（图8）。为了遮住变色的基牙同时减少牙体预备量，我们在进行全瓷修复之前需进行死髓牙内漂白。上颌右侧中切牙拟种植区域存在轻微的唇侧凹陷，需要进行一定形式的增量手术，来产生天然的软组织轮廓和形态（图9）。

经过全面评估后，对于再次采用单端固定桥修复还是种植修复加上单冠修复，我们考虑了几个关键因素：

- 单端烤瓷固定桥的长期存留率。
- 上颌左侧中切牙基牙的结构完整性差。
- 适合种植治疗的解剖环境。
- 患者对功能和美学的期望。

与患者讨论了两种治疗方案的优缺点后，患者决定采用种植修复，对以下治疗方案达成共识：

- 种植体植入同期行GBR骨增量。
- 临时单端固定桥修复。
- 上颌左侧中切牙内漂白。
- 愈合4个月之后进行二期手术。
- 使用临时修复体进行软组织塑形。
- 6个月之后使用金属−瓷基台和全瓷修复体进行最终修复。

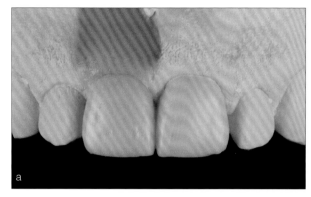

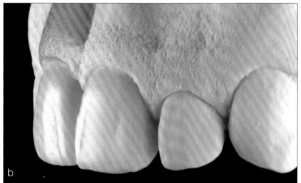

图10a，b 制作诊断蜡型，作为美学评估、制订种植计划和制作临时修复体的参考。在缺损处用软组织蜡型恢复牙龈形态

作为种植方案的一部分，制作诊断蜡型，为种植体植入和牙体预备作参考（图10a，b）。在诊断蜡型上做硅橡胶模板，用丙烯酸树脂（Protemp；3M ESPE，St. Paul，MI，USA）复制临时修复体，作为外科导板（图11）。在临时修复体桥体的腭侧做开孔，唇侧做标记，并仔细修整修复体颈部以适应龈缘的位置。该技术可以为理想种植体的植入提供必要的信息。

局部麻醉下行种植手术，术前使用抗生素（阿莫西林2g术前1小时口服）和0.12%氯己定漱口水（Curasept ADS；Curaden Healthcare，Saronno，Italy）漱口。缺牙区行牙槽嵴顶切口，双侧邻牙远中轴角处行垂直减张切口，做梯形瓣。梯形瓣的设计可以为种植窝预备、种植体植入和同期骨增量提供良好的视野。但是垂直切口可能会在术后产生明显的瘢痕，需要进一步改良瓣的设计。翻黏骨膜瓣后，用丝线牵拉龈瓣游离端至唇侧，保持术野清晰。

根据厂商提供的程序预备种植窝，植入1颗骨水平种植体（Straumann BL RC SLA，4.1mm×10mm；Institut Straumann AG，Basel，Switzerland），初始稳定性良好（图12）。用种植导板再次检验种植体的位置，确认种植体/基台连接处位于未来龈缘根方3mm。为了避开切牙管，种植体植入时偏向近中唇侧，之后修复体采用粘接固位方式。

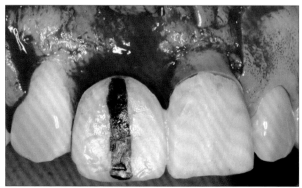

图11 翻全厚黏骨膜瓣，放入外科导板

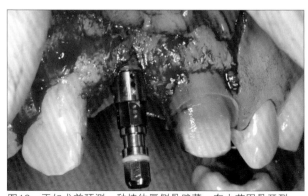

图12 正如术前预测，种植体唇侧骨壁薄，有小范围骨开裂

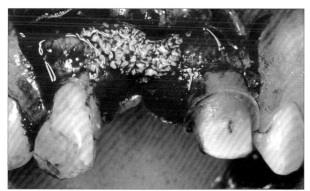

图13　使用缓慢吸收的去蛋白牛骨矿物质骨异种移植材料进行唇侧骨增量

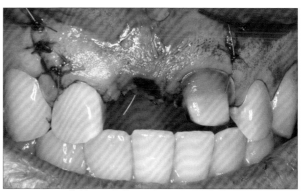

图14　用4-0单丝尼龙线进行间断缝合

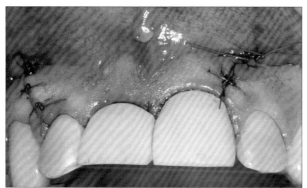

图15　在愈合期间，戴上单端固定桥临时修复体

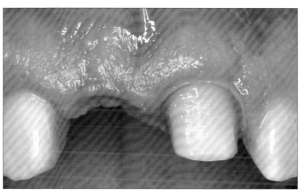

图16　术后3个月，进行死髓牙内漂白

使用缓慢吸收的去蛋白牛骨矿物质（Bio-Oss；Geistlich Pharma，Wolhusen，Switzerland）进行唇侧同期骨增量（图13）。旋入1mm的封闭螺钉，根据引导骨再生的原则（Buser，1993），在骨粉表面覆盖可吸收胶原膜（Bio-Gide；Geistlich Pharma）。

术毕，用反三角针（Dyloc；Dynek，Adelaide，Australia）和单丝尼龙线进行间断缝合，初期关闭

创口（图14）。在愈合期间，患者戴上单端固定桥临时修复体进行无压力的愈合，同时解决患者的功能和美学需求（图15）。

3个月之后复查，黏膜愈合良好，仅在垂直减张切口处可见轻微瘢痕。对上颌左侧中切牙进行死髓牙内漂白，安放橡皮障，将过硼酸钠和生理盐水（Rotstein等，1991）放入牙髓腔内。

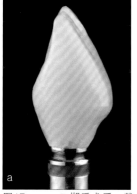
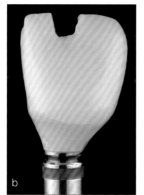
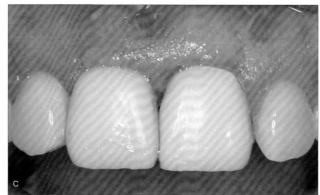

图17a～c　二期手术后，戴入种植体支持式的螺钉固位临时修复体，对黏膜过渡带进行塑形

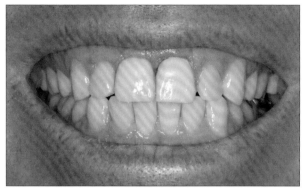

图18 患者对于牙齿的外观更加自信,微笑时可以完全露出龈缘

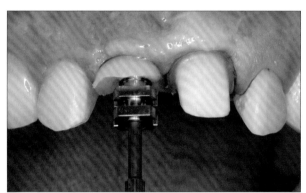

图19 使用个性化印模帽取开窗式印模

在漂白1次之后即可见牙齿颜色有了显著改善(图16),之后又做了3次漂白,每周1次。

二期手术,在牙槽嵴顶正中做小切口,用临时钛基台(Institute Straumann AG)和丙烯酸树脂(Protemp; 3M ESPE)制作螺钉固位的种植临时修复体和相邻天然牙的临时单冠(图17a~c和图18)。临时修复体有利于制取最终印模之前穿龈轮廓和黏膜过渡带的形成。

用临时修复体对黏膜塑形3个月之后,采用个性化印模帽取开窗式印模,将穿龈轮廓转移给技师(图19和图20)。这可以帮助技师制作最终修复体的黏膜过渡带形态,并且记录龈缘位置确定粘接边缘,避免粘接边缘位于龈下过深的位置。

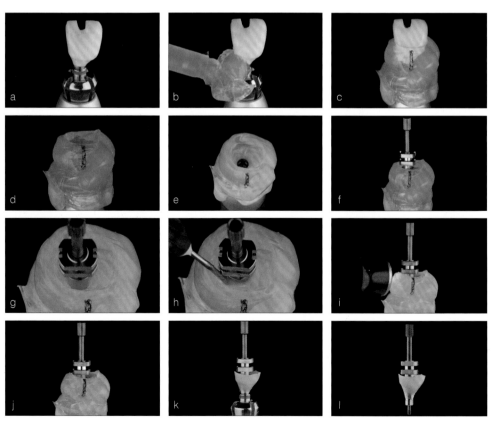

图20a~l 制作个性化印模帽。将临时修复体戴入替代体,将硅橡胶轻体或咬合记录材料注入临时修复体周围制作钥匙,复制穿龈轮廓的形态,并且在唇侧做出相应标记(a~c)。取出临时修复体,放入印模帽,可见印模帽和硅橡胶钥匙之间有明显的间隙(c~g)。用流动树脂填充该间隙并光固化(h,i)。取出印模帽,可见穿龈轮廓被复制到印模帽上(j~l)

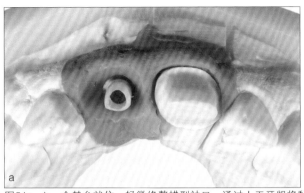
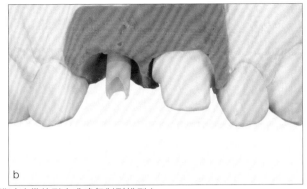

图21a，b　金基台就位，轻微修整蜡型袖口。通过人工牙龈将黏膜过渡带的形态准确复制到模型上

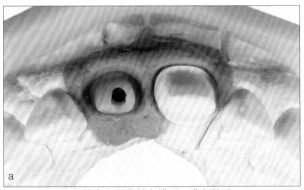
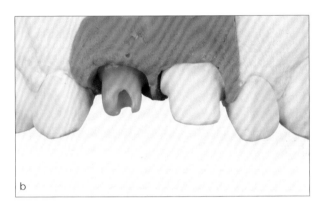

图22a，b　在金基底上制作基台蜡型，准备铸造

　　使用可铸造的金基底（RC Gold abutment；Institut Straumann AG），用失蜡法铸造个性化基台，并且用长石瓷（IPS d.SIGN；Ivoclar Vivadent, Schaan, Liechtenstein）饰面，制作具有高强度、耐用性和美观性的基台，与相邻天然基牙相匹配（图21~图23）。采用二硅酸锂（e.max；Ivoclar Vivadent）牙冠修复2颗中切牙（图23和图24）。

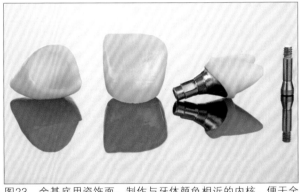

图23　金基底用瓷饰面，制作与牙体颜色相近的内核，便于全瓷修复体的制作

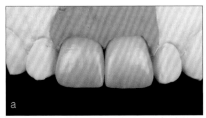
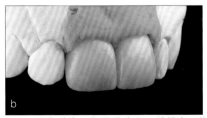
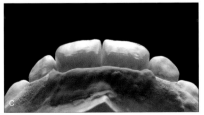

图24a~c　在模型上评估最终修复体的形态，可见修复体有理想的轮廓和天然的表面纹理

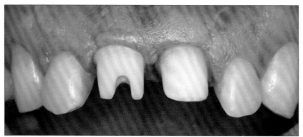

图25 将基台螺钉加扭矩至35N·cm，由于最终修复体复制了临时修复体的穿龈轮廓，因此周围软组织未见发白现象

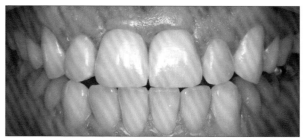

图26 戴牙当日，唇侧观

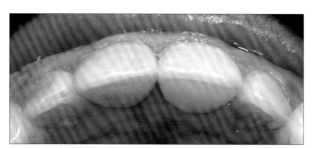

图27 最终修复体，殆面观。可见软组织量充足，骨增量后唇侧轻微隆起

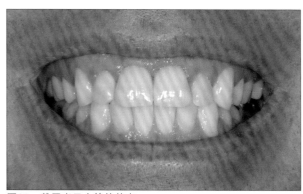

图28 戴牙当日大笑的状态

戴入最终基台，由于其穿龈轮廓与临时修复体形态相仿，未见软组织明显发白（图25）。牙冠唇侧边缘位于龈下0.5mm以内，并且和软组织的弧线相一致。确认修复体的就位、邻接、轮廓和美学效果没有问题之后，将基台螺钉加扭矩至35N·cm。用聚四氟乙烯胶带保护基台螺钉，并用复合树脂少量填充螺钉通道。上颌左侧中切牙在内漂白之后，基牙颜色有了明显改观，与修复体颜色更加匹配。2个中切牙的二硅酸锂牙冠均使用树脂粘接剂（Variolink；Ivoclar Vivadent），按照厂商指示进行粘接。该技术由Wadhwani等于2009年提出，用于种植修复体的粘接，可以减少粘接剂残留。

修复体与患者的牙-颌面美学相协调，患者对治疗的美学和功能效果非常满意（图26～图28）。唇侧软组织轮廓与相邻天然牙协调对称，骨增量后重塑了预期的软组织隆起轮廓。治疗后患者可以完全露出龈缘，对于笑容更加自信（图28和图29）。

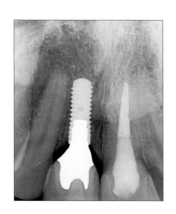

图29 戴牙当日的根尖放射线片显示种植体和邻牙近远中的骨量良好

2周之后患者复查，评估种植体周组织的炎症和粘接剂残留情况。重新检查咬合，确保薄层咬合纸通过，在前伸殆时双侧上颌中切牙均匀接触。对患者进行口腔卫生宣教，包括演示牙线的使用，并预约其每年定期复查。

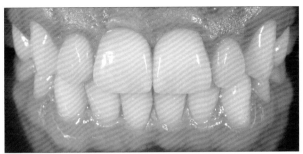

图30　戴牙12个月之后，组织进一步成熟，唇侧观

戴牙12个月之后，患者再次复查（图30～图34）。临床检查可见牙周情况和种植体周围情况良好。美学效果稳定，双侧中切牙的修复体龈缘对称，未见明显的牙龈退缩和修复体边缘暴露。上颌右侧中切牙种植修复体周围可见龈乳头进一步填充和成熟。牙周探诊深度<3mm，未见探诊出血。

该病例成功运用了科学的治疗原则和临床技术对缺失的单颗上颌中切牙进行修复，并获得了良好的美学和功能效果。

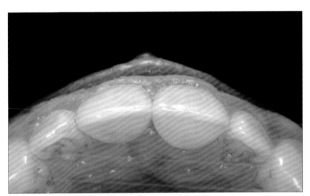

图31　种植体周软组织量轻微减少，殆面观

致谢

技工室程序和摄像

MDT Szabolcs Hant-Core Dental Ceramics, Perth, WA, Australia

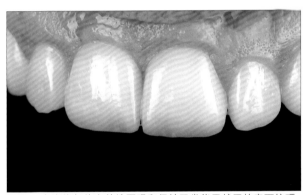

图32　全瓷修复体完美地再现和保持了类似天然牙的表面纹理

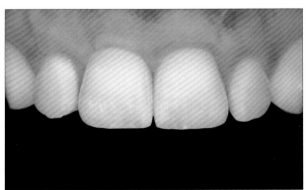

图33　戴牙12个月之后的横向极化照片，可见内漂白后良好的颜色匹配和稳定性

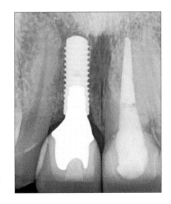

图34　戴牙12个月之后的根尖放射线片

7.14 折断的上颌左侧中切牙种植：早期植入一段式氧化锆种植体，半潜入式愈合

M. Gahlert

本病例植入了氧化锆种植体并同期行引导骨再生，采用了穿黏膜的半潜入式愈合。已有很多研究证实钛种植体采用该治疗方案具有很高的成功率（Brägger等，1996；Hermann等，2000；Jung，2004b；Cordaro等，2012）。并且，即使是钛种植体周炎引起的骨缺损也可以用引导骨再生和穿黏膜愈合方案解决（Mombelli等，2015）。和钛种植体相比，一段式全瓷种植体具有多重优势，包括不存在龈下微间隙、可减少菌斑附着（Scarano等，2004），以及均匀分布整个种植体的高强度。

一位31岁女性患者，由于上颌左侧中切牙牙龈炎症转诊至我科，就诊当日拍摄了全口曲面体层放射线片。

患者回忆18年前上颌左侧中切牙曾因外伤做过根管治疗。8周前患者发现上颌左侧中切牙周围软组织有炎症表现（疼痛，出血）。患者咨询了他的主治医生，随后转诊至我科。患者的牙龈情况在说话和大笑时非常显眼（图1和图2）。

经过临床和影像学检查，上颌左侧中切牙被诊断为牙根纵裂。告知患者她的手术治疗方案，其中包括进行美学风险评估（Martin等，2006）。

治疗方案

首先，拔牙之前先在技工室制作上颌左侧中切牙的临时修复体（图3）。

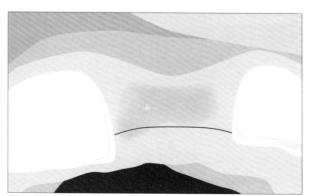

图1 2011年10月患者的初诊情况

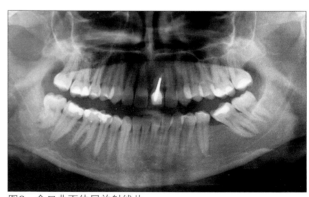

图2 全口曲面体层放射线片

取上下颌印模制作诊断蜡型，为制作种植导板做准备。

之后，拔除上颌左侧中切牙，搔刮拔牙窝内的炎症组织。拔牙时要检查牙槽骨的解剖状况，确定局部炎症造成的骨破坏范围。在拔牙过程中可以对患者进行美学风险控制。

根据第五次ITI共识研讨会（Morton等，2014）提出的治疗指南，对于前上颌的即刻种植，需要满足以下条件才能获得可预期的美学效果：

- 完整的牙槽窝骨壁。
- 唇侧骨壁厚度≥1mm。
- 足够的软组织厚度。
- 种植位点没有急性炎症。
- 根尖区和腭侧骨量充足，可以为种植体提供初始稳定性。

我们与患者商量了两种治疗方案：先行唇侧骨增量，择期种植手术；或者采用一步法，种植手术同期行骨增量。

该患者有较高的美学期望，其唇侧菲薄甚至已经缺损的骨壁很大程度是由上颌左侧中切牙的炎症引起。考虑到患者属薄龈表型，且拟种植位点存在急性炎症，因此选择在拔牙后6周对患者进行早期种植。

对患者做了美学风险评估（表1）。

由于之前的主治医生告知患者可以采用完全非金属的修复，因此她对于全瓷种植体非常感兴趣。我们向患者介绍了新一代微粗糙表面（Bormann等，2011；Gahlert等，2012的）二氧化锆一段式种植体和全瓷修复体，并向她展示了多个病例的临床治疗效果以及氧化锆种植体成功率和存留率的长期数据（Oliva等，2010；Gahlert等，2013）。我

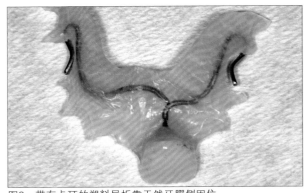

图3　带有卡环的塑料导板靠天然牙腭侧固位

们将患者纳入一个多中心的前瞻性研究，研究内容包括使用一段式全瓷种植体（Gahlert等，2016）进行单颗牙修复，并对新型种植体材料（二氧化锆）和种植体设计（一段式设计，无内连接结构）进行评价。患者同意加入该临床研究，并了解了手术和修复程序所需的治疗费用。完整的美学治疗过程如下：

- 拔除上颌左侧中切牙，愈合6周。
- 种植体植入同期进行骨增量，之后愈合3个月（一步法）。
- 或者先行骨增量手术，愈合3个月之后植入种植体，再进行无负荷愈合8周（两步法），拍放射线片。
- 二期手术暴露种植体，利用原有的修复体在椅旁制作临时修复体；取印模送技工室制作临时修复体，等待1～2周。
- 重新评估种植体周黏膜情况，临时粘接技工室制作的临时修复体；等待红色美学形成（具有可选择性；需2～8周）。
- 制取最终印模，让患者亲自前往技工室，制作最终的全瓷修复体（包括试戴通常需2～4周）。
- 粘接修复体，拍根尖放射线片，开始种植体维护阶段。

表1 美学风险评估（ERA）表

美学风险因素	风险水平		
	低	中	高
全身状态	健康，不影响愈合		影响愈合
吸烟习惯	不吸烟	少量吸烟（<10支/天）	大量吸烟（>10支/天）
大笑时牙龈暴露	低位	中位	高位
缺牙间隙的宽度	单颗牙（≥7mm）[1] 单颗牙（≥6mm）[2]	单颗牙（<7mm）[1] 单颗牙（<6mm）[2]	两颗牙或两颗牙以上
牙冠形态	长方形	卵圆形	三角形
邻牙修复状态	无修复体		有修复体
牙龈表型	低弧线形，厚龈	中弧线形，中厚龈	高弧线形，薄龈
种植位点感染	无	慢性	急性
软组织解剖	软组织完整	炎症	软组织缺损
邻牙骨水平	距邻面接触点≤5mm	距邻面接触点5.5~6.5mm	距邻面接触点≥7mm
唇侧骨壁表型[*]	厚壁表型，厚度≥1mm		薄壁表型，厚度<1mm
牙槽嵴顶骨解剖	无骨缺损	水平向骨缺损	垂直向骨缺损
患者的美学期望	现实的期望	中等美学期望	不现实的期望

[*]如果可以获得牙齿存在时的三维影像，此项可用
[1]标准直径种植体，常规连接
[2]窄直径种植体，窄连接

手术拟采用"软组织愈合的早期种植"（Buser
等，2008a；Buser等，2008b），向患者交代手术
方案。治疗第一步是拔除上颌左侧中切牙，拔除后
可明确诊断为牙根纵裂。在刮除肉芽组织时可见
唇侧骨吸收明显。最后对拔牙窝周围牙龈缝合了2
针。拔牙后未植入任何骨代用品或进行拔牙位点保

存。将之前制作的临时修复体戴入缺牙间隙，并向
患者反复交代种植手术中必须进行骨增量。

拔牙后6周可见角化黏膜上皮愈合良好，没有
感染迹象（图4和图5a，b）。

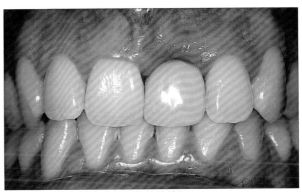

图4　拔牙后6周戴入临时修复体的情况

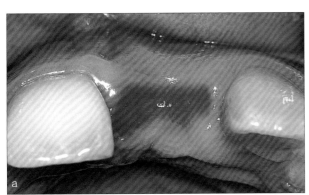

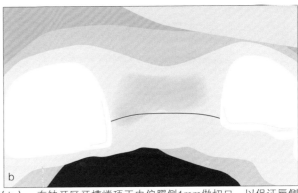

图5a，b　上颌左侧中切牙位点的牙龈愈合情况（a）和切口设计（b）。在缺牙区牙槽嵴顶正中偏腭侧1mm做切口，以保证唇侧
有足够的软组织量

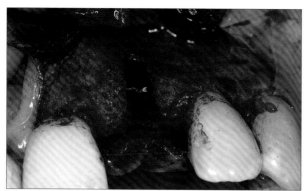

图6　翻黏骨膜瓣，去除肉芽组织后可见骨缺损明显

从上颌右侧中切牙至上颌左侧尖牙区域的唇、腭侧均进行局部浸润麻醉（Ultracain D-S forte 1：100000；Sanofi），在上颌右侧中切牙、上颌左侧侧切牙和上颌左侧尖牙做龈沟内切口。在上颌左侧中切牙牙槽嵴顶正中偏腭侧1mm做水平切口，以保证唇侧有足够的软组织量。翻开黏骨膜瓣，清除残留的肉芽组织。可见唇侧骨缺损明显，但牙槽嵴顶骨量可以满足种植体植入（图6）。

戴入种植导板以指导种植体的三维位置，开始进行种植窝预备。先锋钻预备后，用方向指示杆（Institut Straumann AG，Basel，Switzerland）纠正种植体的角度，并指导一段式种植体基台的选择（4mm或5.5mm）（图7）。

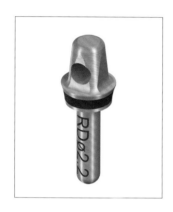

图7　带有4mm基台的指示杆

从颌间距离和最终全瓷修复的角度，选择4mm高度的基台是合适的。使用颈部成型钻，种植窝预备完成。使用方向指示杆再次检查种植体肩台的正确位置（位于邻牙釉牙骨质界根方1mm）。之后再用攻丝钻预备种植窝，形成骨水平全瓷种植体的螺纹。最后，植入微粗糙表面（Röhling等，2014）4.1mm×10mm带有4mm高度基台的一段式全瓷种植体（Institut Straumann AG，Basel，Switzerland）（图8，图9和图10a，b）。

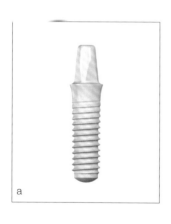

图8a　一段式全瓷种植体，直径4.1mm，基台高度4mm（Institut Straumann AG）

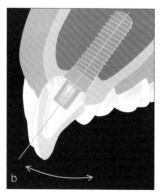

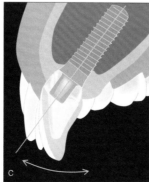

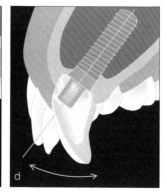

图8b～d　根据种植体不同的倾斜角度，4mm基台可以使修复体制作具有较大灵活性

然而，对于一段式种植体，以修复为导向的种植体植入并不容易，因此需要周密的手术计划和丰富的临床经验，并且每个病例都推荐使用外科导板。

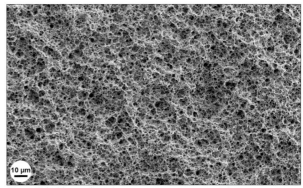

图9　微粗糙ZLA表面（Institut Straumann AG）

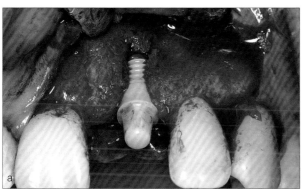
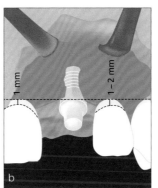

图10a，b　（a）在正确的三维位置上植入全瓷种植体，种植体肩台位于邻牙釉牙骨质界以下1mm。（b）种植体肩台位于邻牙釉牙骨质界以下1～2mm，同时位于牙槽嵴顶以上

在种植窝预备过程中收集自体骨屑，并将骨屑和胶原膜（Bio-Gide；Geistlich，Wolhusen，Switzerland）覆盖在暴露的种植体表面（图11和图12）。对于美学区的骨增量，ITI建议先用一层自体骨屑覆盖骨缺损处，其上再覆盖一层低替代率的

骨移植材料以恢复牙槽嵴的丰满度，并提高长期稳定性。由于患者拒绝使用任何同种异体、异种或人工合成的骨代用品，因此本病例仅使用了自体骨屑。在远期效果上，可能会影响骨量的稳定性和牙槽嵴的轮廓。

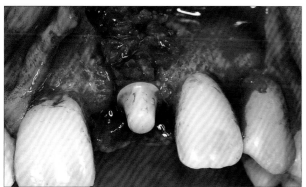

图11　种植体骨开裂区域用自体骨屑进行骨增量

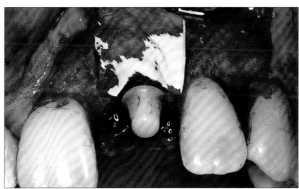

图12　用胶原膜覆盖骨增量区域

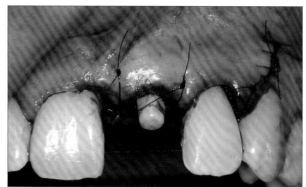

图13 用6-0缝线关闭创口，种植体采用穿黏膜半潜入式愈合

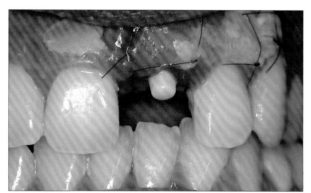

图14 术后7天可见牙龈上存在少量伪膜

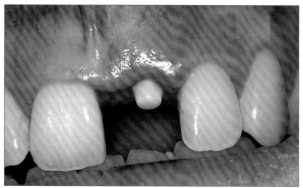

图15 术后3个月之后可见软组织高度良好

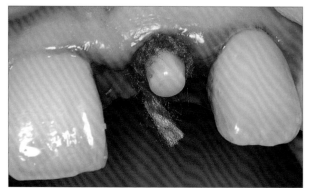

图16 使用排龈线暴露种植体肩台

使用6-0缝线关闭创口，将临时修复体调磨成中空状态，避免与全瓷基台早接触（图13）。

使用就位指示剂检查临时树脂牙，确保临时修复体与种植体基台无早接触。对患者进行术后医嘱宣教。7天后，拆线，未见种植区有感染迹象（图14）。

术后3个月，可见种植体周黏膜状态良好。采用一段式全瓷种植体同期进行自体骨增量，行穿黏膜半潜入式愈合，未产生任何术后并发症（图15）。

制作椅旁临时修复体时，对术区唇、腭侧行浸润麻醉，使用排龈线分离种植体周黏膜，暴露种植体肩台（图16）。

将成品树脂或聚醚醚酮（PEEK）基台（Institut Straumann AG）卡入种植体基台，使用红色金刚砂钻将其磨短（图17和图18）。

将中空的牙冠从导板分离，把临时修复体戴入树脂/PEEK基台上。用临时修复体材料（Structur 3；Voco，Cuxhaven，Germany）填满二者之间的间隙，并进行固化。固化完毕后，将临时修复体半成品从基台上取下。在临时修复体最终成形之前，在种植体基台上放入愈合帽，将黏膜与种植体肩台分离。

此时可以选择制取印模送技工室制作临时修复体。但是由于种植体周黏膜会产生变化，因此在之后再制取个性化印模更合适。将完成的临时修复体卡入种植体肩台，并用临时粘接剂粘接（图19和图20）。

2周以后复查种植体周黏膜情况。

椅旁制作的临时修复体对种植体近远中的龈乳头进行塑形（图21）。

在该特殊病例中，为了产生种植体周的红色美学，由技师制作个性化的临时修复体。用该修复体替代椅旁修复体，待种植体周黏膜形成完美的形态后再取终印模。

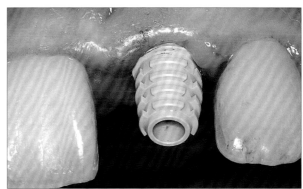

图17　将制作椅旁临时修复体的树脂/PEEK基台卡入种植体肩台

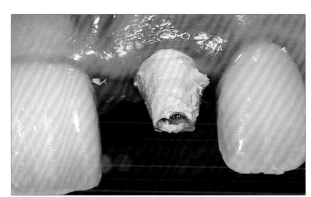

图18　制作完成的临时基台

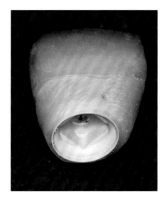

图19　完成后的椅旁临时修复体

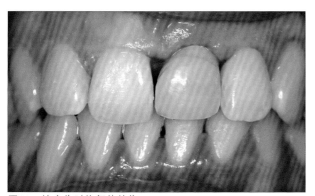

图20　椅旁临时修复体就位

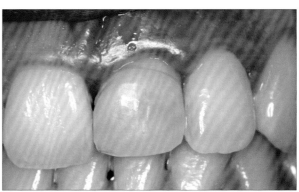

图21　上颌左侧中切牙戴入椅旁临时修复体后2周，近远中的龈乳头再生

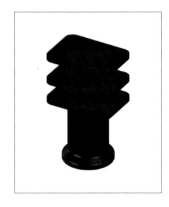

图22 成品印模帽

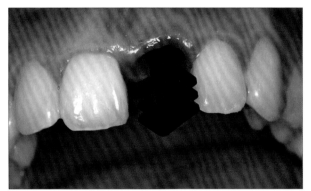

图23 印模帽卡入种植体肩台

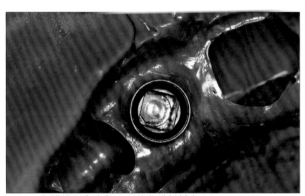

图24 印模帽固定在凝固后的印模材料中

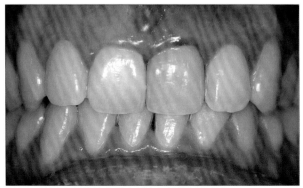

图25 技工室制作的上颌左侧中切牙临时修复体

用工具钳将临时修复体从基台上取下，清理基台，戴入成品印模帽（Institut Straumann AG）（图22和图23）。

使用技工室制作的个性化托盘制取精确印模（Impregum；3M ESPE，Neuss，Germany）（图24）。

由技师确定临时修复体的颜色和形状，在3天之后，替换椅旁临时修复体，戴入该临时修复体，直至种植体周围红色美学完美形成（图25）。

重衬临时修复体的外观，对穿龈轮廓进行塑形，可以产生更好的龈乳头形态和完美的美学效果（Wittneben等，2013）。

6周之后，对红色美学进行重新评估。此时种植体周黏膜拥有完美的轮廓，制取最终印模（程序同前）。在最终修复体完成之前继续戴上临时修复体。对于最终修复体的设计，需要技师、医生和患者之间进行密切沟通，以满足患者的美学期望。

最终修复体制作完成，戴入牙冠。为避免粘接剂残留，需要严格遵守粘接流程（表2）。

表2 粘接流程

推荐使用的粘接剂：Ketac Cem
用小毛刷蘸取适量粘接剂，勿超出所需用量
固化时对牙冠进行加压
用牙线清除多余粘接剂，取出牙线时注意邻面接触点
拍放射线片检查

使用玻璃离子水门汀（Ketac Cem；3M ESPE）粘接牙冠。用小毛刷在牙冠组织面涂一薄层，避免过量使用。戴入牙冠，并用手压迫就位。使用牙线（Superfloss；Oral B）清除近远中面的多余粘接剂。拍根尖放射线片确认牙冠就位，为后续复查留下影像资料（图26和图27）。

指导患者采用"由红色到白色"的刷牙技巧，以刺激种植位点的龈乳头再生。

在患者参与的为期1年的前瞻性研究中，全瓷种植体的成功率和存留率是97.6%（Gahlert等，2016）。该研究收集了3年的随访数据，并且已经提交发表。

修复体负荷4年之后，拍摄标准化根尖放射线片和患者的笑相（图28和图29）。

使用一段式二氧化锆全瓷种植体进行种植修复，具有高度生物相容性，且不含金属材料。

即使患者的初诊情况很复杂，该治疗仍然取得了良好的美学效果。

氧化锆全瓷种植体为口腔种植领域开创了新篇章，为医生、技师和科研人员提供了新的思路。

致谢

技工室程序

Otto Prandtner，MDT-Munich，Germany

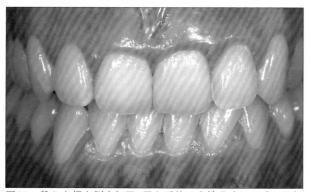

图26　戴入上颌左侧中切牙1周之后的口内情况（2012年7月）

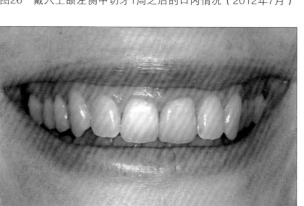

图28　2016年8月的口内情况，在负荷4年之后种植体周软组织状态稳定

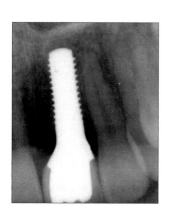

图27　标准化根尖放射线片

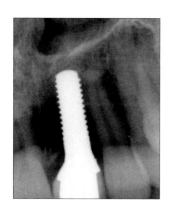

图29　2016年11月，种植术后5年的根尖放射线片

8 美学并发症

V. Chappuis, W. Martin, D. Buser

8.1 发生美学并发症的原因

处理美学并发症对任何一位医生来说都是棘手的。美学效果不佳不仅会影响患者的情绪，大多数情况下还很难弥补。文献已证实种植修复具有可预期性，存留率>90%（Adell等，1990；Lindquist等，1996；Wennström等，2005；Buser等，2012；Chappuis等，2013）。但是，种植体存留并不一定意味着成功。

对于种植体的成功，不同文献提出的标准不一（Albrektsson等，1986；Buser等，1990；van Steenberghe，1997；Karoussis等，2004）。衡量种植体成功最重要的包括影像学检查种植体周骨水平良好并且没有并发症。但是在美学区，以骨结合为导向的种植成功标准是不够的，因为该标准仅通过二维影像衡量了种植体的功能和周围骨的稳定性。

Smith和Zarb将种植成功的标准拓展为种植修复体必须要有美观的外形（1989）。修复体必须在各方面和天然牙相协调并模仿天然牙的外观，包括颜色、形状、纹理、尺寸和光学特性（Smith和Zarb，1989；Belser等，2004）。

前牙美学区的美学成功涉及多项临床指标，但是本质上和种植体周黏膜形态与对侧同名牙的比较相关（Cooper，2008）。美学区的种植修复需要客观的评价，包括有选择性地对种植体周黏膜和相关修复体进行评估（Belser等，2004）。

2005年引入了红色美学评分（PES），根据7个客观指标评价种植体周软组织（Fürhauser等，2005）。多种指标或标准的确立，使种植的美学成功可以用标准化的方式来衡量，对个体的软、硬组织形态进行客观评价（Fürhauser等，2005；Jemt，1997；Meijer等，2005；Belser等，2009）。目前最常用的指标包括红色美学评分（PES），用以评价种植体周软组织；以及白色美学评分（WES），评价修复体的形状、颜色、表面纹理（Chen和Duser，2014）。

尽管近年来口腔种植领域有了巨大的发展和创新，但是并发症的发生率依然居高不下（Cooper，2008），可能包括以下几个原因：首先，在过去10～15年间，种植体植入的数量显著增长，从2002年的49.9%到2006年的60.8%，仅仅4年内提升了21.8%（美国牙科协会，2008）。其次，对于一些局部软组织、硬组织量不足和全身条件不佳的患者也采用了种植治疗，或者使用了更具有创伤性的治疗方式（van Steenberghe，2003）。

种植治疗的并发症根据原因可分为生物学并发症、机械并发症、技工工艺并发症或美学并发症（Pjetursson等，2004；Jung等，2012；Chrcanovic等，2014；Froum，2010）。

生物学并发症大多数与患者相关，也可能由多因素导致，例如对种植体周炎的易感性，口腔卫生不佳或粘接剂残留。降低生物学并发症的风险需要患者有良好的依从性和密切的随访（Klinge和Meyle，2012）。

技工工艺并发症通常与种植部件的材料和设计有关，例如基台螺钉松动，种植部件和修复材料折断或粘接修复体松动。与生物学并发症不同，技工工艺并发症在大多数情况下可以被解决（Salvi和Brägger，2009）。

机械并发症通常涉及种植体折断，最终导致种植体拔除。由于螺钉设计的改良和新的钛合金材料强度的增加，种植体折断越来越少见。种植体折断的年发生率从过去的0.3%降低到0.08%（根据Pjetursson等2014年所做的5年并发症发生率研究得出）。

美学并发症可以与上述任何一个并发症相关，也可能是多种因素所致。有系统性评述提出前牙区种植体支持式单冠修复5年的美学并发症累积发病率是7.1%（3.6%～13.6%）（Jung等，2012）。此外，美学并发症还可能由医源性因素引起，包括对手术风险的误判、治疗方案选择不当、种植体三维位置不佳或者种植体的尺寸不合适。

8.1.1　不正确的种植体三维位置

种植体植入正确的三维位置是与美学并发症相关的最重要因素之一，无论选择何种类型的种植体设计（骨水平或软组织水平；Pjetursson等，2014；Evans和Chen，2008）。若种植体未植入在安全带内，修复之后种植体周围会发生骨改建，以重建生物学宽度（Chen和Buser，2009；Berglundh和Lindhe，1996）。该生物学现象是由于种植体/基台界面微间隙的存在而产生，可以在目前最常用的种植体品牌中看到，被称为"碟形骨吸收"。通常"碟形骨吸收"的水平距离1～1.5mm、垂直距离1～3mm，这取决于种植体/基台界面的设计、种植体品牌和微间隙相对于牙槽嵴顶的位置。

通过引入平台转移界面和改良的内连接方式，可以减少种植体/基台的微间隙（Broggini等，2006；Maeda等，2007）。虽然有研究观察5～9年之后发现该方式对减少"碟形骨吸收"有一定效果（Chappuis等，2015），但是系统性评述却结论不一，尤其是长期观察的数据以及多因素导致的种植体周骨吸收（Abrahamsson和Berglundh，2009；Atieh等，2010；Annibali等，2012；Romanos和Javed，2014；Strietzel等，2014）。

正确的种植体三维位置涉及安全带和危险带的概念，这些概念考虑到了生物学宽度的因素，至今仍然适用，即使采用了新的种植体设计（Buser等，2004）。

近远中位置不佳表现为种植体和邻牙距离太近（≤1mm）。这可能会导致邻牙垂直向骨吸收风险，进而由于牙槽嵴顶骨改建引起龈乳头高度下降（Esposito等，1993）（图1a～f）。

唇腭向位置不佳表现为种植体太偏唇侧和突出骨壁之外，导致唇侧骨量不足以支持软组织，引起唇侧牙龈退缩。如果种植体太偏腭侧，通常不会导致美学失败，除非植入位置过浅，导致患者难以对盖嵴式修复体进行菌斑控制（图2a～f）。

冠根向位置不佳不仅是指种植体植入偏冠方，引起种植体肩台暴露，也包括种植体植入偏向根方。后者由于修复以后的骨改建，可能引起唇侧牙龈退缩。种植体角度问题加上唇侧倾斜，可能会导致种植体肩台偏唇侧，引起唇侧骨吸收和牙龈退缩（图3a～e）。

角度不佳尤其是偏向唇侧，可能引起种植体肩台偏唇侧，进而引起唇侧骨吸收和牙龈退缩（图4a～d）。

总之，如果种植体肩台位置不当或者超出了安全带，骨改建会造成不可避免的骨吸收，导致唇侧牙龈退缩和龈乳头高度不足（图1～图4；W. Martin医生）。

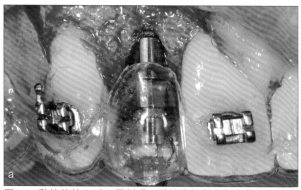

图1a 种植体植入时，唇侧观。种植体轻微向近中偏向上颌右侧中切牙牙根

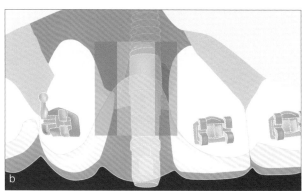

图1b 植入的种植体超出了近远中向的安全带

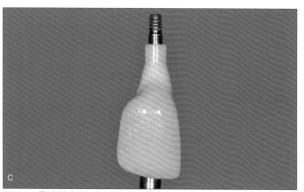

图1c 最终修复体（二氧化锆CARES基台和饰瓷），近中穿龈轮廓缩窄，唇侧观

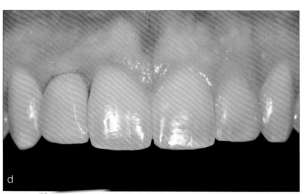

图1d 戴牙1年之后的上颌右侧侧切牙，近中龈缘有缺陷，唇侧观

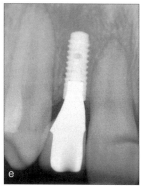

图1e 上颌右侧侧切牙戴牙1年之后的根尖放射线片，种植体近中骨量有限

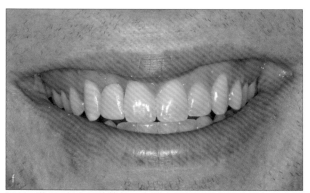

图1f 戴牙1年之后的笑相，上颌右侧侧切牙龈缘位置与其余牙位不协调

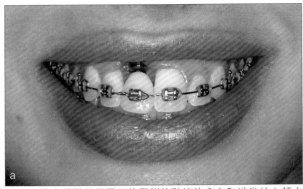

图2a 患者的微笑暴露了偏唇侧的种植体肩台和继发的上颌右侧侧切牙、上颌左侧中切牙的组织缺损，以及偏唇侧的上颌右侧中切牙种植体

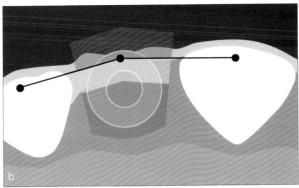

图2b 种植体位置超出唇腭侧的安全带

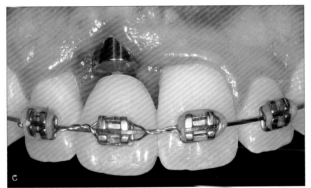

图2c 上颌右侧中切牙明显的牙龈退缩及邻牙组织缺损，唇侧观

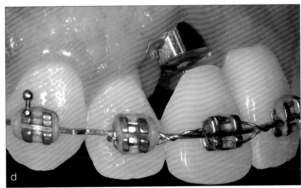

图2d 与邻牙对比，可见种植体明显偏向唇侧，侧面观

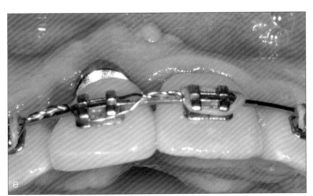

图2e 与临时修复体对比，可见种植体偏向唇侧，𬌗面观

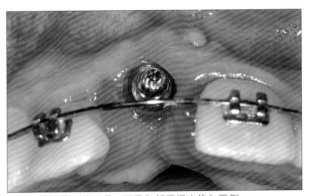

图2f 种植体，𬌗面观。可见与邻牙相比偏向唇侧

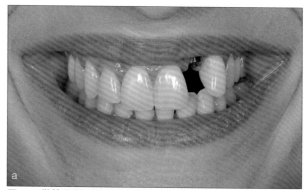

图3a　微笑暴露了种植体冠根向植入位置的不足和软组织缺陷

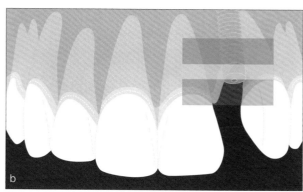

图3b　种植体轻微超出冠根向安全带，偏向根方

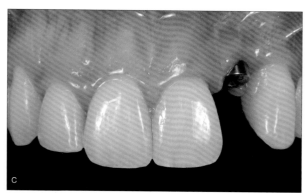

图3c　侧切牙种植体的位置和种植体周支持组织的缺陷，唇侧观

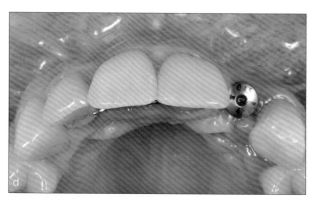

图3d　上颌左侧侧切牙的唇腭侧位置可接受，𬌗面观

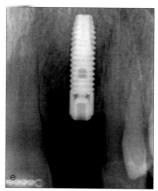

图3e　根尖放射线片：种植体位置和邻牙的关系，骨量足够支撑起软组织

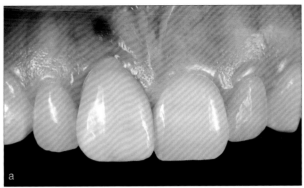

图4a 上颌右侧中切牙种植体支持式修复体，唇侧牙龈退缩，唇侧观

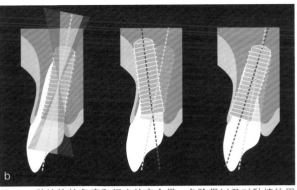

图4b 种植体的角度和相应的安全带、危险带以及对种植体周组织的潜在影响

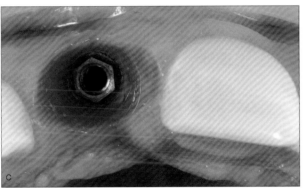

图4c 上颌右侧中切牙，殆面观。可见相比上颌右侧侧切牙，种植体平台位置偏向唇侧

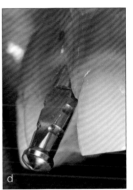

图4d 上颌右侧中切牙，侧面观。对比邻牙可见种植体轴向偏向唇侧

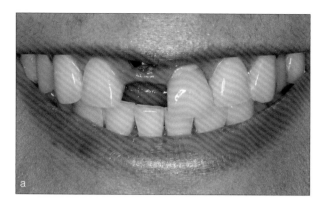

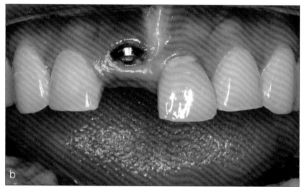

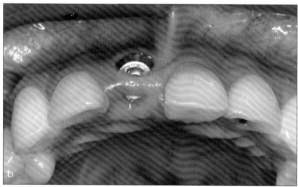

图5a~c 直径过大的种植体植入美学区引起唇侧骨吸收

8.1.2 种植体的选择

种植体选择不当也可能导致美学并发症的发生。种植体平台的尺寸过大不仅会侵犯近远中向的安全带，也会侵犯唇腭向的安全带（图5a～c，W. Martin医生和图6a～d）。偏向唇侧超出骨壁的种植体平台，将会破坏美学效果。对于侧切牙的种植修复尤其具有挑战性。通常来说，上颌中切牙、尖牙和前磨牙位点，推荐使用直径4～5mm的常规种植体。但是，在下颌中切牙和所有侧切牙位点，倾向使用直径3～3.5mm的窄直径种植体（NDI）。

最近的一篇系统性评述评价了窄直径种植体应用于上述位点产生了良好的临床效果（Klein等，2014）。但是窄直径种植体的植入需要获得以修复为导向的正确的三维位置，如果无法获得，则需要进行骨增量。虽然钛合金种植体的机械性能优于工业纯钛种植体，但是窄直径种植体应谨慎用于临界病例，并严格遵循ITI共识指南的要求（Klein等，2014）。

以前通常将根形种植体用于前牙美学区，目的是减少种植体表面到唇侧骨壁的距离，减少骨弓轮廓的变化，提高即刻种植的初始稳定性（Botticelli等，2006）。但是实验研究表明，唇侧骨壁的保存和种植体的设计无关（Araújo等，2005a；Caneva等，2010；Favero等，2013；Alharbi等，2015）。相反，相比于柱状种植体，根形种植体会导致更多的唇侧骨吸收（Caneva等，2010）。可能的原因在于根形种植体设计会压迫周围骨壁，尤其是唇侧骨壁，影响血供，加剧骨吸收（图6a～d；V. Chappuis医生）。

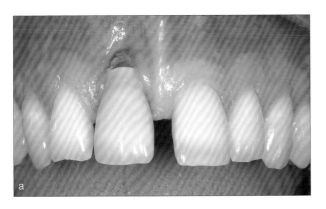

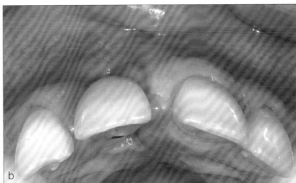

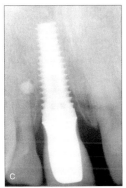

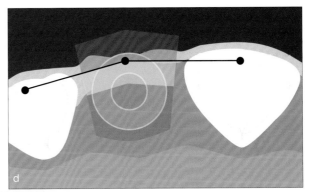

图6a~d　过大直径的根形种植体导致唇侧骨吸收，并且种植体植入偏唇侧

8.1.3 唇侧骨壁不足

充足的唇侧骨高度和骨壁厚度是取得良好美学效果的关键因素。种植体周围被牙槽骨所包绕，不仅是长期功能稳定的重要因素，也是取得成功的美学效果的前提。

临床和实验研究表明，唇侧骨壁厚度至少需要2mm才能保持其骨弓轮廓（Spray等，2000；Qahash等，2008）。如果种植手术时唇侧骨壁高度和厚度不足，需要同期进行骨增量以重建唇侧骨壁形态（图7a~d；V. Chappuis医生）。

在前上颌，自然状态下的唇侧骨壁通常十分菲薄（Braut等，2011；Januário等，2011），需要进行骨增量以长期支持软组织形态。目前证据最充分、具有可预期性的骨增量外科技术是采用屏障膜和合适的骨移植材料进行引导骨再生（Aghaloo和Moy，2007）。联合使用胶原膜、自体骨屑和Bio-Oss骨粉可以产生良好的骨再生效果，并且长期保持较高的红色美学评分（PES）（Buser等，2013a；Buser等，2013b）。

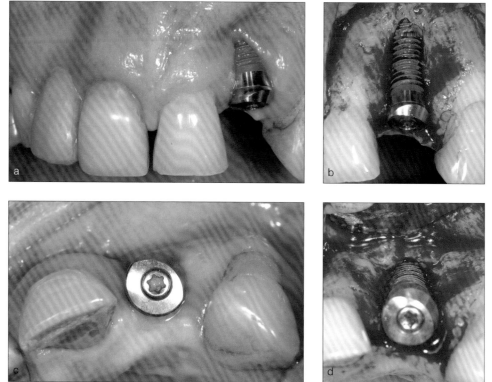

图7a~d 即刻种植术后的唇侧骨再生失败，导致唇侧黏膜退缩（a，b）。种植体唇侧没有骨再生（c，d），此外，种植体植入位置偏向唇侧

8.1.4 晚期面部发育引起的美学失败

颅颌面发育引起的种植体下沉是单颗牙种植修复的常见问题（Forsberg，1979；Bishara等，1994；Andersson等，2013；Zitzmann等，2015）。尽管Bernard等（2004）研究了上颌前牙垂直高度的变化，平均观察时间是4.2年，发现"青少年"组（15.5～21岁）和"中年人"组（40～55岁）并无差异，垂直高度变化范围在0.12～1.86mm之间（Bernard等，2004）。但是也有文献提出，对于长脸型或短脸型患者，进一步的生长发育——尤其是邻牙的继续萌出会带来严重风险，即使年龄在20岁以上（Heij等，2006）。

有研究长期观察了57位患者长达17～19年美学区单颗种植体的下沉情况（Andersson等，2013）。50%的患者有轻度下沉（<0.5mm），35%的患者下沉深度>1mm。对于女性和长脸型患者，种植体下沉情况更常见。

近期的一项研究观察了35位患者，平均年龄（29.3±9.9）岁，随访3年时间。研究者发现种植体的下沉率在20～30岁比40～50岁更高（Schwartz-Arad和Bichacho，2015）。虽然生长发育在青少年之后期已经停止了，但是众所周知，鼻上颌复合体仍然会在成年阶段缓慢生长，被称为晚期面部发育（Forsberg等，1991；Akgul和Toygar，2002；Albert等，2007；Machtei等，2008；Roccuzzo等，2002；Schwartz-Arad和Bichacho，2015）。但是，晚期面部发育时间在不同年龄有很大差异，尤其是对于长脸型或短脸型者（Heij等，2006）。此外，也要考虑到成年人牙齿持续萌出的风险。

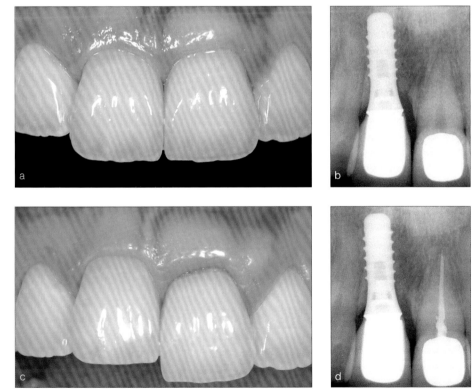

图8a～d 该女性患者在21岁时植入种植体（a，b）。术后11年即32岁时，发现种植体支持式修复体下沉2.5mm（c，d）。然而，患者并未因为牙冠的下沉而受到很大困扰

总之，在种植治疗之前需要提前告知患者可能由于晚期面部发育而引起的问题。尤其患者存在已知的风险因素，诸如短脸型或长脸型、年龄较小、高位笑线或者有较高美学期望，必须告知患者将来修复体调整的可能。目前还无法确切评估哪些患者更容易发生晚期面部发育或者他们在成年的颌面部发育程度（Froum，2010）（图8a～d；V. Chappuis医生）。

8.1.5　未经科学认证的种植体和第三方配件引起的美学并发症

临床医生应谨慎选择种植体厂商，购买经过国际标准化组织（ISO）或者美国食品药品监督管理局（FDA）认证的种植体产品。原材料的缺陷和制造过程中的缺陷往往会被发现，所以临床医生需要记录好产品批号和患者的资料以保证厂商可承担责任（图9a～d；V. Chappuis医生）。

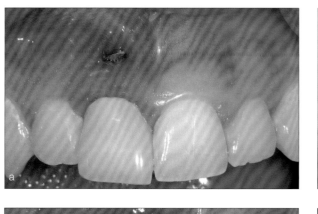
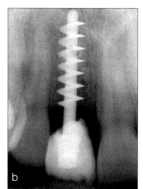
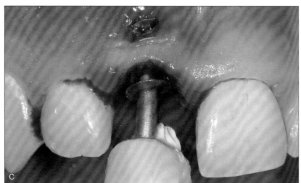
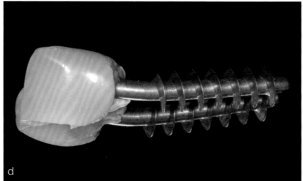

图9a～d　使用非原厂的种植体品牌引起的失败。患者上颌右侧中切牙存在慢性疼痛，同时唇侧出现骨开窗，暴露种植体螺纹（a）。根尖放射线片显示种植体周的牙槽嵴顶有骨缺损（b）。由于骨结合丧失，种植体很容易地被取出（c）。取出的种植体可见树脂冠内充满残留粘接剂（d）

对于美学区种植基台的选择要尤其小心。使用经过厂商验证的基台（原厂基台）可以保证基台与种植体连接的准确性，限制功能使用过程中的（旋转）运动，降低螺钉松动和基台折断的风险（Hamilton等，2013；Gigandet等，2014）。如果使用了未经验证（非原厂）的基台，可能会导致使用过程中发生旋转而不就位，引起基台折断或修复失败。氧化锆基台尤其需要在种植体上精确就位，任何不就位的情况都会增加基台折断的风险（Sui等，2014），最终导致美学失败，需要重新制作修复体（图10a，b；W. Martin医生）。

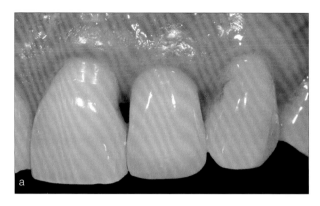

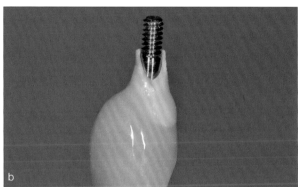

图10a，b　非原厂基台在戴入上颌左侧侧切牙种植体后6个月发生折断

8.2 美学并发症的处理

据统计，每年大约有200万颗新的种植体植入，有几千万颗种植体在行使功能，每年发生失败的种植体数目在20万～25万之间（Machtei等，2008）。失败的种植位点为临床医生造成了一个两难的境地：一方面，这些位点的牙槽骨通常遭受破坏，更不利于种植体植入。另一方面，此时种植治疗通常是固定修复的唯一方式（通常也是许多患者的治疗选择）。由于种植失败往往是由治疗各个阶段的并发症引起，所以早期发现和处理并发症往往可以扭转种植体的命运。另一个挑战是，重新植入的种植体往往比第　次植入时存留率更低（Machtei等，2008）。

8.2.1 保留美学区种植体的决策标准

对于美学效果不佳的种植体，选择保留种植体的首要前提是其位于安全带内，有正确的三维位置。其次，种植体有足够的骨支持，可以确保修复体的长期存留。如果达到上述两个前提，则可以考虑使用以下方法来保留种植体：软组织再增量、再次骨增量、区块截骨术和修复选择。

决定是否可以保留1颗失败的种植体之前，需要拍摄CBCT评估种植体周围条件、种植体三维位置、余留骨条件和邻牙的完整性。如果对于美学区种植体的保留无法确定，最好早期取出种植体以便更好地保存牙槽嵴，为未来的治疗提供更多选择。延迟取出种植体可能会引起严重的牙槽嵴破坏，还可能威胁到周围的种植体/天然牙。

软组织再增量对于较浅的唇侧局部牙龈缺损，可以用软组织增量来纠正。对于天然牙唇侧牙龈退缩的修复在文献中有大量的报道（Roccuzzo等，2002；Cairo等，2008；Chambrone等，2009；Tatakis等，2015），但是种植体周牙龈的修复却研究甚少。一个前瞻性病例系列研究使用冠向复位瓣结合结缔组织瓣来修复种植体周的牙龈退缩。虽然学者发现术后6个月种植体周黏膜有了明显改善，软组织开裂减少了66%，但是无法完全覆盖牙龈退缩区域（Burkhardt等，2008）。取上颌结节处的结缔组织瓣，去上皮后覆盖牙龈缺损区域，1年之后平均覆盖率达89.6%，56.3%的病例完全覆盖缺损区（Roccuzzo等，2014）。还有改良的技术联合外科和修复手段，运用冠向复位瓣、结缔组织移植瓣和新的修复体（Zucchelli等，2013），结果显示75%的位点实现了完全牙龈覆盖。总之，修复牙龈退缩的技术有待进一步提升，不仅要为患者实现更好的美学效果，还需要在软组织增量区域产生长期稳定的治疗效果（图11a～j；感谢来自Balwyn，Australia的Stephen Chen医生提供临床照片）。

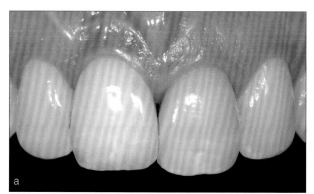

图11a　不翻瓣即刻种植（1型）11年之后，牙槽骨的进一步发育导致上颌右侧中切牙种植修复体和上颌左侧中切牙切端不对称。唇侧牙龈菲薄，可见拔牙前行根尖手术遗留的瘢痕。患者想更换牙冠以改善外观

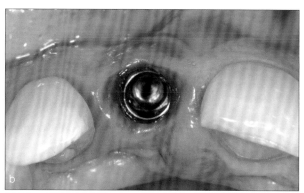

图11b　取下种植修复体后，殆面观。可见唇侧牙槽嵴的骨改建，唇侧黏膜菲薄。需要在戴入新的修复体之前增加唇侧软组织丰满度

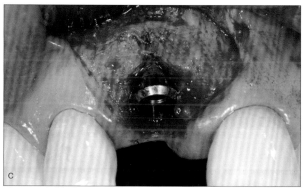

图11c　翻瓣后可见唇侧骨板V形骨开裂，暴露出种植体的粗糙表面

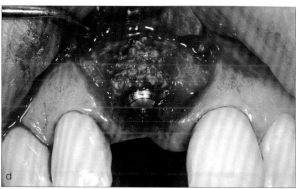

图11d　联合使用自体骨屑和DBBM放入骨开裂区域和唇侧骨表面

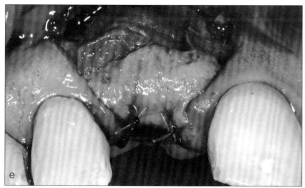

图11e　使用可吸收胶原膜保护骨移植材料。取腭侧结缔组织瓣覆盖在种植体冠方胶原膜之上，用缝线固定移植瓣

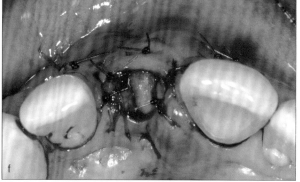

图11f　黏骨膜瓣未冠向复位，以避免膜龈联合位置改变以及瘢痕部位向冠方移动。牙槽嵴顶上可见结缔组织移植瓣

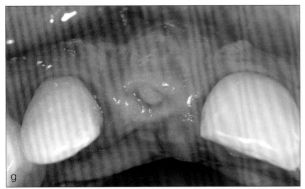

图11g　10周之后，可见结缔组织瓣愈合良好，和周围组织融合并完全上皮化

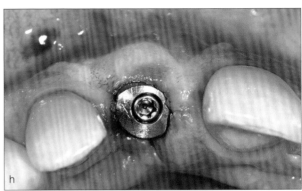

图11h　去除覆盖在种植体冠方的软组织，戴入愈合帽

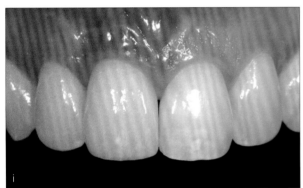

图11i　新的种植体支持式修复体制作完成

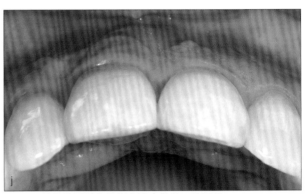

图11j　种植体唇侧软组织丰满度提升，𬌗面观

　　再次骨增量。对于有缺陷的种植体行骨增量手术的文献报道非常稀少，且仅限于病例报告（AlGhamdi，2012）。在大部分病例中，引起持续性骨吸收的原因多为种植体周炎或粘接剂残留。最近的文献报道种植体周炎的发生率是28%～56%（Lindhe和Meyle，2008）。纵向研究发现，对于种植体周炎的位点，重建种植体周组织的健康并不容易，尤其对于炎症发展较早的病例（Charalampakis等，2011）。手术切除是治疗种植体周炎的方法之一（Land和Berglundh，2011）。该方法可以有效减少种植体周的探诊深度，但同时会引起种植体表面的暴露。为了减少美学缺陷的发生，其他学者提出了再生性手术方法（Roos-Jansåker等，2007；Matarassi等，2014）。再生性手术治疗种植体周炎的效果取决于种植体周骨缺损的形态，对于环形骨内型骨缺损效果较好（Schwarz等，2010）。

　　区段截骨术。区段截骨术可用于种植体植入位置不当的病例。但是，为了取得良好的美学效果，考虑区段截骨时不仅需要唇侧有足够的骨支持，并且需要与邻牙牙根保持一定距离。关于区段截骨术修整位置不当的种植体，目前文献报道有限（da Cunha等，2011；Kassolis等，2003；Stacchi等，2008）。区段截骨术是一个复杂的程序，文献报道也仅限于病例报告。因此需要谨慎选择该治疗方案。

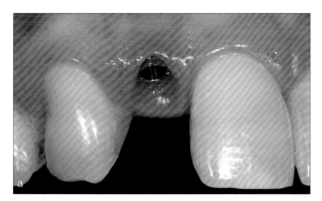
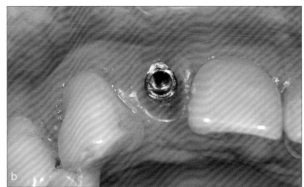
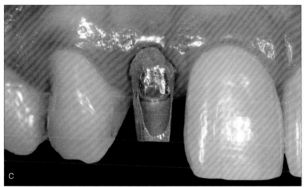
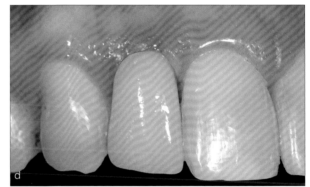

图12a~d　用成品角度（25°）钛基台纠正唇侧倾斜的种植体，种植体向唇侧过度倾斜导致修复空间不足，影响修复效果

修复选择。改善美学效果的修复选择对于种植植入位置或角度不佳，或种植区域软组织量不足，可用多种修复技术或材料来产生可接受的美学效果。采用这些修复方法通常是为了避免取出种植体或进行再治疗，用以挽救效果不佳的种植治疗。常用于种植体在冠根向植入过浅且向唇侧倾斜的临床情况。该情况需要角度基台来纠正种植体的轴向，因为严重的话（>20°）可能导致种植体周牙槽嵴顶的皮质骨受到不利的压缩和拉伸应力（Sadrimanesh等，2012）。因此，需要降低种植修复体的咬合力。角度基台的选择通常局限于合金类（金或钛）而不选择氧化锆基台，因为该基台通常需要磨薄以纠正种植体角度，可能发生折断（Thulasidas等，2015）。同时，唇腭侧修复空间不足，将限制医生选择材料以塑造最终修复体的穿龈轮廓、深度和透光性（图12a~d；W. Martin医生）。

如果种植体植入之前或之后发现软组织缺损，正确的诊断是决定手术或修复方案的关键因素。按照惯例，可以使用诊断蜡型，用红、白蜡片突显种植区域的软组织、硬组织缺损，进而帮助医生决定治疗方案并对患者进行治疗方案的宣教（图13；W. Martin医生）。

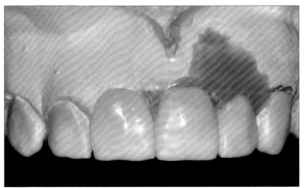

图13　软组织、硬组织缺损的诊断蜡型

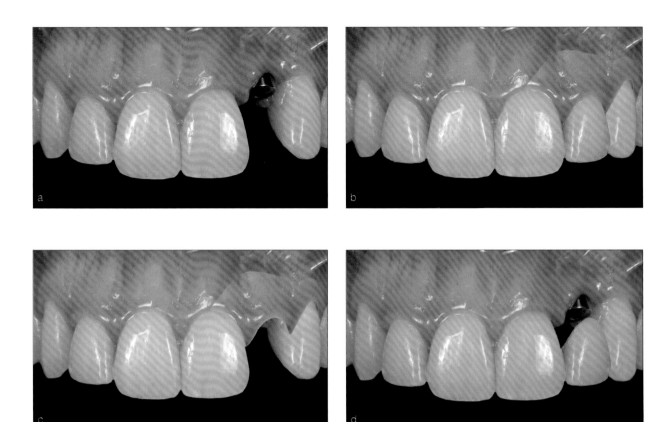

图14a～d 反映上颌左侧侧切牙种植体周围软组织、硬组织缺损的数字化模型（mock-up）

应用软件程序（Adobe Photoshop，Adobe Systems，San Jose，CA，USA）可以使诊断程序更富有效率，使用分层复制理想的对侧牙位的形态，并用隐藏图层分离软组织、硬组织缺损（图14a～d；W. Martin医生）。

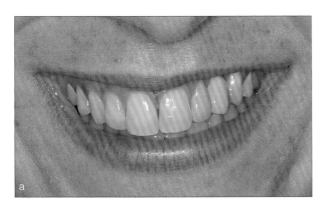
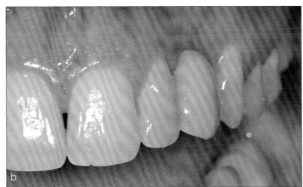
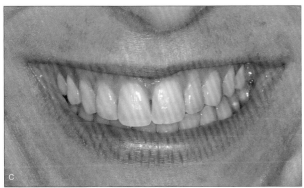
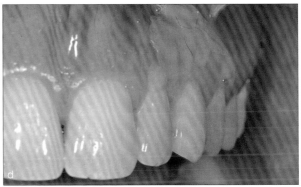

图15a～d　使用聚乙烯矽氧烷（PVS）材料在口内评估硬组织和软组织缺损

如果种植体植入和修复之后仍然存在软组织缺损，可以用聚乙烯矽氧烷材料放在缺损区进行口内评估，并使之在唇肌压力之下能够完全就位（图15a～d；W. Martin医生）。

该技术可以即刻塑造理想的轮廓，让患者有直观的感受。因为对于软组织缺损，患者通常会误认为是修复体突度过大。

若种植体植入后存在软组织缺损，应首先用外科方法进行改善。此时修复医生会辅助外科医生制作尺寸较小的临时修复体，减少对术区的压迫。术后愈合完成时，应改良临时修复体形态，制作理想的穿龈轮廓，开始对过渡带进行塑形（图16a～o；W. Martin医生）。

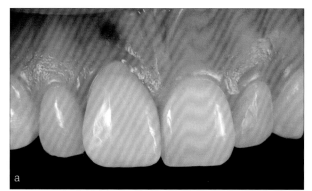

图16a 上颌右侧中切牙种植牙修复体唇侧可见软组织缺损和银汞材料染色

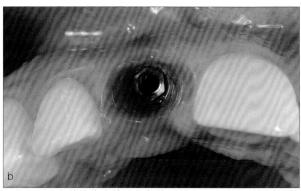

图16b 取出种植体支持式修复体和基台之后可见唇侧黏膜缺损，殆面观

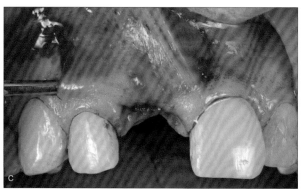

图16c 侧切口制取半厚结缔组织瓣

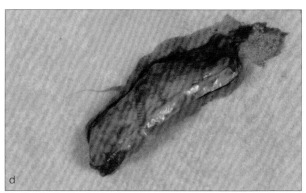

图16d 腭侧结缔组织瓣

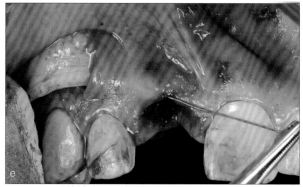

图16e 用缝线辅助，将结缔组织瓣置于黏膜上皮下

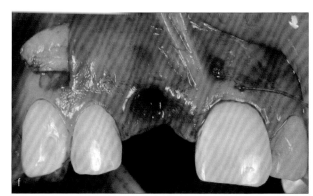

图16f 使用缝线从侧切口基底部牵拉结缔组织瓣就位

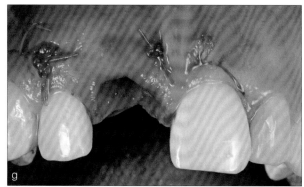

图16g 用缝线固定结缔组织瓣，唇侧观

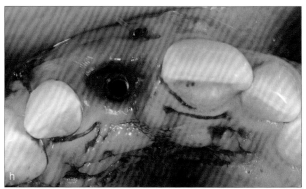

图16h 可见唇侧黏膜轮廓改善，殆面观

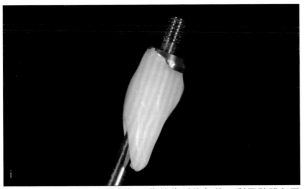

图16i 使用尺寸较小的螺钉固位的临时修复体，利于黏膜向冠方生长

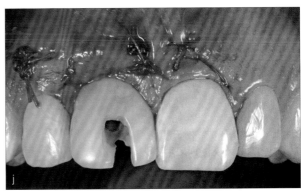

图16j 封闭螺钉通道之前临时修复体，唇侧观

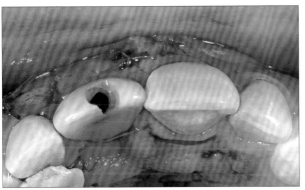

图16k 封闭螺钉通道之前临时修复体，殆面观

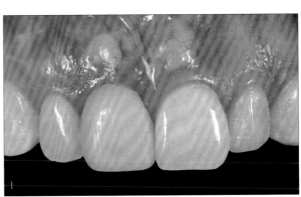

图16l 术后8周，去除银汞染色之后，戴入新的拥有理想轮廓的螺钉固位临时修复体

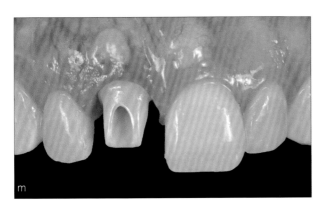

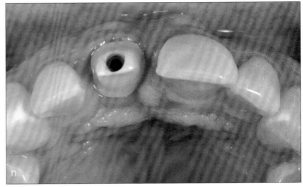

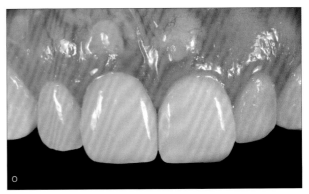

图16m～o 戴入个性化氧化锆基台和粘接固位的二硅酸锂牙冠

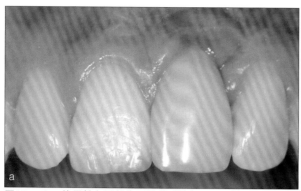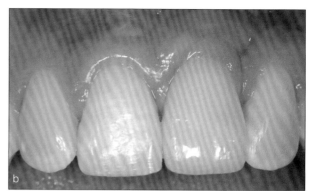

图17a，b　使用粉色牙龈瓷覆盖黏膜缺损区，延伸至远中牙间乳头的位置，产生了"双层龈乳头"的效果

　　若外科方法治疗效果不佳或达不到理想效果，可以选择用修复方法塑造对称美学。从制作、应用和长期使用角度，修饰黏膜缺损的修复材料（瓷、复合树脂和丙烯酸树脂）有不同的优缺点（Goodacre，1990；Duncan和Swift，1994；Hannon等，1994；Costello，1995；Zalkind和Hochman，1997；Greene，1998；Priest和Lindke，1998；Botha和Gluckman，1999；Jacques等，1999；Cura等，2002；Haj-Ali和Walker，2002；Barzilay和Irene，2003；Garcia和Verrett，2004；Capa，2007；Kamalakidis等，2007；Cascione等，2008；Mankoo，2008；Coachman等，2009；Kim等，2009a；Salama等，2009；Coachman等，2010；Kim等，2010；Alani等，2011）。在特定的临床情况下，为塑造最终修复体和周围牙列的黏膜对称性，选择正确的材料是一个关键因素。传统上牙龈瓷通常可与种植修复体一起修饰缺损区域；最近有报道称，对于薄龈表型的患者（厚度<2mm），可以与黏膜下的氧化锆基台联合使用牙龈瓷，以提升美学效果（Thoma等，2016c）。

　　牙龈瓷具有多重优点，包括颜色稳定性、表面多孔性和耐用性，但是其技术敏感性高，需要使用特制的比色板进行颜色匹配（Wang等，2013）。此外，建议医生仔细制订治疗计划，制作组织替代物的模型，以便将预期的理想轮廓与技师进行交流。

　　如果种植体植入前已知缺损的存在，可以使用粉红色力量概念（PPC）这种结构性的种植/修复策略，以修复美学区多单位的间隙（Vailati和Belser，2011）。该方法的要点在于评估微笑线对于人工牙龈的深度、位置和外形轮廓的影响。

　　对患者的宣教尤为重要，主要是与患者沟通可能的美学效果以及如何进行清洁。

　　需要特殊关注的是靠近天然牙的黏膜缺损区域，此处应用牙龈瓷应主要放置于修复体最高点且不超出牙间隙，否则可能会影响口腔卫生维护，还可能导致"双层龈乳头"的情况出现（Vailati和Belser，2011）（图17a，b；W. Martin医生）。

　　最重要的是，一个设计良好的PPC修复体需要有出色的美学效果并容易清洁，拥有与龈乳头相协调的弧线形轮廓，可以消除或显著减少"黑三角"，重建解剖牙冠的正常长-宽比（Vailati和Belser，2011）（图18a～h；感谢Bern，Switzerland的Urs Belser教授提供临床图片）。

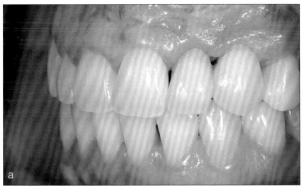

图18a　临时修复体，侧面观。从美学角度可见该修复体有3个小问题：（1）上颌左侧侧切牙和尖牙之间龈乳头过短；（2）上颌左侧侧切牙卵圆形桥体相比于牙龈黏膜位置偏根方；（3）上颌左侧中切牙和侧切牙之间存在"黑三角"

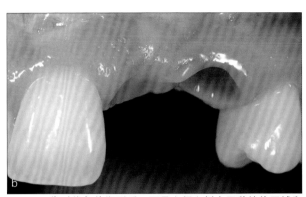

图18b　临时修复体塑形后，可见上颌左侧尖牙种植体区域和侧切牙桥体区域的软组织轮廓协调。仍存在的黏膜缺损需要最终修复体用牙龈瓷进行修复

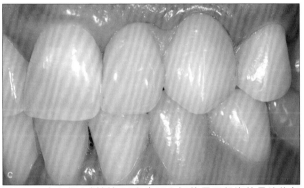

图18c　在上颌左侧侧切牙和尖牙之间使用牙龈瓷的最终修复体，需要少量调改修复体轮廓以改善美学效果和卫生通道

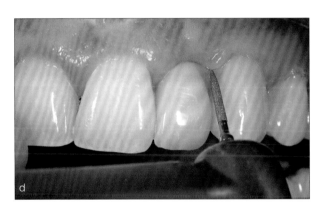

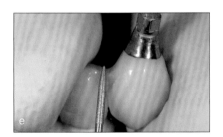

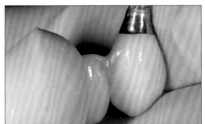

图18d～f　在口内、口外使用细颗粒火焰状金刚砂车针修整修复体形态

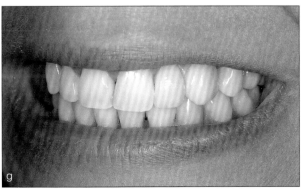

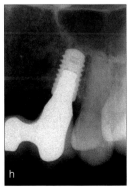

图18g，h　上颌左侧侧切牙/尖牙间隙用牙龈瓷所填充（g）。2年之后的根尖放射线片（h）

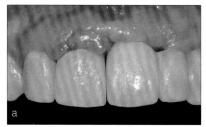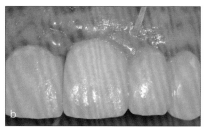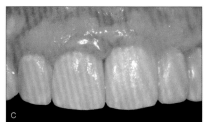

图19a～c 使用复合树脂修饰上颌左侧中切牙远中邻间隙的黏膜缺损

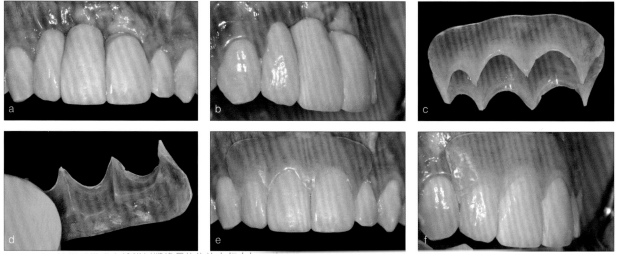

图20a～f 使用可摘式内烯酸树脂修复体修饰上颌中切牙种植体唇侧和根尖区的黏膜缺损

龈色复合树脂相比于牙龈瓷，可以由临床医生在使用、调磨、维修等方面进行控制，但是其颜色稳定性差，长期使用时可能存在美学缺陷，需要进行更换（图19a～c；W. Martin医生）。

对于复合材料的颜色选择要尤其谨慎，因为大部分材料都有多种色度可供选择，且偏红色。需要选择相对较浅的牙龈颜色，使之可以融入周围组织（Vailati和Belser，2011）。结合了基底色和改良色的个性化比色板可以提供更多逼真的颜色。湿度控制和修复体的粘接对于降低分层和染色非常重要。此外，卫生通道的建立也很重要，如果可能的话，尽量采用可拆卸的修复体。

丙烯酸树脂仅适用于大范围黏膜缺损，超过了修复体龈缘。在此情况下，将丙烯酸树脂当成可摘义齿，通过黏膜静压力和邻间隙拓展进行固位（图20a～f；W. Martin医生）。丙烯酸树脂是修饰大范围黏膜缺损的较便宜办法，但是它的颜色稳定性一般，并且容易被患者四处乱放而需要重做。因此可以考虑同时为患者制作多个修复体。

更多关于垂直组织缺损的深层信息，请查看ITI在线学院由Urs C.Belser医生提供的学习单元"垂直组织缺损的修复解决方案"（需付费）。登录academy.iti.org查看其他在线学会提供的信息。

8.2.2　取出种植体的标准

虽然现行的指南没有明确规定何种情况下应该取出种植体，但是在决定是否取出失败的种植体时应考虑以下几个因素：

- 美学失败。
- 种植体松动。
- 种植体周炎。
- 种植体折断。
- 种植体位置不正确。
- 疼痛。
- 局部病变。
- 心理问题。
- 修复体连接界面破坏。
- 种植配件/种植体作废。

此外，在骨吸收加剧之前，需要尽快取出种植体，避免再次植入种植体之前需要额外的修复程序或者对邻牙产生破坏。

毫无疑问，种植体松动或折断是种植失败的标志。在受影响位点，需要即刻取出种植体防止发生进一步骨吸收。对于几乎完全骨丧失的松动种植体，可以用逆时针旋转的扳手取出，即用反向扭矩棘轮扳手和镊子逆时针旋转，用最小的脱位力量取出，减小对周围组织的损伤。如果种植体不松动，可能由于不正确的植入或植骨位点感染，或者存在进行性的种植体周炎，在此情况下，需要手术取出种植体。

种植体取出工具。对于大部分发生美学并发症的病例，取出种植体是最有效的方法，之后再进行骨增量并植入新的种植体。取出种植体的过程需要避免对余留骨和邻牙额外的损伤。因为在大部分美学失败的病例中，唇侧骨壁可能受损，因此保存腭侧骨壁——对于未来种植体植入至关重要的结构，具有决定性的作用。环形钻会对周围骨质产生过多的损伤，应避免使用。应该使用小裂钻在种植体唇侧和邻面区域小心破坏骨结合，使种植体可以被镊子取出。

超声骨刀。如今有非常精确的超声骨刀工具，可以切断种植体－骨界面。超声骨刀相比于高速钻针来说，可以在术中更易于控制（Vercellotti，2000）（图21a，b；V. Chappuis医生）。

旋出扭矩系统。种植体旋出扭矩系统是种植体取出工具的一大进步。反向扭矩扳手是取出种植体创伤性最小的工具，不会破坏周围组织。将专用适配器与种植体啮合后，用反向扭矩将种植体旋出直至种植体松动（图21c，d；V. Chappuis医生）。

反向螺钉系统。反向螺钉技术是第二选择，尤其当种植体连接被破坏时（Anitua和Orive，2012）。将反向螺钉固定在棘轮扳手上，可以很容易地进行逆时针旋转，旋出扭矩在20～80N·cm之间。当达到最大扭矩200N·cm时，可以用小裂钻或超声骨刀来削弱骨结合。对于植入在致密皮质骨的窄直径种植体需要尤其小心，因为种植体容易发生折断（图21e～k；V. Chappuis医生）。

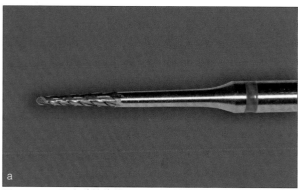 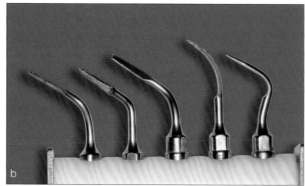

图21a，b　取出种植体的工具。小裂钻（a）；超声骨刀用于破坏骨结合界面（b）

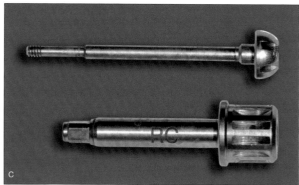 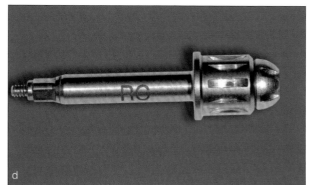

图21c，d　更多取出种植体的工具。来自种植体厂商的工具，可以内连接就位（c图，下）。就位之后，用螺钉将反向扭矩设备固定在种植体上（c图，上；d图）。可以逆时针方向使用棘轮扳手

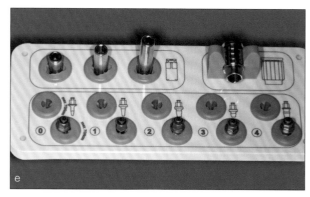

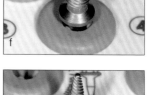 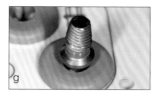

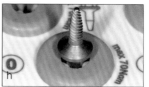 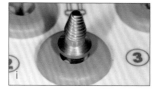

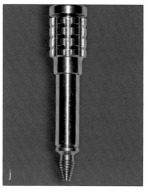 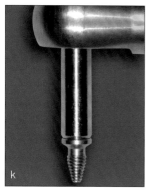

图21e~k　更多用于取出种植体的工具。反向螺钉工具盒（BTI，Vitoria-Gasteiz，Spain）（e）。根据种植体连接方式，可以选择不同尺寸的反向螺钉（f~i）。将螺钉用延长杆及扳手旋入种植体上（j）。用棘轮扳手逆时针方向旋出（k）

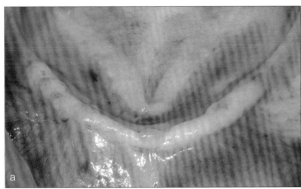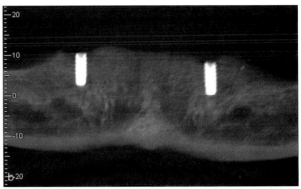

图22a，b　双侧下颌尖牙位点的窄直径种植体在使用2年之后折断。CBCT显示种植体与颏孔关系密切。由于解剖限制，不考虑植入更长的种植体

即刻再种植。若骨量足够时可以考虑即刻再种植。最好选择种植位点无感染且患者风险较低的病例。对于即刻再种植，建议选择植入更大直径的种植体（Evian和Cutler，1995）。但是在美学区，要慎重选择该方案，因为更大直径的种植体可能会影响种植体的三维位置，导致唇侧位置不佳。另外，更大直径的种植体可能会导致更不利的骨缺损形态，对于可预期的骨再生更具有挑战性。即刻再种植的另一个选择是植入更长的种植体，在剩余骨量和解剖条件允许的情况下（图22a～j；V. Chappuis医生）。

综上，由于解剖条件所限，即刻再种植在美学区通常是不可行的。

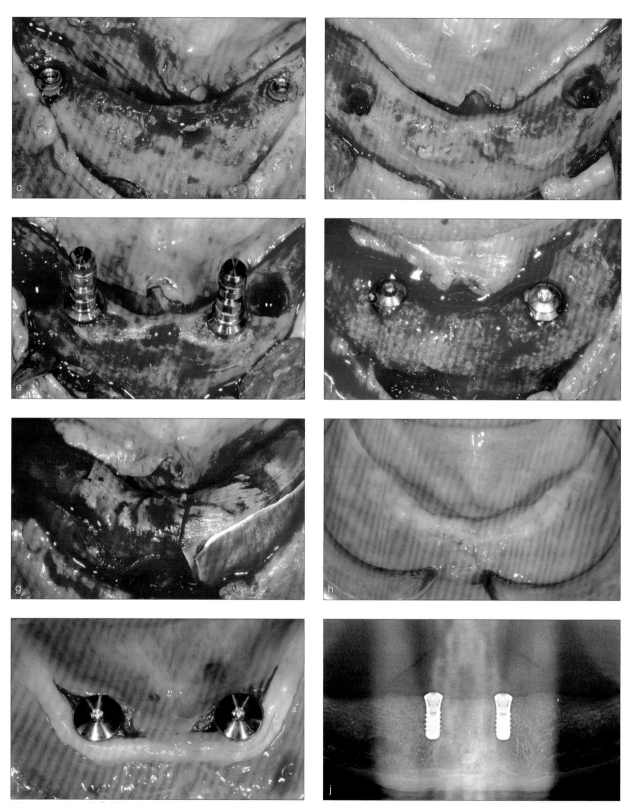

图22c~j 翻开黏骨膜瓣，可见颏孔（c）。用超声骨刀（Mectron）和反向螺钉技术（BTI）取出2颗种植体（d）。植入2颗新的种植体（SP Roxolid，4.1mm×10mm；Institut Straumann AG，Basel，Switzerland）（e）。骨缺损区用自体骨屑、DBBM（Bio-Oss；Geistlich Pharma，Wolhusen，Switzerland）和胶原膜（Bio-Gide）进行骨增量（f，g）。愈合10周之后（h），行二期手术时可见软组织健康，ISQ值为82（i）。术后根尖放射线片显示新植入的种植体平行度良好，与颏孔有足够的距离（j）

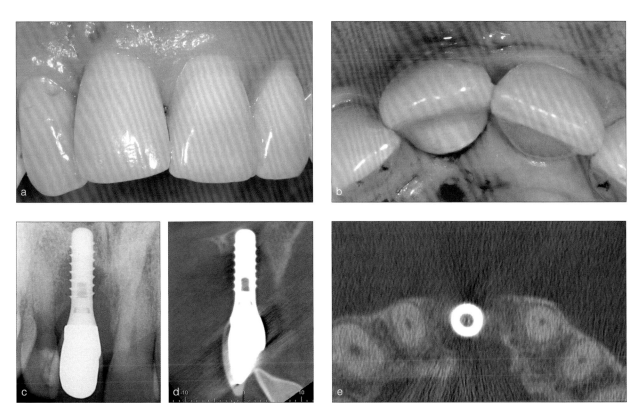

图23a～e　种植体植入21年之后，患者自觉上颌右侧中切牙位点有反复发作的疼痛和出血。临床检查可见探诊出血，探诊深度达10mm且伴有溢脓（a，b）。根尖放射线片显示骨吸收达第四道螺纹（c）。拍CBCT以决定采用骨再生的方法修复种植体周骨缺损或是取出种植体。CBCT显示唇侧骨壁完全吸收，腭侧骨壁有明显的垂直向骨吸收，伴有凹坑状缺损穿通切牙管（d，e）。决定取出种植体

　　关于美学区即刻再种植的文献报道非常少，目前为止没有关于种植失败位点再种植的临床指南。临床数据显示相比于初次种植位点，再次植入的种植体的短期存留率（71%～83%）更低（Grossmann和Levin，2007），但是最近的研究显示存留率有所提升，在85%～94%之间（Mardinger等，2012；Wang等，2015）。有观察为期5.8年的研究显示，对于低风险患者，使用中等粗糙表面的种植体结合骨增量手术，存留率更具有可预期性，达94%（Wang等，2015）。但是，可获得的文献非常有限，需要进一步的临床研究以获得更充分的证据，包括增加临床病例和延长观察时间。

延期再种植。 若种植位点存在严重的感染或剩余骨量不支持种植体正确地植入，应考虑延期再种植。为了减少取出种植体后进一步的骨吸收，可以同期进行位点保存或者分阶段行牙槽嵴增量（Darby等，2009；Vignoletti等，2012；McAllister和Haghighat，2007）（图23和图24）。如果种植体取出后无法同期再植入，则需要考虑重建种植位点，利于后期再植入（图25）。但是需要注意的是，关于种植体取出之后进行骨增量的文献报道非常有限。种植位点重建需要遵循GBR和拔牙位点保存的既有原则（图23～图29；V. Chappuis医生；同时可参考第5章；修复方案由Ramona Buser医生提供，Department of Reconstructive Dentistry and Gerodontology，University of Bern，Switzerland）。

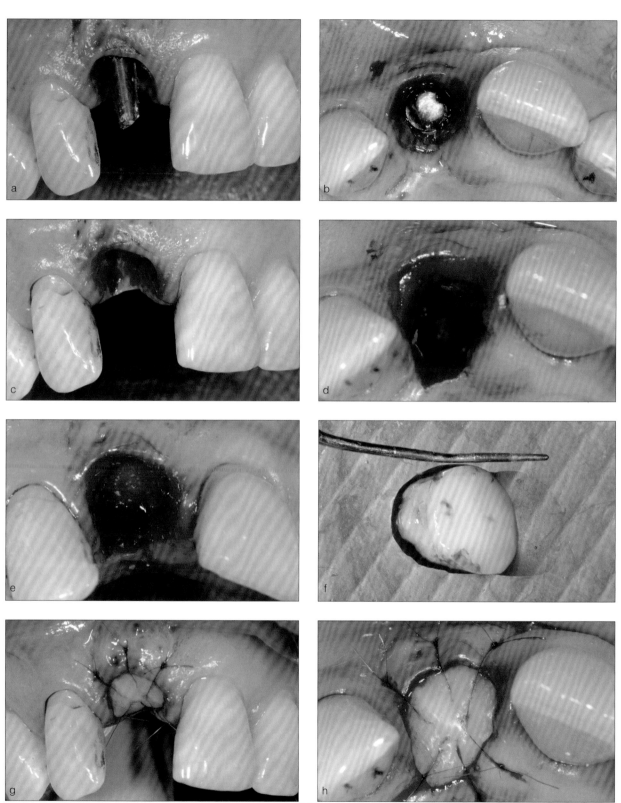

图24a～h 取出种植体支持式修复体和基台之后可见种植体稍微偏向唇侧（a，b）。取出种植体后仔细清理、冲洗种植位点（c，d）。将Bio-Oss Collagen（Geistlich Pharma）放入创口处，尽可能地保存骨量（e）。为了进一步提高骨再生效果，使用环切技术从腭侧取游离龈瓣（f）。将游离龈瓣置于术区，用7-0 Seralon线缝合（Serag-Wiesner, Naila, Germany）（g，h）

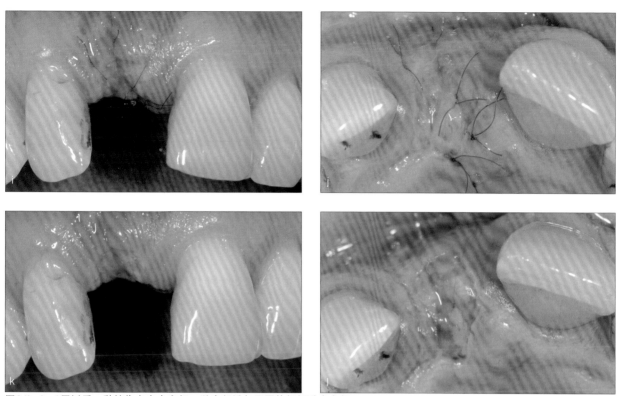

图24i～l　2周以后，种植位点愈合良好。游离龈瓣与周围软组织融合良好

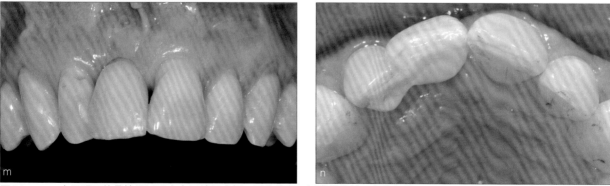

图24m，n　由于明显的骨缺损以及患者不希望戒烟，因此使用了树脂粘接的固定修复体

图25a~h　该患者21岁，在进行了分阶段的牙槽嵴增量术后发生了美学和骨再生的种植失败。患者自觉前上颌慢性疼痛。可见垂直向、水平向的骨组织和软组织缺损。种植位点表现为慢性感染迹象，植骨区域有生物材料泄露。腭侧植入正畸支抗钉作为临时固定义齿（a~d）。CBCT显示先前植骨区域骨再生效果不佳。此外，2颗窄直径种植体（NDI）植入过于偏根方（e~h）。计划取出种植体。由于种植位点存在感染和大范围的软组织缺损且伴有明显的瘢痕，因此选择延期再种植

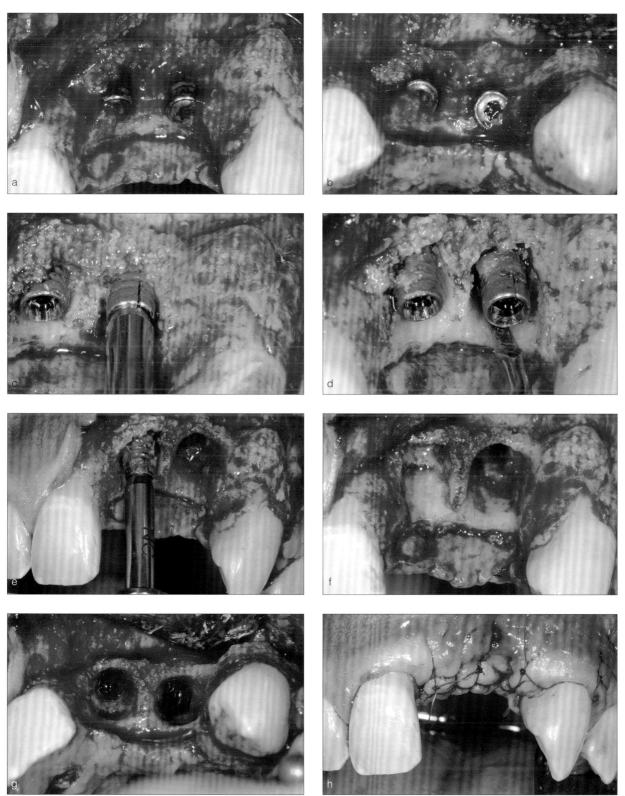

图26a~h　在骨缺损区翻开黏骨膜瓣，去除肉芽组织（a，b）。反向螺钉系统（BTI）导致了种植体纵向折断（c~g）。由于种植位点明显的炎症状态，因此决定择期行骨增量手术。取出种植体后，放入胶原海绵以促进软组织愈合（Collagen Tissue cone，Baxter，Deerfield，IL，USA），创口边缘对位缝合（h）

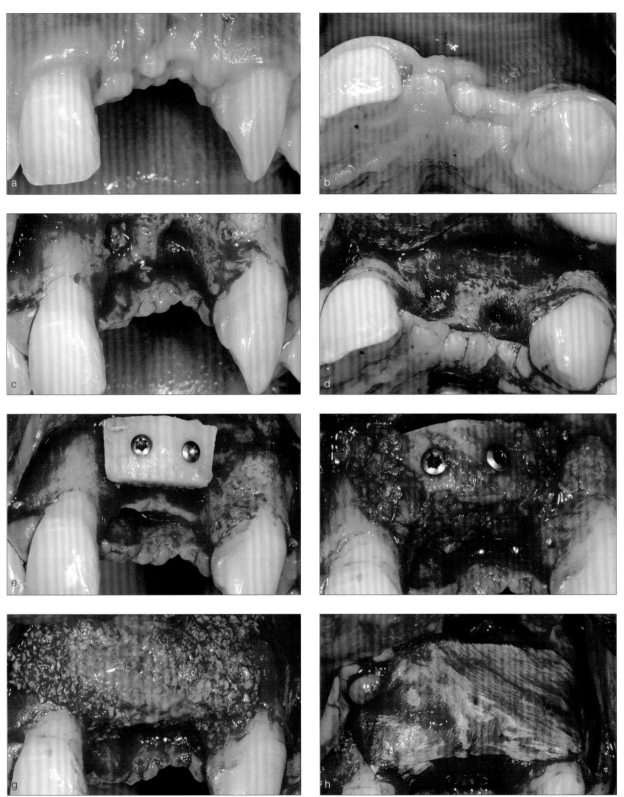

图27a~h　愈合4个月之后，患者症状消失（a~d）。从颏部取自体骨块，用螺钉固定（Medartis，Basel，Switzerland）（e）。用自体骨屑填满骨块和受植区之间的空隙（f）。为了减少术后移植骨块的吸收，用DBBM（Bio-Oss）和双层胶原膜（Bio-Gide）保护自体骨块（g，h）

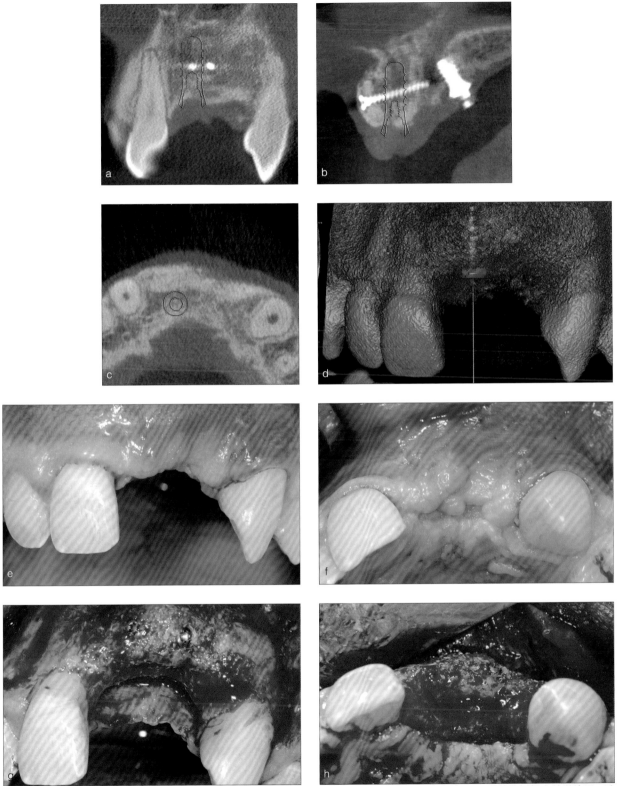

图28a～h 愈合8个月之后，CBCT显示水平向有良好的骨再生效果。仅在上颌左侧中切牙位点植入1颗种植体以提高美学效果。选择软组织水平（STL）种植体来补偿垂直向缺损（SP，4.1mm×10mm；Institut Straumann AG）（a～d）。在二期手术时可见软组织的角化程度和完整性良好（e，f）。翻瓣后可见固位螺钉被骨完好地包绕，植骨区域没有骨吸收的迹象（g，h）

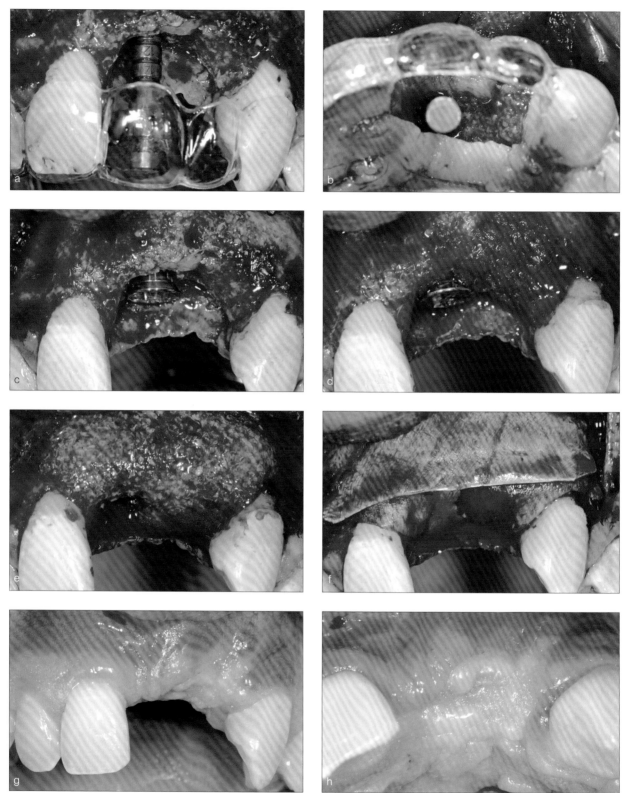

图29a~h　使用外科导板指导以修复为导向的种植体植入（a~d）。远中区域残留的小范围缺损用自体骨屑、DBBM和胶原膜（Bio-Gide）再次增量（c~f）。在二期手术时，种植位点愈合良好（g，h）

更多关于并发症的深层信息，请查看ITI在线学院由Lisa J.A. Heitz-Mayfield医生提供的学习单元"口腔种植的生物学并发症和技工工艺并发症"（需付费）。登录academy.iti.org查看其他在线学会提供的信息。

更多关于如何处理美学失败的深层信息，请查看ITI在线学院由Waldemar Daudt Polido医生提供的学习单元"美学失败的外科处理方法"（需付费）。登录academy.iti.org查看其他在线学会提供的信息。

9 结论

W. Martin, V. Chappuis

本卷国际口腔种植学会（ITI）治疗指南的主要目的是全面阐述当今美学区单颗牙种植修复的治疗方式和材料。笔者的目的是展示当今最前沿的知识，从外科和修复程序两方面获得可预期的美学效果。

根据ITI SAC分类，美学区的单颗牙种植修复可归类为"复杂"或"高度复杂"。因此，需要由经验丰富的临床医生操作。在种植治疗前进行详细的美学风险评估（ERA）和制订治疗计划是获得可预期的美学效果的关键。美学风险评估（ERA）是将可能影响美学成功的风险因素进行筛选的工具。另外，本卷的外科和修复考量可以为经验丰富的临床医生提供治疗方法，提高种植治疗长期的功能和美学效果。最后，临床医生将了解如何分析和处理美学并发症。

本书内容的主要依据来自ITI共识研讨会的临床推荐、循证医学的概念和长期临床实践，重点强调了以下几个主题：

1. 根据SAC分类对患者进行术前评估，用美学风险评估表的参数和数字化技术制订治疗计划

对患者的诊疗始于特定临床情况下对患者的美学风险进行详细的系统性评估。评估内容包括患者全身和局部的风险因素以及它们对于美学效果的潜在影响。结合现代技术如锥束CT（CBCT）和以修复为导向的种植设计软件可以帮助医生制订精确的外科治疗方案。提前将美学风险与患者进行沟通，可以了解患者的期望是否可以被满足，或者需要尝试其他治疗方案。尤其重要的是，要根据病例的复杂性与循证医学的治疗方法相联系，这将在本卷治疗指南中通过病例的形式进行展示。

2. 植骨材料、生物材料、屏障膜和其他生物制剂（如生长因子、釉质基质蛋白或自体血小板浓缩物）的选择

临床经验以及对植骨材料和辅助产品的了解是为成功的美学效果奠定基础的关键。了解生物材料和生物制剂的骨生成与骨引导能力，是成功的骨再生的前提。另外，要将缺损形态考虑在整体的治疗计划中，因为它会显著影响所使用的生物材料、屏障膜和生物制剂的再生潜能。

3. 了解美学区拔牙后软组织、硬组织的轮廓改建及其对临床治疗的影响；了解拔牙位点保存和软组织增量的适应证

为了获得成功的美学效果，重建天然牙列的软组织、硬组织轮廓是首要关注点。拔牙后的愈合过程和相应软组织、硬组织的轮廓改建已成为研究热点。前上颌美学成功的关键前提是牙槽嵴在三维方向上有足够的骨量，包括有完整的、足够厚度和高度的唇侧骨板以及以修复为导向的正确的种植体植入。唇侧骨板的解剖缺陷对美学效果有负面影响，也是发生美学区种植并发症和失败的关键诱因。因此，临床医生需要了解前上颌牙槽嵴在拔牙和种植体植入后的生理性轮廓变化。基于以上知识，临床医生可以为获得成功的治疗选择最恰当的治疗方案、治疗时机和最合适的生物材料。

4. 分步骤的外科治疗，选择合适的种植体设计、长度和直径以获得满意的治疗效果

种植体材料、设计和表面技术的发展日新月异，需要拓宽知识面，了解它们的适应证和正确的使用方法。研制新的钛合金种植体目的在于提高机械性能，不仅为了减少种植体的折断风险，同时为了拓宽窄直径种植体（NDI）在骨量不足区域的应用。为了提高强度，可将钛与其他元素结合，例如铝、钒或锆。虽然相同的表面处理（颗粒喷砂和酸蚀）可用于工业纯钛（SLActive）以及一些钛合金种植体，但是新的种植体材料可能会有不同的表面性能（如在粗糙度、亲水性和润湿性方面）。

最近，钇稳定的二氧化锆作为新的种植材料被引入市场。类似钛种植体，氧化锆种植体也分为一段式和两段式设计。氧化锆全瓷种植体似乎成为医学应用领域一种值得一提的生物材料，被认为是钛种植体的潜在替代品。但是，截至目前，氧化锆种植体的临床存留率和成功率不及钛种植体。目前亟须长时间、优质的科学研究，对氧化锆种植体相比于钛种植体的存留率、成功率以及适用范围进行有意义的评价。

5. 使用修复技术和材料最大化地塑造软组织轮廓，最重要的是根据指南推荐的临床和技工室程序设计修复体、选择材料及塑造光学性能

种植治疗的修复程序具有同等重要性，应用可信的、以循证医学为依据的临床和技工室程序对于制作模拟天然牙颜色、轮廓和光学性能的修复体非常重要。用轮廓恰当的临时修复体（螺钉固位为佳）对过渡带进行塑形，并获取组织的信息（个性化印模帽）是将修复体设计与技师进行沟通的关键步骤。引入CAD/CAM技术制作个性化基台、支架和美学修复体材料（二硅酸锂和氧化锆），提高了制作美学修复体的水平。

6. 美学区种植外科和修复并发症的分析与处理

当种植修复产生美学并发症时，必须仔细分析原因。是采取外科或修复方法进行修复或者取出种植体，需要权衡利弊。在采取治疗之前需要将不良的美学效果和任何可能采取的用于软硬组织增量的外科程序充分告知患者，因为当种植体植入之后这些治疗程序的可预期性已下降。在某些情况下，修复材料（牙龈瓷、复合树脂和丙烯酸树脂）可以成功用于修饰组织缺损，在建立卫生通道的同时获得可接受的美学效果。

10 参考文献

参考文献按以下顺序列出：（1）第一作者或唯一作者的姓；（2）出版年份。

Abduo J, Lyons K, Bennani V, Waddell N, Swain M. Fit of screw-retained fixed implant frameworks fabricated by different methods: a systematic review. Int J Prosthod. **2011** May – Jun; 24(3): 207 – 220.

Abrahamsson I, Berglundh T, Glantz PO, Lindhe J. The mucosal attachment at different abutments. An experimental study in dogs. J Clin Periodontol. **1998** Sep; 25(9): 721 – 727.

Abrahamsson I, Berglundh T. Effects of different implant surfaces and designs on marginal bone-level alterations: a review. Clin Oral Implants Res. **2009** Sep; 20 (Suppl 4): 207 – 215.

Adell R, Lekholm U, Rockler B, Brånemark PI. A 15-year study of osseointegrated implants in the treatment of the edentulous jaw. Int J Oral Surg. **1981** Dec; 10(6): 387 – 416.

Adell R, Eriksson B, Lekholm U, Brånemark PI, Jemt T. Long-term follow-up study of osseointegrated implants in the treatment of totally edentulous jaws. Int J Oral Maxillofac Implants. **1990** Winter: 5(4):347 – 359.

Adibrad M, Shahabuei M, Sahabi M. Significance of the width of keratinized mucosa on the health status of the supporting tissue around implants supporting overdentures. J Oral Implantol. **2009**; 35(5): 232 – 237.

Agar JR, Cameron SM, Hughbanks JC, Parker MH. Cement removal from restorations luted to titanium abutments with simulated subgingival margins. J Prosthet Dent. **1998** Jul; 78(1): 43 – 47.

Aghaloo TL, Moy PK. Which hard tissue augmentation techniques are the most successful in furnishing bony support for implant placement? Int J Oral Maxillofac Implants. **2007**; 22 (Suppl): 49 – 70.

Akcalı A, Schneider D, Ünlü F, Bıcakcı N, Köse T, Hämmerle CH. Soft tissue augmentation of ridge defects in the maxillary anterior area using two different methods: a randomized controlled clinical trial. Clin Oral Implants Res. **2015** Jun; 26(6): 688 – 695.

Akgül AA, Toygar TU. Natural craniofacial changes in the third decade of life: a longitudinal study. Am J Orthod Dentofacial Orthop. **2002** Nov; 122(5): 512 – 522.

Alani A, Maglad A, Nohl F. Br Dent J. The prosthetic management of gingival aesthetics. Br Dent J. **2011** Jan 22; 210(2): 63 – 69.

Albert AM, Ricanek K Jr, Patterson E. A review of the literature on the aging adult skull and face: implications for forensic science research and applications. Forensic Sci Int. **2007** Oct; 172(1): 1 – 9.

Albrektsson T, Zarb G, Worthington P, Eriksson AR. The long-term efficacy of currently used dental implants: a review and proposed criteria of success. Int J Oral Maxillofac Implants. **1986** Summer; 1(1): 11 – 25.

Albrektsson T, Dahlin C, Jemt T, Sennerby L, Turri A, Wennerberg A. Is Marginal Bone Loss around Oral Implants the Result of a Provoked Foreign Body Reaction? Clin Implant Dent Relat Res. **2014**; 16: 155 – 165.

AlGhamdi AS. Successful treatment of early implant failure: a case series. Clin Implant Dent Relat Res. **2012** Jun; 14(3): 380 – 387.

Alharbi HM, Babay N, Alzoman H, Basudan S, Anil S, Jansen JA. Bone morphology changes around two types of bone-level implants installed in fresh extraction sockets—a histomorphometric study in Beagle dogs. Clin Oral Implants Res. **2015** Sep; 26(9): 1106 – 1112.

Al-Nawas B, Brägger U, Meijer HJ, Naert I, Persson R, Perucchi A, Quirynen M, Raghoebar GM, Reichert TE, Romeo E, Santing HJ, Schimmel M, Storelli S, ten Bruggenkate C, Vandekerckhove B, Wagner W, Wismeijer D, Müller F. A double-blind randomized controlled trial (RCT) of Titanium-13Zirconium versus Titanium Grade IV small-diameter bone level implants in edentulous mandibles—results from a 1-year observation period. Clin Implant Dent Relat Res. **2012** Dec; 14(6): 896 – 904.

Altuna P, Lucas-Taulé E, Gargallo-Albiol J, Figueras-Álvarez O, Hernández-Alfaro F, Nart J. Clinical evidence on titanium-zirconium dental implants: a systematic review and meta-analysis. Int J Oral Maxillofac Surg. **2016** Jul; 45(7): 842 – 850.

American Dental Association. 2007 Survey of Current Issues in Dentistry (SCID). **2008.**

Andersson L, Emami-Kristiansen Z, Högström J. Single-tooth implant treatment in the anterior region of the maxilla for treatment of tooth loss after trauma: a retrospective clinical and interview study. Dent Traumatol. **2003** Jun; 19(3): 126 – 131.

Andersson B, Bergenblock S, Fürst B, Jemt T. Long-term function of single-implant restorations: a 17- to 19-year follow-up study on implant infraposition related to the shape of the face and patients' satisfaction. Clin Implant Dent Relat Res. **2013** Aug; 15(4): 471 – 480.

Andreiotelli M, Wenz HJ, Kohal RJ. Are ceramic implants a viable alternative to titanium implants? A systematic literature review. Clin Oral Implants Res. **2009** Sep; 20 (Suppl 4): 32 – 47.

Anitua E, Orive G. Short implants in maxillae and mandibles: a retrospective study with 1 to 8 years of follow-up. J Periodontol. **2010** Jun; 81(6): 819 – 826.

Anitua E, Orive G. A new approach for atraumatic implant explantation and immediate implant installation. Oral Surg Oral Med Oral Pathol Oral Radiol. **2012** Mar; 113(3): e19 – e25.

Annibali S, Bignozzi I, Cristalli MP, Graziani F, La Monaca G, Polimeni A. Peri-implant marginal bone level: a systematic review and meta-analysis of studies comparing platform switching versus conventionally restored implants. J Clin Periodontol. **2012** Nov; 39(11): 1097 – 1113.

Annibali S, Bignozzi I, Cristalli MP, Graziani F, La Monaca G, Polimeni A. Peri-implant marginal bone level: a systematic review and meta-analysis of studies comparing platform switching versus conventionally restored implants. J Clin Periodontol. **2012** Nov; 39(11): 1097 – 1113. (**a**)

Annibali S, Cristalli MP, Dell'Aquila D, Bignozzi I, La Monaca G, Pilloni A. Short dental implants: a systematic review. J Dent Res. **2012** Jan; 91(1): 25 – 32. (**b**)

Antoun H, Sitbon JM, Martinez H, Missika P. A prospective randomized study comparing two techniques of bone augmentation: onlay graft alone or associated with a membrane. Clin Oral Implants Res. **2001** Dec; 12(6): 632 – 639.

Araújo MG, Sonohara M, Hayacibara R, Cardaropoli G, Lindhe J. Lateral ridge augmentation by the use of grafts comprised of autologous bone or a biomaterial. An experiment in the dog. J Clin Periodontol. **2002** Dec; 29(12): 1122 – 1131.

Araújo MG, Sukekava F, Wennström JL, Lindhe J. Ridge alterations following implant placement in fresh extraction sockets: an experimental study in the dog. J Clin Periodontol. **2005** Jun; 32(6): 645 – 652. (**a**)

Araújo MG, Lindhe J. Dimensional ridge alterations following tooth extraction. An experimental study in the dog. J Clin Periodontol. **2005** Feb; 32(2): 212 – 218. (**b**)

Araújo MG, Lindhe J. Ridge alterations following tooth extraction with and without flap elevation: an experimental study in the dog. Clin Oral Implants Res. **2009** Jun; 20(6): 545 – 549. (**a**)

Araújo MG, Lindhe J. Ridge preservation with the use of Bio-Oss collagen: A 6-month study in the dog. Clin Oral Implants Res. **2009** May; 20(5): 433 – 440. (**b**)

Araújo MG, da Silva JC, de Mendonca AF, Lindhe J. Ridge alterations following grafting of fresh extraction sockets in man. A randomized clinical trial. Clin Oral Implants Res. **2015** Apr; 26(4): 417 – 412. (**a**)

Araújo MG, Silva CO, Misawa M, Sukekava F. Alveolar socket healing: what can we learn? Periodontol 2000. **2015** Jun; 68(1): 122 – 134. (**b**)

Ashman A. An immediate tooth root replacement: an implant cylinder and synthetic bone combination. J Oral Implantol. **1990**; 16(1): 28 – 38.

Ata-Ali J, Ata-Ali F, Peñarrocha-Oltra D, Galindo-Moreno P. What is the impact of bisphosphonate therapy upon dental implant survival? A systematic review and meta-analysis. Clin Oral Implants Res. **2016** Feb; 27(2): e38 – 46.

Atieh MA, Ibrahim HM, Atieh AH. Platform switching for marginal bone preservation around dental implants: a systematic review and meta-analysis. J Periodontol. **2010** Oct; 81(10): 1350 – 1366.

Attard NJ, Zarb GA. Immediate and early implant loading protocols: a literature review of clinical studies. J Prosthet Dent. **2005** Sep; 94(3): 242 – 258.

Augthun M, Yildirim M, Spiekermann H, Biesterfeld S. Healing of bone defects in combination with immediate implants using the membrane technique. Int J Oral Maxillofac Implants. **1995** Jul – Aug; 10(4): 421 – 428.

Avila-Ortiz G, Elangovan S, Kramer KW, Blanchette D, Dawson DV. Effect of alveolar ridge preservation after tooth extraction: a systematic review and meta-analysis. J Dent Res. **2014** Oct; 93(10): 950 – 958.

Barter S, Stone P, Brägger U. A pilot study to evaluate the success and survival rate of titanium-zirconium implants in partially edentulous patients: results after 24 months of follow-up. Clin Oral Implants Res. **2012** Jul; 23(7): 873 – 881.

Barzilay I, Irene T. Gingival prostheses—a review. J Can Dent Assoc. **2003** Feb; 69(2): 74 – 78.

Batista EL Jr., Batista FC, Novaes AB Jr. Management of soft tissue ridge deformities with acellular dermal matrix. Clinical approach and outcome after 6 months of treatment. J Periodontol. **2001** Feb; 72(2): 265 – 273.

Becker W, Goldstein M, Becker BE, Sennerby L. Minimally invasive flapless implant surgery: a prospective multicenter study. Clin Implant Dent Relat Res. **2005**; 7 (Suppl 1): S21 – S27.

Belser UC. Ästhetik-Checkliste für den festsitzenden Zahnersatz. In: Schärer P, Rinn L, Kopp FR (eds). Ästhetische Richtlinien für die rekonstruktive Zahnheilkunde. Berlin: Quintessenz, **1980**. 187 – 204.

Belser UC, Buser D, Hess D, Schmid B, Bernard JP, Lang NP. Aesthetic implant restorations in partially edentulous patients—a critical appraisal. Periodontol 2000. **1998** Jun; 17: 132 – 150.

Belser UC, Buser D, Higginbottom F. Consensus statements and recommended clinical procedures regarding esthetics in implant dentistry. Int J Oral Maxillofac Implants. **2004**; 19 (Suppl): 73 – 74.

Belser UC, Grütter L, Vailati F, Bornstein MM, Weber HP, Buser D. Outcome evaluation of early placed maxillary anterior single-tooth implants using objective esthetic criteria: a cross-sectional, retrospective study in 45 patients with a 2- to 4-year follow-up using pink and white esthetic scores. J Periodontol. **2009** Jan; 80(1): 140 – 151.

Benic GI, Gallucci GO, Mokti M, Hämmerle CH, Weber HP, Jung RE. Titanium-zirconium narrow-diameter versus titanium regular-diameter implants for anterior and premolar single crowns: 1-year results of a randomized controlled clinical study. J Clin Periodontol. **2013** Nov; 40(11): 1052 – 1061.

Berberi A, Tehini G, Rifai K, Bou Nasser Eddine F, Badran B, Akl H. Leakage evaluation of original and compatible implant-abutment connections: In vitro study using Rhodamine B. J Dent Biomech. **2014** Aug 11; 5: 1758736014547143.

Berglundh T, Lindhe J. Dimension of the periimplant mucosa. Biological width revisited. J Clin Periodontol. **1996** Oct; 23(10): 971 – 973.

Berglundh T, Lindhe J. Healing around implants placed in bone defects treated with Bio-Oss. An experimental study in the dog. Clin Oral Implants Res. **1997** Apr; 8(2): 117 – 124.

Berglundh T, Giannobile WV. Investigational clinical research in implant dentistry: beyond observational and descriptive studies. J Dent Res. **2013** Dec; 92 (12 Suppl): 107S – 108S.

Bernard JP, Schatz JP, Christou P, Belser U, Kiliaridis S. Long-term vertical changes of the anterior maxillary teeth adjacent to single implants in young and mature adults. A retrospective study. J Clin Periodontol. **2004** Nov; 31(11): 1024 – 1028.

Bishara SE, Treder JE, Jakobsen JR. Facial and dental changes in adulthood. Am J Orthod Dentofacial Orthop. **1994** Aug; 106(2): 175 – 186.

Bonewald LF. The amazing osteocyte. J Bone Miner Res. **2011** Feb; 26(2): 229 – 238.

Boogaarts JD, Grotenhuis JA, Bartels RH, Beems T. Use of a novel absorbable hydrogel for augmentation of dural repair: results of a preliminary clinical study. Neurosurgery. **2005** Jul; 57 (1 Suppl): 146 – 151; discussion 146 – 151.

Bormann KH, Gellrich NC, Kniha H, Dard M, Wieland M, Gahlert M. Biomechanical evaluation of a microstructured zirconia implant by a removal torque comparison with a standard Ti-SLA implant. Clin Oral Implants Res. **2012** Oct; 23(10): 1210 – 1216.

Bornstein MM, Hart CN, Halbritter SA, Morton D, Buser D. Early loading of nonsubmerged titanium implants with a chemically modified sand-blasted and acid-etched surface: 6-month results of a prospective case series study in the posterior mandible focusing on peri-implant crestal bone changes and implant stability quotient (ISQ) values. Clin Implant Dent Relat Res. **2009** Dec; 11(4): 338 – 347. (**a**)

Bornstein MM, Heynen G, Bosshardt DD, Buser D. Effect of two bioabsorbable barrier membranes on bone regeneration of standardized defects in calvarial bone: a comparative histomorphometric study in pigs. J Periodontol. **2009** Aug; 80(8): 1289 – 1299. (**b**)

Bornstein MM, von Arx T, Bosshardt DD: Properties of barrier membranes. In: Buser D (ed). 20 years of guided bone regeneration. Chicago: Quintessence, **2009:** 47 – 69. (**c**)

Bornstein MM, Wittneben JG, Brägger U, Buser D. Early loading at 21 days of non-submerged titanium implants with a chemically modified sandblasted and acid-etched surface: 3-year results of a prospective study in the posterior mandible. J Periodontol. **2010** Jun; 81(6): 809 – 818.

Bornstein MM, Scarfe WC, Vaughn VM, Jacobs R. Cone beam computed tomography in implant dentistry: a systematic review focusing on guidelines, indications, and radiation dose risks. Int J Oral Maxillofac Implants. **2014**; 29 (Suppl): 55 – 77. (**a**)

Bornstein MM, Al-Nawas B, Kuchler U, Tahmaseb A. Consensus statements and recommended clinical procedures regarding contemporary surgical and radiographic techniques in implant dentistry. Int J Oral Maxillofac Implants. **2014**; 29 (Suppl): 78 – 82. (**b**)

Bosshardt DD. Biological mediators and periodontal regeneration: a review of enamel matrix proteins at the cellular and molecular levels. J Clin Periodontol. **2008** Sep; 35 (8 Suppl): 87 – 105.

Botha PJ, Gluckman HL. The gingival prosthesis—a literature review. SADJ. **1999** Jul; 54(7): 288 – 290.

Botticelli D, Persson LG, Lindhe J, Berglundh T. Bone tissue formation adjacent to implants placed in fresh extraction sockets: an experimental study in dogs. Clin Oral Implants Res. **2006** Aug; 17(4): 351 – 358.

Bottino MC, Thomas V, Schmidt G, Vohra YK, Chu TM, Kowolik MJ, Janowski GM. Recent advances in the development of GTR/GBR membranes for periodontal regeneration--a materials perspective. Dent Mater **2012**; 28: 703 – 721.

Bouri A, Jr., Bissada N, Al-Zahrani MS, Faddoul F, Nouneh I. Width of keratinized gingiva and the health status of the supporting tissues around dental implants. Int J Oral Maxillofac Implants. **2008** Mar – Apr; 23(2): 323 – 326.

Brägger U, Hämmerle CH, Lang NP. Immediate transmucosal implants using the principle of guided tissue regeneration (II). A cross-sectional study comparing the clinical outcome 1 year after immediate to standard implant placement. Clin Oral Implants Res. **1996** Sep; 7(3): 268 – 276.

Brånemark PI, Adell R, Breine U, Hansson BO, Lindström J, Ohlsson A. Intra-osseous anchorage of dental prostheses. I. Experimental studies. Scand J Plast Reconstr Surg. **1969**; 3(2): 81 – 100.

Bratu EA, Tandlich M, Shapira L. A rough surface implant neck with microthreads reduces the amount of marginal bone loss: a prospective clinical study. Clin Oral Implants Res. **2009** Aug; 20(8): 827 – 832.

Braut V, Bornstein MM, Belser U, Buser D. Thickness of the anterior maxillary facial bone wall-a retrospective radiographic study using cone beam computed tomography. Int J Periodontics Restorative Dent. **2011** Apr; 31(2): 125 – 131.

Broggini N, McManus LM, Hermann JS, Medina R, Schenk RK, Buser D, Cochran DL. Peri-implant inflammation defined by the implant-abutment interface. J Dent Res. **2006** May; 85(5): 473 – 478.

Brown SD, Payne AG. Immediately restored single implants in the aesthetic zone of the maxilla using a novel design: 1-year report. Clin Oral Implants Res. **2011** Apr; 22: 445 – 454.

Bunyaratavej P, Wang HL. Collagen membranes: a review. J Periodontol. **2001** Feb; 72(2): 215 – 229.

Burchardt H. The biology of bone graft repair. Clin Orthop Relat Res. **1983**: 28 – 42.

Burkhardt R, Joss A, Lang NP. Soft tissue dehiscence coverage around endosseous implants: a prospective cohort study. Clin Oral Implants Res. **2008** May; 19(4): 451 – 457.

Busenlechner D, Tangl S, Arnhart C, Redl H, Schuh C, Watzek G, Gruber R. Resorption of deproteinized bovine bone mineral in a porcine calvaria augmentation model. Clin Oral Implants Res. **2012** Jan; 23(1): 95–99.

Buser D, Weber HP, Lang NP. Tissue integration of non-submerged implants. 1-year results of a prospective study with 100 ITI hollow-cylinder and hollow-screw implants. Clin Oral Implants Res. **1990** Dec; 1(1): 33–40.

Buser, D, Dula K, Belser U, Hirt HP, Berthold H. Localized ridge augmentation using guided bone regeneration. 1. Surgical procedure in the maxilla. Int J Periodontics Restorative Dent. **1993**; 13(1); 29–45.

Buser D, Dula K, Hirt HP, Schenk RK. Lateral ridge augmentation using autografts and barrier membranes: a clinical study with 40 partially edentulous patients. J Oral Maxillofac Surg. **1996** Apr; 54(4): 420–432; discussion 423–432.

Buser D, Mericske-Stern R, Bernard JP, Behneke A, Behneke N, Hirt HP, Belser UC, Lang NP. Long-term evaluation of non-submerged ITI implants. Part 1: 8-year life table analysis of a prospective multi-center study with 2359 implants. Clin Oral Implants Res. **1997** Jun; 8(3): 161–172.

Buser D, Nydegger T, Hirt HP, Cochran DL, Nolte LP. Removal torque values of titanium implants in the maxilla of miniature pigs. Int J Oral Maxillofac Implants. **1998** Sep–Oct; 13(5): 611–619. (**a**)

Buser D, Hoffmann B, Bernard JP, Lussi A, Mettler D, Schenk RK. Evaluation of filling materials in membrane--protected bone defects. A comparative histomorphometric study in the mandible of miniature pigs. Clin Oral Implants Res. **1998** Jun; 9(3): 137–150. (**b**)

Buser D, von Arx T, ten Bruggenkate C, Weingart D. Basic surgical principles with ITI implants. Clin Oral Implants Res. **2000**; 11 (Suppl 1): 59–68.

Buser D, Martin W, Belser UC. Optimizing esthetics for implant restorations in the anterior maxilla: anatomic and surgical considerations. Int J Oral Maxillofac Implants. **2004**; 19 (Suppl): 43–61. (**a**)

Buser D, Broggini N, Wieland M, Schenk RK, Denzer AJ, Cochran DL, Hoffmann B, Lussi A, Steinemann SG. Enhanced bone apposition to a chemically modified SLA titanium surface. J Dent Res. **2004** Jul; 83(7): 529–533. (**b**)

Buser D, Bornstein MM, Weber HP, Grütter L, Schmid B, Belser UC. Early implant placement with simultaneous guided bone regeneration following single-tooth extraction in the esthetic zone: a cross-sectional, retrospective study in 45 subjects with a 2- to 4-year follow-up. J Periodontol. **2008** Sep; 79(9): 1773–1781.

Buser D, Chen ST, Weber HP, Belser UC. Early implant placement following single-tooth extraction in the esthetic zone: biologic rationale and surgical procedures. Int J Periodontics Restorative Dent. **2008** Oct; 28(5): 441–451.

Buser D, Halbritter S, Hart C, Bornstein MM, Grütter L, Chappuis V, Belser UC. Early implant placement with simultaneous guided bone regeneration following single-tooth extraction in the esthetic zone: 12-month results of a prospective study with 20 consecutive patients. J Periodontol. **2009** Jan; 80(1): 152–162.

Buser D, Wittneben J, Bornstein MM, Grütter L, Chappuis V, Belser UC. Stability of contour augmentation and esthetic outcomes of implant-supported single crowns in the esthetic zone: 3-year results of a prospective study with early implant placement postextraction. J Periodontol. **2011** Mar; 82(3): 342–349.

Buser D, Janner SF, Wittneben JG, Brägger U, Ramseier CA, Salvi GE. 10-year survival and success rates of 511 titanium implants with a sandblasted and acid-etched surface: a retrospective study in 303 partially edentulous patients. Clin Implant Dent Relat Res. **2012** Dec; 14(8): 839–851.

Buser D, Chappuis V, Bornstein MM, Wittneben JG, Frei M, Belser UC. Long-term stability of contour augmentation with early implant placement following single tooth extraction in the esthetic zone: a prospective, cross-sectional study in 41 patients with a 5- to 9-year follow-up. J Periodontol. **2013** Nov; 84(11): 1517–1527. (**a**)

Buser D, Chappuis V, Kuchler U, Bornstein MM, Wittneben JG, Buser R, Cavusoglu Y, Belser UC. Long-term stability of early implant placement with contour augmentation. J Dent Res. **2013** Dec; 92 (12 Suppl): 176S–182S. (**b**)

Buser D, Chappuis V, Belser UC, Chen S: Implant placement post extraction in esthetic single tooth sites: when immediate, when early, when late? Periodontol 2000. **2017** Feb; 73(1): 84 – 102.

Butkevica A, Nathanson D, Pober R, Strating H. Measurements of repeated tightening and loosening torque of seven different implant/abutment connection designs and their modifications: an in vitro study. J Prosthodont. **2015** Mar 22. [Epub ahead of print.] .

Byrne PJ, Irwin C, Mullally B, Allen W, Ziada H. Periodontics: 8. Periodontal problems associated with compromised anterior teeth. Dent Update. **2008** Jan – Feb; 35(1): 21 – 22, 24 – 26, 28.

Caballé-Serrano J, Bosshardt DD, Buser D, Gruber R. Proteomic analysis of porcine bone-conditioned medium. Int J Oral Maxillofac Implants. **2014** Sep – Oct; 29(5): 1208 – 1215d.

Cairo F, Pagliaro U, Nieri M. Treatment of gingival recession with coronally advanced flap procedures: a systematic review. J Clin Periodontol. **2008** Sep; 35 (8 Suppl): 136 – 162.

Calcaterra R, Di Girolamo M, Mirisola C, Baggi L. Effects of repeated screw tightening on implant abutment interfaces in terms of bacterial and yeast leakage in vitro: one-time abutment versus the multiscrewing technique. Int J Periodontics Restorative Dent. **2016** Mar – Apr; 36(2): 275 – 280.

Caneva M, Salata LA, de Souza SS, Bressan E, Botticelli D, Lang NP. Hard tissue formation adjacent to implants of various size and configuration immediately placed into extraction sockets: an experimental study in dogs. Clin Oral Implants Res. **2010** Sep; 21(9): 885 – 890.

Capa N. An alternative treatment approach to gingival recession: gingiva-colored partial porcelain veneers: a clinical report. J Prosthet Dent. **2007** Aug; 98(2): 82 – 84.

Carbonell JM, Martin IS, Santos A, Pujol A, Sanz-Moliner JD, Nart J. High-density polytetrafluoroethylene membranes in guided bone and tissue regeneration procedures: a literature review. Int J Oral Maxillofac Surg. **2014** Jan; 43(1): 75 – 84.

Cardaropoli G, Araújo M, Lindhe J. Dynamics of bone tissue formation in tooth extraction sites. An experimental study in dogs. J Clin Periodontol. **2003** Sep; 30(9): 809 – 818.

Cardaropoli D, Re S, Corrente G. The Papilla Presence Index (PPI): a new system to assess interproximal papillary levels. Int J Periodontics Restorative Dent. **2004** Oct; 24(5): 488 – 492.

Carr AB, Brunski JB, Hurley E. Effects of fabrication, finishing, and polishing procedures on preload in prostheses using conventional 'gold' and plastic cylinders. Int J Oral Maxillofac Implants. **1996** Sep – Oct; 11(5): 589 – 598.

Cascione D, Nowzari H, Kim TH. Simulated tissue in modern implant dentistry. Spectrum Dialogue. **2008**: 7: 64 – 76.

Cavalcanti AG, Fonseca FT, Zago CD, Brito Junior RB, França FM. Efficacy of gutta-percha and polytetrafluoroethylene tape to microbiologically seal the screw access channel of different prosthetic implant abutments. Clin Implant Dent Relat Res. **2016** Aug; 18(4): 778 – 787.

Chambrone L, Sukekava F, Araújo MG, Pustiglioni FE, Chambrone LA, Lima LA. Root coverage procedures for the treatment of localised recession-type defects. Cochrane Database Syst Rev. **2009** Apr 15: (2) CD007161.

Chappuis V, Gamer L, Cox K, Lowery JW, Bosshardt DD, Rosen V. Periosteal BMP2 activity drives bone graft healing. Bone. **2012** Oct; 51(4): 800 – 809.

Chappuis V, Buser R, Brägger U, Bornstein MM, Salvi GE, Buser D. Long-term outcomes of dental implants with a titanium plasma-sprayed surface: a 20-year prospective case series study in partially edentulous patients. Clin Implant Dent Relat Res. **2013** Dec; 15(6): 780 – 790. (**a**)

Chappuis V, Engel O, Reyes M, Shahim K, Nolte LP, Buser D. Ridge alterations post-extraction in the esthetic zone: a 3D analysis with CBCT. J Dent Res. **2013** Dec; 92 (12 Suppl): 195S-201S. (**b**)

Chappuis V, Engel O, Shahim K, Reyes M, Katsaros C, Buser D. Soft-tissue alterations in esthetic postextraction sites: a 3-dimensional analysis. J Dent Res. **2015** Sep; 94 (9 Suppl): 187S-193S. (**a**)

Chappuis V, Bornstein MM, Buser D, Belser U. Influence of implant neck design on facial bone crest dimensions in the esthetic zone analyzed by cone beam CT: a comparative study with a 5-to-9-year follow-up. Clin Oral Implants Res. **2016** Sep; 27(9): 1055–1064.

Chappuis V, Cavusoglu Y, Gruber R, Kuchler U, Buser D, Bosshardt DD. Osseointegration of zirconia in the presence of multinucleated giant cells. Clin Implant Dent Relat Res. **2016** Aug; 18(4): 686–698. (**b**)

Chappuis V, Cavusoglu Y, Buser D, von Arx T. Lateral ridge augmentation using autogenous block grafts and guided bone regeneration: a 10-year prospective case series study. Clin Implant Dent Relat Res. **2017** Feb; 19(1): 85–96.

Charalampakis G, Rabe P, Leonhardt A, Dahlen G. A follow-up study of peri-implantitis cases after treatment. J Clin Periodontol. **2011** Sep; 38(9): 864–871.

Chen ST, Buser D. Clinical and esthetic outcomes of implants placed in postextraction sites. Int J Oral Maxillofac Implants. **2009**; 24 (Suppl): 186–217.

Chen ST, Beagle J, Jensen SS, Chiapasco M, Darby I. Consensus statements and recommended clinical procedures regarding surgical techniques. Int J Oral Maxillofac Implants. **2009**; 24 (Suppl): 272–278. (**a**)

Chen ST, Darby IB, Reynolds EC, Clement JG. Immediate implant placement postextraction without flap elevation. J Periodontol. **2009** Jan; 80(1): 163–172. (**b**)

Chen FM, Zhang M, Wu ZF. Toward delivery of multiple growth factors in tissue engineering. Biomaterials. **2010** Aug; 31(24): 6279–6308.

Chen FM, Wu LA, Zhang M, Zhang R, Sun HH. Homing of endogenous stem/progenitor cells for in situ tissue regeneration: Promises, strategies, and translational perspectives. Biomaterials. **2011** Apr; 32(12): 3189–3209.

Chen ST, Buser D. Esthetic outcomes following immediate and early implant placement in the anterior maxilla—a systematic review. Int J Oral Maxillofac Implants. **2014**; 29 (Suppl): 186–215.

Chevalier J. What future for zirconia as a biomaterial? Biomaterials. **2006** Feb; 27(4): 535–543.

Chiapasco M, Zaniboni M, Boisco M. Augmentation procedures for the rehabilitation of deficient edentulous ridges with oral implants. Clin Oral Implants Res. **2006** Oct; 17 (Suppl 2):136–159.

Chiapasco M, Casentini P, Zaniboni M. Bone augmentation procedures in implant dentistry. Int J Oral Maxillofac Implants. **2009**; 24 (Suppl): 237–259. (**a**)

Chiapasco M, Zaniboni M. Clinical outcomes of GBR procedures to correct peri-implant dehiscences and fenestrations: a systematic review. Clin Oral Implants Res. **2009** Sep; 20 (Suppl 4): 113–123. (**b**)

Chiapasco M, Casentini P, Zaniboni M, Corsi E, Anello T. Titanium-zirconium alloy narrow-diameter implants (Straumann Roxolid® for the rehabilitation of horizontally deficient edentulous ridges: prospective study on 18 consecutive patients. Clin Oral Implants Res. **2012** Oct; 23(10): 1136–1141.

Chiapasco M, Colletti G, Coggiola A, Di Martino G, Anello T, Romeo E. Clinical outcome of the use of fresh frozen allogeneic bone grafts for the reconstruction of severely resorbed alveolar ridges: preliminary results of a prospective study. Int J Oral Maxillofac Implants. **2015** Mar–Apr; 30(2): 450–460.

Chiapasco M, Colletti G, Coggiola A, Di Martino G, Anello T, Romeo E. Clinical outcome of the use of fresh frozen allogeneic bone grafts for the reconstruction of severely resorbed alveolar ridges: preliminary results of a prospective study. Int J Oral Maxillofac Implants. **2015** Mar–Apr; 30(2): 450–460. (**a**)

Chiapasco M, Di Martino G, Anello T, Zaniboni M, Romeo E. Fresh frozen versus autogenous iliac bone for the rehabilitation of the extremely atrophic maxilla with onlay grafts and endosseous implants: preliminary results of a prospective comparative study. Clin Implant Dent Relat Res. **2015** Jan; 17 (Suppl 1): e251–266. (**b**)

Chiriac G, Herten M, Schwarz F, Rothamel D, Becker J. Autogenous bone chips: influence of a new piezoelectric device (Piezosurgery) on chip morphology, cell viability and differentiation. J Clin Periodontol. **2005** Sep; 32(9): 994–999.

Cho SC, Shetty S, Froum S, Elian N, Tarnow D. Fixed and removable provisional options for patients undergoing implant treatment. Compend Contin Educ Dent. **2005** Nov; 28(11): 604–608.

Choquet V, Hermans M, Adriaenssens P, Daelemans P, Tarnow DP, Malevez C. Clinical and radiographic evaluation of the papilla level adjacent to single-tooth dental implants. A retrospective study in the maxillary anterior region. J Periodontol **2001**; 72: 1364–1371.

Chrcanovic BR, Albrektsson T, Wennerberg A. Reasons for failures of oral implants. J Oral Rehabil. **2014** Jun; 41(6): 443–476.

Chrcanovic BR, Martins MD, Wennerberg A. Immediate placement of implants into infected sites: a systematic review. Clin Implant Dent Relat Res. **2015** Jan; 17 (Suppl 1): e1–e16.

Christensen GJ. Ridge preservation: why not? J Am Dent Assoc. **1996** May; 127(5): 669–670.

Chu SJ, Tarnow DP. Managing esthetic challenges with anterior implants. Part 1: Midfacial recession defects from etiology to resolution. Compend Contin Educ Dent. **2013** Oct; 34 Spec No 7: 26–31.

Chung DM, Oh TJ, Shotwell JL, Misch CE, Wang HL. Significance of keratinized mucosa in maintenance of dental implants with different surfaces. J Periodontol. **2006** Aug; 77(8): 1410–1420.

Cionca N, Müller N, Mombelli A. Two-piece zirconia implants supporting all-ceramic crowns: a prospective clinical study. Clin Oral Implants Res. **2015** Apr. 26(4): 413–418.

Coachman C, Salama M, Garber D, Calamita M, Salama H, Cabral G. Prosthetic gingival reconstruction in a fixed partial restoration. Part 1: introduction to artificial gingiva as an alternative therapy. Int J Periodontics Restorative Dent. **2009** Oct; 29(5): 471–477.

Coachman C, Salama M, Garber D, Calamita M, Salama H, Cabral G. Prosthetic gingival reconstruction in fixed partial restorations. Part 3: laboratory procedures and maintenance. Int J Periodontics Restorative Dent. **2010** Feb; 30(1): 19–29.

Cochran DL, Morton D, Weber HP. Consensus statements and recommended clinical procedrues regarding loading protocols for endosseous dental implants. Int J Oral Maxillofac Implants. **2004**; 19 (Suppl): 109–113.

Cochran DL, Jackson JM, Bernard JP, ten Bruggenkate CM, Buser D, Taylor TD, Weingart D, Schoolfield JD, Jones AA, Oates TW. A 5-year prospective multi-center study of early-loaded titanium implants with a sandblasted and acid-etched surface. Inf J Oral Maxillofac Implants. **2011** Nov–Dec; 26(6): 1324–1332.

Cochran DL, Mau LP, Higginbottom FL, Wilson TG, Bosshardt DD, Schoolfield J, et al. Soft and hard tissue histologic dimensions around dental implants in the canine restored with smaller-diameter abutments: a paradigm shift in peri-implant biology. Int J Oral Maxillofac Implants. **2013** Mar; 28(2): 494–502.

Colnot C. Skeletal cell fate decisions within periosteum and bone marrow during bone regeneration. J Bone Miner Res. **2009** Feb; 24(2): 274–282.

Cooper LF. Objective criteria: guiding and evaluating dental implant esthetics. J Esthet Restor Dent. **2008**; 20(3): 195–205.

Cordaro L, Amadé DS, Cordaro M. Clinical results of alveolar ridge augmentation with mandibular block bone grafts in partially edentulous patients prior to implant placement. Clin Oral Implants Res. **2002** Feb; 13(1): 103–111.

Cordaro L, Torsello F, Morcavallo S, di Torresanto VM. Effect of bovine bone and collagen membranes on healing of mandibular bone blocks: a prospective randomized controlled study. Clin Oral Implants Res. **2011** Oct; 22(10): 1145–1150.

Cordaro L, Torsello F, Chen S, Ganeles J, Brägger U, Hämmerle C. Implant-supported single tooth restoration in the aesthetic zone: transmucosal and submerged healing provide similar outcome when simultaneous bone augmentation is needed. Clin Oral Implants Res. **2013** Oct; 24(10): 1130–1136.

Cordaro L, Boghi F, Mirisola di Torresanto V, Torsello F. Reconstruction of the moderately atrophic edentulous maxilla with mandibular bone grafts. Clin Oral Implants Res. **2013** Nov; 24(11): 1214–1221.

Cordaro L, Terheyden H. Ridge augmentation procedures in implant patients: a staged approach. Berlin: Quintessence, **2014**.

Cortellini P, Tonetti MS. Microsurgical approach to periodontal regeneration. Initial evaluation in a case cohort. J Periodontol. **2001** Apr; 72(4): 559–569.

Costello FW. Real teeth wear pink. Dent Today. **1995** Apr; 14(4): 52 – 55.

Cosyn J, Hooghe N, De Bruyn H. A systematic review on the frequency of advanced recession following single immediate implant treatment. J Clin Periodontol. **2012** Jun; 39(6): 582 – 589.

Croll BM. Emergence profiles in natural tooth contour. Part II: Clinical considerations. J Prosthet Dent. **1990** Apr; 63(4): 374 – 379.

Cumbo C, Marigo L, Somma F, La Torre G, Minciacchi I, D'Addona A. Implant platform switching concept: a literature review. Eur Rev Med Pharmacol Sci. **2013** Feb; 17(3): 392 – 397.

Cura C, SaraçoÐlu A, Cötert HS. J Prosthet Dent. Alternative method for connecting a removable gingival extension and fixed partial denture: a clinical report. **2002** Jul; 88(1): 1 – 3.

da Cunha HA, Filho HN, Batista JG, Matsumoto MA. Segmental osteotomy for the correction of a malpositioned single implant: an 8-year follow-up. Quintessence Int. **2011** Nov – Dec; 42(1): 817 – 822.

Dahlin C, Gottlow J, Linde A, Nyman S. Healing of maxillary and mandibular bone defects using a membrane technique. An experimental study in monkeys. Scand J Plast Reconstr Surg Hand Surg. **1990**; 24(1): 13 – 19.

Darby I, Chen ST, Buser D. Ridge preservation techniques for implant therapy. Int J Oral Maxillofac Implants. **2009**; 24 (Suppl): 260 – 271.

Dasmah A, Thor A, Ekestubbe A, Sennerby L, Rasmusson L. Particulate vs. block bone grafts: three-dimensional changes in graft volume after reconstruction of the atrophic maxilla, a 2-year radiographic follow-up. J Craniomaxillofac Surg. **2012** Dec; 40(8): 654 – 659.

Dawson A, Chen S (eds). The SAC Classification in implant dentistry. Chicago: Quintessence, **2009**.

De Leonardis D, Garg AK, Pecora GE. Osseointegration of rough acid-etched titanium implants: 5-year follow-up of 100 minimatic implants. Int J Oral Maxillofac Implants. **1999** May – Jun; 14(3): 384 – 391.

De Santis E, Lang NP, Scala A, Vigano P, Salata LA, Botticelli D. Healing outcomes at implants installed in grafted sites: an experimental study in dogs. Clin Oral Implants Res. **2012** Mar; 23(3): 340 – 350.

Degidi M, Nardi D, Piattelli A. Peri-implant tissue and radiographic bone levels in the immediately restored single-tooth implant: a retrospective analysis. J Periodontol. **2008** Feb; 79(2): 252 – 259. (**a**)

Degidi M, Novaes AB Jr, Nardi D, Piattelli A. Outcome analysis of immediately placed, immediately restored implants in the esthetic area: the clinical relevance of different interimplant distances. J Periodontol. **2008** Jun; 79(6): 1056 – 1061. (**b**)

den Hartog L, Meijer HJ, Stegenga B, Tymstra N, Vissink A, Raghoebar GM. Single implants with different neck designs in the aesthetic zone: a randomized clinical trial. Clin Oral Implants Res. **2011** Nov; 22(11): 1289 – 1297.

den Hartog L, Raghoebar GM, Slater JJ, Stellingsma K, Vissink A, Meijer HJ. Single-tooth implants with different neck designs: a randomized clinical trial evaluating the aesthetic outcome. Clin Implant Dent Relat Res. **2013** Jun; 15(3): 311 – 321.

Denry I, Kelly JR. State of the art of zirconia for dental applications. Dent Mater. **2008** Mar; 24(3): 299 – 307.

Depprich R, Zipprich H, Ommerborn M, Naujoks C, Wiesmann HP, Kiattavorncharoen S, Lauer HC, Meyer U, Kubler NR, Handschel J. Osseointegration of zirconia implants compared with titanium: an in vivo study. Head Face Med. **2008** Dec; 4: 30.

Depprich R, Naujoks C, Ommerborn M, Schwarz F, Kubler NR, Handschel J. Current findings regarding zirconia implants. Clin Implant Dent Relat Res. **2014** Feb; 16(1): 124 – 137.

Dhir S, Mahesh L, Kurtzman GM, Vandana KL. Peri-implant and periodontal tissues: a review of differences and similarities. Compend Contin Educ Dent. **2013** Jul – Aug; 34(7): e69 – e75.

Di Giacomo GA, Cury PR, de Araujo NS, Sendyk WR, Sendyk CL. Clinical application of stereolithographic surgical guides for implant placement: preliminary results. J Periodontol. **2005** Apr; 76(4): 503 – 507.

Donos N, Kostopoulos L, Karring T. Alveolar ridge augmentation using a resorbable copolymer membrane and autogenous bone grafts. An experimental study in the rat. Clin Oral Implants Res. **2002** Apr; 13(2): 203 – 213.

Duncan JD, Swift EJ Jr. Use of tissue-tinted porcelain to restore soft-tissue defects. J Prosthodont. **1994** Jun; 3(2): 59 – 61.

Egar T, Müller HP, Heincke A. Ultrasonic determination of gingival thickness. Subject variation and influence of tooth type and clinical features. J Clin Periodontol. **1996** Sep; 23(9): 839 – 845.

Ehrler DM, Vaccaro AR. The use of allograft bone in lumbar spine surgery. Clin Orthop Relat Res. **2000** Feb; (371): 38 – 45.

Elian N, Ehrlich B, Jalbout ZN, Classi AJ, Cho SC, Kamer AR, Froum S, Tarnow DP. Advanced concepts in implant dentistry: creating the "aesthetic site foundation." Dent Clin North Am. **2007** Apr; 51(2): 547 – 563, xi-xii. (**a**)

Elian N, Cho SC, Froum S, Smith RB, Tarnow DP. A simplified socket classification and repair technique. Pract Proced Aesthet Dent. **2007** Mar; 19(2): 99 – 104. (**b**)

Elian N, Tabourian G, Jalbout ZN, Classi A, Cho SC, Froum S, Tarnow DP. Accurate transfer of peri-implant soft tissue emergence profile from the provisional crown to the final prosthesis using an emergence profile cast. J Esthet Restor Dent. **2007**; 19{6}: 306 – 314. (**c**)

Elian N, Bloom M, Trushkowsky RD, Dard MM, Tarnow D. Effect of 3- and 4-mm interimplant distances on the height of interimplant bone crest: a histomorphometric evaluation measured on bone level dental implants in minipig. Implant Dent. **2014** Oct; 23(5): 522 – 528.

Engfors I, Ortorp A, Jemt T. Fixed implant-supported prostheses in elderly patients: a 5-year retrospective study of 133 edentulous patients older than 79 years. Clin Implant Dent Relat Res. **2004**; 6(4): 190 – 198.

Ericsson I, Lindhe J. Probing depth at implants and teeth. An experimental study in the dog. J Clin Periodontol. **1993** Oct; 20(9): 623 – 627.

Erisken C, Kalyon DM, Wang H. Functionally graded electrospun polycaprolactone and beta-tricalcium phosphate nanocomposites for tissue engineering applications. Biomaterials. **2008** Oct; 29(30): 4065 – 4073.

Ersoy AE, Turkyilmaz I, Ozan O, McGlumphy EA. Reliability of implant placement with stereolithographic surgical guides generated from computed tomography: clinical data from 94 implants. J Periodontol. **2008** Aug; 79(8): 1339 – 1345.

Esposito M, Ekestubbe A, Gröndahl K. Radiological evaluation of marginal bone loss at tooth surfaces facing single Brånemark implants. Clin Oral Implants Res. **1993** Sep; 4(3): 151 – 157.

Esposito M, Grusovin MG, Chew YS, Worthington HV, Coulthard P. One-stage versus two-stage implant placement. A Cochrane systematic review of randomised controlled clinical trials. Eur J Implantol. **2009** Summer; 2(2): 91 – 99.

Evans CD, Chen ST. Esthetic outcomes of immediate implant placements. Clin Oral Implants Res. **2008** Jan; 19(1): 73 – 80.

Evian CI, Cutler SA. Direct replacement of failed CP titanium implants with larger-diameter, HA-coated Ti-6Al-4V implants: report of five cases. Int J Oral Maxillofac Implants. **1995** Nov – Dec; 10(6): 736 – 743.

Fava J, Lin M, Zahran M, Jokstad A. Single implant-supported crowns in the aesthetic zone: patient satisfaction with aesthetic appearance compared with appraisals by laypeople and dentists. Clin Oral Implants Res. **2015** Oct; 26(10): 1113 – 1120.

Favero G, Botticelli D, Favero G, Garcia B, Mainetti T, Lang NP. Alveolar bony crest preservation at implants installed immediately after tooth extraction: an experimental study in the dog. Clin Oral Implants Res. **2013** Jan; 24(1): 7 – 12.

Felton DA, Kanoy BE, Bayne SC, Wirthman GP. Effect of in vivo crown margin discrepancies on periodontal health. J Prosthet Dent. **1991** Mar; 65(3): 357 – 364.

Fenner N, Hämmerle CH, Sailer I, Jung RE. Long-term clinical, technical, and esthetic outcomes of all-ceramic vs. titanium abutments on implant supporting single-tooth reconstructions after at least 5 years. Clin Oral Implants Res. **2016** Jun; 27(6): 716 – 723.

Ferguson SJ, Broggini N, Wieland M, de Wild M, Rupp F, Geis-Gerstorfer J, Cochran DL, Buser D. Biomechanical evaluation of the interfacial strength of a chemically modified sandblasted and acid-etched titanium surface. J Biomed Mater Res A. **2006** Aug; 78(2): 291–297.

Fickl S, Zuhr O, Wachtel H, Bolz W, Hürzeler M. Tissue alterations after tooth extraction with and without surgical trauma: a volumetric study in the beagle dog. J Clin Periodontol. **2008** Apr; 35(4): 356–363.

Filippi A, Pohl Y, von Arx T. Decoronation of an anky-losed tooth for preservation of alveolar bone prior to implant placement. Dent Traumatol. **2001** Apr; 17(2): 93–95.

Foong JK, Judge RB, Palamara JE, Swain MV. Fracture resistance of titanium and zirconia abutments: an in vitro study. J Prosthet Dent. **2013** May; 109(5): 304–312.

Forsberg CM. Facial morphology and ageing: a longitudinal cephalometric investigation of young adults. Eur J Orthod. **1979**; 1(1): 15–23.

Forsberg CM, Eliasson S, Westergren H. Face height and tooth eruption in adults– a 20-year follow-up investigation. Eur J Orthod. **1991** Aug; 13(4): 249–254.

Francetti L, Trombelli L, Lombardo G, Guida L, Cafiero C, Roccuzzo M, Carusi G, Del Fabbro M. Evaluation of efficacy of enamel matrix derivative in the treatment of intrabony defects: a 24-month multicenter study. Int J Periodontics Restorative Dent. **2005** Oct; 25(5): 461–473.

Franz S, Rammelt S, Scharnweber D, Simon JC. Immune responses to implants—a review of the implications for the design of immunomodulatory biomaterials. Biomaterials. **2011** Oct; 32(28): 6692–6709.

Frost NA, Mealey BL, Jones AA, Huynh-Ba G. Periodontal Biotype: Gingival Thickness as It Relates to Probe Visibility and Buccal Plate Thickness. J Periodontol. **2015** Oct; 86(10): 1141–1149.

Froum SJ. Dental implant complications: etiology, prevention, and treatment. Hoboken: Wiley-Blackwell, **2010**.

Fu JH, Yeh CY, Chan HL, Tatarakis N, Leong DJ, Wang HL. Tissue biotype and its relation to the underlying bone morphology. J Periodontol. **2010** Apr; 81(4): 569–574.

Fu JH, Oh TJ, Benavides E, Rudek I, Wang HL. A randomized clinical trial evaluating the efficacy of the sandwich bone augmentation technique in increasing buccal bone thickness during implant placement surgery: I. Clinical and radiographic parameters. Clin Oral Implants Res. **2014** Apr; 25(4): 458–467.

Fuentealba R, Jofré J. Esthetic failure in implant dentistry. Dent Clin North Am. **2015** Jan; 59(1): 227–246.

Fugazzotto PA. Success and failure rates of osseointegrated implants in function in regenerated bone for 6 to 51 months: a preliminary report. Int J Oral Maxillofac Implants. **1997** Jan–Feb; 12(1): 17–24.

Fugazzotto PA. Shorter implants in clinical practice: rationale and treatment results. Int J Oral Maxillofac Implants. **2008** May–Jun; 23(3): 487–496.

Fujihara K, Kotaki M, Ramakrishna S. Guided bone regeneration membrane made of polycaprolactone/ calcium carbonate composite nano-fibers. Biomaterials. **2005** Jul; 26(19): 4139–4147.

Fürhauser R, Florescu D, Benesch T, Haas R, Mailath G, Watzek G. Evaluation of soft tissue around single-tooth implant crowns: the pink esthetic score. Clin Oral Implants Res. **2005** Dec; 16(6): 639–644.

Furze D, Byrne A, Donos N, Mardas N. Clinical and esthetic outcomes of single-tooth implants in the anterior maxilla. Quintessence Int. **2012** Feb; 43(2): 127–134.

Furze D, Byrne A, Alam S, Wittneben JG. Esthetic outcome of implant supported crowns with and without peri-implant conditioning using provisional fixed prosthesis: a randomized controlled clinical trial. Clin Implant Dent Relat Res. **2016** Dec; 18(6): 1153–1162.

Gahlert M, Gudehus T, Eichhorn S, Steinhauser E, Kniha H, Erhardt W. Biomechanical and histomorphometric comparison between zirconia implants with varying surface textures and a titanium implant in the maxilla of miniature pigs. Clin Oral Implants Res. **2007** Oct; 18(5): 662–668.

Gahlert M, Röhling S, Sprecher CM, Kniha H, Milz S, Bormann K. In vivo performance of zirconia and titanium implants: a histomorphometric study in mini pig maxillae. Clin Oral Implants Res. **2012** Mar; 23(3): 281–286.

Gahlert M, Burtscher D, Pfundstein G, Grunert I, Kniha H, Röhling S. Dental zirconia implants up to three years in function: a retrospective clinical study and evaluation of prosthetic restorations and failures. Int J Oral Maxillofac Implants. **2013** May – Jun; 28(3): 896 – 904.

Gahlert M, Kniha H, Weingart D, Schild S, Gellrich NC, Bormann KH. A prospective clinical study to evaluate the performance of zirconium dioxide dental implants in single-tooth gaps. Clin Oral Implants Res. **2016** Dec; 27(12): e176 – e184.

Gallucci GO, Belser UC, Bernard JP, Magne P. Modeling and characterization of the CEJ for optimization of esthetic implant design. Int J Periodontics Restorative Dent. **2004** Feb; 24(1): 19 – 29.

Gallucci GO, Guex P, Vinci D, Belser UC. Achieving natural-looking morphology and surface textures in anterior ceramic fixed rehabilitations. Int J Periodontics Restorative Dent. **2007** Apr; 27(2): 117 – 125.

Gallucci GO, Grütter L, Nedir R, Bischof M, Belser UC. Esthetic outcomes with porcelain-fused-to-ceramic and all-ceramic single-implant crowns: a randomized clinical trial. Clin Oral Implants Res. **2011** Jan; 22(1): 62 – 69.

Gapski R, Neugeboren N, Pomeranz AZ, Reissner MW. Endosseous implant failure influenced by crown cementation: A clinical case report. Int J Oral Maxillofac Implants. **2008** Sep – Oct; 23(5): 943 – 946.

Garber DA, Belser UC. Restoration-driven implant placement with restoration-generated site development. Compend Contin Educ Dent. **1995** Aug; 16(8): 796, 798 – 802, 804.

Garcia LT, Verrett RG. Metal-ceramic restorations--custom characterization with pink porcelain. Compend Contin Educ Dent. **2004** Apr; 25(4): 242 – 246.

Gelb DA. Immediate implant surgery: three-year retrospective evaluation of 50 consecutive cases. Int J Oral Maxillofac Implants. **1993**; 8(4): 388 – 399.

Giannobile WV, Somerman MJ. Growth and amelogenin-like factors in periodontal wound healing. A systematic review. Ann Periodontol. **2003** Dec; 8(1): 193 – 204.

Giannopoulou C, Bernard JP, Buser D, Carrel A, Belser, UC. Effect of intracrevicular restoration margins on peri-implant health: clinical, biochemical, and microbiologic findings around esthetic implants up to 9 years. Int J Oral Maxillofac Implants. **2003** Mar – Apr; 18(2): 173 – 181.

Gielkens PF, Schortinghuis J, de Jong JR, Paans AM, Ruben JL, Raghoebar GM, Stegenga B, Bos RR. The influence of barrier membranes on autologous bone grafts. J Dent Res. **2008** Nov; 87(11): 1048 – 1052.

Gigandet M, Bigolin G, Faoro F, Bürgin W, Brägger U. Implants with original and non-original abutment connections. Clin Implant Dent Relat Res. **2014** Apr; 16(2): 303 – 311.

Gittens RA, Scheideler L, Rupp F, Hyzy SL, Geis-Gerstorfer J, Schwartz Z, Boyan BD. A review on the wettability of dental implant surfaces. II: Biological and clinical aspects. Acta Biomater. **2014** Jul; 10(7): 2907 – 2918.

Glauser R, Sailer I, Wohlwend A, Studer S, Schibli M, Schärer P. Experimental zirconia abutments for implant-supported single-tooth restorations in esthetically demanding regions: 4-year results of a prospective clinical study. Int J Prosthodont. **2004** May – Jun; 17: 285 – 290.

Gobbato L, Paniz G, Mazzocco F, Chierico A, Tsukiyama T, Levi PA Jr, Weisgold AS. Significance of crown shape in the replacement of a central incisor with a single implant-supported crown. Quintessence Int. **2013** May; 44(5): 407 – 413.

Goldberg VM, Stevenson S. The biology of bone grafts. Semin Arthroplasty. **1993** Apr; 4(2): 58 – 63.

Goldberg M, Langer R, Jia X. Nanostructured materials for applications in drug delivery and tissue engineering. J Biomater Sci Polym Ed. **2007**; 18(3): 241 – 268.

Goodacre CJ. Gingival esthetics. J Prosthet Dent. **1990** Jul; 64(1): 1 – 12.

Gorski JP. Biomineralization of bone: a fresh view of the roles of non-collagenous proteins. Front Biosci (Landmark Ed). **2011** Jun 1; 16: 2598 – 2621.

Gotfredsen K, Berglundh T, Lindhe J. Anchorage of titanium implants with different surface characteristics: an experimental study in rabbits. Clin Implant Dent Relat Res. **2000**; 2(3): 120 – 128.

Gottlow J, Dard M, Kjellson F, Obrecht M, Sennerby L. Evaluation of a new titanium-zirconium dental implant: a biomechanical and histological comparative study in the mini pig. Clin Implant Dent Relat Res. **2012** Aug; 14: 538 – 545.

Graziani F, Gennai S, Cei S, Ducci F, Discepoli N, Carmignani A, Tonetti M. Does enamel matrix derivative application provide additional clinical benefits in residual periodontal pockets associated with suprabony defects? A systematic review and meta-analysis of randomized clinical trials. J Clin Periodontol. **2014** Apr; 41(4): 377 – 386.

Greene PR. The flexible gingival mask: an aesthetic solution in periodontal practice. Br Dent J. **1998** Jun 13; 184(11): 536 – 540.

Greenstein G, Greenstein B, Cavallaro J, Elian N, Tarnow D. Flap advancement: practical techniques to attain tension-free primary closure. J Periodontol. **2009** Jan; 80(1): 4 – 15.

Griffin JD Jr. Excellence in photography: heightening dentist-ceramist communication. Dent Today. **2009** Jul; 28(7): 124 – 127.

Grossmann Y, Levin L. Success and survival of single dental implants placed in sites of previously failed implants. J Periodontol. **2007** Sep; 78(9): 1670 – 1674.

Grunder U, Polizzi G, Goené R, Hatano N, Henry P, Jackson WJ, , Kawamura K, Köhler S, Renouard F, Rosenberg R, Triplett G, Werbitt M, Lithner B. A 3-year prospective multicenter follow-up report on the immediate and delayed-immediate placement of implants. Int J Oral Maxillofac Implants. **1999** May – Apr; 14(2): 210 – 216.

Grunder U. Stability of the mucosal topography around single-tooth implants and adjacent teeth: 1-year results. Int J Periodontics Restorative Dent. **2000** Feb; 20(1): 11 – 17.

Grunder U, Gracis S, Capelli M. Influence of the 3-D bone-to-implant relationship on esthetics. Int J Periodontics Restorative Dent. **2005** Apr; 25(2): 113 – 119.

Grunder U. Ideale Schnittführung. In: Grunder U (ed). Implantate in der ästhetischen Zone: Ein Behandlungskonzept step-by step. Berlin: Quintessenz, **2015**. 326 – 350.

Gruskin E, Doll BA, Futrell FW, Schmitz JP, Hollinger JO. Demineralized bone matrix in bone repair: history and use. Adv Drug Deliv Rev. **2012** Sep; 64(12): 1063 – 1077.

Grütter L, Belser UC. Implant loading protocols for the partially edentulous esthetic zone. Int J Oral Maxillofac Implants. **2009**; 24 (Suppl): 169 – 179.

Gurtner GC, Werner S, Barrandon Y, Longaker MT. Wound repair and regeneration. Nature. **2008** May 15; 453(7193): 314 – 321.

Haack JE, Sakaguchi RL, Sun T, Coffey KP. Elongation and preload stress in dental implant abutment screws. Int J Oral Maxillofac Implants. **1995** Sep – Oct; 10(5): 529 – 536.

Haag P, Nilner K. Bonding between titanium and dental porcelain: A systematic review. Acta Odontol Scand. **2010** May; 68(3): 154 – 164.

Haj-Ali R, Walker MP. A provisional fixed partial denture that simulates gingival tissue at the pontic-site defect. J Prosthodont. **2002** Mar; 11(1): 46 – 48.

Hallman M, Thor A. Bone substitutes and growth factors as an alternative/complement to autogenous bone for grafting in implant dentistry. Periodontol 2000. **2008**; 47: 172 – 192.

Hamilton A, Judge RB, Palamara JE, Evans C. Evaluation of the fit of CAD/CAM abutments. Int J Prosthodont. **2013** Jul – Aug; 26(4): 370 – 380.

Hämmerle CH, Jung RE. Bone augmentation by means of barrier membranes. Periodontol 2000. **2003**; 33: 36 – 53.

Hämmerle CH, Chen ST, Wilson TG Jr. Consensus statements and recommended clinical procedures regarding the placement of implants in extraction sockets. Int J Oral Maxillofac Implants. **2004**; 19 (Suppl): 26 – 28.

Hämmerle CH, Araújo MG, Simion M. Evidence-based knowledge on the biology and treatment of extraction sockets. Clin Oral Implants Res. **2012** Feb; 23 (Suppl 5): 80 – 82.

Hämmerle CH, Cordaro L, van Assche N, Benic GI, Bornstein M, Gamper F, Gotfredsen K, Harris D, Hürzeler M, Jacobs R, Kapos T, Kohal RJ, Patzelt SB, Sailer I, Tahmaseb A, Vercruyssen M, Wismeijer D. Digital technologies to support planning, treatment, and fabrication processes and outcome assessments in implant dentistry. Summary and consensus statements. The 4th EAO Consensus Conference 2015. Clin Oral Implants Res. **2015** Sep; 26 (Suppl 11): 97 – 101.

Han CH, Johansson CB, Wennerberg A, Albrektsson T. Quantitative and qualitative investigations of surface enlarged titanium and titanium alloy implants. Clin Oral Implants Res. **1998** Feb; 9(1): 1 – 10.

Hannon SM, Colvin CJ, Zurek DJ. Selective use of gingival-toned ceramics: case reports. Quintessence Int. **1994** Apr; 25(4): 233 – 238.

Harris D, Buser D, Dula K, et al. EAO Guidelines for the use of diagnostic imaging in implant dentistry. Clin Oral Implants Res. **2002**; 13: 566 – 570.

Harris D, Horner K, Gröndahl K, Jacobs R, Helmrot E, Benic GI, Bornstein MM, Dawood A, Quirynen M. EAO guidelines for the use of diagnostic imaging in Implant Dentistry 2011: A consensus workshop organized by the European Association for Osseointegration at the Medical University of Warsaw. Clin Oral Implants Res. **2012** Nov; 23(11): 1243 – 1253.

Heij DG, Opdebeeck H, van Steenberghe D, Kokich VG, Belser U, Quirynen M. Facial development, continuous tooth eruption, and mesial drift as compromising factors for implant placement. Int J Oral Maxillofac Implants. **2006** Nov – Dec; 21(6): 867 – 878.

Heitz-Mayfield LJ, Huynh-Ba G. History of treated periodontitis and smoking as risks for implant therapy. Int J Oral Maxillofac Implants. **2009**; 24 (Suppl): 39 – 68.

Heitz-Mayfield LJ, Mombelli A. The therapy of peri-implantitis: a systematic review. Int J Oral Maxillofac Implants. **2014**; 29 (Suppl): 325 – 345. (**a**)

Heitz-Mayfield LJ, Needleman I, Salvi GE, Pjetursson BE. Consensus statements and clinical recommendations for prevention and management of biologic and technical implant complications. Int J Oral Maxillofac Implants. **2014**; 29 Suppl: 346 – 350. (**b**)

Hermann JS, Buser D. Guided bone regeneration for dental implants. Curr Opin Periodontol. **1996** May – Jun; 3: 168 – 177.

Hermann JS, Cochran DL, Nummikoski PV, Buser D. Crestal bone changes around titanium implants. A radiographic evaluation of unloaded nonsubmerged and submerged implants in the canine mandible. J Periodontol. **1997** Nov: 68(11): 1117 – 1130.

Hermann JS, Buser D, Schenk RK, Cochran DL. Crestal bone changes around titanium implants. A histometric evaluation of unloaded non-submerged and submerged implants in the canine mandible. J Periodontol. **2000** Sep; 71(9): 1412 – 1424.

Hermann JS, Buser D, Schenk RK. Biologic width around one- and two-piece titanium implants. Clin Oral Implants Res. **2001** Dec; 12(6): 559 – 571.

Higginbottom FL, Wilson TG Jr. Three-dimensional templates for placement of root-form dental implants: a technical note. Int J Oral Maxillofac Implants. **1996** Nov – Dec; 11(6): 787 – 793.

Hinds KF. Custom impression coping for an exact registration of the healed tissue in the esthetic implant restoration. Int J Periodontics Restorative Dent. **1997** Dec; 17(6): 584 – 591.

Hinds KF. Intraoral digital impressions to enhance implant esthetics. Compend Contin Educ Dent. **2014** Sep; 35 (3 Suppl): 25 – 33.

Hisbergues M, Vendeville S, Vendeville P. Zirconia: Established facts and perspectives for a biomaterial in dental implantology. J Biomed Mater Res B Appl Biomater. **2009** Feb; 88(2): 519 – 529.

Hjørting-Hansen E. Bone grafting to the jaws with special reference to reconstructive preprosthetic surgery. A historical review. Mund Kiefer Gesichtschir. **2002** Jan; 6(1): 6 – 14.

Ho WF, Chen WK, Wu SC, Hsu HC. Structure, mechanical properties, and grindability of dental Ti-Zr alloys. J Mater Sci Mater Med. **2008** Oct; 19: 3179 – 3186.

Hochman MN, Chu SJ, Tarnow DP. Maxillary anterior papilla display during smiling: a clinical study of the interdental smile line. Int J Periodontics Restorative Dent. **2012** Aug; 32(4): 375 – 383.

Holtzclaw D, Toscano N, Eisenlohr L, Callan D. The safety of bone allografts used in dentistry: a review. J Am Dent Assoc. **2008** Sep; 139(9): 1192 – 1199.

Horowitz R, Holtzclaw D, Rosen PS. A review on alveolar ridge preservation following tooth extraction. J Evid Based Dental Pract. **2012** Sep; 12(3): 149 – 160.

Huang ZM, Zhang YZ, Kotaki M, Ramakrishna S. A review on polymer nanofibers by electrospinning and their applications in nanocomposites. Compos Sci Technol. **2003** Nov; 63(15): 2223 – 2253.

Hürzeler MB, Quiñones CR, Schupbach P. Guided bone regeneration around dental implants in the atrophic alveolar ridge using a bioresorbable barrier. An experimental study in the monkey. Clin Oral Implants Res. **1997** Aug; 8(4): 323 – 331.

Hürzeler MB, Kohal RJ, Naghshbandi J, Mota LF, Conradt J, Hutmacher D, Caffesse RG. Evaluation of a new bioresorbable barrier to facilitate guided bone regeneration around exposed implant threads. An experimental study in the monkey. Int J Oral Maxillofac Surg. **1998** Aug; 27(4): 315 – 320.

Hürzeler MB, Fickl S, Zuhr O, Wachtel H. Clinical failures and shortfalls of immediate implant procedures. Eur J Esthet Dent. **2006** Aug; 1(2): 128 – 140.

Hürzeler MB, Zuhr O, Schupbach P, Rebele SF, Emmanouilidis N, Fickl S. The socket-shield technique: a proof-of-principle report. J Clin Periodontol. **2010** Sep; 37(9): 855 – 862.

Huynh-Ba G, Pjetursson BE, Sanz M, Cecchinato D, Ferrus J, Lindhe J, Lang NP. Analysis of the socket bone wall dimensions in the upper maxilla in relation to immediate implant placement. Clin Oral Implants Res. **2010** Jan; 21(1): 37 – 42.

Hwang D, Wang HL. Flap thickness as a predictor of root coverage: a systematic review. J Periodontol. **2007** Oct; 77(10): 1625 – 1634.

Iasella JM, Greenwell H, Miller RL, Hill M, Drisko C, Bohra AA, Scheetz JP. Ridge preservation with freeze-dried bone allograft and a collagen membrane compared to extraction alone for implant site development: a clinical and histologic study in humans. J Periodontol. **2003** Jul; 74(7): 990 – 999.

Ikarashi Y, Toyoda K, Kobayash E, Doi H, Yoneyama T, Hamanaka H, Tsuchiya T. Improved biocompatibility of titanium-zirconium (Ti-Zr) alloy: tissue reaction and sensitization to Ti-Zr alloy compared with pure Ti and Zr in rat implantation study. Mater Trans. **2005**; 46(10): 2260 – 2267.

Intini G. The use of platelet-rich plasma in bone reconstruction therapy. Biomaterials. **2009** Oct; 30(28): 4956 – 4966.

Ioannidis A, Gallucci GO, Jung RE, Borzangy S, Hämmerle CH, Benic GI. Titanium-zirconium narrow-diameter versus titanium regular-diameter implants for anterior and premolar single crowns: 3-year results of a randomized controlled clinical study. J Clin Periodontol. **2015** Nov; 42(11): 1060 – 1070.

Ishikawa-Nagai S, Da Silva JD, Weber HP, Park SE. Optical phenomenon of peri-implant soft tissue. Part II. Preferred implant neck color to improve soft tissue esthetics. Clin Oral Implants Res. **2007** Oct; 18(5): 575 – 580.

Jacobs R, Pittayapat P, van Steenberghe D, De Mars G, Gijbels F, Van Der Donck A, Li L, Liang X, Van Assche N, Quirynen M, Naert I. A split-mouth comparative study up to 16 years of two screw-shaped titanium implant systems. J Clin Periodontol. **2010** Dec; 37(12): 1119 – 1127.

Jacques LB, Coelho AB, Hollweg H, Conti PC. Tissue sculpturing: an alternative method for improving esthetics of anterior fixed prosthodontics. J Prosthet Dent. **1999** May; 81(5): 630 – 633.

Jaime APG, de Vasconcellos DK, Mesquita AM, Kimpara ET, Bottino MA. Effect of cast rectifiers on the marginal fit of UCLA abutments. Journal of Applied & Oral Science. **2007** Jun; 15(3): 169 – 174.

Januário AL, Barriviera M, Duarte WR. Soft tissue cone-beam computed tomography: a novel method for the measurement of gingival tissue and the dimensions of the dentogingival unit. J Esthet Restor Dent. **2008**; 20(6): 366 – 373.

Januário AL, Duarte WR, Barriviera M, Mesti JC, Araújo MG, Lindhe J. Dimension of the facial bone wall in the anterior maxilla: a cone-beam computed tomography study. Clin Oral Implants Res. **2011** Oct; 22(10): 1168 – 1171.

Jemt T. Regeneration of gingival papillae after single-implant treatment. Int J Periodontics Restorative Dent. **1997** Aug; 17(4): 326 – 333.

Jemt T, Johansson J. Implant treatment in the edentulous maxillae: a 15-year follow-up study on 76 consecutive patients provided with fixed prostheses. Clin Implant Dent Relat Res. **2006**; 8(2): 61 – 69.

Jensen SS, Aaboe M, Pinholt EM, Hjorting-Hansen E, Melsen F, Ruyter IE. Tissue reaction and material characteristics of four bone substitutes. Int J Oral Maxillofac Implants. **1996** Jan – Feb; 11(1): 55 – 66.

Jensen J, Joss A, Lang NP. The smile line of different ethnic groups depending on age and gender. Acta Med Dent Helv. **1999;** 4: 38 – 46.

Jensen SS, Broggini N, Weibrich G, Hjørting-Hansen E, Schenk R, Buser D. Bone regeneration in standardized bone defects with autografts or bone substitutes in combination with platelet concentrate: a histologic and histomorphometric study in the mandibles of minipigs. Int J Oral Maxillofac Implants. **2005** Sep – Oct; 20(5): 703 – 712.

Jensen SS, Broggini N, Hjørting-Hansen E, Schenk R, Buser D. Bone healing and graft resorption of autograft, anorganic bovine bone and beta-tricalcium phosphate. A histologic and histomorphometric study in the mandibles of minipigs. Clin Oral Implants Res. **2006** Jun; 17(3): 237 – 243.

Jensen SS, Yeo A, Dard M, Hunziker E, Schenk R, Buser D. Evaluation of a novel biphasic calcium phosphate in standardized bone defects: a histologic and histomorphometric study in the mandibles of minipigs. Clin Oral Implants Res. **2007** Dec; 18(6): 752 – 760.

Jensen SS, Terheyden H. Bone augmentation procedures in localized defects in the alveolar ridge: clinical results with different bone grafts and bone-substitute materials. Int J Oral Maxillofac Implants, **2009;** 24 (Suppl): 218 – 236.

Jensen SS, Bosshardt DD, Gruber R, Buser D. Long-term stability of contour augmentation in the esthetic zone. Histologic and histomorphometric evaluation of 12 human biopsies 14 to 80 months after augmentation. J Periodontol. **2014** Nov: 85(11): 1 – 15.

Jensen SS, Gruber R, Buser D, Bosshardt DD. Osteoclast-like cells on deproteinized bovine bone mineral and biphasic calcium phosphate: light and transmission electron microscopical observations. Clin Oral Implants Res. **2015** Aug; 26(8): 859 – 864.

Jimbo R, Naito Y, Galli S, Berner S, Dard M, Wennerberg A. Biomechanical and histomorphometrical valuation of TiZr alloy implants: an in vivo study in the rabbit. Clin Implant Dent Relat Res. **2015** Oct; 17 (Suppl 2): e670 – e678.

Joda T, Wittneben JG, Brägger U. Digital implant impressions with the Individualized Scanbody Technique for emergence profile support. Clin Oral Implants Res. **2014** Mar; 25(3): 395 – 397.

Joda, T, Bürki A, Bethge S, Brägger U, Zysset O. Stiffness, strength, and failure modes of implant-supported monolithic lithium disilicate crowns: influence of titanium and zirconia abutments. Int J Oral Maxillofac Implants. **2015** Nov – Dec; 30(6): 1272 – 1279.

Johansson CB, Han CH, Wennerberg A, Albrektsson T. A quantitative comparison of machined commercially pure titanium and titanium-aluminum-vanadium implants in rabbit bone. Int J Oral Maxillofac Implants. **1998** May – Jun; 13(3): 315 – 321.

Jones AR, Martin W. Comparing pink and white esthetic scores to layperson perception in the single-tooth implant patient. Int J Oral Maxillofac Implants. **2014** Nov – Dec; 29(6): 1348 – 1353.

Jovanovic SA, Spiekermann H, Richter EJ. Bone regeneration around titanium dental implants in dehisced defect sites: a clinical study. Int J Oral Maxillofac Implants. **1992** Summer; 7(2): 233 – 245.

Jovanovic SA, Nevins M. Bone formation utilizing titanium-reinforced barrier membranes. Int J Periodontics Restorative Dent. **1995** Feb; 15(1): 56 – 69.

Jung RE, Siegenthaler DW, Hämmerle CH. Postextraction tissue management: a soft tissue punch technique. Int J Periodontics Restorative Dent. **2004** Dec; 24(6): 545 – 553. (**a**)

Jung R. Replacement of an upper right central incisor with a regular neck implant restored with an all-ceramic crown, cemented. In: Belser U, Buser D, Hämmerle C, Jung R, Martin W, Morton D, Schmid B. ITI Treatment Guide, Vol. 1. Implant therapy in the esthetic zone: single-tooth replacements. Editors: Belser U, Buser D, Wismeijer D. Berlin: Quintessence, **2006.** (**b**)

Jung RE, Cochran DL, Domken O, Seibl R, Jones AA, Buser D, Hämmerle CH. The effect of matrix bound parathyroid hormone on bone regeneration. Clin Oral Implants Res. **2007** Jun; 18(3): 319 – 325.

Jung RE, Sailer I, Hämmerle CH, Attin T, Schmidlin P. In vitro color changes of soft tissues caused by restorative materials. Int J Periodontics Restorative Dent. **2007** Jun; 27(3): 251 – 257.

Jung RE, Thoma DS, Hämmerle CH. Assessment of the potential of growth factors for localized alveolar ridge augmentation: a systematic review. J Clin Periodontol. **2008** Sep; 35 (8 Suppl): 255 – 281.

Jung RE, Holderegger C, Sailer I, Khraisat , Suter A, Hämmerle CH. The effect of all-ceramic and porcelain-fused-to-metal restorations on marginal peri-implant soft tissue color: a randomized controlled clinical trial. Int J Periodontics Restorative Dent. **2008** Aug; 28(4): 357 – 365.

Jung RE, Schneider D, Ganeles J, Wismeijer D, Zwahlen M, Hämmerle CH, Tahmaseb A. Computer technology applications in surgical implant dentistry: a systematic review. Int J Oral Maxillofac Implants. **2009**; 24 (Suppl): 92 – 109.

Jung RE, Zembic A, Pjetursson BE, Zwahlen M, Thoma DS. Systematic review of the survival rate and the incidence of biological, technical, and aesthetic complications of single crowns on implants reported in longitudinal studies with a mean follow-up of 5 years. Clin Oral Implants Res. **2012** Oct; 23 (Suppl 6): 2 – 21.

Jung RE, Fenner N, Hämmerle CH, Zitzmann NU. Long-term outcome of implants placed with guided bone regeneration (GBR) using resorbable and non-resorbable membranes after 12 – 14 years. Clin Oral Implants Res. **2013** Oct; 24(10): 1065 – 1073. (**H365**)

Jung RE, Philipp A, Annen BM, Signorelli L, Thoma DS, Hämmerle CH, Attin T, Schmidlin P. Radiographic evaluation of different techniques for ridge preservation after tooth extraction: a randomized controlled clinical trial. J Clin Periodontol. **2013** Jan; 40(1): 90 – 98. (**b**)

Kaitsas R, Paolone MG, Paolone G. Guided orthodontic regeneration: a tool to enhance conventional regenerative techniques in implant surgery. Int Orthod. **2015** Dec; 13(4): 539 – 554.

Kamalakidis S, Paniz G, Kang KH, Hirayama H. Nonsurgical management of soft tissue deficiencies for anterior single implant-supported restorations: a clinical report. J Prosthet Dent. **2007** Jan; 97(1): 1 – 5.

Kan JY, Rungcharassaeng K, Umezu K, Kois JC. Dimensions of peri-implant mucosa: an evaluation of maxillary anterior single implants in humans. J Periodontol. **2003** Apr; 74(4): 557 – 562.

Kan JY, Rungcharassaeng K, Umezu K, Kois JC. Dimensions of peri-implant mucosa: an evaluation of maxillary anterior single implants in humans. J Periodontol. **2003** Apr; 74(4): 557 – 562. (**a**)

Kan JY, Rungcharassaeng K. Interimplant papilla preservation in the esthetic zone: a report of six consecutive cases. Int J Periodontics Restorative Dent. **2003** Jun; 23(3): 249 – 259. (**b**)

Kan JY, Rungcharassaeng K, Sclar A, Lozada JL. Effects of the facial osseous defect morphology on gingival dynamics after immediate tooth replacement and guided bone regeneration: 1-year results. J Oral Maxillofac Surg. **2007** Jul; 65 (7 Suppl 1): 13 – 19.

Kan JY, Rungcharassaeng K, Fillman M, Caruso J. Tissue architecture modification for anterior implant esthetics: an interdisciplinary approach. Eur J Esthet Dent. **2009** Summer; 4(2): 104 – 117. (**a**)

Kan JY, Rungcharassaeng K, Morimoto T, Lozada J. Facial gingival tissue stability after connective tissue graft with single immediate tooth replacement in the esthetic zone: Consecutive case report. J Oral Maxillofac Surg. **2009**; 67: 40 – 48. (**b**)

Kan JY, Morimoto T, Rungcharassaeng K, Roe P, Smith DH. Gingival biotype assessment in the esthetic zone: visual versus direct measurement. Int J Periodontics Restorative Dent. **2010** Jun; 30(3): 237 – 243.

Kan JYK, Roe P, Rungcharassaeng K, Patel RD, Waki T, Lozada JL, Zimmerman G. Classification of sagittal root position in relation to the anterior maxillary osseous housing for immediate implant placement: a cone beam computed tomography study. Int J Oral Maxillofac Implants. **2011** Jul; 26(4): 873 – 876.

Kapos T, Evans C. CAD/CAM technology for implant abutments, crowns, and superstructures. Int J Oral Maxillofac Implants. **2014**; 29 (Suppl): 117 – 136.

Karageorgiou V, Kaplan D. Porosity of 3D biomaterial scaffolds and osteogenesis. Biomaterials. **2005** Sep; 26(27): 5474 – 5491.

Karl M, Krafft T, Kelly JR. Fracture of a narrow-diameter roxolid implant: clinical and fractographic considerations. Int J Oral Maxillofac Implants. **2014** Sep – Oct; 29(5): 1193 – 1196.

Karoussis IK, Brägger U, Salvi GE, Burgin W, Lang NP. Effect of implant design on survival and success rates of titanium oral implants: a 10-year prospective cohort study of the ITI Dental Implant System. Clin Oral Implants Res. **2004** Feb; 15(1): 8 – 17.

Kassolis JD, Baer ML, Reynolds MA. The segmental osteotomy in the management of malposed implants: a case report and literature review. J Periodontol. **2003** Apr; 74(4): 529 – 536.

Keith JD, Jr., Petrungaro P, Leonetti JA, Elwell CW, Zeren KJ, Caputo C, Nikitakis NG, Schopf C, Warner MM. Clinical and histologic evaluation of a mineralized block allograft: results from the developmental period (2001 – 2004). Int J Periodontics Restorative Dent. **2006** Aug; 26(4): 321 – 327.

Kelly JR, Denry I. Stabilized zirconia as a structural ceramic: An overview. Dent Mater. **2008** Mar; 24(3): 289 – 298.

Kelly JR, Benetti P. Ceramic materials in dentistry: historical evolution and current practice. Aust Dent J. **2011** Jun; 56 (Suppl): 84 – 96.

Khan SN, Bostrom MP, Lane JM. Bone growth factors. Orthop Clin North Am. **2000** Jul; 31(3): 375 – 388.

Khoury F, Hanser T. Mandibular bone block harvesting from the retromolar region: a 10-year prospective clinical study. Int J Oral Maxillofac Implants. **2015** May – Jun; 30(3): 688 – 397.

Kim TH, Cascione D, Knezevic A. Simulated tissue using a unique pontic design: a clinical report. J Prosthet Dent. **2009** Oct; 102(4): 205 – 210. (**a**)

Kim BS, Kim YK, Yun PY, Yi YJ, Lee HJ, Kim SG, Son JS. Evaluation of peri-implant tissue response according to the presence of keratinized mucosa. Oral Surg Oral Med Oral Pathol Oral Radiol Endod. **2009** Mar; 107(3): e24 – e28. (**b**)

Kim TH, Cascione D, Knezevic A, Nowzari H. Restoration using gingiva-colored ceramic and a ridge lap pontic with circumferential pressure: a clinical report. J Prosthet Dent. **2010** Aug; 104(2): 71 – 76.

Klein MO, Schiegnitz E, Al-Nawas B. Systematic review on success of narrow-diameter dental implants. Int J Oral Maxillofac Implants. **2014**; 29 (Suppl): 43 – 54.

Kleinheinz J, Büchter A, Kruse-Lösler B, Weingart D, Joos U. Incision design in implant dentistry based on vascularization of the mucosa. Clin Oral Implants Res. **2005** Oct, 16(5): 518 – 523.

Klinge B, Meyle J. Peri-implant tissue destruction. The Third EAO Consensus Conference. Clin Oral Implants Res. **2012** Oct; 23 (Suppl 6): 108 – 110.

Klokkevold PR. Cone beam computed tomography for the dental implant patient. J Calif Dent Assoc. **2015** Sep; 43(9): 521 – 530.

Klotz MW, Taylor TD, Goldberg AD. Wear at the titanium-zirconia implant-abutment interface: a pilot study. Int J Oral Maxillofac Implants. **2011** Sep – Oct; 26(5): 970 – 975.

Kobayashi E, Matsumoto S, Doi H, Yoneyama T, Hamanaka H. Mechanical properties of the binary titanium-zirconium alloys and their potential for biomedical materials. J Biomed Mater Res. **1995** Aug; 29(8): 943 – 950.

Kohal RJ, Weng D, Bächle M, Strub JR. Loaded custom-made zirconia and titanium implants show similar osseointegration: an animal experiment. J Periodontol. **2004** Sep; 75(9): 1262 – 1268.

Kois JC. Predictable single tooth peri-implant esthetics: five diagnostic keys. Compend Contin Educ Dent. **2001** Mar; 22(3): 199 – 206.

Kokich VO Jr, Kiyak HA, Shapiro PA. Comparing the perception of dentists and lay people to altered dental esthetics. J Esthet Dent. **1999**; 11(6): 311 – 324.

Kolk A, Handschel J, Drescher W, Rothamel D, Kloss F, Blessmann M, Heiland M, Wolff KD, Smeets R. Current trends and future perspectives of bone substitute materials—from space holders to innovative biomaterials. J Craniomaxillofa Surg. **2012** Dec; 40(8): 706 – 718.

Komiyama A, Klinge B, Hultin M. Treatment outcome of immediately loaded implants installed in edentulous jaws following computer-assisted virtual treatment planning and flapless surgery. Clin Oral Implants Res. **2008** Jul; 19(7): 677 – 685.

Koutouzis T, Neiva R, Lipton D, Lundgren T. The effect of interimplant distance on peri-implant bone and soft-tissue dimensional changes: a nonrandomized, prospective, 2-year follow-up study. Int J Oral Maxillofac Implants. **2015** Jul – Aug; 30(4): 900 – 908.

Krennmair G, Piehslinger E, Wagner H. Status of teeth adjacent to single-tooth implants. Int J Prosthodont. **2003** Sep – Oct; 16(5): 524 – 528.

Kuchler U, von Arx T. Horizontal ridge augmentation in conjunction with or prior to implant placement in the anterior maxilla: a systematic review. Int J Oral Maxillofac Implants. **2014**; 29 (Suppl): 14 – 24.

Lang NP, Berglundh T, Working Group 4 of Seventh European Workshop on Periodontology. Periimplant diseases: where are we now?—Consensus of the Seventh European Workshop on Periodontology. J Clin Periodontol. **2011** Mar; 38 (Suppl 11): 178 – 181.

Langer B. Spontaneous in situ gingival augmentation. Int J Periodontics Restorative Dent. **1994** Dec; 14(6): 524 – 535.

Langer L, Langer B, Salem D. Unintentional root fragment retention in proximity to dental implants: a series of six human case reports. Int J Periodontics Restorative Dent. **2015** May – Jun; 35(3): 305 – 313.

Lanyon LE. Osteocytes, strain detection, bone modeling and remodeling. Calcif Tissue Int. **1993**; 53 (Suppl 1): S102 – S106; discussion S106   S107.

Lazzara RJ. Immediate implant placement into extraction sites: surgical and restorative advantages. Int J Periodontics Restorative Dent. **1989**; 9(5): 332 – 343.

Lazzara RJ, Porter SS. Platform switching: a new concept in implant dentistry for controlling postrestorative crestal bone levels. Int J Periodontics Restorative Dent. **2006** Feb; 26(1): 9 – 17.

Le Guéhennec L, Soueidan A, Layrolle P, Amouriq Y. Surface treatments of titanium dental implants for rapid osseointegration. Dent Mater. **2007** Jul; 23(7): 844 – 854.

Lee K, Silva EA, Mooney DJ. Growth factor delivery-based tissue engineering: general approaches and a review of recent developments. J R Soc Interface. **2011** Feb 6; 8(55): 153 – 170.

LeGeros RZ, Lin S, Rohanizadeh R, Mijares D, LeGeros JP. Biphasic calcium phosphate bioceramics: preparation, properties and applications. J Mater Sci Mater Med. **2003** Mar; 14(3): 201 – 209.

LeGeros RZ. Calcium phosphate-based osteoinductive materials. Chem Rev. **2008** Nov; 108(11): 4742 – 4753.

Lekholm U, Gunne J, Henry P, Higuchi K, Lindén U, Bergström C, van Steenberghe D. Survival of the Brånemark implant in partially edentulous jaws: a 10-year prospective multicenter study. Int J Oral Maxillofac Implants. **1999** Sep – Oct; 14(5): 639 – 645.

Levin L, Schwartz-Arad D. The effect of cigarette smoking on dental implants and related surgery. Implant Dent. **2005** Dec; 14(4): 357 – 361.

Levine RA, Huynh-Ba G, Cochran DL. Soft tissue augmentation procedures for mucogingival defects in esthetic sites. Int J Oral Maxillofac Implants. **2014**; 29 (Suppl): 155 – 185.

Lewis S, Beumer J 3rd, Hornburg W, Moy P. The "UCLA" abutment. Int J Oral Maxillofac Implants. **1998** Fall; 3(3): 183 – 189.

Liao S, Wang W, Uo M, Ohkawa S, Akasaka T, Tamura K, Cui F, Watari F. A three-layered nano-carbonated hydroxyapatite/collagen/PLGA composite membrane for guided tissue regeneration. Biomaterials. **2005** Dec; 26(36): 7564 – 7571.

Lin GH, Chan HL, Wang HL. The significance of keratinized mucosa on implant health: a systematic review. J Periodontol. **2013** Dec; 84(12): 1755 – 1767. (**a**)

Lin WS, Harris BT, Morton D. Use of implant-supported interim restorations to transfer periimplant soft tissue profiles to a milled polyurethane definitive cast. J Prosthet Dent. **2013** May; 109(5): 333 – 337.

Lin WS, Harris B, Zandinejad A, Martin WC, Morton D. Use of prefabricated titanium abutments and customized anatomic lithium disilicate structures for cement-retained implant restorations in the esthetic zone. J Prosthet Dent. **2014** Mar; 111(3): 181 – 185.

Lindeboom JA, Tjiook Y, Kroon FH. Immediate placement of implants in periapical infected sites: a prospective randomized study in 50 patients. Oral Surg Oral Med Oral Pathol Oral Radiol Endod. **2006** Jun; 101(6): 705 – 710.

Lindfors LT, Tervonen EA, Sándor GK, Ylikontiola LP. Guided bone regeneration using a titanium-reinforced ePTFE membrane and particulate autogenous bone: the effect of smoking and membrane exposure. Oral Surg Oral Med Oral Pathol Oral Radiol Endod. **2010** Jun; 109(6): 825 – 830.

Lindhe J, Socransky SS, Nyman S, Westfelt E. Dimensional alteration of the periodontal tissues following therapy. Int J Periodontics Restorative Dent. **1987**; 7(2): 9 – 21.

Lindhe J, Meyle J. Peri-implant diseases: Consensus Report of the Sixth European Workshop on Periodontology. J Clin Periodontol. **2008** Sep; 35 (8 Suppl): 282 – 285.

Lindquist LW, Carlsson GE, Jemt T. A prospective 15-year follow-up study of mandibular fixed prostheses supported by osseointegrated implants. Clinical results and marginal bone loss. Clin Oral Implants Res. **1996** Dec; 7(4): 329 – 336.

Linkevicius T, Apse P. Influence of abutment material on stability of peri-implant tissues: a systematic review. Int J Oral Maxillofac Implants. **2008** May – Jun; 23(3): 449 – 456.

Linkevicius T, Vindasiute E, Puisys A, Peciuliene V. The influence of margin location on the amount of undetected cement excess after delivery of cement-retained implant restorations. Clin Oral Implants Res. **2011** Dec; 22(12): 1379 – 1384.

Linkevicius T, Vindasiute E, Puisys A, Linkeviciene L, Maslova N, Puriene A. The influence of the cementation margin position on the amount of undetected cement. A prospective clinical study. Clin Oral Implants Res. **2013** Jan; 24(1): 71 – 76.

Linkevicius T, Vaitelis J. The effect of zirconia or titanium as abutment material on soft peri-implant tissues: a systematic review and meta-analysis. Clin Oral Implants Res. **2015** Sep; 26 (Suppl 11): 139 – 147.

Lops D, Chiapasco M, Rossi A, Bressan E, Romeo E. Incidence of inter-proximal papilla between a tooth and an adjacent immediate implant placed into a fresh extraction socket: 1-year prospective study. Clin Oral Implants Res. **2008** Nov; 19(11): 1135 – 1140.

Lorenzana ER, Allen EP. The single-incision palatal harvest technique: a strategy for esthetics and patient comfort. Int J Periodontics Restorative Dent. **2000** Jun; 20(3): 297 – 305.

Lozano FE. Overview of dental photography. Lab communication: Part 1. Forum Implantologicum. **2014**; 10(1): 84 – 87.

Lozano FE. Overview of dental photography: white balance explained. Forum Implantologicum. **2015**; 11(2): 122 – 125. (**a**)

Lozano FE, Gonzaga LH. Overview of dental photography. Lab Communication: Part 2. Complex elements of lab communication. Forum Implantologicum. **2015**; 11(1): 40 – 43. (**b**)

Lughi V, Sergo V. Low temperature degradation—aging—of zirconia: a critical review of the relevant aspects in dentistry. Dent Mater. **2010** Aug; 26(8): 807 – 820.

Lutolf MP, Lauer-Fields JL, Schmoekel HG, Metters AT, Weber FE, Fields GB, Hubbell JA. Synthetic matrix metalloproteinase-sensitive hydrogels for the conduction of tissue regeneration: engineering cell-invasion characteristics. Proc Natl Acad Sci U S A. **2003** Apr 29; 100(9): 5413 – 5418.

Lutolf MP, Hubbell JA. Synthetic biomaterials as instructive extracellular microenvironments for morphogenesis in tissue engineering. Nat Biotechnol. **2005** Jan; 23(1): 47 – 55.

Machtei EE. The effect of membrane exposure on the outcome of regenerative procedures in humans: a meta-analysis. J Periodontol. **2001** Apr; 72(4): 512 – 516.

Machtei EE, Mahler D, Oettinger-Barak O, Zuabi O, Horwitz J. Dental implants placed in previously failed sites: survival rate and factors affecting the outcome. Clin Oral Implants Res. **2008** Mar; 19(3): 259 – 264.

Maeda Y, Miura J, Taki I, Sogo M. Biomechanical analysis on platform switching: is there any biomechanical rationale? Clin Oral Implants Res. **2007** Oct; 18(5): 581 – 584.

Magne P, Belser UC (eds). Bonded porcelain restorations in the anterior dentition: a biomimetic approach. Chicago: Quintessence, **2002**.

Maiorana C, Beretta M, Salina S, Santoro F. Reduction of autogenous bone graft resorption by means of Bio-Oss coverage: a prospective study. Int J Periodontics Restorative Dent. **2005** Feb; 25(1): 19 – 25.

Mankoo T. Maintenance of interdental papillae in the esthetic zone using multiple immediate adjacent implants to restore failing teeth—a report of ten cases at 2 to 7 years follow-up. European Journal of Esthetic Dentistry. **2008** Winter; 3(4): 304 – 322.

Manzano-Moreno FJ, Herrera-Briones FJ, Linares-Recatala M, Ocaña-Peinado FM, Reyes-Botella C, Vallecillo-Capilla MF. Bacterial contamination levels of autogenous bone particles collected by 3 different techniques for harvesting intraoral bone grafts. J Oral Maxillofac Surg. **2015** Mar; 73(3): 424 – 429.

Mao JJ, Giannobile WV, Helms JA, Hollister SJ, Krebsbach PH, Longaker MT, Shi S. Craniofacial tissue engineering by stem cells. J Dent Res. **2006** Nov; 85(11): 966 – 979.

Mardinger O, Ben Zvi Y, Chaushu G, Nissan J, Manor Y. A retrospective analysis of replacing dental implants in previously failed sites. Oral Surg Oral Med Oral Pathol Oral Radiol. **2012** Sep; 114(3): 290 – 293.

Markus SJ. Interim esthetic restorations in conjunction with anterior implants. J Prosthet Dent. **1999** Aug; 82(2): 233 – 236.

Martin W, Morton D, Buser D. Pre-operative analysis and prosthetic treatment planning in esthetic implant dentistry. In: Belser U, Buser D, Hämmerle C, Jung R, Martin W, Morton D, Schmid B. ITI Treatment Guide, Vol. 1. Implant therapy in the esthetic zone: single-tooth replacements. Editors: Belser U, Buser D, Wismeijer D. Berlin: Quintessence, **2006**.

Martin WC, Pollini A, Morton D. The influence of restorative procedures on esthetic outcomes in implant dentistry: a systematic review. Int J Oral Maxillofac Implants. **2014**; 29 (Suppl): 142 – 154.

Marx RE, Carlson ER, Eichstaedt RM, Schimmele SR, Strauss JE, Georgeff KR. Platelet-rich plasma: Growth factor enhancement for bone grafts. Oral Surg Oral Med Oral Pathol Oral Radiol Endod. **1998** Jun; 85(6): 638 – 646.

Matarasso S, Iorio Siciliano V, Aglietta M, Andreuccetti G, Salvi GE. Clinical and radiographic outcomes of a combined resective and regenerative approach in the treatment of peri-implantitis: a prospective case series. Clin Oral Implants Res. **2014** Jul; 25(7): 761 – 767.

Mattheos N, Janda MS. Exotic encounters with dental implants: managing complications with unidentified systems. Aust Dent J. **2012** Jun; 57(2): 236 – 242.

McAllister BS, Haghighat K. Bone augmentation techniques. J Periodontol. **2007** Mar; 78(3): 377 – 396.

McClure MJ, Sell SA, Simpson DG, Walpoth BH, Bowlin GL. A three-layered electrospun matrix to mimic native arterial architecture using polycaprolactone, elastin, and collagen: a preliminary study. Acta Biomater. **2010** Jul; 6(7): 2422 – 2433.

Meijer HJ, Stellingsma K, Meijndert L, Raghoebar GM. A new index for rating aesthetics of implant-supported single crowns and adjacent soft tissues—the Implant Crown Aesthetic Index. Clin Oral Implants Res. **2005** Dec; 16(6): 645 – 649.

Mendelson MR. Effective laboratory communication… it's a two-way street. Dent Today. **2006** Jul; 25(7): 96 – 98.

Michaeli E, Weinberg I, Nahlieli O. Dental implants in the diabetic patient: systemic and rehabilitative considerations. Quintessence Int. **2009** Sep; 40(8): 639 – 645.

Miguel BS, Ghayor C, Ehrbar M, Jung RE, Zwahlen RA, Hortschansky P, Schmoekel HG, Weber FE. N-methyl pyrrolidone as a potent bone morphogenetic protein enhancer for bone tissue regeneration. Tissue Eng Part A. **2009** Oct; 15(10): 2955 – 2963.

Milella E, Ramires PA, Brescia E, La Sala G, Di Paola L, Bruno V. Physicochemical, mechanical, and biological properties of commercial membranes for GTR. J Biomed Mater Res. **2001**; 58(4): 427 – 435.

Miron RJ, Hedbom E, Saulacic N, Zhang Y, Sculean A, Bosshardt DD, Buser D. Osteogenic potential of autogenous bone grafts harvested with four different surgical techniques. J Dent Res. **2011** Dec; 90(12): 1428 – 1433.

Miron RJ, Gruber R, Hedbom E, Saulacic N, Zhang Y, Sculean A, Bosshardt DD, Buser D. Impact of bone harvesting techniques on cell viability and the release of growth factors of autografts. Clin Implant Dent Relat Res. **2013** Aug; 15(4): 481 – 489.

Mitrani R, Adolfi D, Tacher, S. implant-supported restorations in the esthetic zone: understanding the biology. J Esthet Restor Dent. **2005**; 17(4): 211 – 223.

Miyakawa O, Watanabe K, Okawa S, Nakano S, Kobayashi M, Shiokawa N. Layered structure of cast titanium surface. Dental Mater J. **1989** Dec; 8(2): 175 – 185.

Mombelli A, Wick P. Peri-implantitis treated by an antimicrobial and regenerative approach. In: Nrägger U, Heitz-Mayfield LJA. ITI Treatment Guide, Vol. 8. Biological and hardware complications in implant dentistry. Editors: Wismeijer D, Buser D, Chen S. Berlin: Quintessence, **2015**.

Montoya-Salazar V, Castillo-Oyagüe R, Torres-Sánchez C, Lynch CD, Gutiérrez-Pérez JL, Torres-Lagares D. Outcome of single immediate implants placed in post-extraction infected and non-infected sites, restored with cemented crowns: a 3-year prospective study. J Dent. **2014** Jun; 42(6): 645 – 652.

Moráguez OD, Belser UC. The use of polytetrafluoro-ethylene tape for the management of screw access channels in implant-supported prostheses. J Prosthet Dent. **2010** Mar; 103(3): 189 – 191.

Moraschini V, Barboza ES. Effect of autologous platelet concentrates for alveolar socket preservation: a systematic review. Int J Oral Maxillofac Surg. **2015** May; 44(5): 632 – 641.

Morris HF, Ochi S, Winkler S. Implant survival in patients with type 2 diabetes: placement to 36 months. Ann Periodontol. **2000** Dec; 5(1): 157 – 165.

Morton D, Bornstein MM, Wittneben JG, Martin WC, Ruskin JD, Hart CN, Buser D. Early loading after 21 days of healing of nonsubmerged titanium implants with a chemically modified sandblasted and acid-etched surface: Two-year results of a prospecive two-center study. Implant Dent Relat Res. **2010** Mar; 12(1): 9 – 17.

Morton D, Chen ST, Martin WC, Levine RA, Buser D. Consensus statements and recommended clinical procedures regarding optimizing esthetic outcomes in implant dentistry. Int J Oral Maxillofac Implants. **2014**; 29 (Suppl): 216 – 220.

Moskowitz EM, Sheridan JJ, Celenza F Jr, Tovilo K, Muñoz AM. Essix appliances. Provisional anterior prosthesis for pre and post implant patients. N Y State Dent J. **1997** Apr; 63(4): 32 – 35.

Moy PK, Medina D, Shetty V, Aghaloo TL. Dental implant failure rates and associated risk factors. Int J Oral Maxillofac Implants. **2005** Jul – Aug; 20(4): 569 – 577.

Müller HP, Heinecke A, Schaller N, Eger T. Masticatory mucosa in subjects with different periodontal phenotypes. J Clin Periodontol. **2000** Sep; 27(9): 621 – 626.

Müller F, Al-Nawas B, Storelli S, Quirynen M, Hicklin S, Castro-Laza J, Bassetti R, Schimmel M, Roxolid Study Group. Small-diameter titanium grade IV and titanium-zirconium implants in edentulous mandibles: five-year results from a double-blind, randomized controlled trial. BMC Oral Health. **2015** Oct 12; 15(1): 123.

Nauta A, Gurtner G, Longaker MT. Wound healing and regenerative strategies. Oral Dis. **2011** Sep; 17(6): 541 – 549.

Nemcovsky CE, Artzi Z. Comparative study of buccal dehiscence defects in immediate, delayed, and late maxillary implant placement with collagen membranes: clinical healing between placement and second-stage surgery. J Periodontol. **2002** Jul; 73(7): 754 – 761.

Nickenig HJ, Wichmann M, Schlegel KA, Nkenke E, Eitner S. Radiographic evaluation of marginal bone levels adjacent to parallel-screw cylinder machined-neck implants and rough-surfaced microthreaded implants using digitized panoramic radiographs. Clin Oral Implants Res. **2009** Jun; 20(6): 550 – 554.

Nissan J, Mardinger O, Calderon S, Romanos GE, Chaushu G. Cancellous bone block allografts for the augmentation of the anterior atrophic maxilla. Clin Implant Dent Relat Res. **2011** Jun; 13(2): 104 – 111.

Nyström E, Nilson H, Gunne J, Lundgren S. A 9–14 year follow-up of onlay bone grafting in the atrophic maxilla. Int J Oral Maxillofac Surg. **2009** Feb; 38(2): 111–116.

Oates TW, Valderrama P, Bischof M, Nedir R, Jones A, Simpson J, Toutenburg H, Cochran DL. Enhanced implant stability with a chemically modified SLA surface: a randomized pilot study. Int J Oral Maxillofac Implants. **2007** Sep–Oct; 22(5): 755–760.

Oliva J, Oliva X, Oliva JD. Five-year success rate of 831 consecutively placed Zirconia dental implants in humans: a comparison of three different rough surfaces. Int J Oral Maxillofac Implants. **2010** Mar–Apr; 25(2): 336–344.

Olsson M, Lindhe J. Periodontal characteristics in individuals with varying form of the upper central incisors. J Clin Periodontol **1991** Jan; 18(1): 78–82.

Osburn RC. Preservation of the alveolar ridge: a simplified technique for retaining teeth beneath removable appliances. J Indiana State Dent Assoc. **1974** Jan–Feb; 53(1): 8–11.

Ozaki W, Buchman SR. Volume maintenance of onlay bone grafts in the craniofacial skeleton. micro-architecture versus embryologic origin. Plast Reconstr Surg. **1998** Aug; 102(2): 291–299.

Palacci P, Nowzari H. Soft tissue enhancement around dental implants. Periodontol 2000. **2008**; 47: 113–132.

Pallesen L, Schou S, Aaboe M, Hjørting-Hansen E, Nattestad A, Melsen F. Influence of particle size of autogenous bone grafts on the early stages of bone regeneration: a histologic and stereologic study in rabbit calvarium. Int J Oral Maxillofac Implants. **2002** Jul–Aug; 17(4): 498–506.

Palmer SH, Gibbons CL, Athanasou NA. The pathology of bone allograft. J Bone Joint Surg Br. **1999** Mar; 81(2): 333–335.

Park SE, Da Silva JD, Weber HP, Ishikawa-Nagai S. Optical phenomenon of peri-implant soft tissue. Part I. Spectrophotometric assessment of natural tooth gingiva and peri-implant mucosa. Clin Oral Implants Res. **2007** Oct; 18(5): 569–474.

Park SH, Lee KW, Oh TJ, Misch CE, Shotwell J, Wang HL. Effect of absorbable membranes on sandwich bone augmentation. Clin Oral Implants Res. **2008** Jan; 19(1): 32–41.

Park JC, Kim CS, Choi SH, Cho KS, Chai JK, Jung UW. Flap extension attained by vertical and periosteal-releasing incisions: a prospective cohort study. Clin Oral Implants Res. **2012** Aug; 23(8): 993–998.

Patras M, Martin W. Simplified custom impression post for implant-supported restorations. J Prosthet Dent. **2016** May; 115(5): 556–559.

Pauletto N, Lahiffe BJ, Walton JN. Complications associated with excess cement around crowns on osseointegrated implants: a clinical report. Int J Oral Maxillofac Implants. **1999** Nov–Dec; 14(6): 865–868.

Payer M, Heschl A, Koller M, Arnetzl G, Lorenzoni M, Jakse N. All-ceramic restoration of zirconia two-piece implants—a randomized controlled clinical trial. Clin Oral Implants Res. **2015** Apr; 26(4): 371–376.

Peixoto A, Marques TM, Correia A. Gingival biotype characterization—a study in a Portuguese sample. Int J Esthet Dent. **2015** Winter; 10(4): 534–546.

Piattelli A, Scarano A, Russo P, Matarasso S. Evaluation of guided bone regeneration in rabbit tibia using bioresorbable and non-resorbable membranes. Biomaterials. **1996** Apr; 17(8): 791–796.

Piattelli M, Favero GA, Scarano A, Orsini G, Piattelli A. Bone reactions to anorganic bovine bone (Bio-Oss) used in sinus augmentation procedures: a histologic long-term report of 20 cases in humans. Int J Oral Maxillofac Implants. **1999** Nov–Dec; 14(6): 835–840.

Piattelli A, Vrespa G, Petrone G, Iezzi G, Annibali S, Scarano A. Role of the microgap between implant and abutment: a retrospective histologic evaluation in monkeys. J Periodontol. **2003** Mar; 74(3): 346–352.

Pjetursson BE, Tan K, Lang NP, Brägger U, Egger M, Zwahlen M. A systematic review of the survival and complication rates of fixed partial dentures (FPDs) after an observation period of at least 5 years. Clin Oral Implants Res. **2004** Dec; 15(8): 625–642.

Pjetursson BE, Asgeirsson AG, Zwahlen M, Sailer I. Improvements in implant dentistry over the last decade: comparison of survival and complication rates in older and newer publications. Int J Oral Maxillofac Implants. **2014**; 29 (Suppl): 308–324.

Polack MA. Simple method of fabricating an impression coping to reproduce peri-implant gingiva on the master cast. J Prosthet Dent. **2002** Aug; 88(2): 221 – 223.

Polimeni G, Albandar JM, Wikesjö UM. Prognostic factors for alveolar regeneration: effect of space provision. J Clin Periodontol. **2005** Sep; 32(9): 951 – 954.

Pontoriero R, Wennström J, Lindhe J. The use of barrier membranes and enamel matrix proteins in the treatment of angular bone defects. A prospective controlled clinical study. J Clin Periodontol. **1999** Dec; 26(12): 833 – 840.

Priest GF, Lindke L. Gingival-colored porcelain for implant-supported prostheses in the aesthetic zone. Pract Periodontics Aesthet Dent. **1998** Nov – Dec; 10(9): 1231 – 1240.

Priest G. Virtual-designed and computer-milled implant abutments. J Oral Maxillofac Surg. **2005** Sep; 63(9 Suppl 2): 22 – 32.

Priest GF. The esthetic challenge of adjacent implants. J Oral Maxillofac Surg. **2007** Jul; 65 (7 Suppl 1): 2 – 12.

Proussaefs P, Lozada J. The use of resorbable collagen membrane in conjunction with autogenous bone graft and inorganic bovine mineral for buccal/labial alveolar ridge augmentation: a pilot study. J Prosthet Dent. **2003** Dec; 90(6): 530 – 538.

Qahash M, Susin C, Polimeni G, Hall J, Wikesjö UM. Bone healing dynamics at buccal peri-implant sites. Clin Oral Implants Res. **2008** Feb; 19(2): 166 – 172.

Rathe F, Junker R, Chesnutt BM, Jansen JA. The effect of enamel matrix derivative (Emdogain) on bone formation: a systematic review. Tissue Eng Part B Rev. **2009** Sep; 15(3): 215 – 224.

Reddi AH. Morphogenesis and tissue engineering of bone and cartilage: inductive signals, stem cells, and biomimetic biomaterials. Tissue Eng. **2000** Aug; 6(4): 351 – 359.

Richter WA, Ueno H. Relationship of crown margin placement to gingival inflammation. J Prosthet Dent. **1973** Aug; 30(2): 156 – 161.

Rocchietta I, Simion M, Hoffmann M, Trisciuoglio D, Benigni M, Dahlin C. Vertical bone augmentation with an autogenous block or particles in combination with guided bone regeneration: a clinical and histological preliminary study in humans. Clin Implant Dent Relat Res. **2016** Feb; 18(1): 19 – 29.

Roccuzzo M, Bunino M, Needleman I, Sanz M. Periodontal plastic surgery for treatment of localized gingival recessions: a systematic review. J Clin Periodontol. **2002**; 29 (Suppl 3): 178 – 194; discussion 195 – 196.

Roccuzzo M, Gaudioso L, Bunino M, Dalmasso P. Surgical treatment of buccal soft tissue recessions around single implants: 1-year results from a prospective pilot study. Clin Oral Implants Res. **2014** Jun; 25(6): 641 – 646.

Roe P, Kan JY, Rungcharassaeng K, Caruso JM, Zimmerman G, Mesquida J. Horizontal and vertical dimensional changes of peri-implant facial bone following immediate placement and provisionalization of maxillary anterior single implants: a 1-year cone beam computed tomography study. Int J Oral Maxillofac Implants. **2012** Mar – Apr; 27(2): 393 – 400.

Roffi A, Filardo G, Kon E, Marcacci M. Does PRP enhance bone integration with grafts, graft substitutes, or implants? A systematic review. BMC Musculoskelet Disord. **2013** Nov 21; 14: 330.

Röhling S, Meng B, Cochren D. Sandblasted and acid etched implant surfaces with or without high surface free energy —+H482 experimental and clinical background. In: Wennberg A, Albrektsson T, Jimbo R: Implant surfaces and their biological and clinical impact. Springer Science, **2014**.

Romanos GE, Javed F. Platform switching minimises crestal bone loss around dental implants: truth or myth? J Oral Rehabil. **2014** Sep; 41(9): 700 – 708.

Roos-Jansåker AM, Renvert H, Lindahl C, Renvert S. Surgical treatment of peri-implantitis using a bone substitute with or without a resorbable membrane: a prospective cohort study. J Clin Periodontol. **2007** Jul; 34(7): 625 – 632.

Rothamel D, Schwarz F, Sager M, Herten M, Sculean A, Becker J. Biodegradation of differently cross-linked collagen membranes: an experimental study in the rat. Clin Oral Implants Res. **2005** Jun; 16(3): 369 – 378.

Rothamel D, Schwarz F, Fienitz T, Smeets R, Dreiseidler T, Ritter L, Happe A, Zöller J. Biocompatibility and biodegradation of a native porcine pericardium membrane: results of in vitro and in vivo examinations. Int J Oral Maxillofac Implants. **2012** Jan – Feb; 27(1): 146 – 154.

Rotstein I, Zalkind M, Mor C, Tarabeah A, Friedman S. In vitro efficacy of sodium perborate preparations used for intracoronal bleaching of discolored non-vital teeth. Endod Dent Traumatology. **1991** Aug; 7(4); 177 – 180.

Rungcharassaeng K, Kan Joseph YK, Yoshino S, Morimoto T, Zimmerman G. Immediate implant placement and provisionalization with and without a vonnective tissue graft: an analysis of facial gingival tissue thickness. Int J Periodontics Restorative Dent. **2012** Dec; 32(6): 657 – 663.

Sadrimanesh R, Siadat H, Sadr-Eshkevari P, Monzavi A, Maurer P, Rashad A. Alveolar bone stress around implants with different abutment angulation: an FE-analysis of anterior maxilla. Implant Dent. **2012** Jun; 21(3): 196 – 201.

Sailer I, Zembic A, Jung RE, Hämmerle CH, Mattiola A. Single-tooth implant reconstructions: esthetic factors influencing the decision between titanium and zirconia abutments in anterior regions. Eur J Esthet Dent. **2007** Autumn; 2(3): 296 – 310.

Sailer I, Philipp A, Zembic A, Pjetursson BE, Hämmerle CH, Zwahlen M. A systematic review of the performance of ceramic and metal implant abutments supporting fixed implant reconstructions. Clin Oral Implants Res. **2009** Sep; 20 (Suppl 4): 4 – 31. (**a**)

Sailer I, Sailer T, Stawarczyk B, Jung RE, Hämmerle CH. In vitro study of the influence of the type of connection on the fracture load of zirconia abutments with internal and external implant-abutment connections. Int J Oral Maxillofac Implants. **2009** Sep – Oct; 24(2): 850 – 858. (**b**)

Sailer I, Mühlemann S, Zwahlen M, Hämmerle CH, Schneider D. Cemented and screw-retained implant reconstructions: a systematic review of the survival and complication rates. Clin Oral Implants Res. **2012** Oct; 23 (Suppl 6): 163 – 201.

Sailer I, Fehmer V, Ioannidis A, Hämmerle CH, Thoma DS. Threshold value for the perception of color changes of human gingiva. Int J Periodontics Restorative Dent. **2014** Nov – Dec; 34(6): 757 – 762.

Sailer I, Makarov NA, Thoma DS, Zwahlen M, Pjetursson BE. All-ceramic or metal-ceramic tooth-supported fixed dental prostheses (FDPs)? A systematic review of the survival and complication rates. Part I: Single crowns (SCs). Dent Mater. **2014** Jun; 31(6): 603 – 623.

Salama H, Salama M, Kelly J. The orthodontic-periodontal connection in implant site development. Pract Periodontics Aesthet Dent. **1996** Nov – Dec; 8(9): 923 – 932.

Salama M, Coachman C, Garber D, Calamita M, Salama H, Cabral G. Prosthetic gingival reconstruction in the fixed partial restoration. Part 2: diagnosis and treatment planning. Int J Periodontics Restorative Dent. **2009** Dec; 29(6): 573 – 581.

Salvi GE, Brägger U. Mechanical and technical risks in implant therapy. Int J Oral Maxillofac Implants. **2009**; 24 Suppl: 69 – 85.

Salvi GE, Zitzmann NU. The effects of anti-infective preventive measures on the occurrence of biologic implant complications and implant loss: a systematic review. Int J Oral Maxillofac Implants. **2014**; 29 (Suppl): 292 – 307.

Sanavi F, Weisgold AS, Rose LF. Biologic width and its relation to periodontal biotypes. J Esthet Dent. **1998**; 10(3): 157 – 163.

Santling HJ, Raghoebar GM, Vissink A, den Fartog L, Meijer HJ. Performance of the Straumann Bone Level Implant System for anterior single-tooth replacement in augmented and nonaugmented sites: a prospective cohort study with 60 consecutive patients. Clin Oral Implants Res. **2013** Aug; 24(8): 941 – 948.

Santosa RE, Martin W, Morton D. Effects of a cementing technique in addition to luting agent on the uniaxial retention force of a single-tooth implant-supported restoration: an in vitro study. Int J Oral Maxillofac Implants. **2010** Nov – Dec; 25(6): 1145 – 1152.

Sanz M, Lorenzo R, Aranda JJ, Martin C, Orsini M. Clinical evaluation of a new collagen matrix (Mucograft prototype) to enhance the width of keratinized tissue in patients with fixed prosthetic restorations: a randomized prospective clinical trial. J Clin Peridontol. **2009** Oct; 36(10): 868 – 876.

Sanz I, Garcia-Gargallo M, Herrera D, Martin C, Figuero E, Sanz M. Surgical protocols for early implant placement in post-extraction sockets: a systematic review. Clin Oral Implants Res. **2012** Feb; 23 (Suppl 5): 67 – 79.

Sanz-Sánchez I, Ortiz-Vigón A, Sanz-Martín I, Figuero E, Sanz M. Effectiveness of lateral bone augmentation on the alveolar crest dimension: a systematic review and meta-analysis. J Dent Res. **2015** Sep; 94 (9 Suppl): 128S – 142S.

Saulacic N, Bosshardt DD, Bornstein MM, Berner S, Buser D. Bone apposition to a titanium-zirconium alloy implant, as compared to two other titanium-containing implants. Eur Cell Mater. **2012** Apr 10; 23: 273 – 286; discussion 286 – 288.

Saulacic N, Erdösi R, Bosshardt DD, Gruber R, Buser D. Acid and alkaline etching of sandblasted zirconia implants: a histomorphometric study in miniature pigs. Clin Implant Dent Relat Res. **2014** Jun; 16(3): 312 – 322.

Sbordone L, Toti P, Menchini-Fabris GB, Sbordone C, Piombino P, Guidetti F. Volume changes of autogenous bone grafts after alveolar ridge augmentation of atrophic maxillae and mandibles. Int J Oral Maxillofac Surg. **2009** Oct; 38(19): 1059 – 1065.

Scarano A, Piattelli M, Caputi S, Favero GA, Piattelli A. Bacterial adhesion on commercially pure titanium and zirconium oxide disks: an in vivo human study. J Periodontol. **2004** Feb; 75(2): 292 – 206.

Schenk RK, Buser D, Hardwick WR, Dahlin C. Healing pattern of bone regeneration in membrane-protected defects: a histologic study in the canine mandible. Int J Oral Maxillofac Implants. **1994** Jan – Feb; 9(1): 13 – 29.

Schimmel M, Srinivasan M, Herrmann F.R., Müller F. Loading protocols for implant-supported overdentures in the edentulous jaw: a systematic review and meta-analysis. Int J Oral Maxillofac Implants. **2014**; 29 (Suppl): 271 – 286.

Schlegel AK, Möhler H, Busch F, Mehl A. Preclinical and clinical studies of a collagen membrane (Bio-Gide). Biomaterials. **1997** Apr; 18(7): 535 – 538.

Schliephake H. Bone growth factors in maxillofacial skeletal reconstruction. Int J Oral Maxillofac Surg. **2002** Oct; 31(5): 469 – 484.

Schneider D, Grunder U, Ender A, Hämmerle CH, Jung RE. Volume gain and stability of peri-implant tissue following bone and soft tissue augmentation: 1-year results from a prospective cohort study. Clin Oral Implants Res. **2011** Jan; 22(1): 28 – 37.

Schneider D, Weber FE, Grunder U, Andreoni C, Burkhardt R, Jung RE. A randomized controlled clinical multicenter trial comparing the clinical and histological performance of a new, modified polylactide-co-glycolide acid membrane to an expanded polytetrafluorethylene membrane in guided bone regeneration procedures. Clin Oral Implants Res. **2014** Feb; 25(2): 150 – 158.

Schoenbaum TR, Han TJ. Direct custom implant impression copings for the preservation of the pontic receptor site architecture. J Prosthet Dent. **2012** Mar; 107(3): 203 – 206.

Schroeder A, Pohler O, Sutter F. [Tissue reaction to an implant of a titanium hollow cylinder with a titanium surface spray layer]. SSO Schweiz Monatsschr Zahnheilkd. **1976**; 86: 713 – 727.

Schroeder A, Sutter F, Krekeler G. Oral implantology: basics, ITI hollow cylinder system. New York: Thieme, **1991**.

Schropp L, Isidor F. Papilla dimension and soft tissue level after early vs. delayed placement of single-tooth implants: 10-year results from a randomized controlled clinical trial. Clin Oral Implants Res. **2015** Mar; 26(3): 278 – 286.

Schrott AR, Jimenez M, Hwang JW, Fiorellini J, Weber HP. Five-year evaluation of the influence of keratinized mucosa on peri-implant soft-tissue health and stability around implants supporting full-arch mandibular fixed prostheses. Clin Oral Implants Res. **2009** Oct; 20(10): 1170 – 1177.

Schulte W, Kleineikenscheidt H, Lindner K, Schareyka R. [The Tübingen immediate implant in clinical studies.] Dtsch Zahnärztl Z. **1978**; 33(5): 348 – 359.

Schwartz-Arad D, Levin L, Sigal L. Surgical success of intraoral autogenous block onlay bone grafting for alveolar ridge augmentation. Implant Dent. **2005** Jun; 14(2): 131 – 138.

Schwartz-Arad D, Bichacho N. Effect of age on single implant submersion rate in the central maxillary incisor region: a long-term retrospective study. Clin Implant Dent Relat Res. **2015** Jun; 17(3): 509 – 514.

Schwarz F, Ferrari D, Herten M, Mihatovic I, Wieland M, Sager M, Becker J. Effects of surface hydrophilicity and microtopography on early stages of soft and hard tissue integration at non-submerged titanium implants: an immunohistochemical study in dogs. J Periodontol. **2007** Nov; 78(11): 2171–2184.

Schwarz F, Rothamel D, Herten M, Ferrari D, Sager M, Becker J. Lateral ridge augmentation using particulated or block bone substitutes biocoated with rhGDF-5 and rhBMP-2: an immunohistochemical study in dogs. Clin Oral Implants Res. **2008** Jul; 19(7): 642–652.

Schwarz F, Sahm N, Schwarz K, Becker J. Impact of defect configuration on the clinical outcome following surgical regenerative therapy of peri-implantitis. J Clin Periodontol. **2010** May; 37(5): 449–455.

Sclar AG. Guidelines for flapless surgery. J Oral Maxillofac Surg. **2007** Jul; 65 (7 Suppl 1): 20–32.

Sculean A, Donos N, Blaes A, Lauermann M, Reich E, Brecx M. Comparison of enamel matrix proteins and bioabsorbable membranes in the treatment of intrabony periodontal defects. A split-mouth study. J Periodontol. **1999** Mar; 70(3): 255–262.

Sculean A, Gruber R, Bosshardt DD. Soft tissue wound healing around teeth and dental implants. J Clin Periodontol. **2014** Apr; 41 (Suppl 15): S6–S22.

Shegarfi H, Reikeras O. Review article: bone transplantation and immune response. J Orthop Surg (Hong Kong). **2009** Aug; 17(2): 206–211.

Shin YK, Han CH, Heo SJ, Kim S, Chun HJ. Radiographic evaluation of marginal bone level around implants with different neck designs after 1 year. Int J Oral Maxillofac Implants. **2006** Sep–Oct; 21(5): 789–794.

Shor A, Schuler R, Goto Y. Indirect implant-supported fixed provisional restoration in the esthetic zone: fabrication technique and treatment workflow. J Esthet Restor Dent. **2008**; 20(2): 82–95.

Siddiqi A, Kieser JA, De Silva RK, Thomson WM, Duncan WJ. Soft and hard tissue response to zirconia versus titanium one-piece implants placed in alveolar and palatal sites: a randomized control trial. Clin Implant Dent Relat Res. **2015** Jun; (17(3): 483–496.

Sigurdsson TJ, Nygaard L, Tatakis DN, Fu E, Turek TJ, Jin L, Wozney JM, Wikesjö UM. Periodontal repair in dogs: evaluation of rhBMP-2 carriers. Int J Periodontics Restorative Dent. **1996** Dec; 16(6): 524–537.

Silva TM, Salvia AC, Carvalho RF, Pagani C, Rocha DM, Silva EG. Polishing for glass ceramics: which protocol? J Prosthodont Res. **2014** Jul; 58(3): 160–170.

Simion M, Baldoni M, Rossi P, Zaffe D. A comparative study of the effectiveness of e-PTFE membranes with and without early exposure during the healing period. Int J Periodontics Restorative Dent. **1994** Apr; 14(2): 166–180. (**a**)

Simion M, Trisi P, Piattelli A. Vertical ridge augmentation using a membrane technique associated with osseointegrated implants. Int J Periodontics Restorative Dent. **1994** Dec; 14(6): 496–511. (**b**)

Simion M, Misitano U, Gionso L, Salvato A. Treatment of dehiscences and fenestrations around dental implants using resorbable and nonresorbable membranes associated with bone autografts: a comparative clinical study. Int J Oral Maxillofac Implants. **1997** Mar–Apr; 12(2): 159–167.

Simion M, Jovanovic SA, Trisi P, Scarano A, Piattelli A. Vertical ridge augmentation around dental implants using a membrane technique and autogenous bone or allografts in humans. Int J Periodontics Restorative Dent. **1998** Feb; 18(1): 8–23.

Simion M, Fontana F, Rasperini G, Maiorana C. Long-term evaluation of osseointegrated implants placed in sites augmented with sinus floor elevation associated with vertical ridge augmentation: a retrospective study of 38 consecutive implants with 1- to 7-year follow-up. Int J Periodontics Restorative Dent. **2004** Jun; 24(3): 208–221.

Simion M, Fontana F, Rasperini G, Maiorana C. Vertical ridge augmentation by expanded-polytetrafluoro-ethylene membrane and a combination of intraoral autogenous bone graft and deproteinized anorganic bovine bone (Bio-Oss). Clin Oral Implants Res. **2007** Oct; 18(5): 620–629.

Simion M, Rocchietta I, Fontana F, Dellavia C. Evaluation of a resorbable collagen matrix infused with rh-PDGF-BB in peri-implant soft tissue augmentation: a preliminary report with 3.5 years of observation. Int J Periodontics Restorative Dent. **2012** Jun; 32(3): 273–282.

Smith DE, Zarb GA. Criteria for success of osseointegrated endosseous implants. J Prosthet Dent. **1989** Nov; 62(5): 567–572.

Sohrabi K, Mushantat A, Esfandiari S, Feine J. How successful are small-diameter implants? A literature review. Clin Oral Implants Res. **2012** May; 23(5): 515–525.

Spear FM, Kokich VG. A multidisciplinary approach to esthetic dentistry. Dent Clin North Am. **2007** Apr; 51(2): 487–505.

Speroni S, Cicciu M, Maridati P, Grossi GB, Maiorana C. Clinical investigation of mucosal thickness stability after soft tissue grafting around implants: a 3-year retrospective study. Indian J Dent Res. **2010** Oct–Dec; 21(4): 474–479.

Spin-Neto R, Stavropoulos A, Coletti FL, Pereira LA, Marcantonio E Jr, Wenzel A. Remodeling of cortical and corticocancellous fresh-frozen allogeneic block bone grafts—a radiographic and histomorphometric comparison to autologous bone grafts. Clin Oral Implants Res. **2015** Jul; 26(7): 747–752.

Spray JR, Black CG, Morris HF, Ochi S. The influence of bone thickness on facial marginal bone response: stage 1 placement through stage 2 uncovering. Ann Periodontol. **2000** Dec; 5(1): 119–128.

Springer IN, Terheyden H, Geiss S, Harle F, Hedderich J, Açil Y. Particulated bone grafts—effectiveness of bone cell supply. Clin Oral Implants Res. **2004** Apr; 15(2): 205–212.

Spyropoulou PE, Razzoog M, Sierraalta M. Restoring implants in the esthetic zone after sculpting and capturing the periimplant tissues in rest position: a clinical report. J Prosthet Dent. **2009** Dec; 102(6): 345–347.

Srinivasan M, Vazquez L, Rieder P, Moraguez O, Bernard JP, Belser UC. Survival rates of short (6 mm) micro-rough surface implants: a review of literature and meta-analysis. Clin Oral Implants Res. **2014** May; 25(5): 539–545.

Stacchi C, Costantinides F, Biasotto M, Di Lenarda R. Relocation of a malpositioned maxillary implant with piezoelectric osteotomies: a case report. Int J Periodontics Restorative Dent. **2008** Oct; 28(5): 489–495.

Stellini E, Comuzzi L, Mazzocco F, Parente N, Gobbato L. Relationships between different tooth shapes and patient's periodontal phenotype. J Periodontal Res. **2013** Oct; 48(5): 657–662.

Stenport VF, Johansson CB. Evaluations of bone tissue integration to pure and alloyed titanium implants. Clin Implant Dent Relat Res. **2008** Sep; 10(3): 191–199.

Stimmelmayr M, Edelhoff F, Guth FJ, Erdelt K, Happe A, Beuer F. Wear at the titanium-titanium and the titanium-zirconia implant-abutment interface: a comparative in vitro study. Dent Mater. **2012** Dec; 28(12): 1215–1220.

Strietzel FP, Khongkhunthian P, Khattiya R, Patchanee P, Reichart PA. Healing pattern of bone defects covered by different membrane types--a histologic study in the porcine mandible. J Biomed Mater Res B Appl Biomater. **2006** Jul(1); 78: 35–46.

Strietzel FP, Neumann K, Hertel M. Impact of platform switching on marginal peri-implant bone-level changes. A systematic review and meta-analysis. Clin Oral Implants Res. **2015** Mar; 26(3): 342–358.

Strub JR, Rekow ED, Witkowski S. Computer-aided design and fabrication of dental restorations: current systems and future possibilities. J Am Dent Assoc. **2006** Sep; 137(9): 1289–1296.

Sui X, Wei H, Wang D, Han Y, Deng J, Wang Y, Wang J, Yang J. Experimental research on the relationship between fit accuracy and fracture resistance of zirconia abutments. J Dent. **2014** Oct; 42(10): 1353–1359.

Svanborg LM, Andersson M, Wennerberg A. Surface characterization of commercial oral implants on the nanometer level. J Biomed Mater Res B Appl Biomater. **2010** Feb; 92(2): 462–469.

Tahmaseb A, Wismeijer D, Coucke W, Derksen W. Computer technology application in durgical implant dentistry: a systematic review. Int J Oral Maxillofac Implants. **2014**; 29 (Suppl): 25–42.

Takei HH. The interdental space. Dent Clin North Am. **1980** Apr; 24(2): 169–176.

Tarnow DP, Cho SC, Wallace SS. The effect of inter-implant distance on the height of inter-implant bone crest. J Periodontol. **2000** Apr; 71(4): 546–549.

Tarnow D, Elian N, Fletcher P, Froum S, Magner A, Cho SC, Salama M, Salama H, Garber DA. Vertical distance from the crest of bone to the height of the interproximal papilla between adjacent implants. J Periodontol. **2003** Dec; 74(12): 1785–1788.

Tatakis DN, Chambrone L, Allen EP, Langer B, McGuire MK, Richardson CR, Zabalegui I, Zadeh HH. Periodontal soft tissue root coverage procedures: a consensus report from the AAP Regeneration Workshop. J Periodontol. **2015** Feb; 86 (2 Suppl): S52–S55.

Tettamanti S, Millen C, Gavric J, Buser D, Belser UC, Brägger U, Wittneben JG. Esthetic evaluation of implant crowns and peri-implant soft tissue in the anterior maxilla: comparison and reproducibility of three different indices. Clin Implant Dent Relat Res. **2016** Jun; 18(3): 517–526.

Teughels W, Van Assche N, Sliepen I, Quirynen M. Effect of material characteristics and/or surface topography on biofilm development. Clin Oral Implants Res. **2006** Oct; 17 (Suppl 2): 68–81.

Theoharidou, A, Petridis HP, Tzannas K, Garefis P. Abutment screw loosening in single-implant restorations: A systematic review. Int J Oral Maxillofac Implants. **2008** Jul–Aug; 23(4): 681–690.

Thoma DS, Benić GI, Zwahlen M, Hämmerle CH, Jung RE. A systematic review assessing soft tissue augmentation techniques. Clin Oral Implants Res. **2009** Sep; 20 (Suppl 4): 146–165.

Thoma DS, Jones AA, Dard M, Grize L, Obrecht M, Cochran DL. Tissue integration of a new titanium-zirconium dental implant: a comparative histologic and radiographic study in the canine. J Periodontol. **2011** Oct; 82: 1453–1461.

Thoma DS, Dard MM, Halg GA, Ramel CF, Hammerle CH, Jung RE. Evaluation of a biodegradable synthetic hydrogel used as a guided bone regeneration membrane: an experimental study in dogs. Clin Oral Implants Res. **2012** Feb; 23(2): 160–168. (**a**)

Thoma DS, Sancho-Puchades M, Ettlin DA, Hämmerle CH, Jung RE. Impact of a collagen matrix on early healing, aesthetics and patient morbidity in oral mucosal wounds—a randomized study in humans. J Clin Periodontol. **2012** Feb; 39(2); 157–165. (**b**)

Thoma DS, Buranawat B, Hämmerle CH, Held U, Jung RE. Efficacy of soft tissue augmentation around dental implants and in partially edentulous areas: a systematic review. J Clin Periodontol. **2014** Apr; 41 (Suppl 15): S77–S91. (**a**)

Thoma DS, Mühlemann S, Jung RE. Critical soft-tissue dimensions with dental implants and treatment concepts. Periodontol 2000. **2014** Oct; 66(1): 106–118. (**b**)

Thoma DS, Kruse A, Ghayor C, Jung RE, Weber FE. Bone augmentation using a synthetic hydroxyapatite/silica oxide-based and a xenogenic hydroxyapatite-based bone substitute materials with and without recombinant human bone morphogenetic protein-2. Clin Oral Implants Res. **2015** May; 26(5): 592–598.

Thoma DS, Ioannidis A, Cathomen E, Hämmerle CH, Hüsler J, Jung RE. Discoloration of the peri-implant mucosa caused by zirconia and titanium implants. Int J Periodontics Restorative Dent. **2016** Jan–Feb; 36(1): 39–45. (**a**)

Thoma DS, Zeltner M, Hilbe M, Hämmerle CH, Hüsler J, Jung RE. Randomized controlled clinical study evaluating effectiveness and safety of a volume-stable collagen matrix compared to autogenous connective tissue grafts for soft tissue augmentation at implant sites. J Clin Periodontol. **2016** Oct; 43(10): 874–875. (**b**)

Thoma DS, Brandenberg F, Fehmer V, Knechtle N, Hämmerle CH, Sailer I. The esthetic effect of veneered zirconia abutments for single-tooth implant reconstructions: a randomized controlled clinical trial. Clin Implant Dent Relat Res. **2016** Dec; 18(6): 1210–1217. (**c**)

Thomas V, Zhang X, Vohra YK. A biomimetic tubular scaffold with spatially designed nanofibers of protein/PDS bio-blends. Biotechnol Bioeng. **2008** Dec 1; 104(5): 1025–1033.

Thulasidas S, Givan DA, Lemons JE, O'Neal SJ, Ramp LC, Liu PR. Influence of implant angulation on the fracture resistance of zirconia abutments. J Prosthodont. **2015** Feb; 24(2): 127–135.

Tjan AH, Miller GD, The JG. Some esthetic factors in a smile. J Prosthet Dent. **1984** Jan; 51(1): 24–28.

Tonetti MS, Lang NP, Cortellini P, Suvan JE, Adriaens P, Dubravec D, Fonzar A, Fourmousis I, Mayfield L, Rossi R, Silvestri M, Tiedemann C, Topoll H, Vangsted T, Wallkamm B. Enamel matrix proteins in the regenerative therapy of deep intrabony defects. J Clin Periodontol. **2002** Apr; 29(4): 317 – 325.

Traore A, Yombi JC, Tribak K, Cornu O. Risk of virus transmission through femoral head allografts: a Belgian appraisal. J Clin Orthop Trauma. **2013** Sep; 4(3): 119 – 122.

Tsuji K, Bandyopadhyay A, Harfe BD, Cox K, Kakar S, Gerstenfeld L, Einhorn T, Tabin CJ, Rosen V. BMP2 activity, although dispensable for bone formation, is required for the initiation of fracture healing. Nat Genet. **2006** Dec; 38(12): 1424 – 1429.

Urban IA, Lozada JL, Jovanovic SA, Nagursky H, Nagy K. Vertical ridge augmentation with titanium-reinforced, dense-PTFE membranes and a combination of particulated autogenous bone and anorganic bovine bone-derived mineral: a prospective case series in 19 patients. Int J Oral Maxillofac Implants. **2014** Jan – Feb; 29(1): 185 – 193.

Urban IA, Monje A, Wang HL. Vertical ridge augmentation and soft tissue reconstruction of the anterior atrophic maxillae: a case series. Int J Periodontics Restorative Dent. **2015** Sep – Oct; 35(5): 613 – 623.

Urban IA, Lozada JL, Nagy K, Sanz M. Treatment of severe mucogingival defects with a combination of strip gingival grafts and a xenogenic collagen matrix: a prospective case series study. Int J Periodontics Restorative Dent. **2015** May – Jun; 35(3): 345 – 353.

Urist MR. Bone: formation by autoinduction. Science. **1965** Nov 12; 150(3698): 893 – 899.

Urist MR, Silverman BF, Büring K, Dubuc FL, Rosenberg JM. The bone induction principle. Clin Orthop Relat Res. **1967** Jul – Aug; 53: 243 – 283.

Vailati F, Belser U. Implant-supported fixed prostheses with integrated artificial gingiva for the esthetic zone: the Pink Power Concept. Forum Implantologicum. **2011**; 7(2): 108 – 123.

Van Assche N, Michels S, Naert I, Quirynen M. Randomized controlled trial to compare two bone substitutes in the treatment of bony dehiscences. Clin Implant Dent Relat Res. **2013** Aug; 15(4): 558 – 568.

van Brakel R, Noordmans HJ, Frenken J, de Roode R, de Wit GC, Cune MS. The effect of zirconia and titanium implant abutments on light reflection of the supporting soft tissues. Clin Oral Implants Res. **2011** Oct; 22(10): 1172 – 1178.

Van der Weijden F, Dell'Acqua F, Slot DE. Alveolar bone dimensional changes of post-extraction sockets in humans: a systematic review. J Clin Periodontol. **2009** Dec; 36(12): 1048 – 1058.

van Steenberghe D. Outcomes and their measurement in clinical trials of endosseous oral implants. Ann Periodontol. **1997** Mar; 2(1): 291 – 298.

van Steenberghe D. The use of oral implants in compromised patients. Periodontol 2000. **2003**; 33: 9 – 11.

Vela X, Méndez V, Rodríguez X, Segalá M, Tarnow DP. Crestal bone changes on platform-switched implants and adjacent teeth when the tooth-implant distance is less than 1.5 mm. Int J Periodontics Restorative Dent. **2012** Apr; 32(2): 149 – 155.

Velasco-Ortega E, Jos A, Cameán AM, Pato-Mourelo J, Segura-Egea JJ. In vitro evaluation of cytotoxicity and genotoxicity of a commercial titanium alloy for dental implantology. Mutat Res. **2010** Sep 30; 702(1): 17 – 23.

Velvart P, Ebner-Zimmermann U, Ebner JP. Comparison of long-term papilla healing following sulcular full thickness flap and papilla base flap in endodontic surgery. Int Endod J. **2004** Oct; 37(10): 687 – 693.

Vera C, De Kok IJ, Chen W, Reside G, Tyndall D, Cooper LF. Evaluation of post-implant buccal bone resorption using cone beam computed tomography: a clinical pilot study. Int J Oral Maxillofac Implants. **2012** Sep – Oct; 27(5): 1249 – 1257.

Vercellotti T. Piezoelectric surgery in implantology: a case report--a new piezoelectric ridge expansion technique. Int J Periodontics Restorative Dent. **2000** Aug; 20(4): 358 – 365.

Vercruyssen M, Laleman I, Jacobs R, Quirynen M. Computer-supported implant planning and guided surgery: a narrative review. Clin Oral Implants Res. **2015** Sep; 26 (Suppl 11): 69 – 76.

Vervaeke S, Dierens M, Besseler J, De Bruyn H. The influence of initial soft tissue thickness on peri-implant bone remodeling. Clin Implant Dent Relat Res. **2014** Apr; 16(2): 238 – 247.

Vignoletti F, Johansson C, Albrektsson T, De Sanctis M, San Roman F, Sanz M. Early healing of implants placed into fresh extraction sockets: an experimental study in the beagle dog. De novo bone formation. J Clin Periodontol. **2009** Mar; 36(3): 265 – 277.

Vignoletti F, Matesanz P, Rodrigo D, Figuero E, Martin C, Sanz M. Surgical protocols for ridge preservation after tooth extraction. A systematic review. Clin Oral Implants Res. **2012** Feb; 23 (Suppl 5): 22 – 38.

Vignoletti F, Sanz M. Immediate implants at fresh extraction sockets: from myth to reality. Periodontol 2000. **2014** Oct; 66(1): 132 – 152.

Villa R, Rangert B. Immediate and early function of implants placed in extraction sockets of maxillary infected teeth: a pilot study. J Prosthet Dent. **2007** Jun; 97 (6 Suppl): S96 – S108.

Vo TN, Kasper FK, Mikos AG. Strategies for controlled delivery of growth factors and cells for bone regeneration. Adv Drug Deliv Rev. **2012** Sep; 64(12): 1292 – 1309.

von Arx T, Cochran DL, Hermann JS, Schenk RK, Higginbottom FL, Buser D. Lateral ridge augmentation and implant placement: an experimental study evaluating implant osseointegration in different augmentation materials in the canine mandible. Int J Oral Maxillofac Implants. **2001** May – Jun; 16(3): 343 – 354.

von Arx T, Broggini N, Jensen SS, Bornstein MM, Schenk RK, Buser D. Membrane durability and tissue response of different bioresorbable barrier membranes: a histologic study in the rabbit calvarium. Int J Oral Maxillofac Implants. **2005** Nov – Dec; 20(6): 843 – 853.

von Arx T, Buser D. Horizontal ridge augmentation using autogenous block grafts and the guided bone regeneration technique with collagen membranes: a clinical study with 42 patients. Clin Oral Implants Res. **2006** Aug; 17(4): 359 – 366.

von Arx T, Salvi GE. Incision techniques and flap designs for apical surgery in the anterior maxilla. Eur J Esthet Dent. **2008** Summer; 3(2): 110 – 126.

Waasdorp JA, Evian CI, Mandracchia M. Immediate placement of implants into infected sites: a systematic review of the literature. J Periodontol. **2010** Jun; 81(6): 801 – 808.

Waasdorp J, Reynolds MA. Allogeneic bone onlay grafts for alveolar ridge augmentation: a systematic review. Int J Oral Maxillofac Implants. **2010** May – Jun; 25(3): 525 – 531. (**b**)

Wadhwani, C. Piñeyro, A. Technique for controlling the cement for an implant crown. J Prosthet Dent. **2009** Jul; 102(1); 57 – 58.

Wadhwani C, Piñeyro A, Hess T, Zhang H, Chung KH. Effect of implant abutment modification on the extrusion of excess cement at the crown abutment margin for cement-retained implant restorations. Int J Oral Maxillofac Implants. **2011** Nov – Dec; 26(6): 1241 – 1246.

Wadhwani CP, Piñeyro A, Akimoto K. An introduction to the implant crown with an esthetic adhesive margin (ICEAM). J Esthet Restor Dent. **2012** Aug; 24(4): 246 – 254. (**a**)

Wadhwani C, Rapoport D, La Rosa S, Hess T, Kretschmar S. Radiographic detection and characteristic patterns of residual excess cement associated with cement-retained implant restorations: a clinical report. J Prosthet Dent. **2012** Mar; 107(3): 151 – 157. (**b**)

Wadhwani C, Chung KH. Effect of modifying the screw access channels of zirconia implant abutment on the cement flow pattern and retention of zirconia restorations. J Prosthet Dent. **2014** Jul; 112(1): 45 – 50.

Wadhwani C, Goodwin S, Chung KH. Cementing an implant crown: a novel measurement system using computational fluid dynamics approach. Clin Implant Dent Relat Res. **2016** Feb; 18(1): 97 – 106.

Wallace DG, Cruise GM, Rhee WM, Schroeder JA, Prior JJ, Ju J, Maroney M, Duronio J, Ngo MH, Estridge T, Coker GC. A tissue sealant based on reactive multifunctional polyethylene glycol. J Biomed Mater Res. **2001**; 58(5): 545 – 555.

Wang F, Zhang Z, Monje A, Huang W, Wu Y, Wang G. Intermediate long-term clinical performance of dental implants placed in sites with a previous early implant failure: a retrospective analysis. Clin Oral Implants Res. **2015** Dec; 26(12): 1443 – 1449.

Weber HP. Kim FM, Ng MW, Hwang JW, Fiorellini JP. Peri-implant soft-tissue health surrounding cement- and screw-retained implant restorations: a multi-center, 3-year prospective study. Clin Oral Implants Res. **2006** Aug; 17(4): 375 – 379.

Weber HP, Morton D, Gallucci GO, Roccuzzo M, Cordaro L, Grutter L. Consensus statements and recommended clinical procedures regarding loading protocols. Int J Oral Maxillofac Implants. **2009**; 24 (Suppl): 180 – 183.

Wechsler S, Fehr D, Molenberg A, Raeber G, Schense JC, Weber FE. A novel, tissue occlusive poly(ethylene glycol) hydrogel material. J Biomed Mater Res A. **2008** May; 85(2): 285 – 292.

Weisgold AS. Contours of the full crown restoration. Alpha Omegan. **1977** Dec; 70(3): 77 – 89.

Wennerberg A, Albrektsson T. Effects of titanium surface topography on bone integration: a systematic review. Clin Oral Implants Res. **2009** Sep; 20 (Suppl 4): 172 – 184.

Wennström JL, Bengazi F, Lekholm U. The influence of the masticatory mucosa on the peri-implant soft tissue condition. Clin Oral Implants Res. **1994** Mar; 5(1): 1 – 8.

Wennström JL, Ekestubbe A, Gröndahl K, Karlsson S, Lindhe J. Implant-supported single-tooth restorations: a 5-year prospective study. J Clin Periodontol. **2005** Jun; 32(6): 567 – 574.

Wennström JL, Derks J. Is there a need for keratinized mucosa around implants to maintain health and tissue stability? Clin Oral Implants Res. **2012** Oct; 23 (Suppl 6): 136 – 146.

Weston JF, Haupt E. Creating aesthetic success through proper clinician and laboratory technical communication. Dent Clin North Am. **2011** Apr; 55(2): 371 – 382.

Widmann G, Stoffner R, Schullian P, Widmann R, Keiler M, Zangerl A, Puelacher W, Bale RJ. Comparison of the accuracy of invasive and noninvasive registration methods for image-guided oral implant surgery. Int J Oral Maxillofac Implants. **2010** May – Jun; 25(3): 491 – 498.

Widmark G, Andersson B, Ivanoff CJ. Mandibular bone graft in the anterior maxilla for single-tooth implants. Presentation of surgical method. Int J Oral Maxillofac Surg. **1997** Apr; 26(2): 106 – 109.

Wiesner G, Esposito M, Worthington H, Schlee M. Connective tissue grafts for thickening peri-implant tissues at implant placement. One-year results from an explanatory split-mouth randomised controlled clinical trial. Eur J Oral Implantol. **2010** Spring; 3(1): 27 – 35.

Williams D. The golden anniversary of titanium biomaterials. Med Device Technol. **2001** Sep; 12(7): 8 – 11.

Williams DF. On the mechanisms of biocompatibility. Biomaterials. **2008** Jul; 29(20): 2941 – 2953.

Wilson TG Jr. positive relationship between excess cement and peri-implant disease: a prospective clinical endoscopic study. J Periodontol. **2009** Sep; 80(9): 1388 – 1392.

Winkler S. Ring K, Ring JD, Boberick KG. Implant screw mechanics and the settling effect: overview. J Oral Implantol. **2003**; 29(5): 242 – 245.

Wittneben JG, Buser D, Belser UC, Brägger U. Peri-implant soft tissue conditioning with provisional restorations in the esthetic zone: the dynamic compression technique. Int J Periodontics Restorative Dent. **2013** Jul – Aug; 33(4): 447 – 455.

Wittneben JG, Millen C, Brägger U. Clinical performance of screw- versus cement-retained fixed implant-supported reconstructions—a systematic review. Int J Oral Maxillofac Implants. **2014**; 29 (Suppl): 84 – 98.

Wood DL, Hoag PM, Donnenfeld OW, Rosenfeld LD. Alveolar crest reduction following full and partial thickness flaps. J Periodontol. **1972** Mar; 43(3): 141 – 144.

Yan JJ, Tsai AY, Wong MY, Hou LT. Comparison of acellular dermal graft and palatal autograft in the reconstruction of keratinized gingiva around dental implants: a case report. Int J Periodontics Restorative Dent. **2006** Jun; 26(3): 287 – 292.

Yilmaz B. Gilbert AB, Seidt JD, McGlumphy EA, Clelland NL Displacement of implant abutments following initial and repeated torqueing. Int J Oral Maxillofac Implants. **2015** Sep – Oct; 30(5): 1011 – 1018.

Young MP, Carter DH, Worthington H, Korachi M, Drucker DB. Microbial analysis of bone collected during implant surgery: a clinical and laboratory study. Clin Oral Implants Res. **2001** Apr; 12(2): 95 – 103.

Zadik Y, Abu-Tair J, Yarom N, Zaharia B, Elad S. The importance of a thorough medical and pharmacological history before dental implant placement. Aust Dent J. **2012** Sep; 57(3): 388 – 392.

Zalkind M, Hochman N. Alternative method of conservative esthetic treatment for gingival recession. J Prosthet Dent. **1997** Jun; 77(6): 561 – 563.

Zembic A, Sailer I, Jung RE, Hämmerle CH. Randomized-controlled clinical trial of customized zirconia and titanium implant abutments for single-tooth implants in canine and posterior regions: 3-year results. Clin Oral Implants Res. **2009** Aug; 20(8): 802 – 808.

Zembic A, Bösch A, Jung RE, Hämmerle CH, Sailer I. Five-year results of a randomized controlled clinical trial comparing zirconia and titanium abutments supporting single-implant crowns in canine and posterior regions. Clin Oral Implants Res. **2013** Apr; 24(4): 384 – 390.

Zembic A, Kim S, Zwahlen M, Kelly JR. Systematic review of the survival rate and incidence of biologic, technical, and esthetic complications of single implant abutments supporting fixed porstheses. Int J Oral Maxillofac Implants. **2014**; 29 (Suppl): 99 – 116.

Zembic A, Philipp AO, Hämmerle CH, Wohlwend A, Sailer I. Eleven-year follow-up of a prospective study of zirconia implant abutments supporting single all-ceramic crowns in anterior and premolar regions. Clin Implant Dent Relat Res. **2015** Oct; 17 (Suppl 2): e417 – e426.

Zinsli B, Sägesser T, Mericske E, Mericske-Stern R. Int J Oral Maxillofac Implants. **2004** Jan – Feb; 19(1): 92 – 99.

Zitzmann NU, Schärer P, Marinello CP. Factors influencing the success of GBR. Smoking, timing of implant placement, implant location, bone quality and provisional restoration. J Clin Periodontol. **1999** Oct; 26(10): 673 – 682.

Zitzmann NU, Arnold D, Ball J, Brusco D, Triaca A, Verna C. Treatment strategies for infraoccluded dental implants. J Prosthet Dent. **2015** Mar; 113(3): 169 – 174.

Zouras CS, Winkler S. The custom implant impression coping: technical note. Implant Dent. **1995** Fall; 4(3): 178 – 180.

Zucchelli G, Mazzotti C, Mounssif I, Mele M, Stefanini M, Montebugnoli L. A novel surgical-prosthetic approach for soft tissue dehiscence coverage around single implants. Clin Oral Implants Res. **2013** Sep; 24(9): 957 – 962.

Zwahlen RA, Cheung LK, Zheng LW, Chow RL, Li T, Schuknecht B, Grätz KW, Weber FE. Comparison of two resorbable membrane systems in bone regeneration after removal of wisdom teeth: a randomized-controlled clinical pilot study. Clin Oral Implants Res. **2009** Oct; 20(10): 1084 – 1091.